栄養科学イラストレイテッド

応用栄養学

編/栢下　淳，上西一弘

改訂第2版

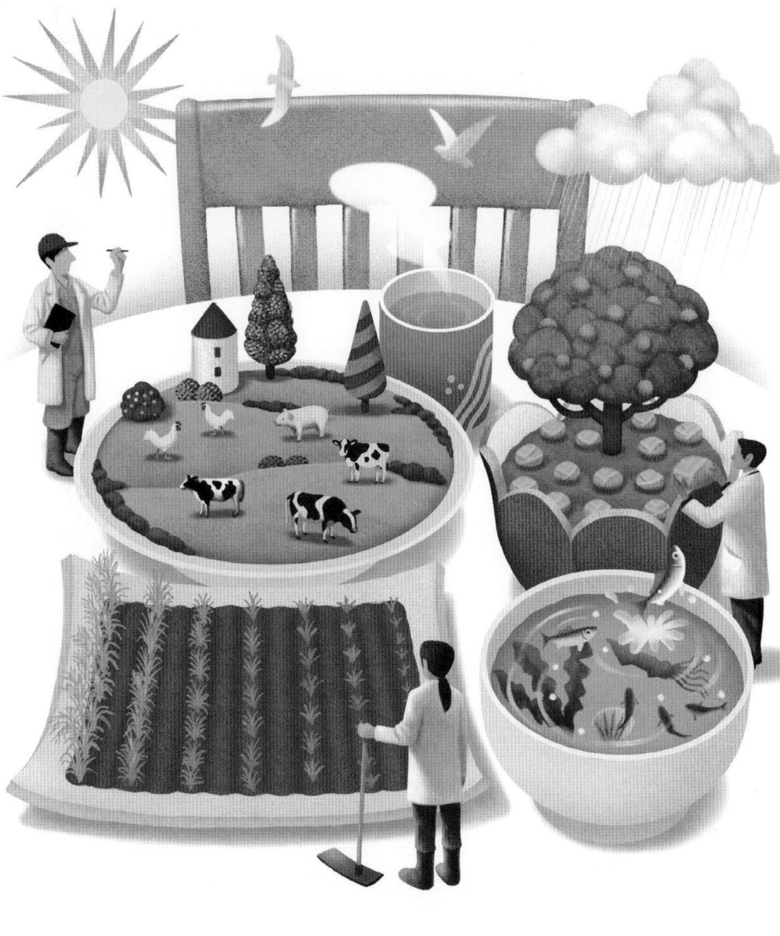

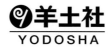

羊土社
YODOSHA

■正誤表・更新情報
https://www.yodosha.co.jp/textbook/book/6473/index.html
本書発行後に変更，更新，追加された情報や，訂正箇所のある場合は，上記のページ中ほどの「正誤表・更新情報」を随時更新しお知らせします．

■お問い合わせ
https://www.yodosha.co.jp/textbook/inquiry/other.html
本書に関するご意見・ご感想や，弊社の教科書に関するお問い合わせは上記のリンク先からお願いします．

改訂第2版の序

年を重ねても，いつまでも健康でいたいと考えることは，人にとって当然の願いです．健康は，食事や運動などを含む生活習慣に大きく影響されます．わが国では，寿命が年々延びていることで生活習慣の少しのゆがみの蓄積が，中高年時に生活習慣病として顕在化してきます．

いつまでも健康でいるためには，正しい食習慣と運動習慣を身につけることが必要です．では，いつから実施すればよいのでしょうか．

それは，母親のおなかにいる胎児のころから影響があります．生まれたときに2,500 g未満の低出生体重児は，成人になると糖尿病や高血圧症などの生活習慣病になりやすいことが知られています．乳幼児や妊婦から高齢者まで，各ライフステージの生活習慣で注意する点が変わってきます．特に高齢化が進むわが国では，高齢者のフレイルの問題も深刻になってきています．高齢者は，筋たんぱく質の合成能が低下するため，それを補うにはたんぱく質を積極的に摂取する必要があります．しかし高齢者は何らかの疾患に罹患している場合も多く，たんぱく質摂取が進めにくいこともあります．また，咀嚼機能や嚥下機能が低下すると食形態の調整も必要になります．つまり，栄養管理するには，栄養的な知識だけでなく，食形態についての知識も求められます．このような個々の状況に応じて適切に対応する能力が管理栄養士には必要です．

応用栄養学では，各ライフステージに適した栄養摂取方法や生活習慣，さらには，運動時や特殊環境下での代謝の変化や必要栄養素の変化について学びます．

本書第1版は2014年に出版いたしましたが，食事摂取基準の改訂や管理栄養士コアカリキュラムの改訂があったため，大幅な改定を行いました．そのため，執筆者は原稿を新たに書き起こし，ページ数も増加し，新しい内容になっています．つまり本書は，日本人の食事摂取基準（2020年版）に準拠し，管理栄養士・栄養士養成のための栄養学教育モデル・コア・カリキュラムにも準拠し，管理栄養士国家試験出題基準（ガイドライン）にも対応しています．

今回の執筆者も各分野のスペシャリストが担当しましたので，とても充実した内容となりました．本シリーズの特徴である，イラストレイテッド（illustrated），つまり図解入りの教科書ですので，各所でのイメージがしやすく理解が進むように工夫されています．

末筆ながら，本書の出版に際しては，羊土社編集部の中川由香氏はじめ，関係者の方々のご協力のおかげで出版できましたことを深く感謝いたします．

2020年1月

執筆者を代表して
栢下　淳

栄養科学イラストレイテッド

応用栄養学

改訂第２版

第3章 成長，発達，加齢

第4章 妊娠期，授乳期

第7章 成人期　松本義信　157

第8章 高齢期　榎　裕美　177

第9章 運動・スポーツと栄養　上西一弘　201

第10章 環境と栄養

Column

栄養科学イラストレイテッド

応用栄養学

改訂第2版

第1章 栄養ケア・マネジメント

Point

1. 栄養管理の概念と目的を理解する.
2. 栄養ケア・マネジメントの概念を理解する.
3. 栄養管理における身体状態の評価について理解する.
4. 栄養管理のための食事調査法とその活用について理解する.

概略図 栄養ケア・マネジメント

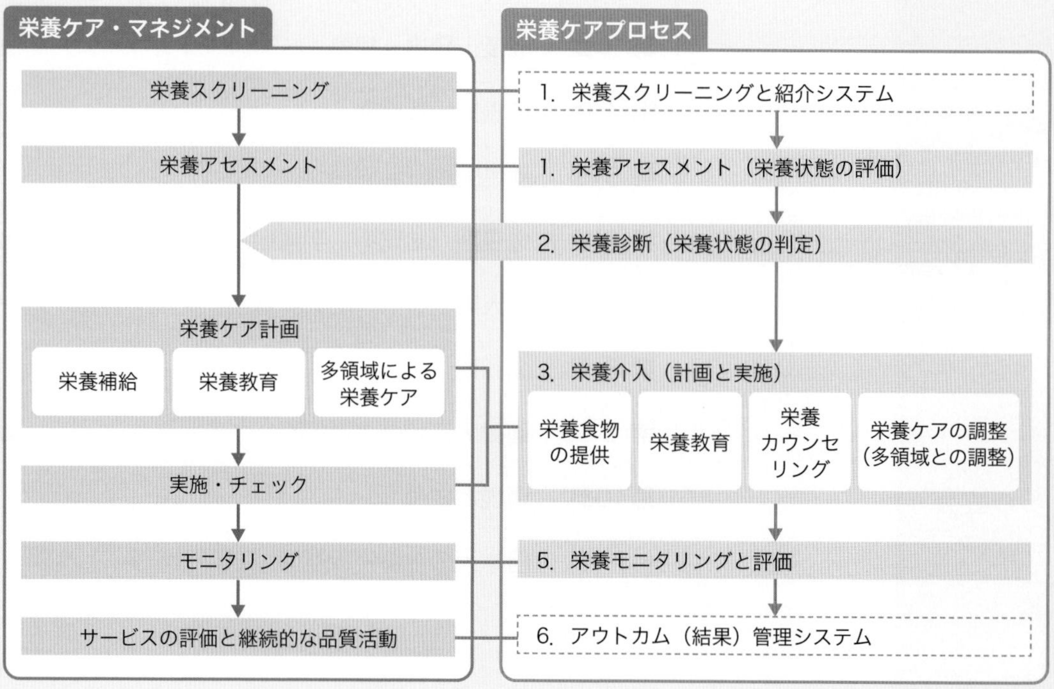

（文献1より引用）

1 栄養ケア・マネジメントの概念

A. 栄養ケア・マネジメントの定義

栄養ケア・マネジメントとは，個々人に適切な栄養ケアを行い，望ましい栄養状態および食生活を実現するために行う業務の機能や方法，手順を効率的に進めるためのシステムである．そのゴールは，対象者の栄養状態や健康状態を改善し，**ADL**（activities of daily living：**日常生活動作**）や**QOL**（quality of life：**生活の質**）を向上させることにある．

B. 栄養ケア・マネジメントの過程：PDCAサイクルの意義と目的

栄養ケア・マネジメントは，概略図に示した過程に従って行われる．栄養ケア・マネジメントのプロセスは，**栄養スクリーニング**（リスク判定），**栄養アセスメント**（栄養状態の評価），**栄養ケア計画**（栄養管理計画の作成），**栄養ケア計画の実施**，**モニタリング**（中間評価），**最終評価**からなる．モニタリングにより結果が不十分であれば，栄養管理計画の修正を行う．これらのプロセスが効果的に運用されることで，栄養管理の成果が上がることが期待される．

栄養ケア・マネジメントにおいては，しばしば**PDCAサイクル**が用いられ，**Plan**（**計画**），**Do**（**実施**），**Check**（**評価**），**Act**（**改善**）をくり返すことで，より質の高い栄養ケアを提供することができる．図1に，「日本人の食事摂取基準」（以下，「食事摂取基準」）を活用してPDCAサイクルを用いる場合について示した．

概略図には，アメリカ栄養士会の提案ではじまった栄養管理の手法である**栄養ケアプロセス**（nutrition care process：NCP）も示している．栄養ケアプロセスは，①栄養アセスメント，②栄養診断，③栄養介入，④栄養モニタリングと評価，の4段階で構成されている．国際栄養士連盟は，この栄養ケアプロセスにより，栄養関係の言語と栄養管理の方法を国際的に標準化することをめざしている．

2 栄養アセスメント

すべての対象者に栄養アセスメントを行うのは効率が悪い．そのため，栄養アセスメントの前段階として栄養スクリーニングを行い，対象者の栄養状態のリスクを判定する．栄養スクリーニングでは，簡便なスクリーニング項目を用いて対象者のリスクレベルを判定し，リスクのある場合，詳細な栄養アセスメントを実施する．

栄養スクリーニングに用いる項目は，①簡便で侵襲

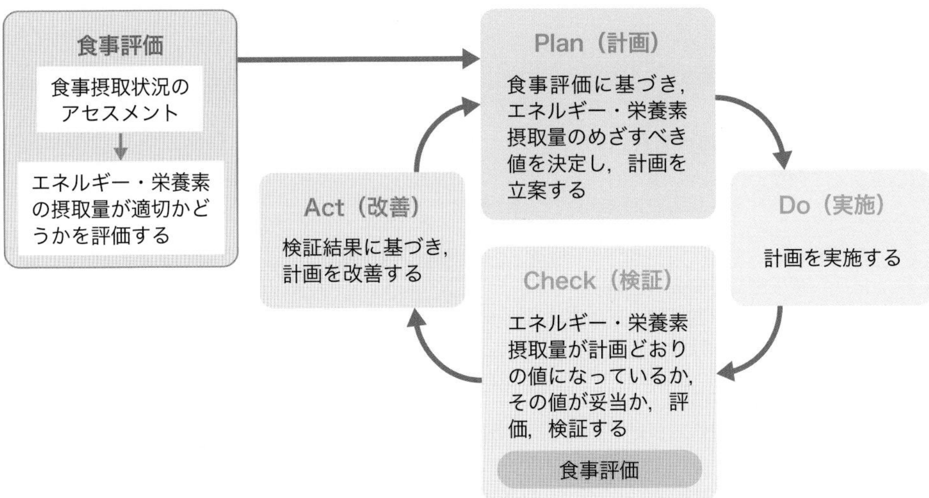

図1　食事摂取基準の活用とPDCAサイクル
（文献2より引用）

性がなく，実施時間が短く，客観性である，②妥当性と信頼性がある，③感度と特異度が高いもの，が望まれる．**妥当性**とは，スクリーニングの結果と真の栄養状態の一致性を示し，**信頼性**とは，くり返しスクリーニングする際に同じ結果が得られる程度を示す．また，**感度（敏感度）**とは陽性のものを正しく陽性と判断する確率，**特異度**とは陰性のものを正しく陰性と判断する確率をいう（図2）．感度が高いスクリーニングでは，リスクのある対象者を見逃さない確率が高く（偽陰性が少ない），特異度が高いスクリーニングでは，リスクのない対象者を拾わず（偽陽性が少ない），不必要なアセスメントを回避できる確率が高い．

低栄養状態の判定には，近年用いられている栄養スクリーニングとして**SGA**（subjective global assessment：主観的包括的アセスメント）（図3）や**MNA® -SF**（Mini Nutritional Assessment-Short Form）（図4）などがある．

		真の状態		
		陽性	陰性	
スクリーニング	陽性	**A**（真陽性）	**B**（偽陽性）	陽性反応的中率 $\frac{A}{A+B}$
	陰性	**C**（偽陰性）	**D**（真陰性）	陰性反応的中率 $\frac{D}{C+D}$
		感度 $\frac{A}{A+C}$	特異度 $\frac{D}{B+D}$	

図2　**感度と特異度**

A　病歴

1. 体重変化

過去６か月間の体重減少：________kg，減少率：________%

過去２週間の体重変化：☐ 増加　☐ 無変化　☐ 減少

2. 食物摂取変化（平常時との比較）

☐ 変化なし

☐ 変化あり（期間）_______________（月，週，日）

食事内容：☐ 固形食　☐ 経腸栄養　☐ 経静脈栄養　☐ その他

3. 消化器症状（過去２週間持続している）

☐ なし　☐ 悪心　☐ 嘔吐　☐ 下痢　☐ 食欲不振

4. 機能性

☐ 機能障害なし

☐ 機能障害あり：（期間）_______________（月，週，日）

タイプ：☐ 期限ある労働　☐ 歩行可能　☐ 寝たきり

5. 疾患と栄養必要量

診断名：

代謝性ストレス：☐ なし　☐ 軽度　☐ 中等度　☐ 高度

B　**身体**（スコア：0＝正常；1＝軽度；2＝中等度；3＝高度）

皮下脂肪の喪失（三頭筋，胸部）：_______________

筋肉喪失（四頭筋，三角筋）：_______________　_______________

くるぶし部浮腫：___________　仙骨浮腫：___________　浮腫：___________

C　**主観的包括評価**

A. ☐ 栄養状態良好　B. ☐ 中等度の栄養不良　C. ☐ 高度の栄養不良

図3　**SGA**

（文献3を参考に作成）

簡易栄養状態評価表
Mini Nutritional Assessment-Short Form
MNA®

Nestlé NutritionInstitute

氏名:

性別:　　年齢:　　体重:　　kg　身長:　　cm　調査日:

下の□欄に適切な数値を記入し、それらを加算してスクリーニング値を算出する。

スクリーニング

A 過去3ヶ月間で食欲不振、消化器系の問題、そしゃく・嚥下困難などで食事量が減少しましたか？
- 0 = 著しい食事量の減少
- 1 = 中等度の食事量の減少
- 2 = 食事量の減少なし

□

B 過去3ヶ月間で体重の減少がありましたか？
- 0 = 3 kg 以上の減少
- 1 = わからない
- 2 = 1〜3 kg の減少
- 3 = 体重減少なし

□

C 自力で歩けますか？
- 0 = 寝たきりまたは車椅子を常時使用
- 1 = ベッドや車椅子を離れられるが、歩いて外出はできない
- 2 = 自由に歩いて外出できる

□

D 過去3ヶ月間で精神的ストレスや急性疾患を経験しましたか？
- 0 = はい　　2 = いいえ

□

E 神経・精神的問題の有無
- 0 = 強度認知症またはうつ状態
- 1 = 中程度の認知症
- 2 = 精神的問題なし

□

F1 BMI (kg/m^2)：体重(kg)÷[身長 (m)]^2
- 0 = BMI が19 未満
- 1 = BMI が19 以上、21 未満
- 2 = BMI が21 以上、23 未満
- 3 = BMI が 23 以上

□

BMI が測定できない方は、F1 の代わりに F2 に回答してください。
BMI が測定できる方は、F1 のみに回答し、F2 には記入しないでください。

F2 ふくらはぎの周囲長(cm)：CC
- 0 = 31cm未満
- 3 = 31cm以上

□

スクリーニング値
(最大：14ポイント)

□□

12-14 ポイント:　栄養状態良好
8-11 ポイント:　低栄養のおそれあり (At risk)
0-7 ポイント:　低栄養

Ref.　Vellas B, Villars H, Abellan G, et al. *Overview of the MNA® - Its History and Challenges.* J Nutr Health Aging 2006;10:456-465.
Rubenstein LZ, Harker JO, Salva A, Guigoz Y, Vellas B. *Screening for Undernutrition in Geriatric Practice: Developing the Short-Form Mini Nutritional Assessment (MNA-SF).* J. Geront 2001;56A: M366-377.
Guigoz Y. *The Mini-Nutritional Assessment (MNA®) Review of the Literature - What does it tell us?* J Nutr Health Aging 2006; 10:466-487.
Kaiser MJ, Bauer JM, Ramsch C, et al. *Validation of the Mini Nutritional Assessment Short-Form (MNA®-SF): A practical tool for identification of nutritional status.* J Nutr Health Aging 2009; 13:782-788.

さらに詳しい情報をお知りになりたい方は、**www.mna-elderly.com** にアクセスしてください。

図4 MNA®-SF
(ネスレ日本株式会社より転載)

A. 栄養アセスメントの意義と目的

栄養アセスメントとは，対象者の栄養状態を包括的に評価することである．

栄養アセスメントに用いる項目は，静的栄養アセスメントと動的栄養アセスメントに分類される．

1）静的栄養アセスメント

静的栄養アセスメントは，摂取した栄養素の過不足や疾病特有の栄養状態を把握するものである．そのため，代謝回転の遅い（短期間で変化しにくい）指標が用いられる．静的栄養指標は，短期間の栄養状態は評価できないが，他の因子の影響を受けにくく，信頼度が高い．表1に静的栄養指標を示す．

2）動的栄養アセスメント

動的栄養アセスメントは，経時的な栄養状態の変化を評価するもので，栄養ケア開始後の病態の推移の観察に役立てられる．指標としては，代謝回転の速い（短期間に変動しやすい）ものが用いられる．動的栄養指標は，栄養状態の変化をリアルタイムで評価できるが，さまざまな要因からの影響を受けやすい．表2に動的栄養指標を示す．

表1　静的栄養指標

身体計測指標	BMI，体重変化率，体脂肪率，上腕三頭筋皮下脂肪厚，上腕筋囲長，上腕筋面積
血液・生化学的指標	血清総たんぱく質，血清アルブミン（半減期：14～21日），コレステロール，尿中クレアチニン，末梢血中総リンパ球数
内皮反応	遅延型皮膚過敏反応

表2　動的栄養指標

血液・生化学的指標	・急速代謝回転たんぱく質（rapid turnover protein：RTP）：トランスサイレチン（プレアルブミン）（半減期2～4日），トランスフェリン（半減期7～10日），レチノール結合たんぱく質（半減期12～16時間） ・尿中3-メチルヒスチジン ・フィッシャー比（分岐鎖アミノ酸/芳香族アミノ酸）
間接熱量測定値	・安静時エネルギー消費量（TEE），呼吸商，糖利用率

B. 栄養アセスメントの方法

栄養アセスメントでは，①問診・観察（臨床診査），②身体計測，③生理・生化学的検査（臨床検査），④食事調査などから栄養状態を総合的に判断する．

1）問診・観察（臨床診査）

栄養アセスメントでは，問診を行い，既往歴，現病歴，体重変化，身体的状態，食事の摂取状況（摂取栄養量と食形態），食欲などを対象者から情報収集をする．観察項目としては，浮腫，脈拍，皮膚などである．浮腫がある場合には，血清アルブミンが低い場合が多く低栄養状態が疑われる．低栄養になると脈拍数が減少する．皮膚症状のみられる場合は，ビタミンの欠乏が疑われる．

対象者が在宅の場合，前記に加え，食事の準備能力，食物の入手経路，食事制限の有無なども問診する．具体的には，栄養・食事に関する意向として，食事や食事準備で困っていることがあるか，食欲・食事の満足感も問診する．

栄養補助食品が利用されている場合は，種類や量を確認する．また経腸栄養や経静脈栄養の場合は，ルート・種類・量・回数・速度などを確認する．

食事の留意事項として，療養食指示の有無，嗜好（しこう）・アレルギーを確認する．

観察では，食事形態，食事摂取時の姿勢や摂食嚥下（えんげ）機能（飲み込み，口への運び方など）もあわせて観察・確認する．食環境として，食事摂取の自立度合いや，どこで，誰と，どのように食べているかについて確認する．

食事に問題がある場合には，その背景に，①歩くのが不自由で買い物に行けない，②つくるのが面倒で簡単なものですませている，③利き手に麻痺がある，④できあいの弁当を複数回に分けて食べている，⑤認知症が進んでおり意欲もない，などが考えられる．

一日の食事の回数，食事の時間や起床時間，就寝時間も確認する．認知症がある場合には，食行動の問題（早食い，詰め込み）なども確認する．

2）身体計測

①身長

成長期では身体発育の指標として，成人では体格指数（BMI，後述）の算定に用いる．

表3 体重減少率の評価

期間	重症の体重減少
1週間	2％以上
1か月	5％以上
3か月	7.5％以上
6か月	10％以上

②体重

成人期においても変動する指標で，BMIの算定に用いる．生活習慣病の関連としては，20歳時の体重と比較することもある．低栄養関連としては，体重減少率で評価することもある（**表3**）．

③BMI

BMI（body mass index）は次の式で算定できる．

● BMI(kg/m^2)＝体重(kg)÷〔身長(m)〕^{2}

BMI＜18.5 kg/m^2で**低体重（やせ）**，BMI≧25 kg/m^2で**肥満**と判定される．

至適BMIは年齢により異なることが報告されている．食事摂取基準では，観察疫学研究において報告された総死亡率が最も低かったBMI（**表4**）をもとに，疾患別の発症率とBMIの関連，死因とBMIとの関連，喫煙や疾患の合併によるBMIや死亡リスクへの影響，日本人のBMIの実態に配慮し，総合的に判断し目標とする範囲が設定されている（**表5**）．高齢者では，フレイルの予防および生活習慣病の発症予防の両者に配慮する必要があることも踏まえ，当面目標とするBMIの範囲を21.5～24.9 kg/m^2としている．

④上腕周囲長（AC）

上腕周囲長（arm circumference）はエネルギー摂取量を反映し，体脂肪量と筋肉量の指標となる．慢性的な栄養不良の場合には，筋肉と体脂肪の減少は血液データの変化よりも先に生じることも多く，顕在化していない栄養不良を察知できることがある．

⑤上腕三頭筋皮下脂肪厚（TSF）

上腕三頭筋皮下脂肪厚（triceps skinfold）は体脂肪全体との相関がある．また体脂肪＝エネルギー貯蔵量として考えることもできる．

表4 観察疫学研究において報告された総死亡率が最も低かったBMIの範囲（18歳以上）＊1

年齢（歳）	死亡率が最も低かったBMI（kg/m^2）
18～49	18.5～24.9
50～64	20.0～24.9
65～74	22.5～27.4
75以上	22.5～27.4

＊1 男女共通.
（文献2より引用）

表5 目標とするBMIの範囲（18歳以上）＊1, 2

年齢（歳）	目標とするBMI（kg/m^2）
18～49	18.5～24.9
50～64	20.0～24.9
65～74＊3	21.5～24.9
75以上＊3	21.5～24.9

＊1 男女共通．あくまでも参考として使用すべきである.
＊2 観察疫学研究において報告された総死亡率が最も低かったBMIをもとに，疾患別の発症率とBMIの関連，死因とBMIとの関連，喫煙や疾患の合併によるBMIや死亡リスクへの影響，日本人のBMIの実態に配慮し，総合的に判断し目標とする範囲を設定.
＊3 高齢者では，フレイルの予防および生活習慣病の発症予防の両者に配慮する必要があることも踏まえ，当面目標とするBMIの範囲を21.5～24.9 kg/m^2とした.
（文献2より引用）

⑥上腕筋囲長（AMC）

上腕筋囲長（arm muscle circumference）は骨格筋量と相関する．筋たんぱく量消耗の程度を観察することができる．

⑦上腕筋面積（AMA）

上腕筋面積（arm muscle area）は筋たんぱく量消耗を観察することができる．

④～⑦の測定は，キャリパーを用いて行う．測定部位としては，TSFを測定することが多い．TSFの測定方法は，肩甲骨肩峰突起から尺骨肘頭突起の中間点をキャリパーで測定する（図5）．同様の部位をメジャーで測りACを測定する（図6）．

AC，TSFから，次の式によりAMCおよびAMAが求められる（図7）．

● AMC(cm)＝AC(cm)－TSF(cm)×3.14
● AMA(cm^2)＝〔AMC(cm)〕^{2}÷4π

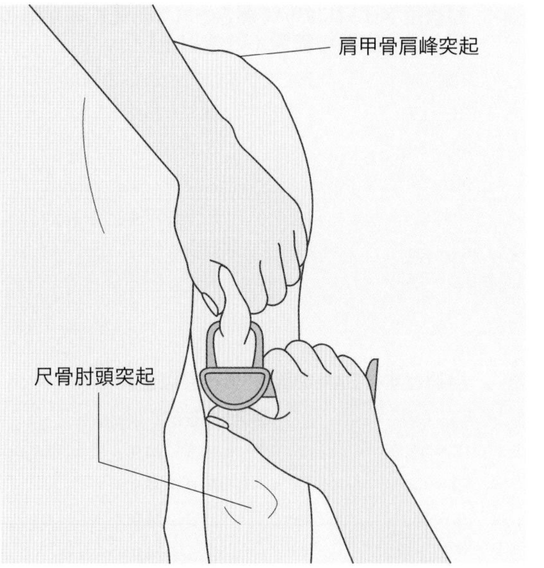

図5　上腕三頭筋皮下脂肪厚（TSF）測定時のキャリパーの当て方

TSFは，利き腕でない側の肩峰から尺骨の肘頭突起までの距離の中心部（上腕骨中点）背部の1 cm離れた皮膚を，親指と中指で，脂肪層と筋肉部分を分離するようにつまみ，その厚さをキャリパーで計測する．

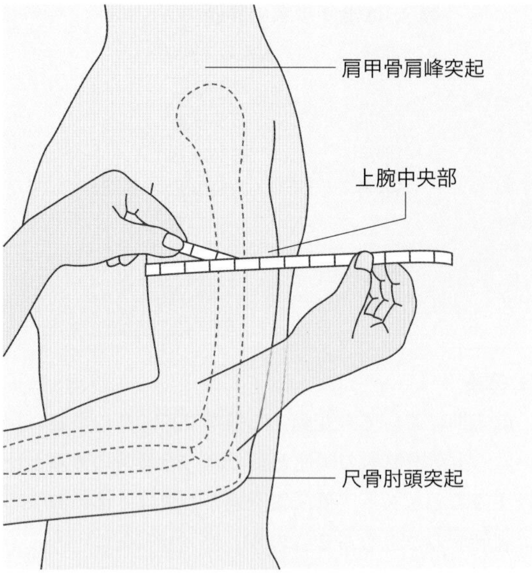

図6　上腕周囲長（AC）の計測部位

ACは，TSFを測定した部位（上腕骨中点）の周囲を測定する．

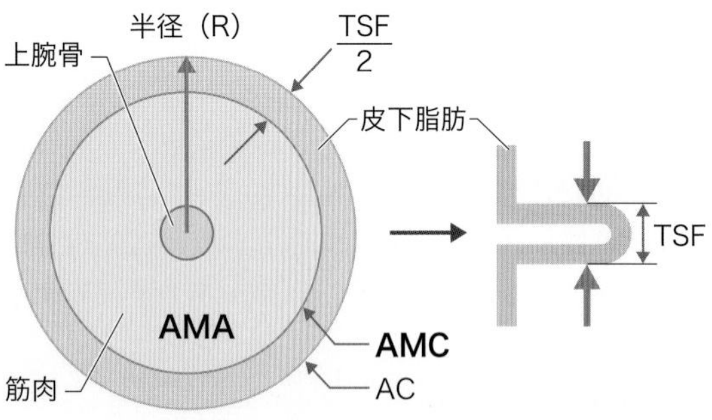

図7　AMCとAMAの算出法

AC　(cm) $= 2\pi \times R$
AMC (cm) $= 2\pi \times [R - TSF(cm)/2] = AC(cm) - \pi \times TSF(cm)$
AMA (cm^2) $= \pi \times [R - TSF(cm)/2]^2 = [AMC(cm)]^2 \div 4\pi$
（文献4より引用）

測定値は，日本栄養アセスメント研究会が作成した**日本人の新身体計測基準値（JARD2001）**（**表6**）と比較し％で示す．

⑧下腿周囲長（CC）

下腿周囲長（calf circumstance）は下肢筋量やBMIとの相関がある．測定方法を**図8**に示す．新たな知見として，サルコペニアとの関連が示唆されており，指輪っかテスト（**図9**）などに応用されている．

先に紹介したMNA®-SFでは，寝たきりなどでBMIが算定できない場合，CCを用いて評価する．その際のカットオフ値としては31 cmを用いている．

⑨ウエスト周囲長

メタボリックシンドロームの診断基準（**第7章表6**参照）として用いられている．内臓脂肪蓄積として内臓脂肪面積 ≧ 100 cm^{2}を基準に，へその高さで腹囲を測定し，基準値が男性85 cm，女性90 cmと定められた．ウエスト周囲長が，男性85 cm，女性90 cm以上で心血管疾患発症のリスクが高くなる．

⑩機器による測定

生体電気インピーダンス法は，筋肉などの組織と比較して脂肪組織が電気を通しにくいことを利用し，体組成を評価する方法である．また，二重エネルギーX線吸収測定法（DEXA法）によって体脂肪率，除脂肪体重，骨密度などが評価できる．

3）生理・生化学的検査（臨床検査）

臨床検査には次のようなものがある．

表6　日本人の新身体計測基準値（中央値）

年齢（歳）	男			女		
	上腕三頭筋皮下脂肪厚（TSF）(mm)	上腕周囲長（AC）(cm)	上腕筋囲長（AMC）(cm)	上腕三頭筋皮下脂肪厚（TSF）(mm)	上腕周囲長（AC）(cm)	上腕筋囲長（AMC）(cm)
18〜24	10.00	27.00	23.23	14.00	24.60	19.90
25〜29	11.00	27.35	23.69	14.00	24.25	19.47
30〜34	13.00	28.60	24.41	14.00	24.30	19.90
35〜39	12.00	28.00	24.10	15.00	25.00	20.23
40〜44	11.00	27.98	24.36	15.50	26.40	21.09
45〜49	10.17	27.80	24.00	16.00	26.00	20.60
50〜54	10.00	27.60	23.82	14.50	25.60	20.78
55〜59	9.00	27.00	23.68	16.00	26.20	20.52
60〜64	9.00	26.75	23.35	15.10	25.70	20.56
65〜69	10.00	27.50	24.04	20.00	26.20	20.08
70〜74	10.00	26.80	23.57	16.00	25.60	20.28
75〜79	9.25	26.20	22.86	14.00	24.78	20.16
80〜84	10.00	25.00	21.80	12.50	24.00	19.96
85〜	8.00	24.00	21.43	10.00	22.60	19.25

（文献5より引用）

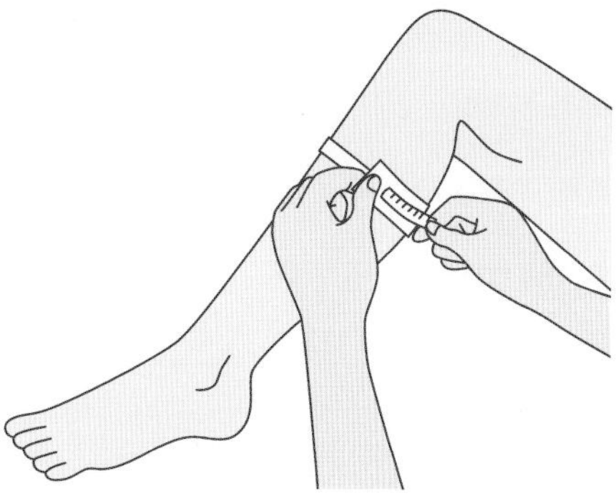

図8　下腿周囲長（CC）の測定法
（文献5より引用）

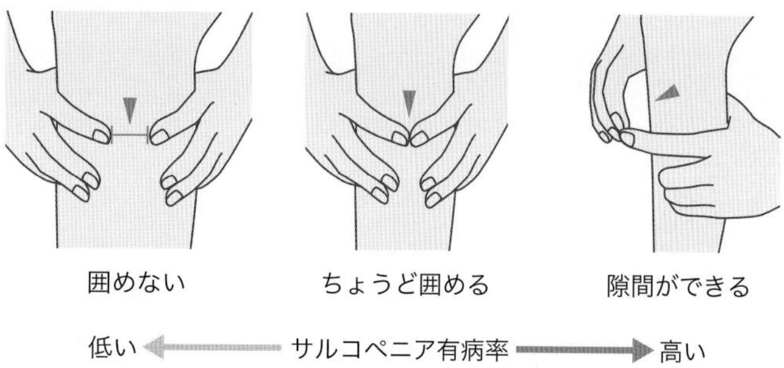

図9　指輪っかテスト
（文献4より引用）

- 血液検査（表7）：血液検査項目
- 尿検査（表8）：尿検査項目
- 生理機能検査
- 免疫学検査
- 画像検査

4）食事調査[2)]

食事調査は対象者が摂取した食事を調査し，それを栄養素として分析する．栄養指導の際には，分析した栄養素を食事に反映させ指導する．

①食事調査法

食事調査法には，**食事記録法**，**24時間食事思い出し法**，**食事摂取頻度法**，**食事歴法**，**陰膳法**，**生体指標**などがある（表9）．それぞれの特徴によって長所と短所があり，食事調査の目的や状況に合わせて選択する必要がある．

食事摂取基準は習慣的な摂取量の基準を示したものであることから，調査では，習慣的な摂取量の推定が可能な食事調査法を選択する必要がある．習慣的な摂取量の推定に適した食事調査法として，食物摂取頻度法と食事歴法があげられる．しかし，これらの調査法は食べたものをそのままデータ化する方法ではないため，その信頼度について検証する必要がある．また，

表7　血液・血液生化学検査の基準値

検査項目	略号	基準値	異常値を示す主な疾患
赤血球数	RBC	男410万～530万/μL 女380万～480万/μL	高値：真性多血症，脱水，ストレス，多血症 低値：貧血，白血病，悪性腫瘍，出血
ヘモグロビン	Hb	男14～18 g/dL 女12～16 g/dL	
ヘマトクリット	Ht	男40～48％ 女36～42％	
平均赤血球容積	MCV	81～99 fL	高値：大球性貧血 低値：小球性貧血
総たんぱく質	TP	6.5～8.1 g/dL	高値：炎症，脱水，多発性骨髄腫 低値：低栄養，吸収不良症候群，肝障害，ネフローゼ症候群，やけど
アルブミン	Alb	4.1～5.1 g/dL	高値：脱水 低値：低栄養，吸収不良症候群，肝硬変，ネフローゼ症候群
総コレステロール	T-Chol	130～220 mg/dL	高値：原発性・続発性高コレステロール血症，甲状腺機能低下症，ネフローゼ症候群，閉塞性黄疸，悪性腫瘍 低値：家族性コレステロール血症，肝障害，甲状腺機能亢進症
HDL-コレステロール	HDL-Chol	男37～57 mg/dL 女36～70 mg/dL	高値：家族性高HDL-コレステロール血症，コレステロールエステル転送たんぱく質欠損症 低値：高リポたんぱく血症，虚血性心疾患，脳梗塞，肥満症，喫煙
トリグリセリド	TG	55～149 mg/dL	高値：肥満症，糖尿病，肝・胆道系疾患，甲状腺機能低下症 低値：甲状腺機能亢進症，肝硬変，低栄養
血糖	BS，GLU	60～110 mg/dL （空腹時）	高値：糖尿病，肝疾患，脳血管障害 低値：肝疾患，経口糖尿病薬使用
糖化ヘモグロビン	HbA1C	4.3～5.8％	高値：高血糖状態の持続 低値：赤血球寿命の短縮
アスパラギン酸アミノトランスフェラーゼ	AST（GOT）	13～35 IU/L	高値：急性肝炎，心筋梗塞，肝硬変
アラニンアミノトランスフェラーゼ	ALT（GPT）	8～48 IU/L	高値：急性肝炎，慢性肝炎，肝硬変，肝がん，脂肪肝
γ-グルタミルトランスペプチダーゼ	γ-GTP	男7～60 IU/L 女7～38 IU/L	高値：アルコール性肝炎，閉塞性黄疸，薬剤性肝炎
コリンエステラーゼ	ChE	172～457 IU/L	高値：ネフローゼ症候群，糖尿病性中毒症 低値：肝硬変，農薬中毒
尿酸	UA	男4.0～7.0 IU/L 女3.0～5.5 IU/L	高値：痛風，白血病，腎不全
血中尿素窒素	UN	7～19 mg/dL	高値：腎不全，腎炎，心不全，脱水，消化管出血
クレアチニン	Crea	男0.7～1.1 mg/dL 女0.5～0.9 mg/dL	高値：腎炎，腎不全，先端巨大症，甲状腺機能亢進症

（文献6より引用）

表8　尿検査の基準値

検査項目	基準値	異常値を示す主な疾患
たんぱく	（－）～（±）	陽性：腎炎，ネフローゼ症候群，発熱
糖	（－）	陽性：糖尿病，腎性糖尿，膵炎，脳出血，妊娠
潜血	（－）	陽性：腎・尿路系の炎症，結石，腫瘍，出血性素因，腎臓外傷
ビリルビン	（－）	陽性：閉塞性黄疸，体質性黄疸
ケトン体	（－）	陽性：飢餓，嘔吐，下痢，空腹，発熱

（文献6より引用）

表9 食事摂取状況に関する調査法のまとめ

	概要	長所	短所	習慣的な摂取量を評価できるか	利用にあたって特に留意すべき点
食事記録法	・摂取した食物を調査対象者が自分で調査票に記入する．重量を測定する場合（秤量法）と，目安量を記入する場合がある（目安量法）．食品成分表を用いて栄養素摂取量を計算する	・対象者の記憶に依存しない ・ていねいに実施できれば精度が高い	・対象者の負担が大きい ・対象者のやる気や能力に結果が依存しやすい ・調査期間中の食事が，通常と異なる可能性がある ・データ整理に手間がかかり，技術を要する ・食品成分表の精度に依存する	・多くの栄養素で長期間の調査を行わないと不可能	・データ整理能力に結果が依存する ・習慣的な摂取量を把握するには適さない ・対象者の負担が大きい
24時間食事思い出し法	・前日の食事，または調査時点からさかのぼって24時間分の食物摂取を，調査員が対象者に問診する．フードモデルや写真を使って，目安量をたずねる．食品成分表を用いて，栄養素摂取量を計算する	・対象者の負担は，比較的小さい ・比較的高い参加率を得られる	・熟練した調査員が必要 ・対象者の記憶に依存する ・データ整理に時間がかかり，技術を要する ・食品成分表の精度に依存する	・多くの栄養素で複数回の調査を行わないと不可能	・聞き取り者に特別の訓練を要する ・データ整理能力に結果が依存する ・習慣的な摂取量を把握するには適さない
陰膳法	・摂取した食物の実物と同じものを，同量集める．食物試料を化学分析して，栄養素摂取量を計算する	・対象者の記憶に依存しない ・食品成分表の精度に依存しない	・対象者の負担が大きい ・調査期間中の食事が通常と異なる可能性がある ・実際に摂取した食品のサンプルを，全部集められない可能性がある ・試料の分析に，手間と費用がかかる		・習慣的な摂取量を把握する能力は乏しい
食物摂取頻度法	・数十～百数十項目の食品の摂取頻度を，質問票を用いてたずねる．その回答をもとに，食品成分表を用いて栄養素摂取量を計算する	・対象者1人当たりのコストが安い ・データ処理に要する時間と労力が少ない ・標準化に長けている	・対象者の漠然とした記憶に依存する ・得られる結果は質問項目や選択肢に依存する ・食品成分表の精度に依存する ・質問票の精度を評価するための，妥当性研究を行う必要がある	・可能	・妥当性を検証した論文が必須．また，その結果に応じた利用にとどめるべき．（注）ごく簡易な食物摂取頻度調査票でも妥当性を検証した論文はほぼ必須
食事歴法	・上記（食物摂取頻度法）に加え，食行動，調理や調味などに関する質問も行い，栄養素摂取量を計算に用いる				
生体指標	・血液，尿，毛髪，皮下脂肪などの生体試料を採取して，化学分析する	・対象者の記憶に依存しない ・食品成分表の精度に依存しない	・試料の分析に，手間と費用がかかる ・試料採取時の条件（空腹か否かなど）の影響を受ける場合がある．摂取量以外の要因（代謝・吸収，喫煙・飲酒など）の影響を受ける場合がある	・栄養素によって異なる	・利用可能な栄養素の種類が限られている

（文献2より引用）

食事調査では摂取量の推定精度が低い栄養素があり，そうした場合には，尿などの生体指標を用いて推定する方法も考慮する必要がある．

近年，食事（料理）の写真を撮影し，その情報を用いて食品の種類と量（摂取量）を推定し，栄養価計算する方法も用いられるようになってきているが，撮影漏れや，習慣的摂取量を把握する方法ではないなどの問題もある．

②食事調査の目的

食事調査の目的は，種々の栄養素に過不足があるかを確認することである．食事調査からエネルギーおよび各栄養素の摂取量を推定する際には，食品成分表を用いて栄養価計算を行う．得られた摂取栄養素に過不足があるかを確認するには，食事摂取基準を用いる．

食事摂取基準には，エネルギー，たんぱく質，脂質，炭水化物，エネルギー産生栄養素バランスの適切な摂取量や摂取割合が記載されている．ビタミンは，脂溶

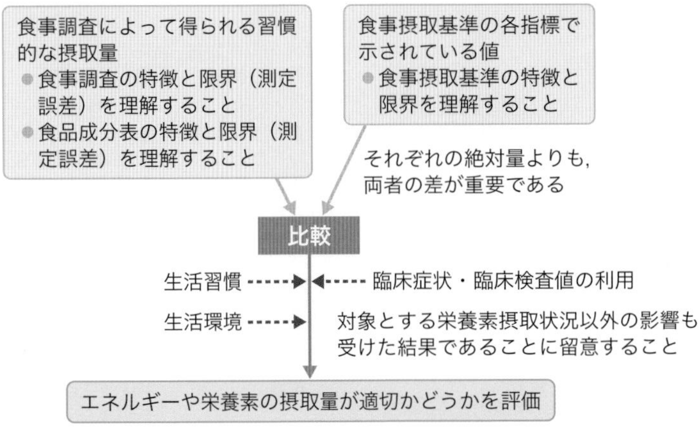

図10　食事摂取基準を用いた食事摂取状況のアセスメントの概要
（文献2より引用）

性ビタミンとして4種類（ビタミンA，ビタミンD，ビタミンE，ビタミンK），水溶性ビタミンとして9種類（ビタミンB_1，ビタミンB_2，ナイアシン，ビタミンB_6，ビタミンB_{12}，葉酸，パントテン酸，ビオチン，ビタミンC），ミネラルは多量ミネラルとして5種類〔ナトリウム（Na），カリウム（K），カルシウム（Ca），マグネシウム（Mg），リン（P）〕，微量ミネラルとして8種類〔鉄（Fe），亜鉛（Zn），銅（Cu），マンガン（Mn），ヨウ素（I），セレン（Se），クロム（Cr），モリブデン（Mo）〕が記載されている．また，参考として水が記載されている．

食事摂取基準の対象は健康な個人および健康な者を中心として構成されている集団であるが，生活習慣病などに関する危険因子を有する者や，フレイルに関する危険因子を有する高齢者でも，おおむね自立した日常生活を営んでいれば該当する．具体的には，歩行や家事などの身体活動を行っている者であり，BMIが標準より著しく外れていない者が該当する．疾患を有していたり，疾患に関する高いリスクを有していたりする者は，その疾患に関連する治療ガイドラインなどの栄養管理指針を用いる．

③摂取状況の評価

食事摂取，すなわちエネルギーおよび各栄養素の摂取状況を評価するためには，食事調査によって得られる摂取量と，食事摂取基準の各指標で示されている値を比較する（図10）．食事調査によって得られる摂取量には，必ず測定誤差が伴う．食事調査の測定誤差で留意を要するのは，**過小申告・過大申告**と**日間変動**である．

エネルギーや栄養素の摂取量が適切かどうかの評価は，生活環境や生活習慣などを踏まえ，対象者の状況に応じて臨床症状や臨床検査値も含め，総合的に評価する必要がある．なお，臨床症状や臨床検査値は，対象とする栄養素の摂取状況以外の影響も受けた結果であることに留意する．

ⅰ．過小申告・過大申告

食事調査法の多くが対象者による自己申告に基づいて情報を収集するものである．その場合，申告誤差は避けられない．最も重要な申告誤差として，過小申告・過大申告が知られている．頻度が高いのは過小申告であり，そのなかでも注意を要するものはエネルギー摂取量の過小申告である．調査法や対象者によってその程度は異なるものの，エネルギー摂取量については，日本人でも集団平均値として男性11％程度，女性15％程度の過小申告が存在する．

さらに，過小申告・過大申告の程度は肥満度の影響を強く受けることが知られている．栄養素については，24時間尿中排泄（はいせつ）量から推定した摂取量を比較基準として，申告された摂取量との関係を肥満度別に検討した報告が若年女性で存在し，BMIが低い群で過大申告の傾向，BMIが高い群で過小申告の傾向であった．小児や妊婦でも，肥満度と申告されたエネルギー摂取量の間に負の相関が観察されている．

ⅱ．エネルギー調整

エネルギー摂取量と栄養素摂取量との間には，多くの場合，強い正の相関が認められる．そのために，栄

表10　食事摂取基準と日本食品標準成分表2015年版（七訂）および日本食品標準成分表2015年版（七訂）追補2017年版で定義が異なる栄養素とその内容

栄養素	定義		食事摂取基準の活用に際して日本食品標準成分表を用いるときの留意点
	食事摂取基準	日本食品標準成分表	
ビタミンE	α-トコフェロールだけを用いている	α-，β-，γ-およびδ-トコフェロールをそれぞれ報告している	α-トコフェロールだけを用いる
ナイアシン	ナイアシン当量を用いている	ナイアシンとナイアシン当量をそれぞれ報告している	ナイアシン当量だけを用いる

（文献2より引用）

養素摂取量の過小・過大申告はエネルギー摂取量の過小・過大申告に強く相関し，また，栄養素摂取量の日間変動はエネルギー摂取量の日間変動に強く同期する．そこで，エネルギー摂取量の過小・過大申告および日間変動による影響を可能なかぎり小さくしたうえで栄養素摂取量を評価することが望まれる．

そのための計算方法がいくつか知られており，これらはまとめてエネルギー調整とよばれている．その一つとして，**密度法**が知られている．密度法では，エネルギー産生栄養素については，当該栄養素由来のエネルギーが総エネルギー摂取量に占める割合（%エネルギー）として表現される．エネルギーを産生しない栄養素については，一定のエネルギー（例えば1,000 kcal）を摂取した場合に摂取した栄養素量（重量）で表現する．後者に推定エネルギー必要量を乗じれば，推定エネルギー必要量を摂取したと仮定した場合における当該栄養素の摂取量（重量/日）が得られる．

密度法以外に残差法も知られているが，こちらは主に研究に用いられている．

ⅲ．日間変動

エネルギーおよび栄養素摂取量に日間変動が存在することは広く知られている．食事摂取基準が対象とする摂取期間は習慣的であるため，日間変動を考慮し，その影響を除去した摂取量の情報が必要となる．

日間変動の程度は個人および集団によっても異なる[7)〜10)]．例えば，日本人の成人女性では，個人レベルで習慣的な摂取量の±5%または±10%の範囲に入る摂取量を得るためにそれぞれ必要な調査日数は異なると報告され[7)〜10)]，栄養素や年齢によっても異なる．集団を対象として摂取状態の評価を行うときには，集団における摂取量の分布のばらつきが結果に無視できない影響を与える．日間変動の存在のために，調査日数が短いほど，習慣的な摂取量の分布曲線に比べて調査から得られる分布曲線は幅が広くなる．そのために，食事摂取基準で示された数値を用いて摂取不足や過剰摂取を示す者の割合を算出すると，その割合は，短い日数の調査から得られた分布を用いる場合と習慣的な摂取量の分布を用いる場合では異なる．

日間変動だけでなく，季節間変動すなわち季節差の存在も報告されている[11)〜13)]．季節によって食事内容が大幅に変動することが予想される場合には，留意することが望ましい．

ⅳ．食品成分表の利用

食事調査によってエネルギーおよび栄養素の摂取量を推定したり，献立からエネルギーおよび栄養素の給与量を推定したりする際には，食品成分表を用いて栄養価計算を行う．現在，わが国で最も広く用いられているものは日本食品標準成分表2015年版（七訂）[14)]であるが，栄養素の定義に関しては，食事摂取基準と**日本食品標準成分表2015年版（七訂）**とで異なるものがある（表10）．

C. アセスメント結果からの現状把握と課題の抽出

アセスメントで得られた検査データや食事調査から対象者の栄養状態を総合的に判定し，栄養状態に関する問題点を抽出する．

D. 目的達成のための個人目標の決定

栄養ケア計画では，抽出された問題点を解決するための，具体的で実行可能な目標を設定する．目標は段階を区切り，短期目標と長期目標を設定する．短期目標とは，数週間～1か月，長くても3か月以内に効果が得られるような目標であり，長期目標とは，問題解決に向けて最終目標となる総括的な大目標である．目標が複数ある場合は，優先順位をつける．

3 栄養ケア計画の実施，モニタリング，評価，フィードバック

A. 栄養ケア計画の作成と実施

栄養ケアは，主に栄養補給と栄養教育（栄養指導）からなり，これらを効率よく実施するために多職種による栄養ケアを行う．

1）栄養補給

①方法

栄養補給は，対象者に栄養を提供するためのアプローチであり，その方法には**経口栄養**，**経腸栄養**，**経静脈栄養**がある．栄養アセスメントにより，消化管が機能していない場合は経静脈栄養（末梢静脈栄養または中心静脈栄養）を選択するが，機能している場合は経腸栄養または経口栄養を選択する（**図11**）．

経口摂取が可能な条件は，①食欲が存在すること，②咀嚼（そしゃく）嚥下が可能なこと，③上部消化管に閉塞性病変がないこと，④適当な小腸の運動と面積があること，である[16]．咀嚼・嚥下機能が低下している場合は，日本摂食嚥下リハビリテーション学会の**嚥下調整食分類**※1を参考に食形態の調整を検討する必要がある．

②エネルギー，栄養素量

エネルギーおよび栄養素量については，食事摂取基準および各種栄養関連ガイドラインを参照し，エビデンスに基づいた栄養管理を行う．

食事摂取基準では，エネルギー必要量の算出方法について，エネルギー消費量を測定する二重標識水法，食事アセスメントによって得られるエネルギー摂取量

※1　日本摂食嚥下リハビリテーション学会嚥下調整食分類2013については第8章表16，図11，表17を参照．

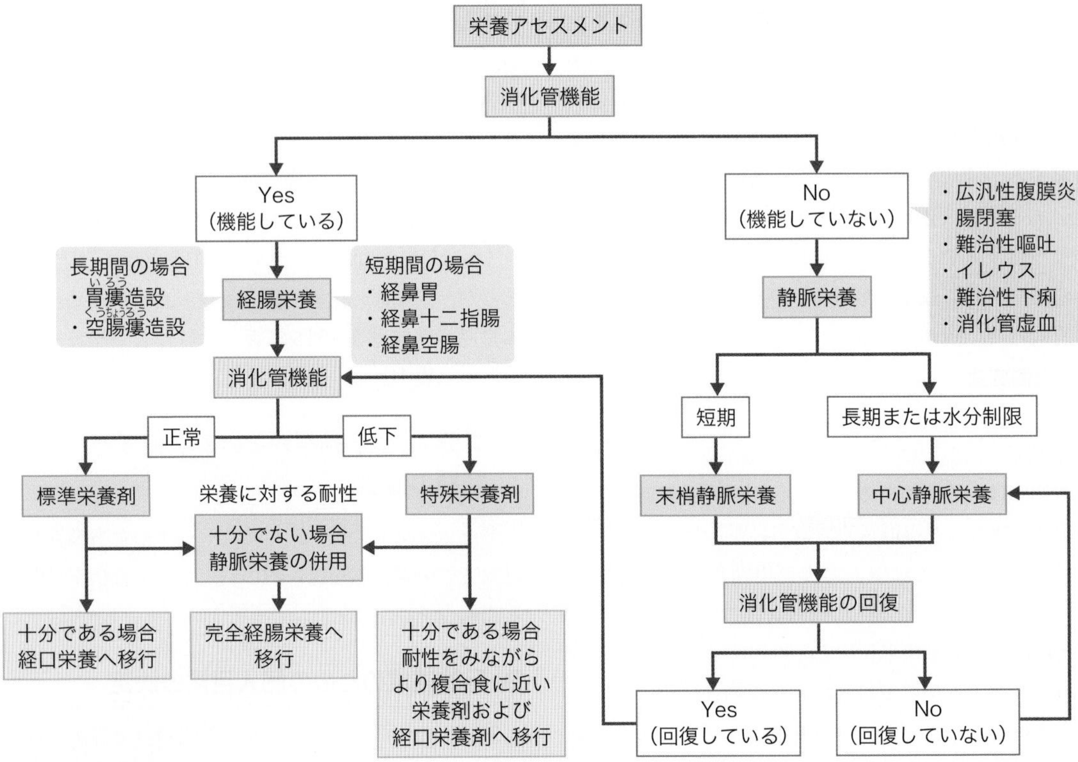

図11　栄養補給ルート
（文献15より引用）

を用いる方法，推定式を用いて推定する方法があげられており，これらのうち実務に用いるには推定式を用いる方法が現実的であるとしている．健康な日本人を用いてエネルギー必要量の推定式の妥当性を調べた研究においては，基礎代謝値と国立健康・栄養研究所の式（Ganpuleの式）はすべての年齢階級において比較的妥当性が高い．

- 国立健康・栄養研究所の式（Ganpuleの式）
  男性：[(0.0481×体重(kg))＋(0.0234×身長(cm))－(0.0138×年齢(歳))－0.4235]×1000÷4.186
  女性：[(0.0481×体重(kg))＋(0.0234×身長(cm))－(0.0138×年齢(歳))－0.9708]×1000÷4.186
- 基礎代謝量
  推定エネルギー必要量＝基礎代謝基準値(kcal/kg体重/日)×参照体重(kg)×身体活動レベル

エネルギー産生栄養素（たんぱく質，脂質，炭水化物）バランスは，18～49歳では男女ともに，たんぱく質13～20％エネルギー，脂質20～30％エネルギー，炭水化物50～65％エネルギーが目標量として示されている．50～64歳では男女ともに，たんぱく質14～20％エネルギー，65歳以上では，たんぱく質15～20％エネルギーが目標量として示されている．エネルギー産生栄養素バランスのなかで，たんぱく質は，不足を回避する目的からは推奨量を摂取することが勧められる．18～64歳のたんぱく質の推奨量は，男性で65 g，女性で50 g，65歳以上は男性で60 g，女性で50 gである．

2）栄養教育

栄養教育には，個人指導と集団指導がある．指導においては，栄養に関する知識の伝達をし，行動変容のための動機を高める．リーフレット，スライド，パネル，カード，フードモデルなどの教育媒体を用いることで，効果的に情報を提供することができる．

個人指導ではカウンセリングが行われ，目標達成のための具体的な支援を行い，対象者の行動変容を促す．カウンセリングでは，信頼関係の構築が重要であり，本人の意思を尊重して種々のカウンセリング技法を用いて支援を行う．

3）多職種による栄養ケア

栄養ケアは，栄養改善に携わる管理栄養士をはじめ，医師，看護師，薬剤師，理学療法士，作業療法士など多職種が連携し，共通した認識のもとで実施する．

B. モニタリングと個人評価

モニタリングと評価では，栄養ケア計画に実施上の問題がないかを把握し，栄養ケア計画の達成状況を評価する．実施中に問題が生じた場合，その原因を把握し，必要に応じて計画の修正を行う．モニタリングの項目としては，食物摂取状況などの栄養関連の履歴，

Column

栄養管理の重要性

日本では入院している高齢者の40～50％が低栄養という報告がある．管理栄養士が栄養管理しているのに，なぜこのようなことが生じているのか．一つは，どの時点で何を指標に測定するかにより評価が異なる．例えば，入院後すぐに血清アルブミンで評価し，低栄養と判断された場合は，少なくとも入院の2週間前から食事がとれないなどの症候があったことが推測される．一方，退院時に半減期の短い指標を用いて低栄養と判断された場合，入院中に栄養状態が改善しなかったか，あるいは悪化したと考えられる．栄養状態は生存期間とも関連する．

入院中に低栄養が改善されない，または悪化する，とはどういうことかを考える必要がある．例えば，提供する栄養量は計算された食事で提供されるが，すべて完食することを前提に考えられている．しかし半分しか摂取できない状態が続くと，摂取栄養量は不足する．入院患者は動くことに制限があるため，空腹を感じにくく，提供される食事を完食できないことも多い．また，逆にリハビリで消費するエネルギーを過小評価することもある．

栄養管理の重要性が認識され，診療報酬にも反映されている．管理栄養士をめざす学生は，しっかりと栄養管理方法を学ぶ必要がある．

身体計測，生化学データ，臨床検査，食欲や嚥下機能などの栄養に焦点を当てた身体所見がある．

C. マネジメントの評価

栄養ケア・マネジメントがどのような効果をもたらしたのか，結果のみではなく，総合的に評価を行う．評価の目的は，①実施上の問題点がなかったかどうかを検討し，改善点を見つける，②有効性・効果・効率を明らかにする，③研究や理論化を行うことである．評価の種類について，**表11**に示した．

表11 評価の種類

種類	概要
構造評価	設備，組織，体制，人員配置など，構造上の問題の評価と改善の検討を行う
過程（経過）評価	実施過程での進捗状況の評価とそれに基づく継続や変更の検討を行う
影響評価	健康・栄養状態に影響を及ぼすような活動や行動に変容が観察されたか，短期から中期の影響目標が達成されたかどうかを評価する
結果評価	最終的に栄養状態やQOLがどの程度改善されたか，長期の目標が達成されたかを評価する
経済評価	栄養管理の効果に対して，費用・効果分析，費用・便益分析，費用・効用分析などを行う
総合評価	複数の評価結果から，最終目標がどの程度達成されたかを総合的に判断する

文　献

1）「栄養管理の国際基準を学ぶ」（日本栄養士会）（https://www.dietitian.or.jp/career/ncp/）
2）「日本人の食事摂取基準（2020年版）「日本人の食事摂取基準」策定検討会報告書」（厚生労働省）（https://www.mhlw.go.jp/content/10904750/000586553.pdf）
3）Detsky AS, et al：What is Subjective Global Assessment of Nutritional Status? J Parenter Enteral Nutr, 11：8-13, 1987
4）望月弘彦：総論 身体計測の方法．日本静脈経腸栄養学会雑誌，32：1137-1141，2017
5）「日本人の新身体計測基準値（JARD 2001）（栄養－評価と治療 Vol19 suppl）」（日本栄養アセスメント研究会身体計測基準値検討委員会），メディカルレビュー社，2002
6）「図表でわかる臨床症状・検査異常値のメカニズム」（奈良信雄/著），第一出版，2008
7）Nelson M, et al：Between- and within-subject variation in nutrient intake from infancy to old age: estimating the number of days required to rank dietary intakes with desired precision. Am J Clin Nutr, 50：155-167, 1989
8）Ogawa K, et al：Inter- and intra-individual variation of food and nutrient consumption in a rural Japanese population. Am J Clin Nutr, 53：781-785, 1999
9）江上いすず，他：秤量法による中高年男女の栄養素および食品群別摂取量の個人内・個人間変動．日本公衛誌，46：828-837，1999
10）Fukumoto A, et al：Within-and between-individual variation in energy and nutrient intake in Japanese adults: effect of age and sex difference on group size and number of records required for adequate dietary assessment. J Epidemiol, 23：178-186, 2013
11）Tokudome Y, et al：Daily, weekly, seasonal, within- and between-individual variation in nutrient intake according to four season consecutive 7 day weighed diet records in Japanese female dietitians. J Epidemiol, 12：85-92, 2002
12）Ishiwaki A, et al：A statistical approach for estimating the distribution of usual dietary intake to assess nutritionally at-risk populations based on the new Japanese Dietary Reference Intakes（DRIs）. J Nutr Sic Vitaminol, 53：337-344, 2007
13）Sasaki S, et al：Food and nutrient intakes assessed with dietary records for the validation study of a self-administered food frequency questionnaire in JPHC Study Cohort I. J Epidemiol, 13：S23-S50, 2003
14）「日本食品標準成分表2015年版（七訂）」（文部科学省科学技術・学術審議会資源調査分科会報告），全官報，2014
15）ASPEN Board of Directors and the Clinical Guidelines Task Force. Guidelines for the use of parenteral and enteral nutrition in adult and pediatric patients. JPEN, 26：1SA-138SA, 2002
16）「新臨床栄養学 第2版」（馬場忠雄，山城雄一郎/編　雨海照祥，他/編集協力），pp250-256，医学書院，2012

臨床栄養への入門

成人と高齢者での栄養管理視点の違い

内臓脂肪が一定量蓄積し，高血圧，脂質異常症，糖尿病などの兆候が生じれば，メタボリックシンドロームが疑われる．これは内臓脂肪の蓄積，つまり肥満と関連が深い．メタボリックシンドロームは，動脈硬化を進展させる．メタボ検診の対象は40～74歳までである．対応としては，運動と食事制限が推奨されることが多い．

一方，高齢になると，フレイル，サルコペニア（筋肉量減少），ロコモティブシンドローム（運動器症候群）の予防や対応が必要となる．予防や対応としては，運動と摂取エネルギーおよび各栄養素の不足にならないようにする．たんぱく質については，日本人の食事摂取基準（2020年版）に「フレイルおよびサルコペニアの発症予防を目的とした場合，高齢者（65歳以上）では，少なくとも1.0 g/kg体重/日以上のたんぱく質を摂取することが望ましいと考えられる」と記載されている．この体重当たりの量は，65歳未満よりも1割高い．つまり，高齢者では，たんぱく質の摂取量不足に注意する必要がある．

また，高齢になると，咀嚼機能や嚥下機能が低下することが多い．われわれの研究で，入院患者を対象に調査した結果，自力歩行できる入院患者では70％は普通食が提供されているが，車椅子を使用している患者では34％，寝たきりの患者では5％と，歩く機能が低下するほど普通食の提供割合が低い．普通食を摂取するには，歩く機能を維持することが必要とも考えられる．高齢期においては，歩行能力を維持することがおいしい食事を摂取するためにも必要と考えられる．

歩行能力を維持する運動として，ロコモ体操などは，高齢者が自宅で簡単にできる体操である．また，運動は認知症予防に大きく寄与する．

また，日本人高齢者の総死亡率とBMIとの関連を調査した報告では，やせは大きなリスクであるが，少しの肥満はリスクになっていない．

つまり，成人期と高齢期の理想とする体重は同じではない．個々人に適した栄養指導が必要である．

第1章 チェック問題

問 題

- □□Q1 栄養ケア・マネジメントとは何か，説明しなさい．
- □□Q2 感度とは何か，説明しなさい．
- □□Q3 身体状態の評価における動的栄養指標にはどのようなものがあるか，説明しなさい．
- □□Q4 栄養管理のための食事調査法にはどのようなものがあるか，説明しなさい．

解答＆解説

A1 栄養ケア・マネジメントとは，個々人に適切な栄養ケアを行い，望ましい栄養状態および食生活を実現するために行う業務の機能や方法，手順を効率的に進めるためのシステムである．そのゴールは，対象者の栄養状態や健康状態を改善し，ADLやQOLを向上させることにある．

A2 感度とは，陽性のものを正しく陽性と判断する確率のことである．

A3 動的栄養指標には，急速代謝回転たんぱく質〔トランスサイレチン（プレアルブミン），トランスフェリン，レチノール結合たんぱく質〕，尿中3-メチルヒスチジン，フィッシャー比などがある．

A4 栄養管理のための食事調査法には，食事記録法，24時間食事思い出し法，食物摂取頻度法などがある．

第2章 食事摂取基準の基礎的理解

Point

1. 食事摂取基準の目的と策定の基本方針，活用のための理論と方法を理解する.
2. 食事摂取基準の各指標（BMI，推定平均必要量，推奨量，目安量，耐容上限量，目標量）の定義について理解する.
3. エネルギーおよび各栄養素の算定根拠について理解する.
4. 各ライフステージで特に留意すべき栄養素等について理解する.

概略図 日本人の食事摂取基準（2020年版）のポイント

目的とそれに対応する指標

- エネルギー ⇐「エネルギー摂取の過不足の回避」… BMI（body mass index）
- 栄養素 ⇐「摂取不足の回避」… 推定平均必要量および推奨量，目安量
  「過剰摂取による健康障害の回避」… 耐容上限量
  「生活習慣病の発症予防」… 目標量

※上記の指標とは別に，生活習慣病の重症化予防およびフレイル予防を目的とした量を設定

対象者

- 健康な者，および，生活習慣病などに関する危険因子を有する者や高齢者においてはフレイルに関する危険因子を有する者でもおおむね自立した日常生活を営んでいる者は含む

2015年版からの主な改定ポイント

- 高齢者の低栄養予防やフレイル予防を視野に入れて策定されたこと
- ライフステージ別食事摂取基準および生活習慣病とエネルギー・栄養素との関連が，各論に設けられたこと
- 年齢区分において，高齢者の年齢区分が70歳以上から65～74歳，75歳以上の2区分とされたこと
- 目安量の策定において，中央値にこだわらず適切な値を選択することや，得られる日本人の代表的な栄養素摂取量のデータが限定的かつ参考となる情報が限定的な場合には，限界点を記述のうえ，得られるデータの中央値を選択すること（例：ビタミンD）
- 目標量において，エビデンスレベルが設定されたこと
- フレイル予防の観点から，高齢者のたんぱく質の目標量が見直されたこと
- コレステロール，ナトリウムにおいて，生活習慣病の重症化予防のための値が設定されたこと
- トランス脂肪酸は冠動脈疾患に関与するため，摂取に関する参考情報が飽和脂肪酸の脚注に記載されたこと
- ビタミンDの目安量の算定根拠が，大幅に見直されたこと
- 葉酸において，耐容上限量以外の指標にいわゆる健康食品やサプリメントが含まれたこと
- ナトリウムの目標量（食塩相当量）が，2015年版で18歳以上男性8.0 g/日未満，女性7.0 g/日未満のところ，2020年版では男性7.5 g/日未満，女性6.5 g/日未満へと引き下げられ，ナトリウム/カリウムの摂取比を下げることが言及されたこと（具体的な数値はない）
- 鉄の成人以降の耐容上限量が，バンツー鉄沈着症を指標に算定されたこと
- クロムの成人以降の耐容上限量が，新たに設定されたこと

1 食事摂取基準とは

「日本人の食事摂取基準」(以下「食事摂取基準」) とは，日本人がエネルギーおよび栄養素摂取の過不足による健康障害（病気）を回避して，健康を維持・増進するために「何をどれだけ食べればよいか」を示したガイドラインである．「何を」に該当するのはエネルギーおよび34種類の栄養素であり，それぞれの栄養素の策定根拠と基準値が示されている．

食事摂取基準を直接用いるのは栄養学の教育を受けた栄養士・管理栄養士であり，給食管理や食事改善（栄養指導など）の業務で使用する基準となる．また，栄養の知識がほとんどない人にも，栄養バランスが整った健康的な食事をめざしてもらう場合に教育媒体として「食事バランスガイド」を用いるが，これは食事摂取基準をもとに作成されている．つまり，食事摂取基準はあらゆる栄養管理の基礎となるものである．

食事摂取基準を論理的かつ弾力的に活用するためには，指標や数値に対する断片的な知識や理解ではなく，エネルギーや栄養素の生理的意義や必要量を決定した科学的根拠を正しく理解することが求められる．

2 食事摂取基準の意義

栄養アセスメントにおいて，エネルギーの摂取過不足は対象者のBMI（body mass index）※1や体重変化によって評価ができる．しかし，ビタミンやミネラルといった場合，それらの血中濃度の測定は侵襲性があり，かつ経費を伴うため，現実的にはコンスタントにそのような評価を行うことは困難である．また，出納試験などで個々に栄養素の必要量を測定することも非現実的である．

食事摂取基準は，栄養素の習慣的摂取量が把握できれば，必要量の測定ができなくても，健康の維持や病気の予防に対する必要量を満たしている可能性を知ることができるものである．したがって，その基準は科学的に正しいものである必要がある．

※1　BMIについては**第1章（p.15）**参照．

A. 食事摂取基準の目的

食事摂取基準は，健康な個人および集団を対象として，国民の健康の保持・増進，生活習慣病の予防のために参照するエネルギーおよび栄養素の摂取量の基準を示すものである．2013（平成25）年度に開始した健康日本21（第二次）では，主要な生活習慣病の発症予防と重症化予防の徹底を図るとともに，社会生活を営むために必要な機能の維持および向上を図ることなどが基本的方向として掲げられている．

これに伴い，2020年版については，栄養に関連した身体・代謝機能の低下の回避の観点から，健康の保持・増進，**生活習慣病の発症予防および重症化予防に加え，高齢者の低栄養予防やフレイル予防も視野に入れて策定が行われた．**

1）策定の対象

健康な個人および，健康な者を中心として構成されている集団とし，生活習慣病などに関する危険因子を有していたり，高齢者においてはフレイルに関する危険因子を有していたりしても，おおむね自立した日常生活を営んでいる者およびこのような者を中心として構成されている集団は含む．自立した日常生活を営んでいる者とは，歩行や家事などの身体活動を行っている者を指し，また，体格（BMI）が，標準より著しく外れていない者とする．なお，フレイルについては，健常状態と要介護状態の中間的な段階に位置づける考え方が採用されている．

食事摂取基準で扱う生活習慣病は，高血圧，脂質異常症，糖尿病および慢性腎臓病（CKD）を基本とするが，わが国において大きな健康課題であり，栄養素との関連が明らかであるとともに栄養疫学的に十分な科学的根拠が存在する場合には，その他の疾患も適宜含めることとされた．具体的にはナトリウムと胃がんとの関係があげられる．

2）策定の対象とするエネルギーおよび栄養素

健康増進法に基づき，厚生労働大臣が定めるものとされているエネルギーおよび34種類の栄養素とする（図1）．また，健康の保持・増進に不可欠であり，その摂取量が定量的にみて科学的に十分に信頼できると考えられる栄養素であるかについても考慮されている．

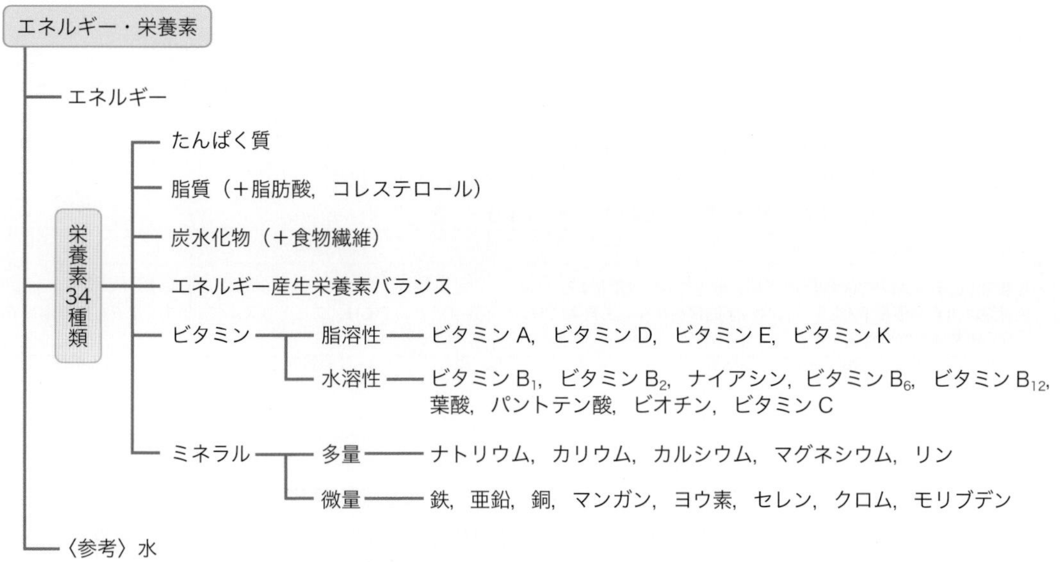

図1 策定の対象とするエネルギーおよび栄養素
脂肪酸には飽和脂肪酸，不飽和脂肪酸の2種類が含まれる．

B. 科学的根拠に基づいた策定

食事摂取基準（2020年版）の「総論」では，食事摂取基準を策定するにあたり，対象とする栄養素の選定，策定方針，指標の設定，留意事項などについて記されている．食事摂取基準の「各論」では，各栄養素について基本的事項，指標の策定理由が示されている．つまり，各栄養素でどのような研究結果が得られており，どこまで明らかにされているのか，どのような研究結果に基づいてどのような考えで策定したのかも示されている．各栄養素によって，科学的根拠の質や基準値の精度が異なるため，それぞれを理解する必要がある．

1）レビューの方法

可能なかぎり科学的根拠に基づいた策定を行うことを基本とした．システマティック・レビューの手法を用いて，国内外の学術論文や入手可能な学術資料を最大限に活用している．食事摂取基準におけるシステマティック・レビューとは，世界中の食事・栄養と健康に関するさまざまな研究結果を集め，その内容を専門家が丁寧に読み込み，信頼できる研究報告から役立つと判断したデータをまとめることであり，これを値の算定に用いている．

「日本人の食事摂取基準（2015年版）」の策定において課題となっていた部分について特に重点的にレビューが行われ，高齢者，乳児などの対象特性についてのレビューも行われた．エネルギーおよび栄養素と生活習慣病の発症予防・重症化予防との関係についてのレビューは，高血圧，脂質異常，高血糖および腎機能低下に関するリサーチクエスチョンの定式化を行うため，可能なかぎりPICO形式を用いてレビューされた．

〈PICO形式とは〉
- P：patient どのような対象に
- I：intervention どのような介入を行ったら
- C：comparison 行わない場合に比べて
- O：outcome どれだけ結果が違うか

レビューの対象は，栄養素摂取量との数量的関連が多数の研究によって明らかにされ，その予防が日本人にとって重要であると考えられている疾患に限って行われ，研究対象者の健康状態や重症度の分類に留意して検討された．医療分野のガイドラインにおいては，エビデンスレベルを判断し明示する方法がとられているが，栄養学分野では確立されておらず，栄養素間によってもばらつきがあるため，食事摂取基準に特化したレビュー方法の開発，向上およびその標準化を図る必要がある．このような現状を踏まえ，実際の策定では，メタ・アナリシス※2など，情報の統合が定量的に

表1　目標量の算定に付したエビデンスレベル＊1, 2

エビデンスレベル	数値の算定に用いられた根拠	栄養素
D1	介入研究またはコホート研究のメタ・アナリシス，ならびにその他の介入研究またはコホート研究に基づく	たんぱく質，飽和脂肪酸，食物繊維，ナトリウム（食塩相当量），カリウム
D2	複数の介入研究またはコホート研究に基づく	—
D3	日本人の摂取量等分布に関する観察研究（記述疫学研究）に基づく	脂質
D4	他の国・団体の食事摂取基準またはそれに類似する基準に基づく	—
D5	その他	炭水化物＊3

＊1　複数のエビデンスレベルが該当する場合は上位のレベルとする．
＊2　目標量は食事摂取基準として十分な科学的根拠がある栄養素について策定するものであり，エビデンスレベルはあくまでも参考情報である点に留意すべきである．
＊3　炭水化物の目標量は，総エネルギー摂取量（100％エネルギー）のうち，たんぱく質および脂質が占めるべき割合を差し引いた値である．
（文献1より引用）

行われている場合には，基本的にはそれを優先的に参考にしている．実際には，各研究内容を詳細に検討し，現時点で利用可能かつ最も信頼度の高い情報を用いるように留意されている．摂取量の数値の算定を目的とする食事摂取基準は，通常のメタ・アナリシスよりも量・反応関係メタ・アナリシス（dose-response meta-analysis）から得られる情報の利用価値が高い．前述したように栄養学分野でエビデンスレベルの利用が十分には確立されていないが，目標量に限ってエビデンスレベルが付された（表1）．

3　食事摂取基準策定の基礎理論

エネルギーの指標を適用するねらいは，エネルギー摂取の過不足を防ぐためである．すなわち，エネルギーの摂取量と消費量のバランス（**エネルギー収支バランス**）の維持をめざすことになるが，基本的にはBMIを指標として用いている．

栄養素の指標を適用するねらいは，摂取不足の回避，過剰摂取による健康障害の回避，および生活習慣病の発症予防である．摂取不足の回避を目的とした設定指標には，**推定平均必要量**，そして推定平均必要量が求められると算定が可能となる**推奨量**がある．また，推定平均必要量を求められない場合には，**目安量**が用いられる．一方，過剰摂取による健康障害を防ぐための指標として**耐容上限量**が用いられている．さらに，生活習慣病を予防するための指標として**目標量**が策定されている．栄養素に関する指標の概念図は図2のとおりである．

A. エネルギー摂取の過不足の回避を目的とした指標の特徴

1）BMI

エネルギーについては，エネルギーの摂取量および消費量のバランス（エネルギー収支バランス）の維持を示す指標として，BMIが採用された（妊婦・授乳婦を除く成人，高齢者のみ）．このため，成人における観察疫学研究において報告された**総死亡率**が最も低かったBMIの範囲，日本人のBMIの実態などを総合的に検証し，目標とするBMIの範囲が提示された（**第1章表5参照**）．なお，BMIは，健康の保持・増進，生活習慣病の予防，さらには高齢によるフレイルを回避するための要素の一つとして扱うことにとどめるべきとされている．

ただし，BMIはエネルギー必要量を示すものではない．しかし，エネルギー必要量の概念は重要であること，エネルギー必要量に依存する栄養素の推定必要量の算出にあたってエネルギーの必要量の概数が必要となることなどから，参考資料として**推定エネルギー必要量**が示されている．ここでは，エネルギー必要量は，無視できない個人間差が要因として多数存在することに留意すべき旨も示されている．

なお，推定エネルギー必要量は次式から求められる．

※2　**メタ・アナリシス**：過去に行われた複数の臨床研究のデータを収集し，統計的な手法を用いて，データを量的に統合して大きな結論を出すこと．

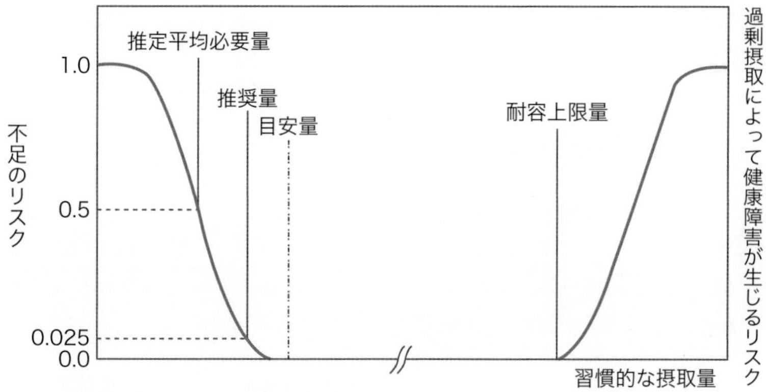

図2 食事摂取基準の各指標（推定平均必要量，推奨量，目安量，耐容上限量）を理解するための概念図

※目標量はここに示す概念や方法とは異なる性質のものであることから，ここには図示できない．
（文献1より引用）

- 推定エネルギー必要量（kcal/日）
  ＝基礎代謝量*（kcal/日）×身体活動レベル
  ＊基礎代謝量（kcal/日）＝基礎代謝基準値（kcal/kg体重/日）×参照体重（kg）

B. 栄養素の摂取不足の回避を目的とした指標の特徴

1）推定平均必要量

ある性別，年齢階級の日本人全員を集めて実験研究をするのは不可能であるため，実際にはそのなかの一部の人を用いて**実験研究**を行うことになる．その代表集団を対象とした実験研究で得られた栄養素の必要量の分布に基づき，母集団における必要量の平均値の推定値を示す（実験対象となった集団は必ずしも他の集団と一致するわけではないので，他の集団において，この平均必要量は推定値となる）．つまり，**当該集団において50％の人が必要量を満たすと推定される摂取量**を推定平均必要量（estimated average requirement：EAR）という．推定平均必要量は基本的にヒトを対象とした実験研究から決める．

ここでいう「不足」とは，必ずしも欠乏症を指すとは限らず，栄養素によって定義が異なる．

Column

目標量は日本独自の指標

「日本人の食事摂取基準（2005年版）」はそれまでの「日本人の栄養所要量」から大きく概念が変更されたものである．この際，アメリカ・カナダにおける食事摂取基準の基本的な考え方や方針が取り入れられて策定された．栄養素の指標の概念についても，ほぼ同様の考えが用いられたが，そのなかで日本独自の指標としてつくられたものが「目標量」である．一方，アメリカ・カナダの食事摂取基準の指標には，Acceptable Macronutrient Distribution Range（AMDR）：An intake range for an energy source associated with reduced risk of chronic disease，というものがある．これはいわゆるエネルギー比率であり，わが国の「食事摂取基準（2015年版）」以降のエネルギー産生栄養素バランスがこれに該当する．アメリカ・カナダでは，「耐容上限量」に急性過剰症および慢性過剰症が含まれており，慢性過剰症は「目標量」的な要素を含む．その例として，ビタミンAの急性過剰症には，吐き気，嘔吐（おうと），頭痛，脳脊髄液圧の上昇，めまい，霧視，筋協調不能が，慢性過剰症には1.5 mg/日のビタミンAの習慣的摂取が骨粗鬆症（こつそしょうしょう）および大腿骨（だいたいこつ）骨折リスクの上昇と関係することなどが記載されている．

表2 推定平均必要量から推奨量を算定するために用いられた変動係数と推奨量算定係数の一覧

変動係数	推奨量算定係数	栄養素
10%	1.2	ビタミンB_1，ビタミンB_2，ナイアシン，ビタミンB_6，ビタミンB_{12}，葉酸，ビタミンC，カルシウム，マグネシウム，鉄（6歳以上），亜鉛，銅，セレン
12.5%	1.25	たんぱく質
15%	1.3	モリブデン
20%	1.4	ビタミンA，鉄（6か月～5歳），ヨウ素

（文献1より引用）

2）推奨量

ヒトを対象とした実験によって測定したある集団の必要量の分布に基づき，**母集団に属するほとんどの人（97～98%）が充足している量**を推奨量（recommended dietary allowance：RDA）という．データが正規分布※3している場合，統計学的に97～98%の者は「平均値＋2×標準偏差」以下の範囲に含まれる．推定平均必要量は実験による測定値の分布に基づいており，個人の必要量と人数の関係が正規分布であると仮定すれば，「推定必要量の平均値＋2×推定必要量の標準偏差」以下に97～98%が含まれることになる．しかし，推定必要量の標準偏差を実験から正確に求められることはまれであるため，実際には推定値が用いられた．推奨量は次式として求められる．

● 推奨量＝推定平均必要量×（1＋2×変動係数）
　　＝推定平均必要量×推奨量算定係数（表2）

すなわち，推定平均必要量が算定されれば，推奨量も算定されることとなり，推奨量が推定平均必要量の補助的役割をもつことが理解できる．

3）目安量

目安量（adequate intake：AI）は，推定平均必要量，推奨量を算出するまでの科学的根拠は乏しいが，特定の集団において，**ある一定の栄養状態を維持するのに十分な量**として算定されている．言い換えれば，特定の集団において**不足状態を示す人がほとんど観察されない量**とも言える．基本的には，健康な多数の人を対象として，栄養素摂取量を観察した**疫学研究**によって得られるものである．目安量の概念は3つに分けられる．

※3　正規分布は第3章図4参照．

①特定の集団において，生体指標などを用いた健康状態の確認と当該栄養素摂取量の調査を同時に行い，その結果から不足状態を示す人がほとんど存在しない摂取量を推測し，その値を用いる場合：栄養素摂取量の中央値を用いる．

②生体指標などを用いた健康状態の確認ができないが，健康な日本人を中心として構成されている集団の代表的な栄養素摂取量の分布が得られる場合：原則，栄養素摂取量の中央値を用いる．

③母乳で保育されている健康な乳児の摂取量に基づく場合：母乳中の栄養素濃度と哺乳量との積を用いる．これは乳児を対象とした欠乏実験や付加試験は現実的に難しいためであり，母乳栄養児では栄養素が必要量獲得できているとして，母乳中の栄養素量と哺乳量との積が用いられている．なお，6か月以降は離乳食からの摂取量も考慮して算出される．

目安量の策定にあたっては，栄養素の不足状態を示さない「十分な量」の程度に留意するため，他国の食事摂取基準や国際的なガイドライン，調査データなどを参考に判断できる場合には，中央値にこだわらず適切な値を選択することや，得られる日本人の代表的な栄養素摂取量のデータが限定的かつ参考となる情報が限定的で「十分な量」の程度の判断が困難な場合には，そのことを記述のうえ，得られるデータの中央値を選択しても差し支えないことが新たに示されている．

目安量は不足者がほとんどいない集団の中央値であるため，推奨量よりも大きい値と考えられる．しかし，推奨量よりどの程度大きいのかについては不明である．**個人の習慣的な摂取量や集団の摂取中央値が目安量より少なくても，不足しているかどうかはわからない．**目安量はその算定方法の性質上，「摂取しなければいけない」量ではなく「摂取をめざす」量である．

C. 栄養素の過剰摂取の回避を目的とした指標の特徴

1）耐容上限量

過剰摂取による健康障害をもたらすリスクがないとみなされる習慣的な摂取量の上限を与える量を耐容上限量（tolerable upper intake level：UL）という．習慣的な摂取量が耐容上限量を超えると，過剰摂取によって生じる潜在的な健康障害のリスクが高くなる．耐容上限量の策定には，「健康障害が発現しないことが知られている量」の最大値（**健康障害非発現量**，no observed adverse effect level：NOAEL）と「健康障害が発現することが知られている量」の最小値（**最低健康障害発現量**，lowest observed adverse effect level：LOAEL）が用いられる．

本来，どれくらい大量に食べるとその栄養素によって健康がおびやかされるのかの実験をヒトで行うべきだが，倫理的な観点から実施は不可能である．そこで，耐容上限量の策定に用いられる報告は，治療目的のための大量投与の報告や，サプリメントなどの服用でその栄養素を長期間にわたって摂取したことで，偶然に健康障害が発現した，といった**症例報告**に限られる．

このようにデータ数が少ないこと，利用できるデータは患者など特殊集団を対象としたものが多いことを考慮して，健康障害非発現量あるいは最低健康障害発現量を「**不確実性因子**」（uncertain factor：UF）で除した値が**耐容上限量**として設定された（**表3**）．具体的には以下のようにして耐容上限量が算定されている．

- ヒトを対象として通常の食品を摂取した報告に基づく場合：
  UL = NOAEL ÷ UF（UFには1～5の範囲で，それぞれの栄養素の特徴，健康障害の重篤度，報告例の研究の質や数を加味して，適当な値を用いる）
- ヒトを対象としてサプリメントを摂取した報告に基づく場合，または動物実験や *in vitro* の実験に基づく場合：
  UL = LOAEL ÷ UF（UFには10を用いる）

耐容上限量は限定された科学的根拠に基づいて策定されたため，「超えたくない量」ではなく，「**近づきたくない量**」である．また，耐容上限量は習慣的な摂取量に対する数値であるので，ある一日の摂取量が耐容上限量を超えることがあっても健康障害が現れることはない．耐容上限量は**サプリメントや健康食品を摂取しないかぎり超えることはほとんどなく，通常の食べ物だけを食べているかぎり，過剰摂取によって健康が害されることはほとんどありえない**．なお，耐容上限量は確率で考えるものではなく，その危険性の有無を考える指標である．耐容上限量は十分な科学的根拠が得られない栄養素については設定されていないため，耐容上限量が示されていないからといって，大量に摂取しても問題がないというわけではないことに留意する．

表3　耐容上限量が策定された栄養素で，その算定のために用いられた不確実性因子（UF）

不確実性因子	栄養素
1	ビタミンE，マグネシウム*1，マンガン，ヨウ素（成人）*2
1.2	カルシウム，リン
1.5	亜鉛，銅，ヨウ素（小児）
1.8	ビタミンD（乳児）
2	鉄（成人），セレン，クロム*1，モリブデン
2.5	ビタミンD（成人）
3	ヨウ素（乳児）
5	ビタミンA（成人），ナイアシン，ビタミンB_6，葉酸*1
10	ビタミンA（乳児），ヨウ素（成人）*3
30	鉄（小児）

＊1　通常の食品以外の食品からの摂取について設定．
＊2　健康障害非発現量を用いた場合．
＊3　最低健康障害発現量を用いた場合．
（文献1より引用；通常の食品以外の食品とは，いわゆる健康食品やサプリメントを指す）

D. 生活習慣病の発症予防を目的とした指標の特徴

1）目標量

生活習慣病の発症予防のために当面の目標とすべき摂取量が目標量（tentative dietary goal for preventing life-style related diseases：DG）である．生活習慣病に関する疾患のリスクや，その代理指標となる生体指標の値の低下が考えられる栄養状態が達成できる量として算定されており，現在の日本人が当面の目標とすべき摂取量である．**疫学研究によって得られた知見を中心にして，実験栄養学的な知見を加味し，**

さらに実行可能性を重視して策定される．生活習慣病には栄養素以外のさまざまな危険因子，予防因子が関与している．したがって，他の危険因子，予防因子を考慮して，**総合的**な予防対策を考えることが必要である．また，生活習慣病の重症化予防およびフレイル予防を目的として摂取量の基準を設定する必要のある栄養素については，発症予防を目的とした量（目標量）とは区別して設定し，食事摂取基準の各表の脚注に示されている．重症化予防の対象となった栄養素は，コレステロールおよびナトリウムである．

E. 策定における基本的留意事項

1）年齢区分

表4に示した年齢区分とされている．乳児は出生(しゅっしょう)後6か月未満と6か月以上1歳未満の2区分を基本としているが，成長に合わせてより詳細な区分が必要とされたエネルギーおよびたんぱく質については，「出生後6か月未満（0～5か月）」，「6か月以上9か月未満（6～8か月）」，「9か月以上1歳未満（9～11か月）」の3区分とされている．1～17歳を小児，18歳以上を成人，高齢者については65歳以上とし，高齢者の年齢区分については65～74歳，75歳以上の2つの区分が設けられた．ただし，栄養素等によっては，高齢者における各年齢区分のエビデンスが必ずしも十分ではない点には留意すべきである．

2）参照体位

食事摂取基準の策定において参照する体位（身長・体重）は，性および年齢区分に応じ，日本人として平均的な体位をもった人を想定し，健全な発育および健康の保持・増進，生活習慣病の予防を考えるうえでの参照値として提示されている．

10～17歳は，日本小児内分泌学会・日本成長学会合同標準値委員会による小児の体格評価に用いる身長，体重の標準値をもとに，年齢区分に応じて，当該月齢および年齢区分の中央時点における中央値が引用されている．ただし，公表数値が年齢区分と合致しない場合は，同様の方法で算出した値を用いられている．18歳以上は，平成28（2016）年国民健康・栄養調査における当該の性および年齢区分における身長・体重の中央値が用いられている．ただしこれらは現況を表しているもので，男性では3割が肥満，女性では20～30歳代で2割がやせであり，高齢者では，そもそもの身長，体重の測定上の課題を有している値である．したがって，望ましい体位ではないことに留意する．

3）摂取源

食事として**経口摂取される通常の食品に含まれるエネルギーと栄養素**を対象とする．

耐容上限量以外の指標については，通常の食品からの摂取を基本とするが，通常の食品のみでは必要量を満たすことが困難であり，かつ栄養政策上で優先度の高い葉酸にかぎり，通常の食品以外の食品を含む．具体的には，神経管閉鎖障害のリスクの低減のために，妊娠の可能性がある女性に付加するプテロイルモノグルタミン酸を指す．ただし，過剰摂取に関する注意喚起を付記する．

4）摂取期間

栄養素摂取量には日間変動が大きいこと，また食事摂取基準で扱われる健康障害がエネルギーおよび栄養素の習慣的な摂取量の過不足によって発生するため，**習慣的な摂取量**の基準が「一日当たり」の量として表現されており，短期間（例えば一日間）の食事の基準を示すものではない．習慣的な摂取の期間をきわめて大雑把に示すのであれば，おおむね「1か月程度」と考えられている．

そのほか，一日のなかでの食事回数（頻度）・一日のなかの食事の間でのエネルギーや栄養素の摂取割合の違い・摂取速度などの健康への影響についても言及されているものの，現時点でこれらは研究途上であるため，今後の課題として見送られている．

5）調査研究の取り扱い

国民の栄養素摂取状態を反映していると考えられる

表4　年齢区分

0～5（月）*	12～14（歳）
6～11（月）*	15～17（歳）
1～2（歳）	18～29（歳）
3～5（歳）	30～49（歳）
6～7（歳）	50～64（歳）
8～9（歳）	65～74（歳）
10～11（歳）	75以上（歳）

* エネルギーおよびたんぱく質については，「0～5か月」，「6～8か月」，「9～11か月」の3つの区分で表した．
（文献1より引用）

表5　研究結果の統合方法に関する基本的方針

研究の質	日本人を対象とした研究の有無	統合の基本的な考え方
比較的，均一な場合	日本人を対象とした研究が存在する場合	日本人を対象とした研究結果を優先して用いる
	日本人を対象とした研究が存在しない場合	全体の平均値を用いる
研究によって大きく異なる場合	日本人を対象とした質の高い研究が存在する場合	日本人を対象とした研究結果を優先して用いる
	日本人を対象とした研究が存在するが，全体のなかで，相対的に質が低い場合	質の高い研究を選び，その平均値を用いる
	日本人を対象とした研究が存在しない場合	

（文献1より引用）

代表的な研究論文を引用し，適切な論文がない場合には，公表された直近の国民健康・栄養調査結果のデータとして，平成28年国民健康・栄養調査のデータを引用する．ただし，過小評価がどの程度であるのかはまだ十分には明らかでないため，十分留意をする．

6）研究結果の統合方法

研究結果の統合方法については，**表5**に示す方針に沿って行われている．概要としては，日本人を対象とした質の高い研究結果を優先し，質の高い研究が存在しない場合や全体のなかで相対的に質が低い研究の場合には，質の高い研究の平均値を用いる．

①通常の食品以外の食品を用いた介入研究の取り扱い

通常の食品から摂取できる量を著しく超えて摂取することによって，何らかの生活習慣病の発症予防を期待できる栄養素が存在し，その効果を検証するために，通常の食品以外の食品を用いた介入研究が行われることがある．しかし，ある一定の好ましい効果が得られても，別の好ましくない健康影響を惹起する可能性が示唆されている．したがって，通常の食品の組み合わせでは摂取することが明らかに不可能と判断される量で行われた研究や，食品ではなく医薬品扱いの製品を投与した研究については，原則として，数値の算定には用いないこととされている．ただし，そのような研究の報告も数値の算定にあたって参考資料として用いることとされた．

なお，通常の食品以外の食品を除いた通常の食品の組み合せでは摂取することが明らかに不可能と判断される量とは，日本人の摂取量の分布の95パーセンタイル超の量を指す．

②外挿方法

栄養素について，食事摂取基準で用いられた5種類の指標（推定平均必要量，推奨量，目安量，耐容上限量，目標量）を算定するにあたって用いられた数値は，ある限られた性および年齢の者において観察されたものであるため，性別および年齢区分ごとの食事摂取基準の設定には参照値※4から外挿※5を行い，データの報告が乏しい集団での数値を推測する．

推定平均必要量または目安量の参照値が一日当たりの摂取量（重量/日）で与えられており，参照値が得られた研究の対象集団における体重の代表値（中央値または平均値）が明らかな場合は，体重から推算される体表面積を用いた外挿が行われている．推定平均必要量または目安量の参照値が体重1 kg当たりで与えられている場合には，参照体重を用いて外挿されている．なお，小児の場合は，成長に利用される量，成長に伴って体内に蓄積される量が成長因子として加味されている．推奨量は外挿された各推定平均必要量に推奨量算定係数を乗じて算定されている．目標量は，目標量算出のための参照値から外挿して性・年齢区分別に目標量を求め，次に，外挿された各値と性・年齢区分別摂取量の中央値とを用いて算定されている．

4　食事摂取基準活用の基礎理論

健康な個人または集団を対象として，健康の保持・増進，生活習慣病の予防および重症化予防のための食事改善に食事摂取基準を活用する場合，**PDCAサイクル**に基づく活用を基本とする（第1章図1参照）．

※4　**参照値**：成人を対象とした研究において得られたデータ．
※5　外挿方法については第6章※6参照．

まず，**食事摂取状況のアセスメントによりエネルギー・栄養素の摂取量が適切かを評価する**．この食事評価に基づき，食事改善計画の立案（Plan），食計画を実施し（Do），エネルギー・栄養素摂取量が計画どおりの値となっているか，または計画した値が妥当であるかを評価，検証する（Check）．検証を行う際には，食事評価を行う．その結果を踏まえて，計画や実施の内容を改善する（Act）．このサイクルを回していくことで，対象者をより健康な状態へと導くことができる．

A. 食事調査などによるアセスメントの留意事項

エネルギーおよび各栄養素の摂取状況のアセスメントは，食事調査によって得られる習慣的な摂取量と食事摂取基準の各指標との比較によって行う．ポイントとしては，それぞれの絶対量よりも，**両者の差に着目したアセスメント**を行うことである．ただし，**エネルギー摂取量の過不足の評価については，BMIや体重変化量**を用いる．栄養素については食事調査のデータを用いるが，食事調査によって得られる摂取量については測定誤差などの種々の留意すべき点がある．そのため，食事摂取量のみで栄養状態を判断するのではなく，身体状況や臨床検査値も含め，対象者自身を総合的に観察することが必須である（第1章図10参照）．

1）食事調査法における留意点

第1章2-B-4）食事調査を参照のこと．

2）身体状況調査

身体状況のなかでも**体重**ならびに**BMI**は，エネルギー管理の観点から最も重要な指標であり，積極的に用いることが勧められる．現在の状態を評価したければBMIを用いるが，食事改善を計画，実施した結果を評価する場合には，BMIの変化よりも体重変化のほうが鋭敏な指標となる．体重の減少または増加をめざす場合，おおむね4週間ごとに体重を継続的に計測記録し，16週間以上のフォローを行うことが勧められる．そのほかに腹囲や体脂肪率なども必要に応じて測定する．

3）臨床症状・臨床検査の利用

臨床症状や臨床検査が利用できる場合には，これらも用いることが望ましいが，あくまでも栄養素の摂取状況以外の影響も受けた結果として慎重な解釈を行う（例：血中ヘモグロビン濃度，経血量↔鉄欠乏性貧血，コレステロール↔脂質代謝異常，アルブミン↔たんぱく栄養状態など）．

4）食品成分表の利用

食事摂取基準と日本食品標準成分表2015年版（七訂）とで栄養素の定義が異なるものについては第1章表10を参照のこと．また，食品成分表の栄養素量と，実際にその摂取量や給与量を推定しようとする食品中に含まれる栄養素量は必ずしも一致しないため，この誤差についても理解しておくことが必要である．さらに食事摂取基準で示されている数値は摂取時を想定したものであるが，栄養計算では調理による変化まで考慮することは困難であるため，この点についても留意し慎重に対応すべきである．

B. 活用における基本的留意事項

各指標について活用上の留意点を記述する．ただし，活用の目的と栄養素の種類によって活用方法は異なるため，活用の目的，指標の定義，栄養素の特性を十分に理解することが重要である．

1）エネルギー収支バランス

エネルギーについては，エネルギーの摂取量および消費量のバランス（エネルギー収支バランス）の維持を示す指標としてBMIを用いることとする．実際には，エネルギー摂取の過不足について体重の変化を測定することで評価する．または，測定されたBMIが目標とするBMIの範囲を下回っていれば「不足」，上回っていれば「過剰」のおそれがないか，他の要因も含め，総合的に判断する．

生活習慣病の発症予防の観点からは，体重管理の基本的な考え方や，各年齢階級の望ましいBMI（体重）の範囲を踏まえて個人の特性を重視し，対応することが望まれる．また，重症化予防の観点からは，体重の減少率と健康状態の改善状況を評価しつつ，調整していくことが望まれる．

2）推定平均必要量

推定平均必要量は，個人では不足の確率が50％であり，集団では半数の対象者で不足が生じると推定される摂取量であることから，この値を下回って摂取することや，この値を下回っている対象者が多くいる場合は問題が大きいと考える．しかし，その問題の大きさの程度は栄養素によって異なる．具体的には問題の大きさはおおむね次の順序となる．

①集団内の半数の人に不足または欠乏の症状が現れうる摂取量をもって推定平均必要量とした栄養素：問題が最も大きい．

②集団内の半数の人で体内量が維持される摂取量をもって推定平均必要量とした栄養素：問題が次に大きい．

③集団内の半数の人で体内量が飽和している摂取量をもって推定平均必要量とした栄養素：問題が次に大きい．

④上記以外の方法で推定平均必要量が定められた栄養素：問題が最も小さい．

3）推奨量

推奨量は，個人の場合は不足の確率がほとんどなく，集団の場合は不足が生じていると推定される対象者がほとんど存在しない摂取量であることから，この値の付近かそれ以上を摂取していれば不足のリスクはほとんどないものと考えられる．

4）目安量

目安量は，十分な科学的根拠が得られないため，推定平均必要量が算定できない場合に設定される指標であり，目安量以上を摂取していれば不足しているリスクは非常に低い．したがって，目安量付近を摂取していれば，個人の場合は不足の確率がほとんどなく，集団の場合は不足が生じていると推定される対象者はほとんど存在しない．

なお，その定義から考えると，目安量は推奨量よりも理論的に高値を示すと考えられる．一方，**目安量未満を摂取していても，不足の有無やそのリスクを示すことはできない．**

5）耐容上限量

耐容上限量は，この値を超えて摂取した場合，過剰摂取による健康障害が発生するリスクが0（ゼロ）より大きいことを示す値である．しかしながら，通常の食品を摂取しているかぎり，耐容上限量を超えて摂取することはほとんどない．また，耐容上限量の算定は理論的にも実験的にもきわめて難しく，多くは少数の発生事故事例を根拠としている．これは，耐容上限量の科学的根拠の不十分さを示すものである．そのため，耐容上限量は「これを超えて摂取してはならない量」というよりもむしろ，「**できるだけ接近することを回避する量**」と理解できる．

また，耐容上限量は，過剰摂取による健康障害に対する指標であり，健康の保持・増進，生活習慣病の発症予防を目的として設けられた指標ではない．耐容上限量の活用にあたっては，このことに十分留意する必要がある．

6）目標量

生活習慣病の発症予防を目的として算定された指標である．生活習慣病の原因は他の栄養性関連因子および非栄養性の関連因子など多数あり，食事はその一部である．したがって，目標量だけを厳しく守ることは，生活習慣病予防の観点からは正しいことではない．

例えば，高血圧の危険因子の一つとしてナトリウム（食塩）の過剰摂取があり，主としてその観点からナトリウム（食塩）の目標量が算定されている．しかし，高血圧が関連する生活習慣としては，肥満や運動不足などとともに，栄養面ではアルコールの過剰摂取やカリウムの摂取不足もあげられる．ナトリウム（食塩）の目標量の扱い方は，これらを十分に考慮し，さらに対象者や対象集団の特性も十分に理解したうえで決定する．

また，栄養素の摂取不足や過剰摂取による健康障害に比べると，生活習慣病は非常に長い年月の生活習慣（食習慣を含む）の結果として発症する．生活習慣病のこのような特性を考えれば，短期間に強く管理するものではなく，長期間（例えば，生涯）を見据えた管理が重要である．

7）指標の特性などを総合的に考慮

食事摂取基準は，エネルギーや各種栄養素の摂取量についての基準を示すものであるが，指標の特性や示された数値の信頼度，栄養素の特性，さらには対象者や対象集団の健康状態や食事摂取状況などによって，活用においてどの栄養素を優先的に考慮するかが異なるため，これらの特性や状況を総合的に把握し，判断することになる．

食事摂取基準の活用のねらいとしては，エネルギー摂取の過不足を防ぐこと，栄養素の摂取不足を防ぐことを基本とし，生活習慣病の予防をめざすことになる．また，通常の食品以外の食品など，特定の成分を高濃度に含有する食品を摂取している場合には，過剰摂取による健康障害を防ぐことにも配慮する．

栄養素の摂取不足の回避については，十分な科学的根拠が得られる場合には推定平均必要量と推奨量が設定され，得られない場合にはその代替指標として目安量が設定されていることから，設定された指標によって，数値の信頼度が異なることに留意する．また，推定平均必要量と推奨量が設定されている場合でも，その根拠が日本人を対象にしたものではなく諸外国の特定の国の基準を参考にして算定されている場合や，日本人における有用な報告がないため諸外国の研究結果に基づき算定されている場合がある．このように同一の指標でも，その根拠により，示された数値の信頼度が異なることに留意する．

生活習慣病の発症予防に資することを目的に目標量が設定されているが，生活習慣病の発症予防に関連する要因は多数あるため，目標量を活用する場合は，関連する因子の存在とその程度を明らかにし，これらを総合的に考慮する必要がある．2020年版では目標量についてエビデンスレベルが示されているので，目標量の活用にあたっては，エビデンスレベル（**表1**）も適宜参照するのが望ましい．

C. 個人の食事改善を目的とした評価・計画と実施

表6に，個人を対象とした食事改善を目的として食事摂取基準を用いる場合の基本的な考え方について示す．まずは食事摂取状況の評価をし，その結果に基づいて，食事摂取基準を活用し，摂取不足や過剰摂取を防ぎ，生活習慣病の発症予防のための適切なエネルギーや栄養素の摂取量について目標とする値を提案し，食事改善の計画，実施につなげる．目標とするBMIや栄養素摂取量に近づけるためには，料理・食物の量やバランス，身体活動量の増加に関する具体的な情報の提供や効果的なツールの開発など，個人の食事改善を実現するための栄養教育の企画や実施，検証もあわせて行うことが必要である．

1）エネルギー摂取量の過不足の評価

エネルギー摂取量の過不足の評価には，成人ではBMIまたは体重変化量を用いる．乳児および小児のエネルギー摂取量の過不足のアセスメントには，**成長曲線（身体発育曲線）**のカーブに沿っているか，成長曲線から大きく外れていっていないかというように，成

表6　個人の食事改善を目的として食事摂取基準を活用する場合の基本的事項

目的	用いる指標	食事摂取状況のアセスメント	食事改善の計画と実施
エネルギー摂取の過不足の評価	体重変化量 BMI	・体重変化量を測定 ・測定されたBMIが，目標とするBMIの範囲を下回っていれば「不足」，上回っていれば「過剰」のおそれがないか，他の要因も含め，総合的に判断	・BMIが目標とする範囲内にとどまること，またはその方向に体重が改善することを目的として立案 〈留意点〉おおむね4週間ごとに体重を計測記録し，16週間以上フォローを行う
栄養素の摂取不足の評価	推定平均必要量 推奨量 目安量	・測定された摂取量と推定平均必要量および推奨量から不足の可能性とその確率を推定 ・目安量を用いる場合は，測定された摂取量と目安量を比較し，不足していないことを確認	・推奨量よりも摂取量が少ない場合は，推奨量をめざす計画を立案 ・摂取量が目安量付近かそれ以上であれば，その量を維持する計画を立案 〈留意点〉測定された摂取量が目安量を下回っている場合は，不足の有無やその程度を判断できない
栄養素の過剰摂取の評価	耐容上限量	・測定された摂取量と耐容上限量から過剰摂取の可能性の有無を推定	・耐容上限量を超えて摂取している場合は耐容上限量未満になるための計画を立案 〈留意点〉耐容上限量を超えた摂取は避けるべきであり，それを超えて摂取していることが明らかになった場合は，問題を解決するために速やかに計画を修正，実施
生活習慣病の発症予防を目的とした評価	目標量	・測定された摂取量と目標量を比較．ただし，発症予防を目的としている生活習慣病が関連する他の栄養関連因子および非栄養性の関連因子の存在とその程度も測定し，これらを総合的に考慮したうえで評価	・摂取量が目標量の範囲に入ることを目的とした計画を立案 〈留意点〉発症予防を目的としている生活習慣病が関連する他の栄養関連因子および非栄養性の関連因子の存在と程度を明らかにし，これらを総合的に考慮したうえで，対象とする栄養素の摂取量の改善の程度を判断．また，生活習慣病の特徴から考えて，長い年月にわたって実施可能な改善計画の立案と実施が望ましい

（文献1より引用）

長の経過を縦断的に観察する（第5章図14，第6章図3参照）．

2）栄養素摂取量の評価

栄養素摂取量の評価には，基本的に食事調査の結果（測定された摂取量）を用いるが，過小申告・過大申告，日間変動については留意しておく．栄養素の摂取不足に対する評価には，推定平均必要量と推奨量を用いる．これが算定されていない場合は目安量を用いる．栄養素の過剰摂取の回避を目的とした評価は耐容上限量，生活習慣病の発症予防を目的とした評価では目標量を用いる．

3）食事改善の計画と実施

食事改善の計画と実施の場合，エネルギーの過不足については，BMIが目標とする範囲内にとどまること，またはその方向に体重が改善することを目的として計画を立案する．栄養素では推奨量，または目安量付近をめざす．耐容上限量を必ず超えないこと，また目標量は範囲内に近づくことを計画する．

D. 集団の食事改善を目的とした評価・計画と実施

表7に，集団を対象とした食事改善を目的として食事摂取基準を用いる場合の基本的な考え方について示す．個人の場合と同様，食事摂取基準を適用し，食事摂取状況のアセスメントを行い，集団の摂取量の分布から，摂取不足や過剰摂取の可能性のある人の割合やその有無を推定する．この結果に基づいて，食事改善を計画し実施する．計画したBMIや栄養素摂取量に近づけるためには，そのための食行動・食生活や身体活動に関する改善目標の設定やそのモニタリング，改善のための効果的な各種事業の企画・実施など，公衆栄養計画の企画や実施，検証もあわせて行う．

1）エネルギー摂取量の過不足評価

エネルギー摂取の過不足を評価する場合には，BMIが目標とする範囲内にある人（または目標とする範囲外にある人）の割合を算出する．

2）栄養素摂取量の評価

栄養素については，食事調査法によって得られる摂取量の分布を用いる．しかし，集団においては測定誤

表7　集団の食事改善を目的として食事摂取基準を活用する場合の基本的事項

目的	用いる指標	食事摂取状況のアセスメント	食事改善の計画と実施
エネルギー摂取の過不足の評価	体重変化量 BMI	・体重変化量を測定 ・測定されたBMIの分布から，BMIが目標とするBMIの範囲を下回っている，あるいは上回っている者の割合を算出	・BMIが目標とする範囲内にとどまっている者の割合を増やすことを目的として計画を立案 〈留意点〉一定期間をおいて2回以上の評価を行い，その結果に基づいて計画を変更し，実施
栄養素の摂取不足の評価	推定平均必要量 目安量	・測定された摂取量の分布と推定平均必要量から，推定平均必要量を下回る者の割合を算出 ・目安量を用いる場合は，摂取量の中央値と目安量を比較し，不足していないことを確認	・推定平均必要量では，推定平均必要量を下回って摂取している者の集団内における割合をできるだけ少なくするための計画を立案 ・目安量では，摂取量の中央値が目安量付近かそれ以上であれば，その量を維持するための計画を立案 〈留意点〉摂取量の中央値が目安量を下回っている場合，不足状態にあるかどうかは判断できない
栄養素の過剰摂取の評価	耐容上限量	・測定された摂取量の分布と耐容上限量から，過剰摂取の可能性を有する者の割合を算出	・集団全員の摂取量が耐容上限量未満になるための計画を立案 〈留意点〉耐容上限量を超えた摂取は避けるべきであり，超えて摂取している者がいることが明らかになった場合は，問題を解決するために速やかに計画を修正，実施
生活習慣病の発症予防を目的とした評価	目標量	・測定された摂取量の分布と目標量から，目標量の範囲を逸脱する者の割合を算出する．ただし，発症予防を目的としている生活習慣病が関連する他の栄養関連因子および非栄養性の関連因子の存在と程度も測定し，これらを総合的に考慮したうえで評価	・摂取量が目標量の範囲に入る者または近づく者の割合を増やすことを目的とした計画を立案 〈留意点〉発症予防を目的としている生活習慣病が関連する他の栄養関連因子および非栄養性の関連因子の存在とその程度を明らかにし，これらを総合的に考慮したうえで，対象とする栄養素の摂取量の改善の程度を判断．また，生活習慣病の特徴から考え，長い年月にわたって実施可能な改善計画の立案と実施が望ましい

（文献1より引用）

差（過小申告・過大申告と日間変動）が評価に与える影響が大きいことを理解しておく．

推定平均必要量がある栄養素は，推定平均必要量を下回る人の割合を算出する．これは確率法に基づいた考え方であり，確率法の簡便法である**カットポイント法**の考えである．カットポイント法が利用できる栄養素では，「集団において習慣的な摂取量が推定平均必要量以下である人の割合＝必要量を充足していない人の割合」（ただし対象者は必ずしも一致しない）として考える．

目安量を用いる場合は，摂取量の中央値が目安量以上かどうかを確認する．ただし，摂取量の中央値が目安量未満でも不足であるかどうかは判断できない．

耐容上限量については，測定された摂取量の分布と耐容上限量から，過剰摂取の可能性を有する者の割合を算出する．

目標量については，測定値の分布と目標量から，目標量の範囲を逸脱する者の割合を算出する．

3）食事改善の計画と実施

食事改善の計画立案および実施では，BMIが目標とする範囲内にとどまる人の割合を増やすことを目的として立案する．推定平均必要量を下回って摂取している人の割合をできるだけ少なくし，目安量付近かそれ以上であれば，摂取量を維持する．耐容上限量は，集団のすべての人の摂取量が耐容上限量を超えないことを目的とする．目標量については，これを逸脱して摂取している人の割合を少なくすることを計画する．

5 エネルギー・栄養素別食事摂取基準

A. エネルギー

1）体重，BMIの考え方

エネルギーの出納バランスは，

● エネルギー収支バランス
　＝ エネルギーの摂取量 － エネルギー消費量

として定義されるが，成人においてはその結果が**体重の変化と体格（BMI）**として表れる．短期的なエネルギー収支のアンバランスは体重変化で評価できる．一方，多くの成人では長期間にわたって体重・体組成は比較的一定で，エネルギー収支はほぼゼロに保たれており，肥満者や低栄養の者でも体重，体組成に変化がなければこれが成り立っている．したがって，健康の保持・増進，生活習慣病の予防の観点からは，エネルギー収支バランスが保たれているだけでなく，**望ましい体格（BMI）**を維持することが重要であると考え，エネルギー摂取量および消費量のバランスの維持を示す指標としてBMIが採用された（**表8**）．BMIや体重変化ではエネルギー収支の概要を知ることができるが，“○○ kcal”のように具体的なエネルギー必要量を示すものではないことに留意すべきである（**図3**）．

表8　目標とするBMIの範囲（18歳以上）＊1, 2

年齢（歳）	目標とするBMI（kg/m^2）
18～49	18.5～24.9
50～64	20.0～24.9
65～74＊3	21.5～24.9
75以上＊3	21.5～24.9

＊1　男女共通．あくまでも参考として使用すべきである．
＊2　観察疫学研究において報告された総死亡率が最も低かったBMIをもとに，疾患別の発症率とBMIの関連，死因とBMIとの関連，喫煙や疾患の合併によるBMIや死亡リスクへの影響，日本人のBMIの実態に配慮し，総合的に判断し目標とする範囲を設定．
＊3　高齢者では，フレイルの予防および生活習慣病の発症予防の両者に配慮する必要があることも踏まえ，当面目標とするBMIの範囲を21.5～24.9 kg/m^2とした．
（文献1より引用）

成人において目標とするBMIの範囲が掲げられ（**表8**），年齢によって4区分されているこの目標範囲は，観察疫学研究の結果から得られた総死亡率，疾患別の発症率とBMIとの関連，死因とBMIとの関連，さらに，日本人のBMIの実態に配慮し，総合的に判断した結果，当面目標とするBMIの範囲が策定されている．なお，65歳以上では，総死亡率が最も低かったBMIと実態との乖離がみられるが，フレイルの予防および生活習慣病の発症予防の両者に配慮する必要があることも踏まえ，当面目標とするBMIの範囲は21.5～24.9 kg/m^2とされた．

2）エネルギー必要量の考え方

本章3-A.エネルギー摂取の過不足の回避を目的とした指標の特徴に示したとおり，エネルギー必要量の概数を知ることは栄養管理上必要である．

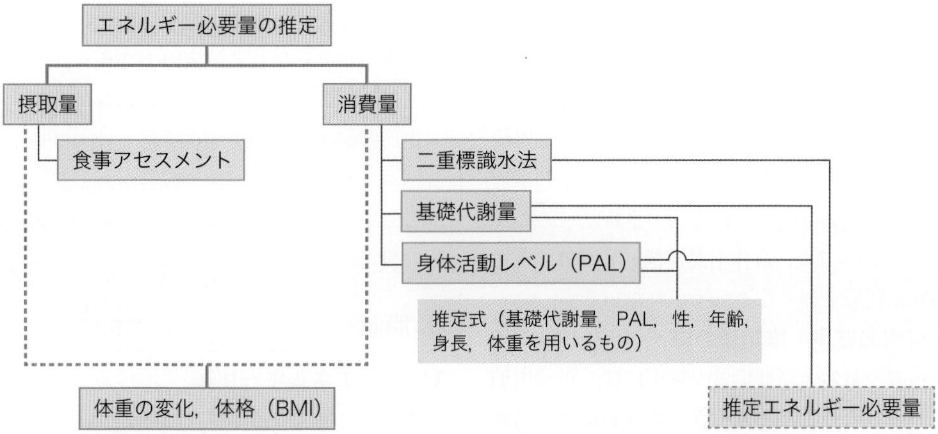

図3　エネルギー必要量を推定するための測定法と体重変化，体格（BMI），推定エネルギー必要量との関連
（文献1より引用）

エネルギー必要量は，WHO（世界保健機関）の定義に従い，「ある身長・体重と体組成の個人が，長期間に良好な健康状態を維持する身体活動レベルのとき，エネルギー消費量とその均衡がとれるエネルギー摂取量」と定義される．小児，妊婦または授乳婦では，エネルギー必要量には良好な健康状態を維持する組織沈着あるいは母乳分泌量に見合ったエネルギー量を含むとされる．

エネルギー消費量が一定の場合，エネルギー必要量よりも多くエネルギーを摂取すれば体重は増加し，少なければ体重は減少する．したがって，エネルギーは他の栄養素と異なり**「範囲」が存在しない**ことが特徴である．ただし，エネルギー必要量は，性・年齢階級，身体活動レベル以外にも数多くの要因が存在するため，個人間差が無視できないレベルで存在する．つまり性・年齢階級・身体活動レベル別に適正なエネルギー必要量を単一の値で示すのは困難であることには留意すべきである．体重が不変で体組成に変化がなければ，エネルギー摂取量はエネルギー消費量に等しい．総エネルギー消費量は**二重標識水法による測定**や，基礎代謝量に身体活動レベルを乗じることで評価が可能である．なお，エネルギー必要量の推定には，国立健康・栄養研究所の式を用いると誤差が少ないとされている．式は第1章（p.23）を参照のこと．

一方，食事アセスメントによるエネルギー摂取量は，日間変動や過小申告などの誤差を多く含む．したがって，推定エネルギー必要量の算定には，総エネルギー消費量の推定値を用いる．式はp.31に前述したものを用いる．

なお，保健指導レベルの高血糖者のエネルギー必要量は，健康人とほぼ同じと考えて体重管理にあたってよいと考えられている．

3）身体活動レベル

身体活動レベルは，主に身体活動量の指標であり，二重標識水法で測定された総エネルギー消費量を基礎代謝量で除した指標である．

● 身体活動レベル
　＝総エネルギー消費量÷基礎代謝量

身体活動レベルは，Ⅰ（低い），Ⅱ（ふつう），Ⅲ（高い）の3区分が設けられている．高齢期の身体活動レベルは，65～74歳までは健康で自立した高齢者の報告などをもとに，レベルⅠ，レベルⅡ，レベルⅢが決定された．さらに，75歳以上の身体活動レベルは，自立している者（レベルⅡ）と外出できない者（レベルⅠ）の2つに大別され，レベルⅠは，高齢者施設で自立に近い状態で過ごしている者にも適用できる．

乳児および小児期では，身体活動に必要なエネルギーに加えて，組織合成に要するエネルギー（総エネルギー消費量に含む）と組織増加分のエネルギー（エネルギー蓄積量）を余分に摂取する必要がある．

B. たんぱく質

たんぱく質は骨格，筋肉などを構成するとともに，酵素やホルモン，物質輸送などで生命にとって必要不可欠である．たんぱく質は，エネルギーが不足した状態ではその利用効率が低下し，反対にエネルギー摂取が増えれば窒素出納は改善される（エネルギーのたんぱく質節約作用）．また，身体活動が低い者では体たんぱく質の異化状態を招くことも示されている．

1）推定平均必要量・推奨量の算定

推定平均必要量および推奨量の算定には，窒素出納法から求められた良質たんぱく質の維持必要量（窒素平衡維持量）0.66（g/kg体重/日）をもとに，それを日常食混合たんぱく質の消化率で補正して，体重当たりの推定平均必要量が算定されている．日常食混合たんぱく質の利用効率は年齢区分によって異なり，成人と高齢者は90％である．

小児では，たんぱく質維持必要量と成長に伴い蓄積されるたんぱく質蓄積量から**要因加算法**[※6]によって算出されている．乳児では実験による算定ができないため，健康な乳児が摂取する母乳や離乳食などに含有されるたんぱく質量から目安量が算定されている．

2）目標量の算定

目標量は，推奨量を満たしたうえで，主な生活習慣病やフレイルの発症予防を目的として算定された．

目標量の下限は，推奨量以上の摂取を維持する値とし，1～49歳までは13％エネルギー，50～64歳は14％エネルギー，65歳以上は15％エネルギーとされた．高齢者では必要エネルギー摂取量が低い者（身長・体重が参照位に比べて小さい者，加齢に伴い身体活動量が大きく低下した者）において目標量下限が推奨量を下回る場合もありうるが，下限は推奨量以上とすることが望ましいとされている．目標量の上限は，成人における各種の代謝変化への影響や，高齢者における高窒素血症[※7]の発症を予防する観点などから設定され(2.0 g/kg体重/日未満が適当)，たんぱく質エネルギー比率に換算すると20％エネルギーに該当することから，これが上限として算定された．

なお，たんぱく質の耐容上限量を設定しうる明確な根拠となる報告は十分ではないものの，たんぱく質の過剰摂取により生じる健康障害のうち，最も関連が深いと考えられるのは腎機能への影響である．

生活習慣病などの重症化予防では，フレイル（サルコペニアを含む）と慢性腎臓病があるが，研究報告数が十分でなく，一定の結論を得られていないことから，値の設定は見送られた．

C. 脂質

1）脂肪エネルギー比率

脂質の食事摂取基準は，1歳以上は目標量として，脂肪エネルギー比率で示されている．目標量の**下限値は必須脂肪酸の目安量を下回らないように，上限値は飽和脂肪酸の上限を超えないように**算定された（飽和脂肪酸の過剰摂取を介して生活習慣病に関連しているという考えに基づく）．

2）飽和脂肪酸

飽和脂肪酸摂取量と血中（血清または血症）総コレステロール濃度との間に正の関連が観察されている．LDLコレステロールにおいても同様である．しかし，飽和脂肪酸摂取量と総死亡率，循環器疾患死亡率，冠動脈疾患死亡率，冠動脈疾患発症率，脳梗塞発症率，2型糖尿病発症率との関連を検討したコホート研究のメタ・アナリシスにおいて，いずれのアウトカムとも有意な関連を示さなかった．一方で，介入研究のメタ・アナリシスにおいては，飽和脂肪酸を多価不飽和脂肪酸に置き換えた場合，心筋梗塞発症率の有意な減少がみられることが示されており，飽和脂肪酸の循環器疾患の発症および死亡に直結する影響が十分でない．しかし，血中総コレステロールおよびLDLコレステロールが循環器疾患発症・死亡の重要な危険因子であることは成人，小児ともに明らかであるため，目標量の設定が必要と考えられた．ただし明確な閾値の存在を示した研究は乏しいため，わが国の現在の摂取状況（摂取中央値）をもとに，活用の利便性を考慮して**7％エネルギー以下**とされている．なお，今回は，3歳以上についても成人と同様の方法で算定し，1～2歳は循環器疾患の危険因子との関連を検討した研究が少なかったこと，日本人の摂取実態はまだ十分明らかにされていないことなどを考慮して，設定が見送られた．

重症化予防については，発症予防と同様に飽和脂肪

※6　要因加算法については第6章※8参照．
※7　**高窒素血症**：腎機能低下でみられる．通常は血中の尿素窒素値で評価する．

酸摂取量の制限が有効であることがメタ・アナリシスで示されているものの，心筋梗塞の既往者に特化した場合にはその効果がみられなかったとしている．ただし，脂質異常症を有する者でも飽和脂肪酸摂取量の制限が血中総コレステロール・LDLコレステロール濃度を低減させるため，飽和脂肪酸の低減は必要であるが，重症化予防としての値は特に記載されていない．

3）n-6系脂肪酸

生体内で合成できない必須脂肪酸のリノール酸などがある．日常生活を自由に営んでいる健康な日本人には，n-6系脂肪酸の欠乏が原因の皮膚炎などの報告がないため，現在の日本人の摂取量を目安量としている．なお，リノール酸摂取が冠動脈疾患を予防する可能性を示唆するコホート研究のメタ・アナリシスがあり，飽和脂肪酸を多価不飽和脂肪酸（n-6系脂肪酸が大部分を占める）に置き換えた場合，冠動脈疾患発症率の有意な減少が観察されているものの，n-6系脂肪酸摂取と循環器疾患予防との関連を検討した介入試験のメタ・アナリシスでは有意な関係が認められないことから，目標量は設定されていない．

4）n-3系脂肪酸

EPA（エイコサペンタエン酸）やDHA（ドコサヘキサエン酸）は必須脂肪酸であり，欠乏すると皮膚炎などを発症する．n-3系脂肪酸の生理作用はn-6系脂肪酸の生理作用と競合して生じるものだけでなく，n-3系脂肪酸のもつ独自の生理作用も考えられるので，両者の比ではなく，n-3系脂肪酸の絶対量が目安量として設定された．ただし，日常生活を自由に営んでいる健康な日本人にはn-3系脂肪酸の欠乏が原因と考えられる症状の報告はないため，現在の日本人のn-3系脂肪酸摂取量の中央値を用いている．妊婦において，DHAは特に神経シナプスや網膜の光受容体に多く存在するため，より多くのn-3系脂肪酸が必要となる．また，授乳婦は母乳中の含有量分を加味した量が期待されるが，両者ともに現在の日本人の摂取量の中央値を算定に用いている．

5）その他の脂質

①一価不飽和脂肪酸，トランス脂肪酸

一価不飽和脂肪酸，トランス脂肪酸については，冠動脈疾患とのリスクが示唆されているものの，その関係を示す報告が不明瞭であるため，目標量は設定されなかった．

ただし，トランス脂肪酸については，摂取に関する参考情報が付されている．概要としては，日本人ではトランス脂肪酸の摂取がWHOの目標（1％エネルギー未満）を下回っており，健康への影響（冠動脈疾患）は，飽和脂肪酸の摂取によるものと比べて小さいと考えられるが，脂質に偏った食事をしている者では留意する必要がある旨が示されている（1％エネルギー未満にとどめることが望ましい）．

②食事性コレステロール

食事性コレステロールについては，少なくとも循環器疾患予防（発症予防）の観点からは目標量（上限）を設けるのは難しいため，設定されなかった．しかし，脂質異常症を有する者およびそのハイリスク者においては，そのリスクをできるだけ軽減する必要がある．したがって，脂質異常症の重症化予防の目的から，200 mg/日未満にとどめることが望ましいとの記載が新たに付された．なお，これは日本動脈硬化学会による「動脈硬化性疾患予防ガイドライン2017年版」[2]に基づくものである．

D. 炭水化物および食物繊維

1）炭水化物

炭水化物が直接ある特定の健康障害の原因となる報告は，糖尿病を除けば理論的にも疫学的にも乏しいため，アルコールを含む合計量として，たんぱく質および脂質の残余として目標量50～65％エネルギーが算定された．

2）食物繊維

食物繊維については，摂取量が多いほど，総死亡率，心筋梗塞および脳卒中，循環器疾患の発症および死亡率，2型糖尿病，乳がん，胃がん，大腸がんの発症率が低くなる傾向が認められているが，明らかな閾値が存在しないため，アメリカ・カナダの食事摂取基準で示された目安量の14 g/1,000 kcal（成人では24 g/日以上）を理想値とした．ただし，日本人の食物繊維摂取量の中央値は，すべての年齢区分でこれらよりかなり少ないため，現在の日本人成人（18歳以上）における食物繊維摂取量の中央値（13.7 g/日）と，24 g/日との中間値（18.9 g/日）をもって目標量を算出するための参照値とされた．小児については，小児期の食習

第2章 食事摂取基準の基礎的理解

慣が成人後の循環器疾患の発症やその危険因子に影響を与えている可能性が示唆されていることなどを考慮し，3歳以上について成人と同じ方法で算定された．

3）糖類

糖類の過剰摂取が肥満やう歯の原因となることから，WHOなどではfree sugars（遊離糖類：食品加工または調理中に加えられる糖類）の摂取量として総エネルギー摂取量の10％未満，望ましくは5％未満にとどめることを推奨している．しかし，わが国では糖類の摂取量の把握がいまだに困難であることから，基準の設定は見送られた．ただし，日本人の糖類摂取量を調べた近年の研究結果では，わが国でも過剰摂取に注意すべき状態であるおそれが示唆されている．今後の課題として，糖類の摂取実態の把握とともに，目標量の設定に資する研究（観察研究および介入研究）が必要である．

E. エネルギー産生栄養素バランス

エネルギーを産生する栄養素（たんぱく質，脂質，炭水化物：アルコールを含む）ならびにこれら栄養素の構成成分である各種栄養素の摂取不足を回避するとともに，生活習慣病の発症予防とその重症化予防を目的として，目標量が算定された．エネルギー産生栄養素バランスについても，点ではなく範囲で定められている．

なお，**飽和脂肪酸についての付記**があり，脂質は総量だけでなく，その質にも配慮すべきであることが示されている．また，炭水化物でも食物繊維の目標量を十分に注意することなども示されている．

F. ビタミン

1）脂溶性ビタミン

①ビタミンA

ビタミンAの必要量は，プロビタミンAカロテノイドも含めた**レチノール活性当量**（RAE）として算定されている．肝臓内ビタミンA貯蔵量が最低値を維持できていれば，比較的軽微なビタミンA欠乏症にも陥ることはないことから，肝臓内ビタミンA最小貯蔵量を維持するために必要なビタミンA摂取量が，推定平均必要量として算定された．

耐容上限量は，成人では肝臓へのビタミンA過剰蓄積による肝臓障害，乳児では頭蓋内圧亢進の報告をもとに算定された．なお，**耐容上限量にプロビタミンAカロテノイドは含めない**．

②ビタミンD

アメリカ・カナダの食事摂取基準において，骨折予防に対して最大効果を示す血清25-ヒドロキシビタミンD濃度は20 ng/mL，またそのときのビタミンDの推奨量として，70歳以下に対して15 μg/日と設定されている．ただし，これは日照が全くない状況を想定した値である．これに基づき，日照による産生が最も低いと考えられる冬季の札幌における値（冬季の札幌で5 μg程度の産生）を差し引いた残り（10 μg/日）が一日における必要量と考えられる．実現可能性を考慮するため，国民健康・栄養調査のビタミンD摂取量を参照したが，この結果は過小申告や日間変動の特性を有する．この点を考慮して，正しく食事調査を行った場合の摂取量中央値を参考に8.5 μg/日とされた．

ビタミンD摂取の必要量は，緯度・季節・屋外活動量・サンスクリーン使用の有無などの要因によって大きく左右されるため，全年齢区分を通じて，日常生活において可能な範囲内での適度な日照を心がけること，ビタミンDの摂取については日照時間を考慮に入れることが重要であることが記載されている．乳児では，ビタミンD欠乏による**くる病防止**の観点から目安量が算定された．耐容上限量は，成人では高カルシウム血症がビタミンD過剰摂取による健康障害，乳児では成長遅延を対象として算定されている．

③ビタミンE

ビタミンEは4種のトコフェロールと4種のトコトリエノールの計8種の同族体があるが，体内ビタミンE同族体の大部分を占めるα-トコフェロールのみで策定された．過酸化水素による溶血反応を防止できる血中α-トコフェロール値は，日本人を対象とした全調査で保たれており，その際のビタミンE摂取量に近い国民健康・栄養調査における中央値を目安量としている．耐容上限量は出血作用を対象として，乳児を除いて算定されている．

④ビタミンK

健康な人でビタミンK欠乏に起因する**血液凝固**遅延がほとんど認められないことから，国民健康・栄養調査のビタミンK摂取量の平均値，ならびに**納豆非摂取**

量者の平均摂取量に基づいて目安量が算定された．

耐容上限量については設定されていない．

2）水溶性ビタミン

①ビタミンB_1

ビタミンB_1は，摂取量が増えていくと肝臓内の量が飽和し，同時に血中内の量が飽和する．この条件が整うと，はじめて尿中にビタミンB_1の排泄（はいせつ）が認められ，それ以降は，摂取量の増加に伴いビタミンB_1の排泄がほぼ直線的に増大する．この理論に基づき，体内飽和量を超えると，急激に尿中排泄量が増大する変曲点（＝飽和量）を必要量とした．

ビタミンB_1は**エネルギー代謝に関与**するビタミンであることから，エネルギー摂取量当たりのビタミンB_1摂取量と尿中へのビタミンB_1排泄量を指標として推定平均必要量が算定された．なお，日本食品標準成分表2015年版（七訂）に合わせて，チアミン塩化物塩酸塩の重量として示している．

②ビタミンB_2

ビタミンB_2も**エネルギー代謝に関与**するビタミンである．ビタミンB_2は摂取量が増えていくと肝臓内の量が飽和し，同時に血中内の量が飽和することを示す直接的なデータはないものの，ビタミンB_1と同様の考えに基づき推定平均必要量が算定された．

③ナイアシン

ナイアシンは体内で**トリプトファン**から転換される分も含め，ナイアシン当量として算定されている．

● ナイアシン当量（mgNE）
＝ナイアシン（mg）＋1/60トリプトファン（mg）

なお，日本食品標準成分表2015年版（七訂）追補2017においても，ニコチンアミドとニコチン酸の総量であるナイアシン量と，体内でトリプトファンから生合成されるナイアシン量を加味したナイアシン当量が記載されている．

ナイアシンもエネルギー代謝に関与するビタミンであることから，エネルギー当たりの値として推定平均必要量が算定されている．ナイアシン欠乏によるペラグラ発症予防の観点から，ペラグラ症状顕在化の指標となる尿中代謝産物排泄量〔N^1-メチルニコチンアミド（MNA）排泄量〕が一定に保たれる量に基づき算定されている．なお，妊婦ではエネルギー付加量があるため，ナイアシン要求量が増大することが考えられるが，妊婦ではトリプトファンからの転換率が非妊娠時より高まるため，付加量が設定されていない．耐容上限量は，強化食品やサプリメントに使用されるニコチン酸およびニコチンアミドの値から算定された．

④ビタミンB_6

体内組織のビタミンB_6貯蔵量をよく反映する**血中ピリドキサールリン酸（PLP）濃度**を指標として，神経障害などの発生が回避できる血中PLP濃度を維持できる最小摂取量を推定平均必要量としている．ビタミンB_6は**アミノ酸代謝**に関与しており，たんぱく質摂取量に依存して必要量が増大する．また血中PLP濃度もたんぱく質当たりのビタミンB_6摂取量とよく相関をする．したがって，ビタミンB_6の必要量は，アミノ酸の異化代謝量に応じて要求量が高まることから，たんぱく質摂取量当たりで算定された．耐容上限量は，ピリドキシン（ビタミンB_6活性を有する化合物）大量摂取時の感覚性ニューロパチーを指標として設定されている．

⑤ビタミンB_{12}

血液学的性状（平均赤血球容積が101 fL未満）および血清ビタミンB_{12}濃度（100 pmol/L以上）を適正に維持できる量をもとに必要量を算定することが想定される．しかし健康な成人では，内因子（後述）を介した特殊な吸収機構やビタミンB_{12}が腸肝循環して回収・再利用されるため，必要量の評価はできない．そこで，悪性貧血症患者において平均赤血球容積が改善したビタミンB_{12}の筋肉内注射の平均投与量を必要量としている．ただし，悪性貧血症患者では胃粘膜の因子が低下しビタミンB_{12}を再吸収できないことを考慮して，その分の損失量を差し引いた値に健康な成人における腸管吸収能力を加味して，推定平均必要量が算定された．ビタミンB_{12}は胃から分泌される**内因子**によって吸収量が調節されているため，通常の食品摂取において過剰摂取による健康障害が発現したとの報告がない．また，大量の非経口投与であっても過剰症が認められないため，耐容上限量は設定されていない．なお，食品中には，人がビタミンB_{12}として利用できないシュードビタミンB_{12}が存在する．

⑥葉酸

サプリメントや葉酸の強化食品など，通常の食品以外の食品に限って含まれるプテロイルモノグルタミン

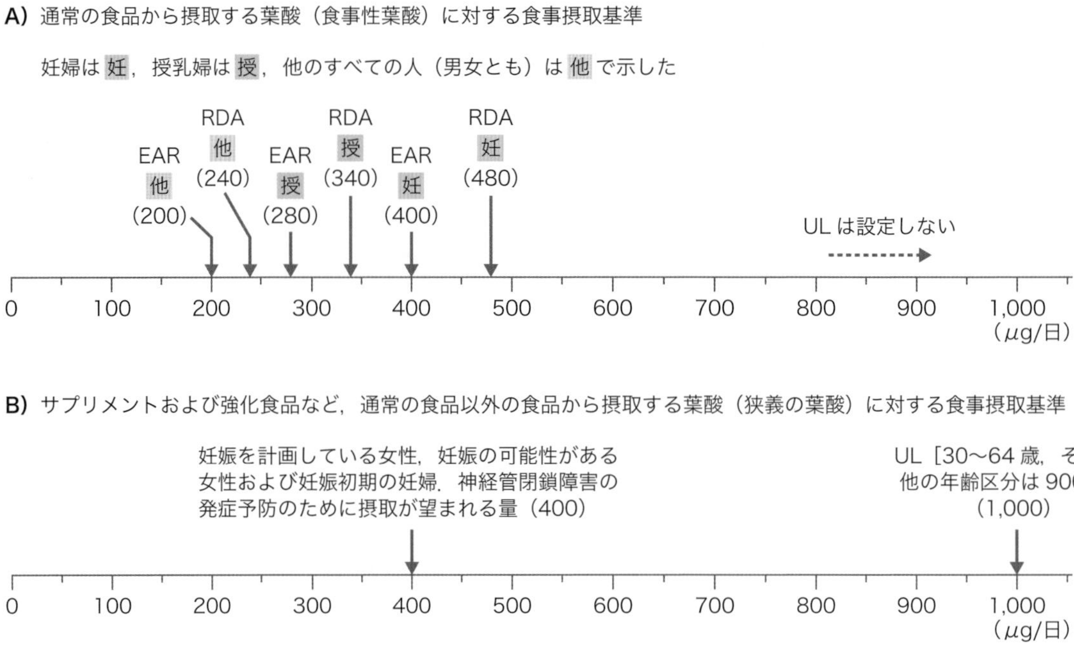

図4　12歳以上の男女における葉酸の食事摂取基準に関する諸量のまとめ

注　食事性葉酸と狭義の葉酸は生体利用率が互いに異なるため，両者の数値（摂取量）をそのまま比較してはならない．
EAR：推定平均必要量，RDA：推奨量，UL：耐容上限量
（文献1より引用）

酸型を「狭義の葉酸」，食品中に含まれるポリグルタミン酸型の葉酸を「食事性葉酸」と定義している．なお，日本食品標準成分表2015年版（七訂）は，葉酸（食事性葉酸）の含有量を狭義の葉酸の重量として記載しているため，**食事摂取基準でも狭義の葉酸（プテロイルモノグルタミン酸）の重量で設定がされた．**

- 食事性葉酸当量（1 μg）
  ＝通常の食品に含まれる葉酸（1 μg）
  ＝通常の食品以外の食品に含まれる狭義の葉酸（0.5 μg）〔空腹時（胃内容物がない状態）に摂取する場合〕
  ＝通常の食品以外の食品に含まれる狭義の葉酸（0.6 μg）（食事とともに摂取する場合）

上記の式は，食事性葉酸，狭義の葉酸の生体利用率の違いを理解するために活用できる．

食事摂取基準では，推定平均必要量および推奨量は通常の食品から摂取される葉酸を対象として設定し，耐容上限量は通常の食品以外の食品などから摂取される葉酸を対象として設定している（図4）．

葉酸欠乏による巨赤芽球性貧血を予防するためには，赤血球中の葉酸濃度（長期的な葉酸栄養状態を表す）を305 nmol/L（140 ng/mL）以上に維持することが必要であると報告されている．この濃度を維持できる食事性葉酸の最小摂取量は，200 μg/日程度という報告をもとに推定平均必要量が設定された．

妊娠時（中期および後期）では，葉酸の分解および排泄が促進されること，通常の適正な食事摂取下で100 μg/日の狭義の葉酸を補足すると，妊婦の赤血球中葉酸濃度を適正に維持できたことを根拠に，付加量が算定された．なお，妊娠初期にはこの付加量を適用しない（詳細は**本章6 ライフステージ別食事摂取基準**を参照）．プテロイルモノグルタミン酸は，5 mg/日以上では神経症状の発現または悪化が報告されているが，それ未満では報告がまれであることから，これを最低健康障害発現量として用い，不確実性因子を加味し，狭義の葉酸（非天然型のプテロイルモノグルタミン酸）として耐容上限量が算定されている．

⑦パントテン酸

パントテン酸欠乏症は実験的に再現できず，現在の日本人の摂取量でも欠乏の報告がないため，国民健

康・栄養調査の中央値を目安量として用いている．

⑧ビオチン

日本食品標準成分表2015年版（七訂）にビオチン含量が掲載されているが，多くの食品について成分値は示されていない．そのため，従来のトータルダイエット法（実際に食品を購入してその食品中の含有量を測定し，日常の食事からどの程度体内に入っているかを調べる方法）による値で目安量が算定された．

⑨ビタミンC

壊血病の予防を指標とはせず，**心臓血管系の疾病予防効果**ならびに有効な**抗酸化作用**を指標として，推定平均必要量が算定されており，**目標量に近い位置づけ**にある．耐容上限量は設定されていないものの，サプリメント類から1 g/日以上の量を摂取することは推奨されない．

G. ミネラル

1）多量ミネラル

①ナトリウム

尿，便，皮膚，その他から排泄されるナトリウムの総和を不可避損失量として，これに個人間変動も加味し，推定平均必要量が600 mg/日（食塩相当量1.5 g/日）として算定された．この摂取量を通常の日本人の食事では下回らないことから，推奨量は算定されていない．

むしろ，過剰摂取による生活習慣病（高血圧症，がん）のリスクの上昇，重症化予防を目的に設定された目標量のほうが重要である．2012年のWHOのガイドラインが成人に対して強く推奨しているのは，食塩相当量として5 g/日未満である．しかし現状の日本人の摂取状況を鑑み，実施可能性を考慮し，5 g/日と平成28年国民健康・栄養調査における摂取量の中央値との中間値をとり，目標量として設定された．

生活習慣病の重症化予防について，世界の主要な高血圧治療ガイドラインでは減塩目標が6 g/日未満となっているため，**高血圧およびCKDの重症化予防を目的とした量として，食塩相当量6 g/日未満であることが**記載された．日本人においても，ナトリウム/カリウムの摂取比を下げることは，高血圧が原因と考えられる疾患による死亡率に有効と考えられるが，現時点で具体的なナトリウム/カリウムの摂取比を示すことは難しいため（比だけではなく，ナトリウムの絶対量も重要である），カリウムの摂取量を増やすように心がけることも推奨されている．

②カリウム

現在の日本人のカリウム摂取量の中央値は，不可避損失量を補い平衡維持に必要とされる摂取量を上回る量である．カリウムも高血圧症にかかわる栄養素であり，WHOが提案する高血圧予防のための摂取量（3,510 mg/日）と現在の日本人の摂取量の中央値が，目標量算出のための参照値とされた．

活用にあたって留意すべき事項として，カリウム単独で考えるのではなく，ナトリウム/カリウムの摂取比を考慮することも大切である．日本人のナトリウム摂取量からすると，一般的にはカリウムが豊富な食事が望ましい．ただし高齢者では，腎機能障害や，糖尿病に伴う高カリウム血症に注意する必要がある．

③カルシウム

1歳以上については**要因加算法**（カルシウムの体内蓄積量，尿中排泄量，経皮的損失量）を用いて，骨の健康を指標とした推定平均必要量の設定がされている．なお，この値には「見かけの吸収率」も加味されている．カルシウムの推定平均必要量，推奨量は目標量に近いものと考えることができる．妊婦については，腸管からのカルシウム吸収率が著しく上昇し，余剰に摂取したカルシウムは尿中に排泄されることから付加量は設定されていない（詳細は**本章6 ライフステージ別食事摂取基準**を参照）．

耐容上限量はカルシウムアルカリ症候群を指標として算定されている．カルシウムサプリメントによる心血管疾患のリスク上昇についてはさまざまな議論があり，注意を要することも示されている．

カルシウムは，骨の健康を通してフレイルに関係すると考えられるが，カルシウムの摂取量と骨折との関連を検討した疫学研究は多数存在するものの，その結果は必ずしも一致していない．現時点でフレイル予防のための量を設定するには科学的根拠が不足しているが，現在の必要量の算出方法では，高齢者において骨量の維持が考慮されていないこともあり，研究の蓄積ならびに研究結果の検討が必要である．

④マグネシウム

出納試験の結果（**マグネシウムの平衡維持量**）を根

拠に，推定平均必要量が設定されている．妊婦も出納試験の結果から付加量を算定している．授乳婦では母乳中にマグネシウムが移動しているにもかかわらず，尿中マグネシウム濃度は非授乳時と同じであるため，付加量は設定されていない．

サプリメント以外の通常の食品からのマグネシウムの過剰摂取によって好ましくない健康影響が発生したとする報告は見当たらない．したがって，食品以外からのマグネシウムの過剰摂取によって起こる初期の好ましくない影響は下痢であるため，これをマグネシウムの耐容上限量を決めるための指標とした．なお，マグネシウム補給による高血圧，糖尿病との関連性が示唆されているが，さらなる研究の蓄積が必要である．

⑤リン

日本人を対象とした出納試験で，リンの平衡維持に必要な摂取量は，ほぼ現在の日本人の摂取量に近い値となる．また，陰膳法により明らかとなったリン摂取量も国民健康・栄養調査と同程度であることから，現在の日本人の摂取量中央値が目安量とされている．18歳以上については，男女別の各年齢階級のうち，最も少ない摂取量中央値をすべての年代の目安量とした．

リンの過剰摂取による，尿中リン排泄量，副甲状腺ホルモン分泌亢進との関係，および線維芽細胞増殖因子（FGF23）を指標にした耐容上限量の設定は現時点で困難であるため，血清無機リンが正常上限となる摂取量から耐容上限量が算定されている．

2）微量ミネラル

①鉄

要因加算法（基本的鉄損失量，小児の成長に伴うヘモグロビン中鉄蓄積量・組織鉄・貯蔵鉄の増加量，有経女性の月経血による鉄損失量）を用いて推定平均必要量が設定されている．鉄については，6～11か月児においても要因加算法のデータが多数存在しているため，推定平均必要量が設定されている．女性では10～64歳において月経の有無による値が示されており，2020年版でも過多月経の人も含めた場合の幾何平均値が用いられている．

日本人の鉄の主な給源が植物性食品であり，非ヘム鉄の摂取量が多いことを考慮して，鉄の吸収率はFAO（国際連合食糧農業機関）/WHOが採用している**15％**が，妊娠女性（中期・後期）を除くすべての年齢区分に適用された．妊娠期は基本的鉄損失に加え，①胎児の成長に伴う鉄貯蔵，②臍帯（さいたい）・胎盤中への鉄貯蔵，③循環血液量の増加に伴う赤血球量の増加による鉄需要の増加があり，妊娠各期によりこれらの値は異なるため，妊娠各期での推定平均必要量の付加量が算定された．なお，妊娠中期・後期での鉄の吸収率は**40％**として算定されている（詳細は**本章6 ライフステージ別食事摂取基準**を参照）．

鉄は，通常の食品において過剰摂取が生じる可能性はなく，サプリメント，鉄強化食品および貧血治療用の鉄製剤の不適切な利用によって生じる．臓器への鉄沈着は種々の慢性疾患の発症リスクを高めるため，バンツー鉄沈着症※8を指標に成人以降の耐容上限量が算定された．ただし，バンツー鉄沈着症は*SLC40A1*という遺伝子変異もかかわることが示唆されている．小児では，急性鉄中毒を指標として耐容上限量が算定されている．

目標量は定められていないが，鉄の過剰摂取が生活習慣病の発症リスクを高めるという報告が増えつつある．

②亜鉛

日本人を対象とした亜鉛代謝に関する報告がないので，成人の推定平均必要量はアメリカ・カナダの食事摂取基準を参考に，**要因加算法**にて算定している．妊婦の血清中亜鉛濃度は低下することから，付加量が算定されている．

亜鉛も，サプリメントと亜鉛強化食品の不適切な利用に伴って過剰摂取が生じる可能性がある．亜鉛自体の毒性はきわめて低いものの，多量の継続的な亜鉛摂取により銅や鉄の吸収障害などが起こるため，アメリカ・カナダの食事摂取基準をもとに耐容上限量が算定されている．

目標量は設定されておらず，重症化予防においても，糖尿病に対する亜鉛サプリメントの効果は薬理的なものであることから算定されなかった．

③銅

欧米人を対象とした研究に基づき，銅の平衡維持量と血漿・血清銅濃度を銅の栄養状態の指標として，推定平均必要量が算定された．妊婦の付加量は，胎児の

※8　バンツー鉄沈着症については**第6章※11**参照．

銅保有量を銅吸収率で除した値に基づいて，推定平均必要量の付加量が算定されている．また，耐容上限量は，サプリメントの不適切な利用による報告より，血漿・血清銅濃度の上昇を起こさないような値が成人以降にのみ算定されている．

④マンガン

必要量を算定するための出納試験が試みられているものの，マンガンの吸収率が低く，出納試験からマンガンの必要量を求めるのは難しい．一方，現在の日本人のマンガン摂取量はマンガンの平衡維持量を上回ると考えられるため，これを目安量としている．

マンガンの過剰摂取障害は，サプリメントの不適切な利用に加えて，厳密な菜食など特異な食事形態に伴って生じる可能性がある．耐容上限量は，血清マンガン濃度が上昇することを指標として，値が算定された．マンガンが生活習慣病（糖尿病）の発症に影響する可能性はあるものの，データが不十分であることから，目標量の算定は見送られた．

⑤ヨウ素

日本人のヨウ素摂取量と摂取源は特異的であるため，欧米のデータを参考にすることは問題があることも考えられるが，欧米の研究結果に基づき成人と小児の推定平均必要量が設定されている．適切なヨウ素の状態では，甲状腺のヨウ素蓄積量と逸脱量は等しく，ヨウ素濃度は一定になるので，甲状腺へのヨウ素蓄積量を必要量とみなして算定されている．妊婦についても日本人のデータは見当たらず，欧米の新生児の甲状腺内ヨウ素量をもとに付加量を算出している．授乳婦については，0～5か月児の目安量をもとに算定された．

日常的にヨウ素を過剰に摂取すると，甲状腺でのヨウ素の有機化反応が阻害されるが，甲状腺へのヨウ素輸送が低下する**脱出現象**が起こり，甲状腺ホルモンの生成量は正常範囲に維持される．日本人では海藻を摂取する習慣があるため，おそらく脱出現象が成立しており，ヨウ素の過剰摂取の影響は受けにくい可能性が考えられる．しかし，脱出現象が成立していても，大量にヨウ素を摂取すれば，甲状腺ホルモンの合成は低下し，軽度の場合には**甲状腺機能低下**，重度の場合には**甲状腺腫**が発生する．日本での報告では，主に昆布だし汁から大量のヨウ素を長期的に摂取するなど，明らかに特殊な昆布摂取をした場合の甲状腺機能低下や甲状腺腫が認められている．

また，健康な人を対象にした実験では，昆布から35～70 mg/日のヨウ素を7～10日間摂取した際に血清甲状腺刺激ホルモンの可逆的な上昇が生じ，27 mg/日のヨウ素製剤を28日間摂取した場合に甲状腺機能低下と甲状腺容積の可逆的な増加が生じたという報告があり，これらを最低健康障害発現量として用いた．乳児では，未熟児として出生し，母乳からのヨウ素摂取量が100 μg/kg/日を超える乳児に血清甲状腺ホルモン濃度の低下と甲状腺刺激ホルモン濃度の上昇が観察された報告が，最低健康障害発現量に用いられた．

また日本人のヨウ素摂取量は平均1～3 mg/日であるため，3 mg/日をヨウ素の健康障害非発現量として耐容上限量を算定している．なお，耐容上限量は習慣的なヨウ素摂取に適用されるものであり，間欠的に多量摂取することを制限するものではない．

妊娠中はヨウ素過剰への感受性が高まっていること，授乳婦では母乳中のヨウ素濃度を高めないために，非妊娠・授乳時よりも耐容上限量は低く設定されている．

⑥セレン

克山病※9（ケシャン病）のような欠乏症の予防という立場で推定平均必要量が設定されている．セレン摂取量との関係がよく研究されている**血漿グルタチオンペルオキシダーゼの活性**を指標として値が算定された．耐容上限量は慢性セレン中毒による毛髪，爪の脆弱化・脱落を指標に算定されている．なお，血清セレン濃度の上昇が**糖尿病**の発症率の増加に関連することが認められている．セレン摂取が少なく，セレノプロテイン類（セレノシステイン残基を有するたんぱく質）の合成が飽和していない集団において，心血管疾患や脂質異常症の発症リスクが高まることや，セレン摂取量や血清セレン濃度が低いほど糖尿病発症リスクが低下することも報告されているが，定量的な情報が不十分であるため，目標量は算定されなかった．

⑦クロム

現在の日本人の摂取量に基づき目安量を算定している．なお，摂取量は食品成分表を用いた日本人のクロム摂取量を優先している．

※9　**克山病**：セレンが不足すると，過酸化物による細胞傷害が起こる．克山病は，低セレン地域である中国東北部にみられるもので，心筋症を主とする疾患のこと．

クロムの場合，通常の食品において過剰摂取が生じることは考えられないが，3価クロムを用いたサプリメントの不適切な使用が過剰摂取を招く可能性があり，クロム投与によりインスリン感受性が低下したという報告がある．これを受けて，成人のクロム摂取の耐容上限量が新たに設定された．

⑧モリブデン

アメリカ人での出納試験の結果から推定平均必要量を算定している．小児では信頼性の高いデータが存在せず，成人の値も被験者が4名のデータであり，外挿で算出するのも困難であるため，値が算定されていない．耐容上限量は健康障害非発現量に基づいて算定されている．

6 ライフステージ別食事摂取基準

A. 妊婦・授乳婦

妊娠期および授乳期は，本人に加えて，児のライフステージの最も初期段階での栄養状態を形づくるものとして重要である．

推定平均必要量および推奨量の設定が可能な栄養素については，非妊娠時，非授乳時のそれぞれの値に付加すべき量として設定している．妊娠期においては，胎児の成長および妊娠に伴う母体自身の変化に合わせた付加量が設定されており，授乳婦においては，母乳含有量をもとに，付加量が設定されている．目安量の設定にとどまる栄養素については，原則として，胎児の発育に問題がないと想定される日本人妊婦・授乳婦の摂取量の中央値を用いることとし，これらの値が明らかでない場合には，非妊娠時，非授乳時の値を目安量として用いることとされている．

胎児の成長に伴う蓄積量を考える場合には，妊娠期間の代表値を280日として，一日当たり量として表す．妊娠期間を細分化して考える必要がある場合は，妊娠初期（～13週6日），妊娠中期（14週0日～27週6日），妊娠後期（28週0日～）に3分割されている．授乳婦については，**乳汁中の栄養素含有量と泌乳量**を考慮しており，授乳婦における泌乳量は，全期間を通じて**0.78 L/日**としている．耐容上限量については，妊婦・授乳婦における報告が乏しく，算定できない栄養素が多いが，多量に摂取しても健康障害が生じないことを保障するものではないため，基本的には非妊婦・非授乳婦における耐容上限量を参考にするのが便宜的である．**むしろ厳しく耐容上限量を考えること**が望ましい．

1）エネルギー

● 妊婦のエネルギー付加量（kcal/日）
　＝妊娠による総消費エネルギーの変化量（kcal/日）
　　＋エネルギー蓄積量（kcal/日）

として求められる．

基礎代謝量は，妊娠による体重増加により後期に大きく増加し，総エネルギー消費量の増加率は妊娠初期，中期，後期とも，妊婦の体重の増加率とほぼ一致し，全妊娠期において体重当たりの総エネルギー消費量はほとんど差がない．したがって，妊娠による各時期の総エネルギー消費量の変化分は，妊婦の最終体重増加量**11 kg**に対応するように補正し，算定されている．また，妊娠期別のたんぱく質の蓄積量と体脂肪の蓄積量から，最終的な体重増加量が11 kgに対応するようにたんぱく質および脂肪としてのエネルギー蓄積量をそれぞれ推定し，それらの和としてエネルギー蓄積量が求められた．

2）たんぱく質

妊娠期の体たんぱく質蓄積量は，体カリウム増加量より間接的に算定されている．体たんぱく質蓄積量は体重増加量により変化するため，妊娠各期でのたんぱく質蓄積量比は異なる．これに基づき，妊娠期のたんぱく質の推定平均必要量の付加量は，妊娠初期＋0 g/日，妊娠中期＋5 g/日，妊娠後期＋20 g/日とされている．

授乳婦については，母乳中たんぱく質濃度×一日泌乳量に，食事性たんぱく質から母乳たんぱく質への変換効率70％を考慮して算定された．

3）ビタミンA

胎児へのビタミンA移行蓄積は，妊娠後期でそのほとんどが蓄積されることに基づき，妊娠後期でのみ推定平均必要量の付加量が設定されている．

4）ビタミンB_1，ビタミンB_2

推定平均必要量の付加量は，エネルギー要求量に応じて増大する代謝特性から算定されている．

5）ビタミンB_6

胎盤や胎児に必要な体たんぱく質の蓄積を考慮した，推定平均必要量の付加量が算定された．

6）ビタミンB_{12}

胎児の肝臓中の蓄積量を推定し，吸収率を考慮した，推定平均必要量の付加量が算定された．

7）葉酸

妊娠時（中期および後期）では，通常の適正な食事摂取下で狭義の葉酸（プテロイルモノグルタミン酸100 μg/日）を補足すると，妊婦の赤血球中葉酸濃度を適正に維持できたことを根拠に，200 μg/日の付加量が算定された．妊娠初期には付加量が適用されない点には留意する．

妊娠を計画している女性，妊娠の可能性がある女性および妊娠初期の妊婦は，胎児の神経管閉鎖障害のリスク低減のために，通常の食品以外の食品に含まれる葉酸を400 μg/日摂取することが望まれる．しかしながら，この障害の原因は葉酸の不足だけでなく複合的なものであること，葉酸のサプリメントまたは葉酸が強化された食品から葉酸を十分に摂取しているからといって食事性葉酸を含む食品を摂取しなくてよいという意味では全くないことに十分に留意すべきである．

8）ビタミンC

新生児の壊血病を防ぐための摂取量を参考に，推定平均必要量の付加量が算定された．

9）カルシウム

妊婦については，腸管からのカルシウム吸収率が上昇し，余剰に摂取したカルシウムは尿中に排泄されることから付加量は設定されていない．ただし，カルシウム摂取量が500 mg/日未満の女性では，母体と胎児における骨の需要に対応するため付加が必要となる可能性も示唆されている．したがって，摂取量が推奨量未満の女性は推奨量をめざすべきであり，非妊娠時に比べると付加することになるともいえる．

授乳婦についても腸管でのカルシウム吸収率の軽度な増加，尿中カルシウム排泄量の減少によりカルシウムが通常よりも多く取り込まれ，これが母乳に供給されるため，付加量は算定されていない．

10）鉄

妊娠期の鉄需要増加の要因は，基本的鉄損失に加え，①胎児の成長に伴う鉄貯蔵，②臍帯・胎盤中への鉄貯蔵，③循環血液量の増加に伴う赤血球量の増加があり，妊娠の中期，後期でその需要は高まる．これら鉄必要量の合計と各期における鉄吸収率（初期15％，中期・後期40％）を加味して，月経がない場合の推定平均必要量・推奨量に付加する値として算定された．

授乳婦の付加量は，母乳への損失を補う分として，月経がない場合の推定平均必要量・推奨量に付加する値が算定された．

B. 乳児・小児

出生後6か月未満の乳児では，推定平均必要量および推奨量を算定するための実験はできない．一方，母乳は乳児の栄養状態にとって望ましいものと考えられることから，母乳中の栄養素濃度と健康な乳児の母乳摂取量（0.78 L/日）の積から**目安量**が算定された．6～11か月の乳児では，母乳にあわせ離乳食の摂取も考える必要があるが，この集団での知見が乏しいことから，0～5か月の乳児および（または）1～2歳の小児の値から**外挿**して算定している．

エネルギー，たんぱく質では，月齢が0～5か月，6～8か月，9～11か月の3区分で値が算定されている．それ以外の栄養素については，0～5か月，6～11か月の2区分で算定されている．

小児については，策定に有用な研究で小児を対象としたものは少ないため，十分な資料が存在しない場合には成人の値から外挿して求められている．小児では，1～17歳を，幼児期（1～2歳，3～5歳），小学校低学年（6～7歳），中学年（8～9歳），高学年（10～11歳），中学生（12～14歳），高校生（15～17歳）の7区分にしている．耐容上限量に関しては，カルシウムのように乳児・小児ともに情報が乏しいため算定されていない栄養素があるが，これは多量に摂取しても健康障害が生じないことを保証するものではなく，**むしろ成人よりも敏感に留意すべきものである．**

1）エネルギー

乳児および小児（思春期まで）の体格は経時的に変化するため，エネルギー摂取量の過不足のアセスメントは，**成長曲線（身体発育曲線）を用いて成長の経過を縦断的に観察**することで行う．体重や身長を計測し，成長曲線（身体発育曲線）のカーブに沿っているか，成長曲線から大きく外れるような成長の停滞や体重増加がないかなどを検討する（第5章図14，第6章図3参照）．

乳児および小児では，身体活動に必要なエネルギーに加えて，組織合成に要するエネルギー（総エネルギー消費量に含む）と組織増加分のエネルギー（エネルギー蓄積量）を余分に摂取する必要がある．

乳児の推定エネルギー必要量は第5章2-B-1）エネルギー，小児の推定エネルギー必要量は第6章2-A-1）エネルギーを参照すること．

2）たんぱく質

乳児では母乳や人工乳などに含まれているたんぱく質量と離乳食から摂取するたんぱく質量から，目安量が算定されている．

1～17歳小児では，成長に伴い蓄積されるたんぱく質蓄積量が要因加算法によって算出されている．たんぱく質の推奨量は，男子では15～17歳で，女子では12～14歳，15～17歳で最も高い値が設定されている．

3）脂質

2020年版では3～5歳以上で新たに飽和脂肪酸の目標量が設定された．目標量（上限）を男女共通の値として，3～14歳は10％エネルギー，15～17歳は8％エネルギーとされた（詳細は第6章2-A-3）脂質参照）．

4）炭水化物（食物繊維）

詳細は第6章2-A-4）炭水化物参照．2020年版では3～5歳においても食物繊維の目標量が新たに設定された．

5）ビタミンD

母乳中のビタミンDおよびビタミンD活性を有する代謝物の濃度は，授乳婦のビタミンD栄養状態，授乳期あるいは季節などによって変動する．また，諸外国からの報告でも母乳によるビタミンD栄養状態の改善は困難な可能性が示唆されている．わが国でも，母乳栄養児でビタミンD不足によるくる病および低カルシウム血症の発症が報告されており，在胎中に日光照射の少ない乳児ではビタミンD欠乏の頻度が高いことが報告されている．したがって，母乳中に含まれる含有量に基づいて乳児の目安量を算定することができないため，**くる病防止の観点から設定**された．アメリカ小児科学会では10 μg/日が必要としているが，ビタミンDサプリメントが必要となる量であり，このガイドラインの達成率は実際には低いという報告もあることから，目安量を5 μg/日とした．日照を受ける機会が少ない場合には，さらなる量が必要と考えられるが，値の算定に有用なデータが十分に存在しないため，別の値は算定されていない．

6）ビタミンK

乳児ではビタミンK欠乏症が生じやすい（第5章2-H.ビタミンK摂取と乳児ビタミンK欠乏性出血症参照）．しかし，現在は出生後直ちにビタミンKの経口投与が行われるため，これを前提として母乳中のビタミンK含有量から目安量が算定されている．

7）ナトリウム，カリウム

詳細は第6章2-A-6）ミネラル参照．

8）カルシウム

乳児の目安量は，母乳中に含有される量から算出されている．乳児用調製粉乳でのカルシウム吸収率は母乳よりも低いので，この点に留意する．小児期のうち，特に12～14歳の思春期では，骨塩量増加に伴うカルシウム蓄積量が生涯で最も増加するため，カルシウムの推奨量は，男子，女子ともに12～14歳で最も高い値が設定されている．

9）鉄

鉄欠乏性貧血は乳児期の後期（離乳期）に好発する（詳細は第5章2-I.鉄摂取と貧血参照）．この時期については特に貧血の有無と程度をモニタリングし，必要に応じて乳児用調製粉乳（フォローアップミルク）などを用いて鉄の補給を考慮すべきだと考えられる．

鉄の推奨量は，男子では12～14歳，15～17歳で，女子では10～11歳，12～14歳で最も高い値が設定されている．

10）ヨウ素

0～5か月児の目安量は，アメリカ・カナダの食事摂取基準における0～6か月児の目安量をもとに，日本とアメリカの乳児の体格差を考慮して100 μg/日とされた．6～11か月児では0～5か月児の目安量を体重比の0.75乗を用いて外挿し，小児では18～29歳における男女それぞれの参照体重と当該年齢の参照体重の比の0.75乗と成長因子を用いて外挿し算定された．小児では間欠的な高ヨウ素摂取にも注意が必要である．

元来，日本では摂取量が多いことに焦点を当てられていたが，小児で軽度～中等度のヨウ素不足が認められるという報告もあり，今後，特に若年者では過剰摂取のみならず不足者の増加にも注意を払うべきことが示唆されている．

C. 高齢者

高齢者は，咀嚼（そしゃく）力の低下，消化・吸収率の低下，運動量の低下に伴う摂取量の低下があり，また何らかの疾患を有している場合も多い．特に65歳以上では，介護予防の観点から**疾病予防ならびにフレイルを回避**することが重要であり，かつ個々人の特性を十分に踏まえた対応が必要である．

65～74歳，75歳以上の2つの年齢区分が設けられているが，栄養素等によっては，高齢者における各年齢区分のエビデンスが必ずしも十分ではない点には留意すべきである．

1）エネルギー

①目標とするBMIの範囲

高齢者のBMIの評価にあたり，脊柱や関節の変形による身長短縮が影響することも考慮しておく．高齢者では，身体活動量を増加させ，多いエネルギー消費量と摂取量のバランスにより望ましいBMIを維持することが重要である．

過栄養は高齢者，特に後期高齢者において，成人と同様に生命予後に著しい影響を与えるか否かは明らかになっていない．一方，低栄養でもフレイルのリスクとなり，BMIとフレイルのリスクとの関係は，U字型であると考えられている．

②推定エネルギー必要量

高齢期の身体活動レベルは，65～74歳までは健康で自立した高齢者の報告などをもとに，レベルⅠ，レベルⅡ，レベルⅢが決定された．75歳以上の身体活動レベルは，自立している者と外出できない者の2つに大別され，レベルⅠは，高齢者施設で自立に近い状態で過ごしている者にも適用できる．高齢者では，基礎代謝量，身体活動レベルの低下により，エネルギー必要量が減少する．身体活動レベルが低いとエネルギー摂取量はさらに少なくなり，たんぱく質や他の栄養素の充足がより難しくなる．

2）たんぱく質

高齢者では，食後（たんぱく質摂取後）に誘導される筋たんぱく質合成の反応性が成人に比して低下しており，**同化抵抗性**（anabolic resistance）が存在すると報告されている．すなわち，たんぱく質摂取に反応して筋たんぱく質合成が惹起されるのに必要となるたんぱく質摂取量が多くなる．したがって，フレイルおよびサルコペニアの発症予防を目的とした場合，高齢者（65歳以上）では少なくとも1.0 g/kg体重/日以上のたんぱく質を摂取することが望ましいとされている．また，筋たんぱく質の合成に最も有効なのは，レジスタンス運動とアミノ酸の供給を同時期（運動後1時間程度）に実施することも示唆されている．

腎機能の低下した高齢者では，高たんぱく食の摂取による腎機能への影響について注意が必要であるが，軽度の腎機能障害（ステージG3a：eGFR 45～59 mL/min/1.73 m^2）の場合は，一律にたんぱく質制限を行うのではなく，個々の病態に応じて設定する必要があるとされている．

たんぱく質の目標量において，必要エネルギー摂取量が低い者（身長・体重が参照位に比べて小さい者，加齢に伴い身体活動量が大きく低下した者）では，目標量下限が推奨量を下回る場合もありうるが，下限は推奨量以上とすることが望ましい．高齢者のサルコペニア予防には十分なたんぱく質を摂取する必要性が指摘されており，良質なたんぱく質を毎食25～30 g程度摂取するためには，理論上，1日75 g以上のたんぱく質を摂取することが必要とされている（60～70 kgの体重の高齢者では，たんぱく質1.0～1.25 g/kg体重/日以上）．今回算定された目標量は，基準体位を想定したかぎりにおいては，この摂取量以上になっている．

3）ビタミンD

ビタミンDの目安量は，高齢期では成人より多くの摂取が必要となることが示唆されているが，65歳以上にも適切な日照曝露（ばくろ）を受けることを推奨し，18～64歳に算定した目安量（8.5 μg/日）が適用された．

高齢者において，ビタミンDはフレイルおよび認知機能との関連が示唆されており，特にフレイルとの関係はその因果関係が確認されている．介入試験でもビタミンD欠乏者に対する一定の効果はみられている．一方，認知機能との関係については，ビタミンD摂取量の増加が発症予防になるという根拠が乏しい現状にある．

4）ビタミンE，ビタミンC

抗酸化機能を有するビタミンEおよびビタミンCと，認知機能ならびに認知症との関連を検討した観察研究が多く報告されている．ビタミンEおよびビタミンCの摂取と認知症発症予防の効果については，通常の食品を用いた検討のほか，サプリメントを用いた検討も行われてきたが結果に一致をみていない．

5）ビタミンB_{12}

高齢者では萎縮性胃炎などにより**胃酸分泌が低下**している者が多く，食品中に含まれるビタミンB_{12}の吸収率が減少していることが示唆されている．したがってビタミンB_{12}が欠乏状態の高齢者に，遊離型ビタミンB_{12}強化食品やビタミンB_{12}を含むサプリメントを数か月間摂取させると，ビタミンB_{12}の栄養状態が改善されることが示されている．食事からのビタミンB_{12}摂取量とホモシステイン値を含む体内ビタミンB_{12}の栄養状態を示すバイオマーカーとの関係から，すべてのバイオマーカーの値を適正に導くためには，現在の推奨量の約2倍以上である4～7 μg/日のビタミンB_{12}の摂取が必要となることも示されている．葉酸も踏まえて，ビタミンB_{12}の不足によって上昇するホモシステインと認知機能低下との関連が示唆されているが，これら栄養素の有意な介入効果は認められていない．

6）ナトリウム，カリウム

高齢者では食欲低下があり，極端なナトリウム制限（減塩）はエネルギーやたんぱく質をはじめ，多くの栄養素の摂取量の低下を招き，フレイルなどにつながることも考えられる．高齢者におけるナトリウム制限（減塩）は，健康状態，病態および摂食量全体をみて弾力的に運用すべきである．ナトリウム/カリウム比の観点からカリウム摂取量を上げることが望ましいが，高齢者では，腎機能障害や，糖尿病に伴う**高カリウム血症**に注意する必要がある．

7 生活習慣病とエネルギー・栄養素との関連

A. 食事摂取基準における生活習慣病の取り扱い

疾患を有していたり，疾患に関する高いリスクを有していたりする個人および集団に対して，治療を目的とする場合は，食事摂取基準におけるエネルギーおよび栄養素の摂取に関する基本的な考え方を理解したうえで，その疾患に関連する治療ガイドラインなどの栄養管理指針を用いることとなる．その際，食事摂取基準と各種疾患ガイドラインの目的は互いに少しずつ異なるため，同じ栄養素であっても両者で取り扱われ方が異なることがある．そこで今回の改定では，栄養に関連した身体・代謝機能の低下回避の観点から，関連する各種疾患ガイドラインと調和を図りながら策定された．高血圧，脂質異常症，糖尿病，慢性腎臓病（CKD）がその対象となっている．

以下に各疾患における発症予防と重症化予防の基本的考え方と食事の関連について示す．

1）高血圧

「高血圧治療ガイドライン2019」[3)] がレビューに用いられている．高血圧の発症・増悪は環境要因（生活習慣）と遺伝要因の相互作用から成り立っており，食事を含めた生活習慣改善は高血圧の改善・重症化予防のみでなく，発症予防においても重要である．

食事については，単独では血圧低下効果が弱い栄養素でも，組み合わせて摂取することにより，大きな血圧低下効果を示すと考えられる（例：DASH食）．すでに高血圧を認める者では，その他の脳心血管病危険因子の存在や臓器障害・脳心血管病の存在を評価したうえでリスク層別化を行う必要がある．

2）脂質異常症

「動脈硬化性疾患予防ガイドライン2017年版」[2)] がレビューに用いられている．脂質異常症は，動脈硬化性疾患，特に心筋梗塞および脳梗塞のリスク因子となる疾患であるため，その予防・重症化予防は重要である．高LDLコレステロール血症，低HDLコレステロール血症，高トリグリセリド血症でそれぞれ栄養管理のポイントが異なるので，タイプ別に関連の深いエネルギー・栄養素の情報が示されている．

3）糖尿病

エネルギーに関する記述は「肥満症診療ガイドライン2016」[4)]，栄養素については「糖尿病診療ガイドライン2016」[5)] がレビューに用いられている．2型糖尿病における食事療法の意義は，全身における良好な代謝状態を維持することによって，合併症を予防し，かつ進展を抑制することにある．したがって，総エネルギー摂取量の適正化による肥満解消とともにインスリン分泌不全を補完し，インスリン作用からみた需要と供給のバランスをとることにより，高血糖のみならず糖尿病の種々の病態を是正することを目的としている．なお，食事療法は各栄養素の量のみならず，どのような食材から，どのようなコンビネーションで摂取するかも重要となるため，食事摂取基準では食事摂取パターンや摂取時間の不規則なシフトワーカーのことについても触れられている．

4）慢性腎臓病（CKD）

「慢性腎臓病に対する食事療法基準2014年版」[6]および「エビデンスに基づくCKD診療ガイドライン2018」[7]がレビューに用いられている．CKDの発症や重症化の危険因子には，高齢，高血圧，尿たんぱく異常，腎機能異常，糖尿病，脂質異常症，肥満，喫煙などが報告されており，早期から生活習慣の改善の指導や治療が必要となる．たんぱく質や食塩の摂取量を制限することが「エビデンスに基づくCKD診療ガイドライン2018」でも推奨されているが，体たんぱく質の異化を起こさないような栄養管理を行うことは難しいため，管理栄養士の指導が不可欠とされている．CKDのステージ進行を抑制するうえでも管理栄養士の介入が推奨されている．CKDの進行に伴い，高カリウム血症，アシドーシス，体液量の異常，高リン血症，尿毒症などの異常を生じるので，これらに対する食事療法や薬物療法が必要となる．

Advanced 食事摂取基準は「守る」のではなく「使いこなす」

「食事摂取基準（2015年版）」から引き続いて，栄養アセスメントを行い，食事摂取基準を正しく活用することが重視される内容となっている．例えば，活用の基礎理論において，PDCAサイクルに基づいた食事摂取状況のアセスメントの方法について詳細に述べられている．食事調査法については，各調査法での有用性やその限界点，また食事調査に必ず生じる誤差（日間変動や過小申告など）についても示されており，食事調査法の選定から，しっかりと考慮する必要があることを示している．また，アセスメントは食事調査のみでなく，体格の測定や臨床症状・臨床検査の結果も利用し，対象者を総合的にアセスメントすることも強調されている．

エネルギー摂取量の過不足の指標が，推定エネルギー必要量からBMIの範囲に変更されている点についても，食事摂取基準の値を守るのではなく，目の前の対象者を観察して，対象者に適したエネルギー量を栄養士・管理栄養士自身で見極めることが求められる．

各栄養素でも，引用文献を見直し，より科学的根拠に基づいた値を策定しており，以前の摂取基準から値が大幅に変更された栄養素（ビタミンD）もある．それらの経緯については，各論で詳しく述べられている．生活習慣病の重症化予防およびフレイルの予防については，トランス脂肪酸，コレステロール，ナトリウムで数値が示されているにとどまり，他の栄養素においては，さらなる研究データの蓄積が必要との記載がある．

現場で栄養業務に従事している栄養士・管理栄養士は，食事摂取基準の値をうのみにするのではなく，対象者の状態をみながら，自らでその算定値の適否を判断するぐらいの気持ちで食事摂取基準を活用すべきである．また，食事摂取基準は現時点で明らかにされているヒトを対象とした研究のエッセンスが詰まっているものである．栄養学を学ぶ者，これを研究する者においては，今後，研究を深めていくべきテーマ（リサーチ・クエスチョン）を検討するためにも活用できる．したがって，食事摂取基準は次の改定の際に，さらなる科学的根拠を蓄積するための資料としての意義も担っていることも認識すべきである．

文　献

1）「日本人の食事摂取基準（2020年版）「日本人の食事摂取基準」策定検討会報告書」（厚生労働省）（https://www.mhlw.go.jp/content/10904750/000586553.pdf）
2）「動脈硬化性疾患予防ガイドライン2017年版」（動脈硬化学会編/編），動脈硬化学会，2017
3）「高血圧治療ガイドライン2019」（日本高血圧学会高血圧治療ガイドライン作成委員会/編），日本高血圧学会，2019
4）「肥満症診療ガイドライン2016」（日本肥満学会/編），ライフサイエンス出版，2016
5）「糖尿病診療ガイドライン2016」（日本糖尿病学会/編），南江堂，2016
6）「慢性腎臓病に対する食事療法基準2014年版」（日本腎臓学会/編），東京医学社，2014
7）「エビデンスに基づくCKD診療ガイドライン2018」（日本腎臓学会/編），東京医学社，2018

第2章

チェック問題

問題

□□Q1 日本人の食事摂取基準（2020年版）の対象者について説明しなさい.

□□Q2 日本人の食事摂取基準（2020年版）の指標の目的と種類について説明しなさい.

□□Q3 エネルギーおよび栄養素の指標の概要について説明しなさい.

□□Q4 食事アセスメントにおける留意点を説明しなさい.

□□Q5 日本人の食事摂取基準（2020年版）におけるエネルギーおよび栄養素の各指標の活用の基礎理論について説明しなさい.

解答&解説

A1 健康な個人および健康な者を中心として構成されている集団とし，生活習慣病などに関する危険因子を有していたり，高齢者においてはフレイルに関する危険因子を有していたりしても，おおむね自立した日常生活を営んでいる者およびこのような者を中心として構成されている集団は含む．自立した日常生活を営んでいる者とは，歩行や家事などの身体活動を行っている者を指し，また，体格（BMI）が，標準より著しく外れていない者とする．なお，フレイルについては，健常状態と要介護状態の中間的な段階に位置づける考え方が採用されている.

A2
・エネルギーでは，エネルギー摂取の過不足の回避を目的とする指標を設定する.
・栄養素においては，栄養素の摂取不足の回避，過剰摂取による健康障害の回避，および生活習慣病の予防が目的である．摂取不足の回避を目的とした設定指標は，推定平均必要量および推奨量がある．また，推定平均必要量を求められない場合には，目安量が用いられる．一方，過剰摂取による健康障害を防ぐための指標として耐容上限量が用いられている．さらに，生活習慣病の発症予防のための指標として目標量が策定されている．また，上述の栄養素の指標とは別に，生活習慣病の重症化予防およびフレイル予防を目的とした量が設定されている.

A3
・目標とするBMIの範囲は，成人における観察疫学研究において報告された総死亡率が最も低かったBMIの範囲，日本人のBMIの実態などを考慮して算定された．高齢者においては，フレイルの回避も考慮されている.
・推定平均必要量は実験研究より算定される指標であり，母集団において50％の人が必要量を満たすと推定される摂取量として定義されている.
・推奨量は推定平均必要量の補助的役割があり，「推奨量＝推定平均必要量×(1＋2×変動係数)＝推定平均必要量×推奨量算定係数」で算出される．母集団に属するほとんどの人（97～98％）が充足している量と定義される.
・目安量は，推定平均必要量，推奨量を算出するまでの科学的根拠は乏しいが，特定の集団において，ある一定の栄養状態を維持するのに十分な量として定義される．疫学研究から算定される．目安量を下回る摂取量であっても，不足しているかどうかは不明である.

・耐容上限量は，過剰摂取による健康障害をもたらすリスクがないとみなされる習慣的な摂取量の上限を与える量として定義される．症例報告をもとに算定されるため，不確実性因子を考慮して値が算定されているが，できれば近づきたくない量として考える．
・目標量は生活習慣病の予防のために当面の目標とすべき摂取量として定義される．疫学研究に実験栄養学的な知見を踏まえて算定される．生活習慣病には栄養素以外のさまざまな危険因子，予防因子が関与している．したがって，他の危険因子，予防因子を考慮して，総合的な予防対策を考えることが必要である．

A4 エネルギーおよび各栄養素の摂取状況のアセスメントは，食事調査によって得られる摂取量と食事摂取基準の各指標との比較によって行う．ポイントとしては，それぞれの絶対量よりも，両者の差に着目したアセスメントを行う．ただし，エネルギー摂取量の過不足の評価については，BMIや体重変化量を用いる．栄養素については食事調査のデータを用いるが，食事調査によって得られる摂取量については測定誤差などの種々の留意すべき点がある．そのため，食事摂取量のみで栄養状態を判断するのではなく，身体状況や臨床検査値も含め，対象者自身を観察することが必須である．

A5 ・エネルギーの活用について，個人の場合，測定されたBMIが目標の範囲を下回っていれば「不足」，上回っていれば「過剰」と判断．変化を評価したい場合は，体重変化量を測定．食事改善計画では，BMIが目標範囲内にとどまること，またはその方向に体重が改善することを目的として立案する．集団の場合，測定されたBMIの分布から，目標の範囲を下回っている，あるいは上回っている者の割合を算出．変化を評価したい場合は，体重変化量を測定．食事改善計画では，BMIが目標範囲内にとどまっている者の割合を増やすことを目的として計画を立案する．
・推定平均必要量（EAR）と推奨量（RDA）の活用について，個人においては測定された摂取量とEARならびにRDAから，不足の可能性とその確率を推定する．食事改善計画では，RDAをめざす計画を立てる．集団においては，測定された摂取量の分布からEARを下回る者の割合を算出し，食事改善計画では，これに該当する者の割合をできるだけ少なくする計画を立てる．集団における栄養評価・食事改善計画では，RDAを用いてはならない（集団の摂取量の平均値がRDAと同じであっても，不足が生じると推測される対象者が一定数存在するため）．
・目安量（AI）の活用について，個人においては測定値がAIを超えることを確認し，食事改善計画では，AI付近，もしくはそれ以上をめざす．集団においては，摂取量の中央値がAI以上かその近辺であるかを確認し，食事改善計画では，集団の摂取量の中央値をAI付近まで改善させることをめざす．
・耐容上限量（UL）の活用について，個人としては測定された摂取量とULから過剰摂取の可能性の有無を推定する．食事改善計画では，UL未満になるための計画を速やかに立案し，実施する．集団としては，測定された摂取量の分布とULから，過剰摂取の可能性を有する者の割合を算出．食事改善計画としては，集団全員の摂取量がUL未満になるための計画を立案し，ULを超える者が明らかになった場合は，速やかに計画を修正し，実施する．
・目標量（DG）の活用について，個人では，測定された摂取量とDGを比較して評価するが，発症予防を目的としている生活習慣病が関連する他の栄養関連因子および非栄養素性の関連因子の存在とその程度も測定し，これらを総合的に考慮したうえで評価する．食事改善計画では，摂取量がDGの範囲に入ることを目的とした立案をする．集団では，測定された摂取量の分布とDGから，DGの範囲を逸脱する者の割合を算出する．ただし個人の評価と同様に，他の因子を総合的に考慮したうえで評価する．食事改善計画では，摂取量がDGの範囲に入る者または近づく者の割合を増やすことを目的とした計画を立案する．

第3章 成長，発達，加齢

Point

1. 身体の形状および体組成，摂食機能，消化・吸収能，代謝，免疫能における各ライフステージでの特徴を理解する．
2. スキャモンの発育曲線について，各器官の発育パターンの違いを理解する．
3. 摂食機能について，乳児期・幼児期の発達の過程と，老化による低下の過程を理解する．

概略図 成長・加齢による身体の変化

体組成

- 加齢に伴い，体水分割合は減少
- 小児では細胞外液の割合が高い（脱水が起こりやすい）
- 高齢者では細胞内液の割合が低い（細胞数の減少など）
- 除脂肪体重は高齢者で減少するため，体脂肪率は上昇

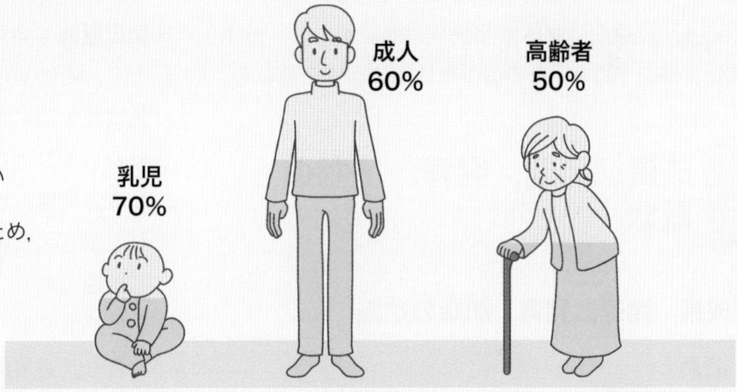

各器官の発育

- 骨格の発育のピークは乳幼児と思春期
- 脳・神経の発育は乳幼児で高く，学童期でほぼ完成
- リンパ系は出生直後から急激な発育，学童期でピーク
- 第二次性徴は思春期以降で出現

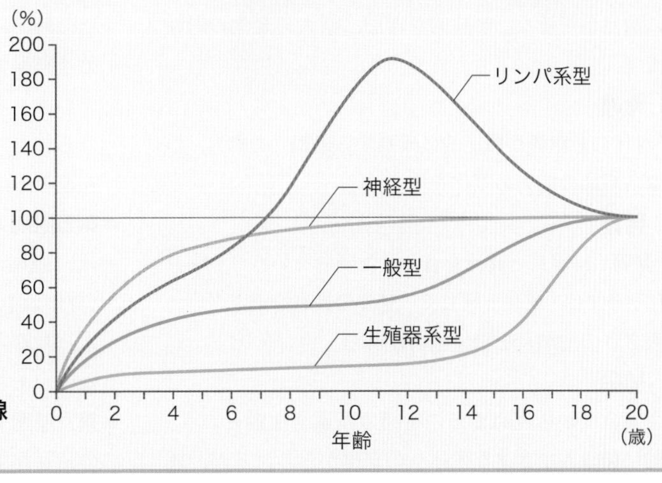

スキャモンの発育曲線
（図2参照）

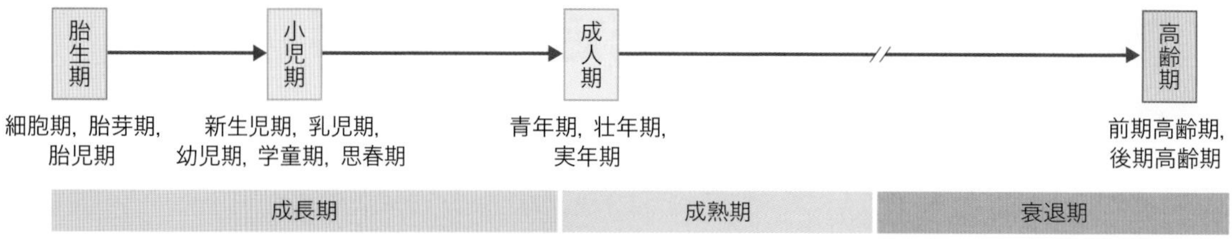

図1　**ヒトのライフステージ**

ヒトのライフステージは受精によってはじまり，成長，発達，成熟，老化という過程を経る．ヒトの一生を加齢によって大きく区分すると，**胎生期**，**小児期**，**成人期**，**高齢期**に分けられる（図1）．

胎生期には母体内で成長・発達を遂げ，出生後，母体外で環境への適応性を身につける．小児期は身体的・精神的な成長，発達が進み，加えて，社会性も身につけ，大きく変化を遂げる時期である．成人期は，社会的に自立をし，精神的な成熟をする時期であるが，徐々に身体面の衰退がはじまる．さらに生活環境・食環境によって健康を害する生活習慣病が発症する時期でもある．高齢期は身体機能や認知機能が大きく低下していく時期であり，その低下には個人差がみられる．

1　成長，発達，発育，加齢の概念

A. 成長，発達，発育，加齢の定義

1）成長

「身体の長さや重さといった大きさの増加」など，量的に測定が可能な，形態的な増加，増大の変化の過程を表す．

2）発達

「身体の各組織が機能的に成熟する過程」を指し，いわば各組織の能力の変化を表す．

3）発育

「**発育**」は成長と発達を合わせた概念をいう．学問分野によっては，成長と同じく「身体の長さや重さといった大きさの増加」を指す場合がある．

4）加齢

生まれてから死ぬまでの時間の経過を加齢という．加齢に伴うさまざまな生体への変化がみられるが，成長期→成熟期→衰退期の過程のなかで，特に衰退期からみられる生体機能の退行性変化を「**老化**」とよぶ．

B. 発育の生物学的一般原則

発育には，以下に示すような生物学的な一般原則がある．

- **第一原則**：発育は連続した現象である．原則として，ある段階から次の段階に飛躍することはない．
- **第二原則**：発育は秩序正しく，遺伝的に規定された一定の順序で進む．例えば，運動機能は，首すわり→おすわり→一人立ち→歩行へと進む．
- **第三原則**：発育は身体の各部に均一に起こるのではなく，その速度も一定ではない．一般的に体重や身長は乳児期に急速に伸び，幼稚園〜小学校低学年ではゆっくりとなり，思春期に急速に伸びて（第二次発育急進期，思春期スパート）成人に達する．しかし，器官別にみると，神経系の発育は乳幼児期に最も急速であり，生殖器系の発育が最も遅い．また，免疫機能を担うリンパ系は小児期に成人よりもよく発育し，感染防御機能の基礎をつくる．
- **第四原則**：発育にとってはとても大切な時期がある．その時期に発育現象が起こらないと，将来，その能力を獲得できない期間のことで，**臨界期（感受期）**という．人間の主な臓器・組織は妊娠初期につくられるので，形態異常の発生を予防するためには妊娠初期の母体の健康が大切である．
- **第五原則**：発育には方向性がある．代表的なものには，頭尾方向（頭部から尾部への発育），近遠方向（身体の中心に近い部位から遠い部位への発育），粗大→微細方向（粗大な動きから微細な動きへの発育）などがある．
- **第六原則**：発育は相互作用によって支配される．その相互作用は，細胞，組織，臓器，さらに個人のレ

ベルでも行われる．人と人との相互作用で重要なものは，出生直後からの母子相互作用である．

C. スキャモンの発育曲線

各器官別の発育パターンを示すものとして，「**スキャモンの発育曲線**」（図2）がある．出生から20歳までの各年齢の成長・発達度を20歳時の成長・発達度に対する百分率で表したものであり，各器官の発育状況は4つに分類されている．

1）一般型

（頭径を除く）全身の外形計測値であり，**呼吸器**，**消化器**，**腎臓**，**心臓**，**大動脈**，**骨**，**筋肉**，**血液量**などが含まれる．乳児期（出生〜1歳未満）で急激に発育し，幼児期後半（4歳ごろ）から学童期の途中（8歳ごろ）までは緩やかに変化するが，その後，思春期（12歳ごろ）で再び著しい発育がみられるという，S字状（シグモイドカーブ）の発育曲線を示す．

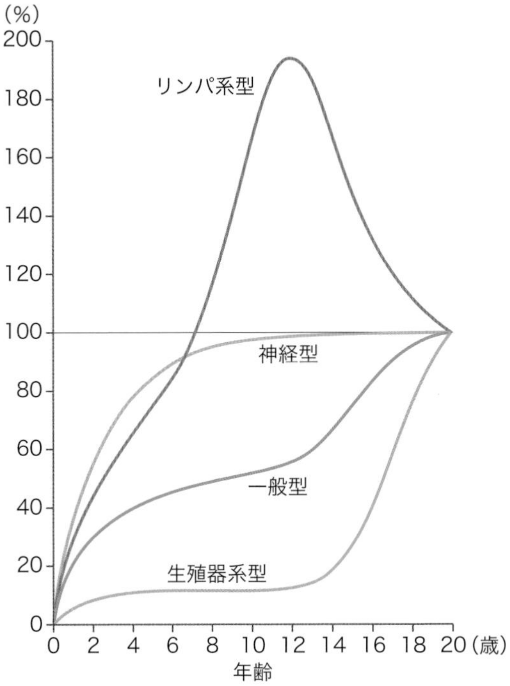

図2　スキャモンの発育曲線

20歳時の成長・発達度を100％として表したもの．
・一般型：乳児期で急速に発育し，幼児期後半〜学童期（8歳ごろ）までは緩やかに変化，その後，思春期で再び著しい発育．S字状（シグモイドカーブ）の発育曲線を示す．
・神経型：他の組織に比べて最も早く発育し，10〜12歳ごろに発育はほぼ完成．
・生殖器系型：思春期の第二次性徴の時期に著しい発育．
・リンパ系型：出生直後から急激な発育を示し，学童期（10〜12歳ごろ）に成人の2倍に達するが，その後，低下．
（文献1より引用）

2）神経型

脳重量，**脊髄**，**視覚器**，**頭径**，**末梢神経**などが含まれる．他の組織に比べて最も早く発育し，脳はその大半が幼児期につくられ（成人の80％程度の重量），6歳では成人の約90％となり，10〜12歳ごろに発育はほぼ完成する．

3）生殖器系型

生殖器，**前立腺**，**子宮**などが含まれる．思春期（12歳ごろ）まではほとんど停滞しているが，これ以降急速に発育する．これは**第二次性徴**の時期と一致する．

4）リンパ系型

胸腺，**リンパ腺**，**扁桃体**などの**免疫能**に関するものが含まれる．出生直後から急激な成長を示し，学童期（10〜12歳ごろ）に成人の2倍に達するが，その後，低下する．

2 成長，発達に伴う身体的・精神的変化と栄養

A. 身長，体重，体組成

1）身長

新生児では約50 cmであり，1歳児では1.5倍の約75 cm程度となり，4歳児で2倍の約100 cmとなる[2]．身体各部のつり合いは，**身長と頭長との比**によって表すことができ，新生児は4：1であったのが，2歳児で5：1，6歳児で6：1となり，成人期では8：1になる．つまり，単に一定の割合で長さが伸びるだけでなく，**頭部に比べて四肢や内臓諸器官の発育が著しい**ことがわかる（図3）．

2）体重

新生児では平均3 kg程度であり，1歳児では**3倍**の約9 kg，3歳で4倍の約13 kg，4歳で5倍の約15 kgとなる．

身長や体重について，厚生労働省の「21世紀出生児縦断調査（特別報告）」の「子どもの生活の状況 子どもの成長（身長と体重）」[4]によると，男児の出生時の平均体重と平均身長は3,076 g，49.2 cmとなってお

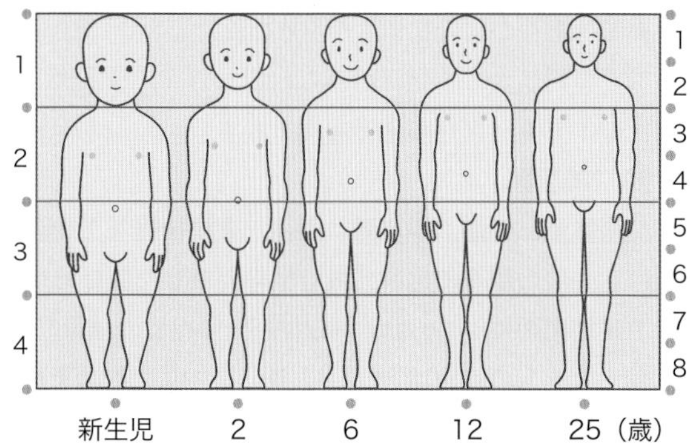

図3　身体各部のつりあい

身長と頭長との比は新生児で4：1であったのが，2歳では5：1，12〜15歳では7：1，25歳では8：1となる．体の中心点は乳児ではへそより上部にあるが，成人では恥骨結合の位置まで下がってくる．
（文献3を参考に作成）

表1　平均体重・平均身長の推移（「21世紀出生児縦断調査（特別報告）」）

	男児			女児		
	体重（kg）	身長（cm）	身長差（cm）	体重（kg）	身長（cm）	身長差（cm）
出生時	3.076	49.2	−	2.990	48.7	−
1歳6か月	10.9	81.1	31.9	10.3	79.7	31.0
2歳6か月	13.1	90.0	8.9	12.6	88.8	9.1
3歳6か月	15.0	97.2	7.2	14.5	96.2	7.4
4歳6か月	16.8	104.0	6.8	16.5	103.2	7.0
5歳6か月	18.9	110.5	6.5	18.5	109.8	6.6

注　第1回調査から第6回調査まで回答を得た，出生体重・身長，各回の体重・身長の「不詳」を除く者（男児 9,177，女児 8,505）を集計．
（文献4より引用）

り，1歳6か月では身長が出生時から約32 cm伸びて81.1 cmとなり，体重も約7.8 kg増え10.9 kgとなっている．5歳6か月においては，平均体重が18.9 kg，平均身長が110.5 cmとなっている．また女児は男児との差はあるものの，同様の傾向で成長していることがわかる（**表1**）．

身長，体重の発育速度は，乳児期後半から緩慢となる．学童期において身長は年間5〜6 cm，体重は小学校低学年ごろで年間2〜3 kg程度，それ以降は3〜4 kg程度の増加を示す．

学校保健統計調査の結果より，身長，体重は6〜8歳まで男児が，10〜11歳では女児が高値を示しているが，これは**第二次発育急進期（思春期スパート）**の開始時期の違いによるもので，女児のほうが2，3年早く迎えることになる．発育急進期終了後では，身長の増加はほとんどない（**表2**）．思春期以前で男女の体格に大きな違いはないが，発育急進期における男児の成長が著しいため，成人では男性の体格が大きくなる．

3）身体発育の評価法

①標準偏差を用いた方法

「学校保健統計調査」（文部科学省）[5] の身体計測値の結果には，**平均値**と**標準偏差**が示されている．標準偏差はデータのバラつきを示す数値である．一般に，身長や体重などは**図4**に示したような**正規分布**（左右対称の分布）となるが，平均値±2標準偏差（$m \pm 2\sigma$）の間には集団の約95％が含まれることになる．すなわち$m \pm 2\sigma$を超える計測値の場合，異常の有無を詳細に検討することが求められる（**図4**）．

②パーセンタイル値

パーセンタイル値とは，集団のなかで測定値を小さいほうから大きいほうに並べ，下から数えてX％目に該当する者の測定値を指し，Xパーセンタイル値と示す．

厚生労働省により10年ごとに調査される「乳幼児身体発育調査」の結果は，パーセンタイル値を用いた「乳幼児身体発育曲線」として示されている．また，文部

表2　年齢別身長の平均値（平成30年度学校保健統計調査）

(cm)

区分			2018（平成30）年度 A	2017（平成29）年度 B	前年度差 A－B	1988（昭和63）年度 C（親の世代）	世代間差 (A－C)
男	幼稚園	5歳	110.3	110.3	0.0	110.8	△0.5
	小学校	6歳	116.5	116.5	0.0	116.7	△0.2
		7	122.5	122.5	0.0	122.3	0.2
		8	128.1	128.2	△0.1	127.9	0.2
		9	133.7	133.5	0.2	133.0	0.7
		10	138.8	139.0	△0.2	138.2	0.6
		11	145.2	145.0	0.2	144.1	1.1
	中学校	12歳	152.7	152.8	△0.1	150.9	1.8
		13	159.8	160.0	△0.2	158.4	1.4
		14	165.3	165.3	0.0	164.1	1.2
	高等学校	15歳	168.4	168.2	0.2	167.7	0.7
		16	169.9	169.9	0.0	169.6	0.3
		17	170.6	170.6	0.0	170.3	0.3
女	幼稚園	5歳	109.4	109.3	0.1	110.1	△0.7
	小学校	6歳	115.6	115.7	△0.1	115.9	△0.3
		7	121.5	121.5	0.0	121.6	△0.1
		8	127.3	127.3	0.0	127.2	0.1
		9	133.4	133.4	0.0	132.9	0.5
		10	140.1	140.1	0.0	139.3	0.8
		11	146.8	146.7	0.1	145.9	0.9
	中学校	12歳	151.9	151.8	0.1	151.2	0.7
		13	154.9	154.9	0.0	154.6	0.3
		14	156.6	156.5	0.1	156.3	0.3
	高等学校	15歳	157.1	157.1	0.0	157.0	0.1
		16	157.6	157.6	0.0	157.5	0.1
		17	157.8	157.8	0.0	157.8	0.0

注　年齢は，各年4月1日現在の満年齢である．
（文献5より引用）

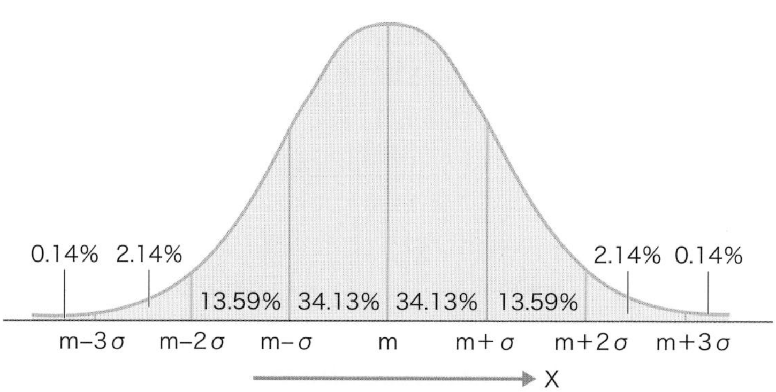

図4　正規分布

平均（m）と標準偏差（σ）で表される．m±1σの間に全体の約68%，m±2σの間に全体の約95%が分布する．

第3章　成長，発達，加齢

科学省スポーツ・青少年局学校健康教育課監修の「児童生徒等の健康診断マニュアル」[6]では，パーセンタイル値を用いた成長曲線基準図が示されている．いずれも男女別に，各月齢または年齢の身長や体重の測定値に基づいて3, 10, 25, 50, 75, 90, 97パーセンタイル値が示されており，この曲線に沿った成長を示しているかどうかで評価する※1.

この帯から外れる**3パーセンタイル以下，97パーセンタイル以上**の場合に，異常の有無の詳細なアセスメントが求められる．また，この曲線を横切ったり曲線に沿わずに停滞したりする場合も，詳細なアセスメントが必要である．

③体格指数

各ライフステージによって用いる指数が異なる．いずれも身長と体重を用いて算出する．乳幼児期は**カウプ指数**，学童期は**ローレル指数**や**肥満度**，思春期以降は**BMI**※2で評価を行う．

肥満度には性別・身長別標準体重を用いる方法と，性別・年齢別・身長別標準体重を用いる方法がある．後者の方法は「児童生徒等の健康診断マニュアル」[6]に示されており，肥満度を次の計算式で算出し，肥満度曲線を作成して評価する．成長期の体格評価は，それぞれの方法の長所と短所を理解して活用する．

● 肥満度＝(実測体重－身長別標準体重)
÷身長別標準体重*×100(%) [6]
＊身長別標準体重(kg)＝a×実測身長(cm)－b
a，b：年齢ごとに男女別の係数が示されている．

4）体組成

体水分量割合は新生児で75％程度であるが，成人では60％程度となる（図5）．乳幼児の細胞外液割合は成人に比べて高く，かつ体表面積が成人に比べて大きい．そのため不感蒸泄（ふかんじょうせつ）※3や汗で失われる水分量が多く，脱水を起こしやすい．

体脂肪の比率は，出生時13％で，それから生後12か月までに20～25％へと急増する．その後は学童期前までゆっくりと減少し続け，体脂肪率は約13％に戻る．続いて思春期がはじまるまで再び緩やかに増加するが，ここで，特に男児においては再び減少に転じることがある．思春期以降の体脂肪率は，女児では一般に一定であるが，男児ではやや減少する傾向がある．

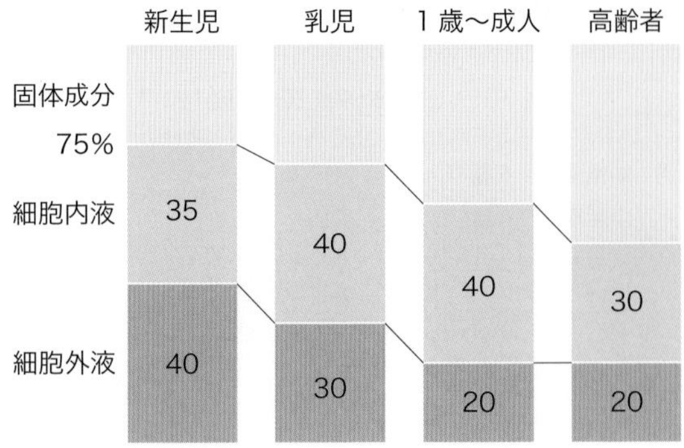

図5　体水分量の変化
(文献7を参考に作成)

B. 消化，吸収

1）咀嚼機能

消化，吸収にかかわる機能の1つである**咀嚼**（そしゃく）機能は，離乳開始時期以降の**離乳食**摂取とともに発達が進む．すなわち，毎日の摂食行動が訓練となり，発達が促される．**表3**に，月齢区分ごとの口腔の発達や口唇，舌の動き，乳歯の本数や口の動きと食事をするときの姿勢を示した．

舌と上顎で食べ物をつぶすことができるころに，歯槽骨が成長し歯ぐきで咀嚼できるようになる．舌は口に含んだ食べ物を適切に移動させる能力と関係し，口唇は，食べ物をしっかりと口腔内に含むために必要である．これらと顎の動きが連動するようになり，乳歯20本が生えそろう3歳ごろに咀嚼機能が獲得される．6歳ごろから永久歯が生えはじめ，徐々に硬いものが食べられるようになってくる．ただし，乳歯がすべて永久歯に生え替わるまでの数年間は，咬合（こうごう）が不十分になる時期があり，硬い食物の摂取が一時的に困難になる．

2）消化器の形状と消化酵素

消化器では，胃の形状が変化する．乳児期では胃が筒状（とっくり型）であるが，徐々にかぎ針状へと変化し，その内容積も増加していく．胃の入り口にある

※1　乳児身体発育曲線，小児の成長曲線についてはそれぞれ第5章図14，第6章図3参照．
※2　BMIについては第1章（p.15）を参照．
※3　不感蒸泄については第5章※2を参照．

表3　離乳期における口腔の発達について

	5，6か月	7，8か月	9〜11か月	12〜18か月
口腔の発達	下の前歯が生えはじめるために歯ぐきが高くなり，舌が前方に突出するのを止め，舌で食べ物を喉のほうへ送る動きを助ける	下の前歯が生えてきて，口の中の容積が広がり，食べ物を押しつぶすという舌の動きも促進される	歯ぐきも奥歯が生える準備段階に入り，歯槽骨が成長して幅が広くなり，食べ物をつぶしやすくなる．歯ぐきでつぶせる固さで，歯ぐき（歯槽堤）にのりやすい大きさで厚すぎないものを与えるとよい	奥歯が生えはじめる
唇の特徴的な動き	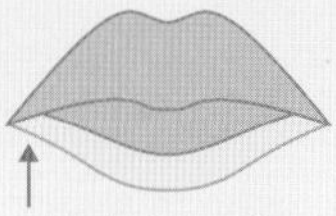 口唇を閉じて飲む ・上唇の形は変わらず下唇が内側に入る ・口角はあまり動かない ・口唇を閉じて飲み込む	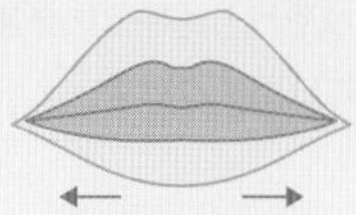 左右同時に伸縮 ・上下唇がしっかり閉じてうすく見える ・左右の口角が同時に伸縮する	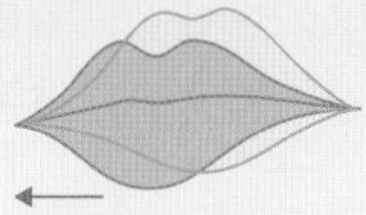 偏側に交互に伸縮 ・上下唇がねじれながら協調する ・咀嚼側の口角が縮む（偏側に交互に伸縮）	
舌の特徴的な動き	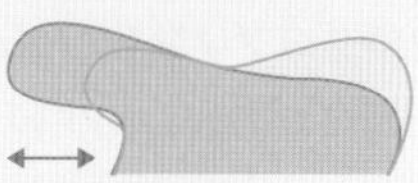 舌の前後運動 ・舌の前後運動に顎の連動運動	舌の上下運動 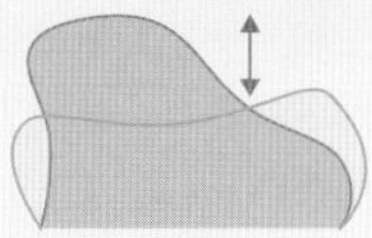 ・数回モグモグして舌で押しつぶし咀嚼する	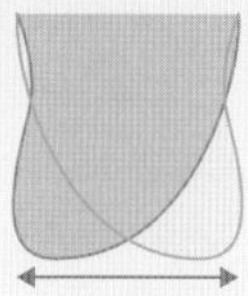 舌の左右運動 ・舌の左右運動（咀嚼運動）	
乳歯の生える順序		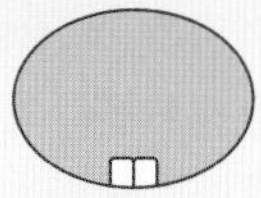 7，8か月ごろ	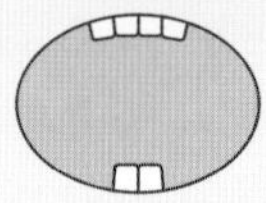 10，11か月ごろ	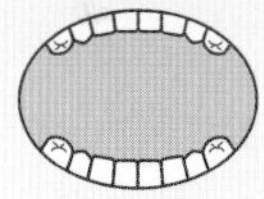 1歳半ごろ
摂食機能の目安	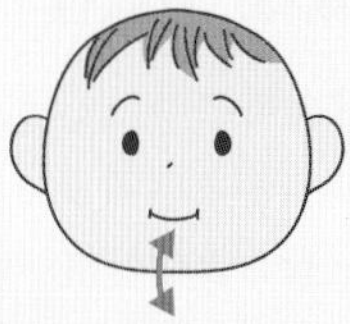 口を閉じて取り込みや飲み込みができるようになる	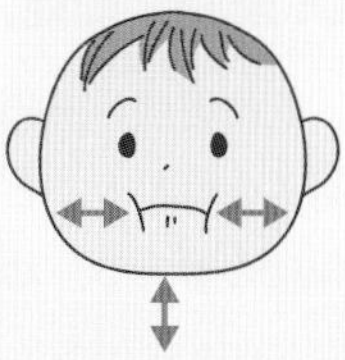 舌と上顎でつぶしていくことができるようになる	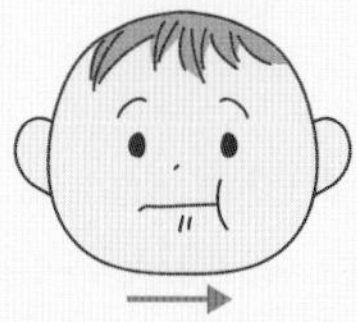 歯ぐきでつぶすことができるようになる	歯を使うようになる
座った姿勢	嚥下を促す摂食姿勢 （開口時に舌の上面が床に平行になる程度の頸部の角度） 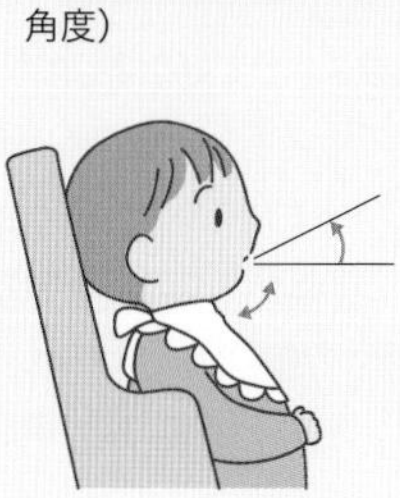	補助板に足底がつく 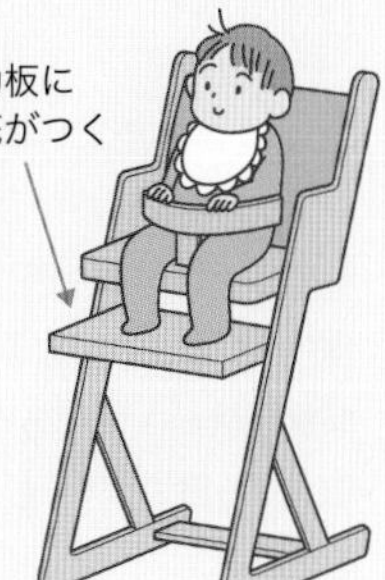	やや前傾 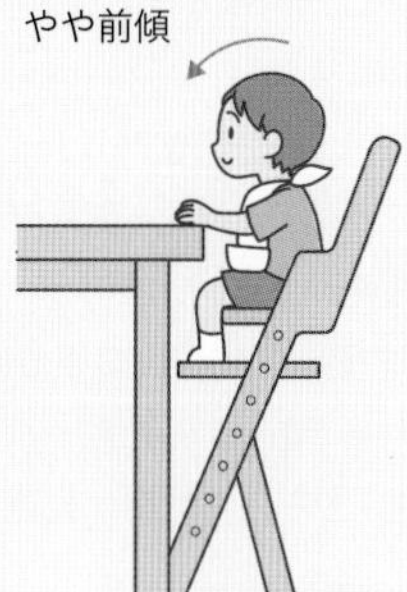	まっすぐに座ってひじがテーブルにつく椅子の高さ* 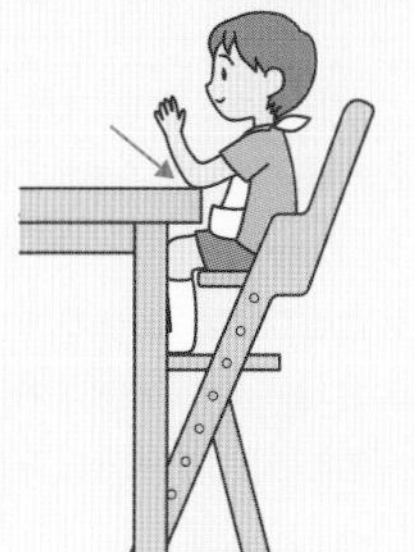

＊　ひじをついて食べることはさせない．
（文献8，9を参考に作成）

表4　乳児期の消化酵素の発達

栄養素	消化酵素	新生児の特徴および発達
たんぱく質	トリプシン キモトリプシン	出生後，1〜2か月ごろから活性が上昇し，2〜3歳ごろに成人値に達する
脂肪	膵リパーゼ	成人の1/10以下．生後数か月で成人値に達する
多糖類（でんぷんなど）	膵アミラーゼ	出生後2〜3か月までは活性が低い（消化は不良）． 唾液の分泌量が少なくアミラーゼの含量も少ない
マルトース（麦芽糖）	マルターゼ	在胎24週後に成熟児と同程度に発達
スクロース（ショ糖）	スクラーゼ	在胎24週後に成熟児と同程度に発達
ラクトース（乳糖）	ラクターゼ	在胎40週ごろに成熟

（文献10，11を参考に作成）

噴門が乳児では未発達のため，胃の内容物が逆流しやすく，**溢乳**（いつにゅう）が起こりやすい．

消化酵素は新生児期ですでにほとんどが存在するが，膵（すい）アミラーゼ活性が不十分のため，でんぷんの消化力が弱い．新生児は唾液（だえき）分泌が少なく，唾液中のアミラーゼ含量も少ない．胃液分泌量も少なく，ペプシンや胃酸も少ないが，トリプシンの分泌は生後1〜2か月ごろから活性が上昇する（**表4**）．また，膵リパーゼの活性も不十分であるが，母乳栄養の場合，母乳中のリパーゼが作用し，乳脂肪のほとんどを消化できる．膵リパーゼは生後3か月ごろから増加し，離乳食開始によって膵アミラーゼも増加する（**表4**）．

C. 代謝，免疫

1）エネルギー代謝

体重当たりの基礎代謝量（基礎代謝基準値）は1〜2歳が最も高値を示し，加齢に伴い低下していく．幼児期では骨格筋の発達が著しいため，身体活動によるエネルギー消費量が増える．

2）免疫

胎児期に胎盤を通じて**免疫グロブリンG（IgG）**が獲得されるため免疫力は保たれているが，出生後，母胎由来のIgGは低下し，生後3〜4か月ごろ低値を示す．この時期は自身での生成が未熟なため，免疫力が低下する（第5章図8参照）．幼児期では，引き続き免疫能は未熟であるが，学童期では成人とほぼ同様となる．また，母乳に含まれる**IgA**は，授乳によって乳児へ供給されるが，生後3か月ごろから体内で生成される．**IgM**は，出生後すぐに生成がはじまる．

D. 運動，知能，言語，精神，社会性

乳幼児期の運動機能の発達曲線については，第5章図7を参照のこと．ひとり歩きができるまでには1年程度を要する．幼児期では，骨および骨格筋の発達が

Column

味覚はつくられるもの

ヒトには本能的に好む味（甘味・塩味・うま味）がある．これは子どもが生まれてはじめて口にする母乳・育児用ミルクと関係しており，正常な母乳の味が，弱い甘味のラクトースとわずかなうま味のL-グルタミン酸と血中濃度の半分程度の食塩によって構成されているからである．したがって，乳児もこの3つの味を好み，他の味よりも先に味覚が発達している．

一方で，酸味は腐敗を，苦味は毒を示唆する味であるため，ヒトは本能的には好まず，経験によって好むようになる．つまり，味の経験が乏しい子どもでは苦手な味となる．味覚形成の一番重要な時期が，生後3〜5か月ごろから成人食が食べられるようになる3歳ごろまでであり，この時期の豊富な食経験が大切である．食物の味そのものだけではなく，食事をする環境づくりも豊かで健全な味覚の形成には大事な要因である．

著しく，運動機能の発達に伴い運動量が増加する．また，運動機能は，**粗大運動**（全身を使った運動）からはじまり，**微細運動**（手指による運動）へと発達する．

幼児期は，脳重量が成人の80％程度まで増加するため，記憶や知能，情緒などの精神機能の発達が著しい時期である．4歳ごろには社会性も増してくる．学童期・思春期は自我に目覚める時期であり，自主性の発達や複雑な思考ができるようになると同時に，依存したい気持ちなども一部抱えており，大人と子どもの両面性をもちあわせた不安定な精神状態にある．

E. 食生活，栄養状態

乳児期は，一生のうちで最も発育がさかんな時期であり，体重当たりのエネルギーおよびたんぱく質，カルシウムなどの必要量は成人よりも多い．**乳汁栄養**からはじまり，これだけでは必要量に満たないため，**離乳食**に移行していく．先述のとおり，この過程で摂食機能や消化機能が発達していく．

幼児期では，成長と身体活動量の増加により，多くの栄養量が必要となるが，まだ消化器が十分に発達していないため，3食の食事に加えて**間食**を規則正しく摂取させる必要がある．また，運動機能および学習機能の発達が著しく，自分で食事をすることができるようになる．この時期の食習慣は，その後の身体面や精神面の成長・発達につながる．

学童期・思春期のたんぱく質やビタミン，ミネラルの不足も成長・発達に影響するため注意を要する．一方で，徐々に食物の選択の自由度が増すため，偏食や朝食欠食，買い食いなどにより，食生活が乱れやすい時期でもある．これにより，**肥満**や**やせ**，**貧血**などもみられやすい．そのため，成人期に向けて，望ましい食事の量，質，栄養バランス，食事時間についての認識を深め，自己管理能力を身につける必要がある．成人すると，女性は妊娠，出産に備えた栄養管理が必要となる．また男女ともに，育児のための望ましい食生活の理解と実践能力が必要となる．

3 加齢に伴う身体的・精神的変化と栄養

A. 老化のメカニズム

「老化」とは，「**個体の成熟期以後の加齢に伴うさまざまな変化**」との定義がある．老化は，生命あるものすべてに等しく起こり，突発的に起こるものではなく，徐々に出現し，漸次的（ぜんじてき）に進行する非可逆的な現象である．これは生理的老化といわれる．

老化のメカニズムについて，これまでさまざまな説が提唱されているが，いずれも完全に説明するには至っていない．ここでは，遺伝子的要因に基づく説と，生理学的要因に基づく説のうち，比較的有力とされている説をいくつか紹介する．

1）遺伝子的要因に基づく説：プログラム説

寿命はあらかじめ遺伝情報にプログラムされているという考えである．細胞には寿命（分裂寿命）があり，これには**テロメア**とよばれる染色体の末端部の構造が関係している．テロメアはDNAの分解や修復から染色体を保護し，物理的および遺伝的な安定性を保つはたらきをする．このテロメアは細胞分裂のたびに短縮するが，テロメアがなくなると複製ができなくなると考えられている．そのため，細胞分裂の結果，テロメアがなくなったときが細胞分裂の限界ということになる．

2）生理学的要因に基づく説：フリーラジカル説

活性酸素や**フリーラジカル**は，ミトコンドリアでのエネルギー産生などに伴って発生するが，通常はスーパーオキシドジスムターゼやグルタチオンペルオキシダーゼ，カタラーゼなどの酵素により消去される．しかし，この活性酸素消去の能力を超えてフリーラジカルが生じると，生体内のたんぱく質，核酸，細胞膜などの生体構成成分に作用して過酸化物を生成し，これらが蓄積することが，老化を引き起こすという考えである．

例えば，**リポフスチン**は，細胞質内の不飽和脂肪酸の過酸化によりリソソーム内に形成される生体内色素の一つであるが，沈着量が多くなると物理的に細胞の機能を障害する．リポフスチンは加齢に伴い，神経細胞，平滑筋細胞，心筋細胞に蓄積する．

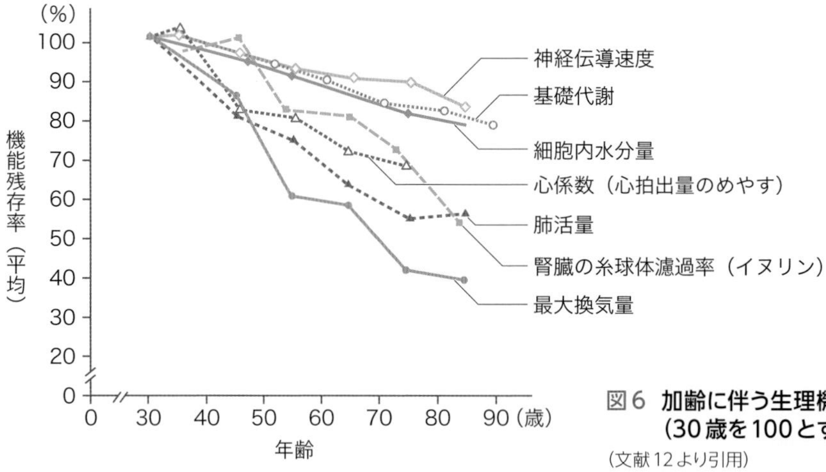

図6　加齢に伴う生理機能の変化（30歳を100とする）
（文献12より引用）

その他，エラー説（DNA-RNA-たんぱく質合成系に突然変異が生じ，化学修飾により変異した成分が集積することによって細胞の機能障害，老化をもたらすという説）や，クロスリンク説（分子間架橋の形成によりたんぱく質が変質することから，体の機能低下が起きるという説）なども示唆されている．

B. 加齢による機能の変化

成人期以降の加齢による変化の特徴は，恒常性機能の減退，組織の脆弱化，病気やけがの回復の遅延などである．加えて，予備力の低下，個人差の増大も特徴である．**予備力**とは，身体の各機能の最大能力と日常活動に必要な能力との差のことである．また，個人差は成長期にも生じるが，高齢期においては，それまでの生活習慣や社会経験など後天的な要素の影響により，差が大きくなる．

生理機能の変化は図6に示すとおりである．ほとんどすべての臓器や組織の実質細胞が減少するため，身体の諸機能は低下する．

加齢に伴う老化の過程を理解するために，栄養（食/歯科口腔）からみた虚弱型フローの図とその解説を示す（図7）．これは，2012年から実施されている大規模高齢者コホート調査（柏スタディ）に基づく概念図で，老化による虚弱が，身体機能の低下によるものだけでなく，社会性や栄養摂取状況，精神的要因など複合的に生じることが理解できる．

1）体組成，代謝

加齢に伴い体水分が50％程度まで減少するが，これは細胞数の減少による細胞内液の減少が大きい（図5）．また，**除脂肪体重**（主に骨格筋）の低下もみられる．除脂肪体重の低下はあるが，体脂肪量は変化しないため，見かけ上，体脂肪率は上昇する．骨格筋は減少する一方，結合組織の**コラーゲンたんぱく質**は増加する．また，骨格筋量の減少により，**基礎代謝量**や**インスリン感受性**の低下がみられる．さらに，身体活動も減少するため，エネルギー消費量も低下する．

加齢によりたんぱく質合成速度および分解速度はともに低下する．翻訳エラーや過酸化による異常たんぱく質も生成されやすい．肝臓におけるアルブミン合成速度も低下し，**血清アルブミン値**も低下しやすい．高齢者の生命予後に血清アルブミン値が関係することが示されている．

2）摂食嚥下機能

食物の摂取は，食物を認識し口腔内に運び入れる量や速さを判断する**先行期（認知期）**，食物を口腔内に入れて咀嚼する**準備期（咀嚼期）**に加え，嚥下の3期である，食塊が口から咽頭へ移動する**口腔期**，咽頭から食道へ移動する**咽頭期**，食道から胃噴門部へ移動する**食道期**の5期に分類される（図8）．

適切に食物を摂取するためには，5期のそれぞれの機能がうまく連動する必要がある．摂食嚥下機能が発達途上の乳幼児（表3）と機能低下がみられる高齢期ともに，5期の過程を適正に行うために，食事をする

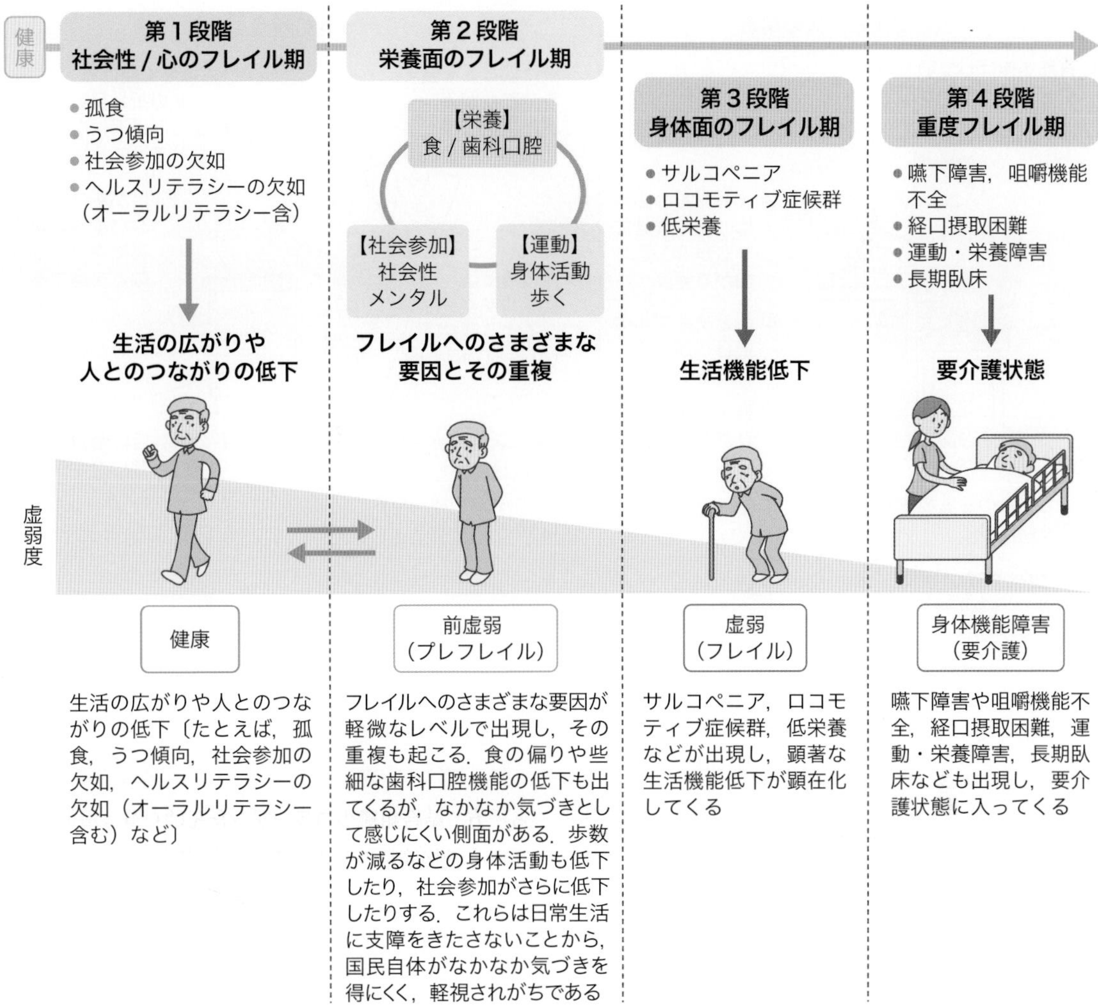

健康
第1段階
社会性 / 心のフレイル期
第2段階
栄養面のフレイル期
第3段階
身体面のフレイル期
第4段階
重度フレイル期
● 孤食
● うつ傾向
● 社会参加の欠如
● ヘルスリテラシーの欠如（オーラルリテラシー含）
【栄養】
食 / 歯科口腔
【社会参加】
社会性
メンタル
【運動】
身体活動
歩く
● サルコペニア
● ロコモティブ症候群
● 低栄養
● 嚥下障害，咀嚼機能不全
● 経口摂取困難
● 運動・栄養障害
● 長期臥床
生活の広がりや人とのつながりの低下
フレイルへのさまざまな要因とその重複
生活機能低下
要介護状態
虚弱度
健康
前虚弱（プレフレイル）
虚弱（フレイル）
身体機能障害（要介護）
生活の広がりや人とのつながりの低下〔たとえば，孤食，うつ傾向，社会参加の欠如，ヘルスリテラシーの欠如（オーラルリテラシー含む）など〕
フレイルへのさまざまな要因が軽微なレベルで出現し，その重複も起こる．食の偏りや些細な歯科口腔機能の低下も出てくるが，なかなか気づきとして感じにくい側面がある．歩数が減るなどの身体活動も低下したり，社会参加がさらに低下したりする．これらは日常生活に支障をきたさないことから，国民自体がなかなか気づきを得にくく，軽視されがちである
サルコペニア，ロコモティブ症候群，低栄養などが出現し，顕著な生活機能低下が顕在化してくる
嚥下障害や咀嚼機能不全，経口摂取困難，運動・栄養障害，長期臥床なども出現し，要介護状態に入ってくる

図7 栄養（食 / 歯科口腔）からみた虚弱型フロー
（文献13，14を参考に作成）

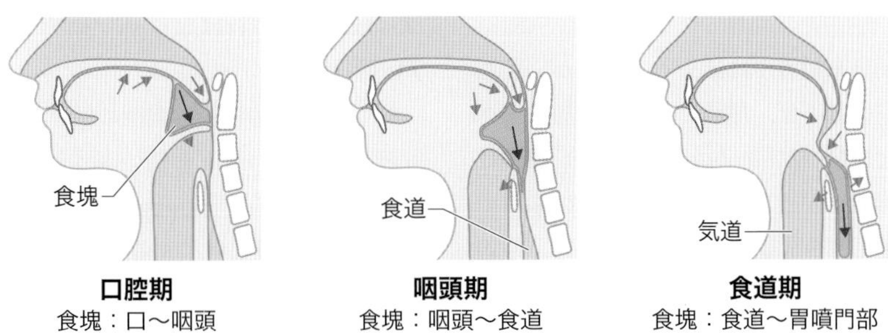

食塊
食道
気道
口腔期
食塊：口〜咽頭
咽頭期
食塊：咽頭〜食道
食道期
食塊：食道〜胃噴門部

図8 嚥下の口腔期，咽頭期，食道期
（文献15より引用）

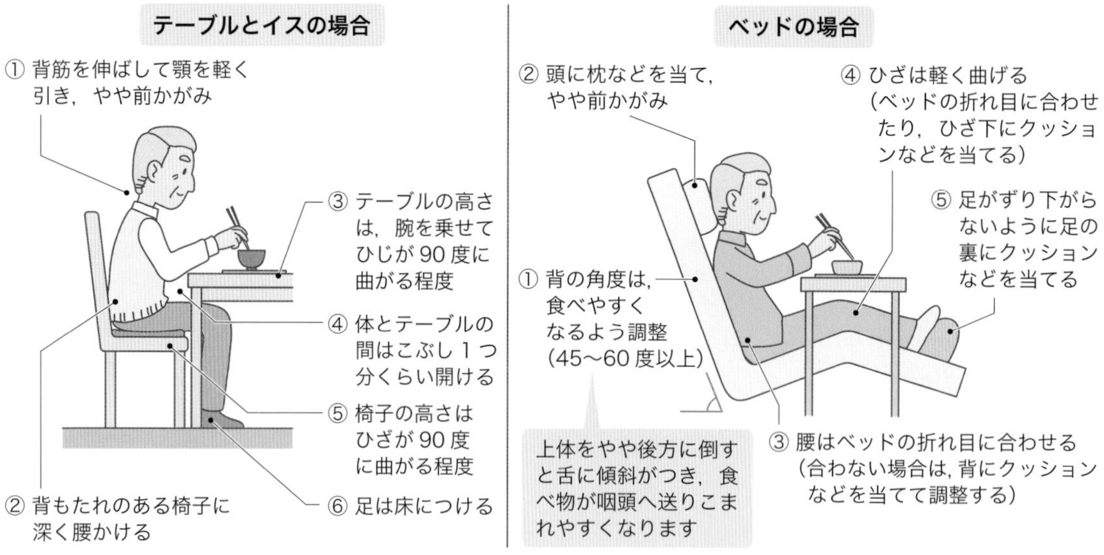
テーブルとイスの場合
① 背筋を伸ばして顎を軽く引き，やや前かがみ
② 背もたれのある椅子に深く腰かける
③ テーブルの高さは，腕を乗せてひじが90度に曲がる程度
④ 体とテーブルの間はこぶし1つ分くらい開ける
⑤ 椅子の高さはひざが90度に曲がる程度
⑥ 足は床につける
ベッドの場合
① 背の角度は，食べやすくなるよう調整（45～60度以上）
② 頭に枕などを当て，やや前かがみ
③ 腰はベッドの折れ目に合わせる（合わない場合は，背にクッションなどを当てて調整する）
④ ひざは軽く曲げる（ベッドの折れ目に合わせたり，ひざ下にクッションなどを当てる）
⑤ 足がずり下がらないように足の裏にクッションなどを当てる
上体をやや後方に倒すと舌に傾斜がつき，食べ物が咽頭へ送りこまれやすくなります

図9 食べやすい姿勢
ベッドでは，上体の角度を調整することで誤嚥を予防できる．
（文献16より引用）

姿勢が重要である．体格に適合したテーブルと椅子に背筋がのびるように着席し，足を床や補助板，クッションなどに接着させることがポイントである．このような姿勢により，食物の取り込み，口腔内での食物の移動，咀嚼，嚥下がしやすくなる（表3，図9）．

3）消化器系

歯牙の喪失による**咀嚼機能**の低下，筋力や認知機能の低下による**嚥下機能**の低下がみられる．咀嚼・嚥下障害は食事量の低下を招きやすく，低栄養にもつながる．また，これら機能低下により，食物の誤嚥を起こしやすく，誤嚥に引き続く**誤嚥性肺炎**などのリスクも高まる．

食道や胃の運動は高齢者では低下しているが，萎縮性胃炎や胃酸分泌の低下は，加齢に伴って増加する**ヘリコバクター・ピロリ**（*Helicobacter pylori*）**感染**によるものである可能性が近年示された．ヒトの小腸では形態的には加齢の影響はあまり受けないため，栄養素の吸収に関しても小腸の機能・形態の変化による影響を大きく受けることはないとされている．

4）脳・神経系

脳容積および脳重量が減少し，**アミロイドβ（ベータ）たんぱく質**などの蓄積により，神経伝達速度や短期記憶能力の低下がみられる．

5）脳機能と摂食行動

脳・神経系の機能低下により，認知機能の低下が生じ食欲や摂食動作が変化する．脳の各部位の機能と摂食動作などとの関係を“脳の機能と「食べる」こと”という観点で整理し，支援の方法とあわせて表5に示した．高齢期では，比較的均等に脳機能の低下がある場合と，脳血管疾患により不均等に摂食機能が変化する場合がある．

6）循環器系

循環器系では，加齢による**動脈硬化**によって血圧が上昇するため，必要な血液量を送り出すために強く心臓は収縮しなければならず，慢性的な負荷がかかる．

7）呼吸器系

呼吸器は加齢による機能の低下が大きい．肺では，呼吸筋の筋力の低下と肺の繊維化（組織の硬化）で，弾性収縮力が低下するため，肺活量の減少がみられる．また，**肺残気量**は増加する．予備力が低下するために，息切れ現象がみられやすい．

8）腎・泌尿器系

腎機能は加齢による影響を受けやすく，**糸球体濾（ろ）過（か）率**の低下や**尿濃縮能**および希釈能などが低下する．糸球体濾過率の低下は薬物代謝にも影響を及ぼす．高齢者では，腎臓で血液をつくるのに必要なホルモンであ

表5 脳の機能と「食べる」こと

<table>
<tr><th colspan="2">部位</th><th>機能</th><th>「食べる」こととの関係</th><th>問題への対応</th></tr>
<tr><td rowspan="4">大脳</td><td>前頭葉</td><td>人格，意欲，思考，注意，記憶など，人間の理性を代表するものと関係している</td><td>・最終的に，これを食べようと判断する
・例えば，「今，それとも後で食べる?」「どんなふうに食べる?」「ゆっくり?」「よくかむ?」「これを一緒に食べよう」など，最終的にたどりついた情報を収集・処理・分析し判断する</td><td rowspan="9">[環境設定]
・半空間無視を伴うと，テーブルや食器の右（左）半分を残したりする．その場合は，ゆっくり食事をするように促し，残している食事に気づくように，途中で食器の位置を変えたり，座る位置を工夫したりする
・高次脳機能障害により，注意障害がみられる場合は，他の人や物が視野に入らないようにカーテンやパーテーションで仕切りをつくる．テレビや音楽の音を消すなどして静かな環境をつくる
・異食行動があれば，飲み込みそうな異物は側に置かない

[食事介助]
・視界に入るように，食事をセッティングする
・何を食べているかがわかるように，食事を見せながら，声かけをする
・一口量を調整する

[食器]
・色，深さ，重量，安定性，すくいやすさなどに考慮する
・ティースプーンを用いる
・上肢の麻痺や振戦，握力の低下などによりはしが持てない場合は，スプーンやフォークを使う

[自助具]
・利き手がうまく使えない場合は，すくいやすい皿や曲がりスプーンを使用する．握りが弱い場合にはスポンジ製の太い握りのついたスプーンなど，特殊な食器類の自助具が多種開発されている
・動かないように，磁器食器，滑り止めマットやユニバーサルデザインの食器を使用する．一方，軽い食器は持ちやすい．その人の状態に応じて活用する</td></tr>
<tr><td>後頭葉</td><td>視覚中枢が分布し，視覚情報が食欲中枢に刺激する</td><td>・おいしそうなものを見れば，前頭葉にも伝わり食欲を刺激する
・「硬い」「熱い」などの判断をする</td></tr>
<tr><td>頭頂葉</td><td>痛み，温度，圧力などの感覚をつかさどる</td><td>・食器や食べ物の距離感・位置・高さを認識する
・例えば，手にとったものの大きさや肌触りを感じ，目で見たものの距離感や上下左右の位置関係など，空間的な配置・高さを認識する</td></tr>
<tr><td>側頭葉</td><td>聴覚中枢をはじめ，嗅覚中枢や感情を支配する中枢，記憶の中枢が分布している</td><td>・視覚，嗅覚の情報から，それらがおいしいものか，まずいものかを過去の記憶と照合・判断し，好きでおいしかったものは食欲を刺激する
・例えば，カレーのおいしそうな匂いだけでも食べたくなる</td></tr>
<tr><td colspan="2">間脳</td><td colspan="2">視床上部と視床，視床下部の3つに大きく分けられる
・視床上部：嗅覚系と脳幹との連絡を担う
・視床：嗅覚以外のあらゆる感覚を大脳に伝える神経の中継点である．ここで情報を処理して，大脳の担当箇所に伝えるはたらきを担う
・視床下部：自律神経やホルモン系のはたらきをつかさどるとともに，体温，睡眠，性機能などの中枢としての役割も担う．空腹中枢があり，食欲とも関係している</td></tr>
<tr><td rowspan="3">脳幹部</td><td>中脳</td><td colspan="2">・大脳・小脳・脊髄を結びつけている
・姿勢の保持や歩行などに関与している</td></tr>
<tr><td>延髄</td><td colspan="2">呼吸と循環，唾液分泌などの中枢．摂食・発声にも関与</td></tr>
<tr><td>橋</td><td colspan="2">小脳との重要な連絡路．呼吸，循環，嚥下などの反射中枢がある</td></tr>
<tr><td colspan="2">小脳</td><td>・身体の動きをコントロールする
・習得した運動の記憶を保存しておく</td><td>前頭葉との連絡線維で，食事時の姿勢保持，食べる動作（身体記憶）に関与する</td></tr>
</table>

（文献17より一部抜粋して引用）

る**エリスロポエチン**の分泌低下による貧血もみられやすい．膀胱容量が小さくなること，また，膀胱括約筋の硬化，弛緩などにより，**頻尿**，残尿が生じやすく，**尿失禁**の増加もみられる．

9）免疫系

胸腺の萎縮によるT細胞系リンパ球の機能低下が起こり，病原体への対応能力を失うため，**獲得免疫機能**の低下が大きく，感染症に罹患しやすくなる．また，慢性炎症や自己免疫応答が亢進することも老化に伴う特徴である．

10）骨・骨格筋系

骨量は40〜50歳ごろから徐々に減少し，女性では女性ホルモンの**エストロゲン**分泌が低下する閉経期での骨量減少が著しく（第7章図16参照），**骨粗鬆症**や**骨折**の要因となる．骨格筋は，収縮速度の速い**白筋**が減少することで，瞬発的な運動がしにくくなる．また筋力の低下により**転倒**が起こりやすくなるが，これも骨折のリスク因子である．

11）精神・心理的変化

新しい知識の習得など学習持続が困難となる．また，直近のことに対する記銘力，記憶力の低下が起こりやすい．思考の柔軟性の低下，自己中心的思考が強くなる一方，好奇心や感受性が喪失しやすいため，栄養管理を進めるうえでも，これらの特性に留意すべきである．ただし，これも個人差が大きい．

Advanced 身長は大切な栄養スクリーニング指標である

身長というと，小児期の成長の指標の一つとして扱われることが多い．例えば発育曲線などはまさにその一例であると考えられる．一方，成人期においてはBMIを算出するための項目として扱われることが多く，身長単独で栄養評価に用いられることはあまりない．高齢者施設においても入所時に身長を計測するのみで，経時的に測定を行っている施設は限られている．

しかしながら，高齢者における身長の意味は栄養ケアを行ううえできわめて大きい．例えば，広島で行われている対象者約2千人のコホート研究では，若いときの最高身長から4 cm以上の身長低下を示した者は，50歳代では男女とも2％にすぎなかったが，70歳代では男性の11％，女性の33％，80歳以上では男性の37％，女性の73％を占めたと報告している[18]．この結果から，高齢になるにつれて身長の低下が進み，その程度は女性が男性よりも大きいということがわかる．

では，身長が低下する要因は何であろうか．実は，身長低下に最も大きく影響するのは椎体骨折（背骨の骨折）である．骨折というと痛みなどの「自覚症状」があると考えがちであるが，骨粗鬆症による椎体骨折のうち約3分の2は，自覚症状を伴わず，X線写真撮影などでやっと見出されることが明らかにされている．つまり，知らない間に骨粗鬆症が進んでおり，そして知らない間に骨折が起こっているのである．また，一度骨折をすると，その後の骨折のリスク（部位は椎体に限らず，足の付け根の大腿骨近位部などさまざま）が大きく増加することも報告されている．つまり，身長が若いときからどれだけ低下しているのかを知ることは，対象者が現在，椎体骨折を有しているのか，つまり骨折が起こりやすい状態になっているのかを評価するうえで，簡便かつ安価なスクリーニング指標となりうるのである．

また椎体骨折による二次的な骨格変形は，慢性腰痛の原因となり，円背（えんぱい）・身長低下などにより生活動作を障害する．これにより，疼痛や脊柱の変形・姿勢異常，さらにはこれに伴う消化器系や呼吸器系の機能障害などにより，QOLが大幅に低下する．ひいては死亡リスクも上昇してしまう．

若年時からの身長低下が何cmであれば椎体骨折の可能性が考えられるかについては，さまざまな値が示されてはいるが，4 cm程度が1つの基準になると考えられる．

文 献

1)「保健・医療・福祉のための栄養学 第2版」(渡辺早苗，他/編著)，医歯薬出版，2004

2)「日本人小児の体格の評価ー附表1 男子・女子 平均体重／標準偏差2000年」(日本小児内分泌学会)(http://jspe.umin.jp/medical/files/fuhyo1.pdf)

3)「応用栄養学 第4版(新 食品・栄養科学シリーズ)」(灘本知憲/編著)，化学同人，2015

4)「21世紀出生児縦断調査(特別報告)結果の概況ー3-1 子どもの成長(身長と体重)」(厚生労働省)(https://www.mhlw.go.jp/toukei/saikin/hw/syusseiji/tokubetsu/kekka03.html)，2009

5)「学校保健統計調査ー平成30年度(確定値)の結果の概要」(文部科学省)(http://www.mext.go.jp/component/b_menu/other/__icsFiles/afieldfile/2019/03/25/1411703_03.pdf)，2018

6)「児童生徒等の健康診断マニュアル 平成27年度改訂」(文部科学省スポーツ・青少年局学校健康教育課/監)，pp68-72，日本学校保健会，2015

7)「応用栄養学(スタンダード人間栄養学)」(五明紀春，他/編著)，2010

8)「授乳・離乳の支援ガイド 実践の手引き」(柳沢正義/監　母子衛生研究会/編)，母子保健事業団，2008

9)「授乳・離乳の支援ガイド(2019年改定版)」(厚生労働省)(https://www.mhlw.go.jp/content/11908000/000496257.pdf)

10)「新・育児栄養学」(今村栄一/著)，日本小児医事出版社，2002

11)「子どもの食と栄養 改訂第2版」(水野清子，他/著)，診断と治療社，2014

12) Shock NW：Physical activity and the “rate of ageing”. Can Med Assoc J, 96：836-842, 1967

13) 飯島勝矢：虚弱・サルコペニアモデルを踏まえた高齢者食生活支援の枠組みと包括的介護予防プログラムの考案および検証を目的とした調査研究：平成26年度総報告書：厚生労働科学研究費補助金長寿科学総合研究事業

14) 飯島勝矢：大規模高齢者虚弱予防研究『栄養とからだの健康増進調査』(柏スタディ).「JCNセレクト10 高齢者栄養ケアUPDATE(「臨床栄養」別冊)」(吉田貞夫/編)，p215，医歯薬出版，2015

15)「人体の構造と機能および疾病の成り立ち III. 疾病の成り立ち(Visual栄養学テキスト)」(津田謹輔，他/監　田中　清/編)，p78，中山書店，2017

16)「摂食嚥下障害についてー食事の姿勢」(ヘルシーネットワーク)(https://www.healthynetwork.co.jp/navi/byouki-column/enge/enge001/)

17)「「食べる」ことを支えるケアとIPW」(諏訪さゆり，中村丁次/編著)，p88，建帛社，2012

18) Masunari N, et al：Historical height loss, vertebral deformity, and health-related quality of life in Hiroshima cohort study. Osteoporos Int, 18：1493-1499, 2007

第3章 チェック問題

問 題

- □□ **Q1** 身体の各器官の発育の特徴を，スキャモンの発育曲線に基づいて説明しなさい．
- □□ **Q2** エネルギー代謝の加齢による変化について説明しなさい．
- □□ **Q3** 出生時から高齢期にかけての，体水分量と体脂肪率の変化について説明しなさい．
- □□ **Q4** 老化のメカニズムで，比較的有力とされている説について説明しなさい．
- □□ **Q5** 高齢期において，特に大きく低下する機能について説明しなさい．

解答＆解説

A1 全身の外形を表す一般型は，乳児期～幼児期前半で急速に発達し，幼児期後半～学童期（8歳ごろ）までは緩やかな増加に変化するが，その後，思春期で再び著しい発達がみられる（第二次発育急進期）．つまりS字状（シグモイドカーブ）の発育曲線を示す．脳や神経系を表す神経型は他の組織に比べて最も早く発育し，10～12歳ごろに発育はほぼ完成する．生殖器系型は思春期の第二次性徴の時期に著しい発達を遂げる．免疫能を担うリンパ系型は出生直後から急激な成長を示し，学童期（10～12歳ごろ）に成人の2倍に達するが，その後，低下する．

A2 体重当たりの基礎代謝量（基礎代謝基準値）は1～2歳が最も高値を示し，加齢に伴い低下していく．幼児期では骨格筋の発達が著しいため，身体活動によるエネルギー消費量が増える．

A3 体水分量は新生児で75％程度であるが，成人では60％，高齢者では50％程度となる．乳幼児の細胞外液割合は成人に比べて高く，かつ体表面積が成人に比べて大きいため，不感蒸泄や汗で失われる水分量が多く，脱水を起こしやすい．高齢者では細胞数が減少するため，細胞内液量の減少により体水分量が低下する．

体脂肪率は，出生時から生後12か月までに急増し，その後は学童期前までゆっくりと減少し続ける．思春期がはじまるまで再び緩やかに増加するが，ここで，特に男児においては再び減少に転じることがある．思春期以降の体脂肪率は，女児では一般に一定であるが，男児ではやや減少する傾向がある．高齢期では体脂肪率が上昇するが，これは体脂肪量が増えるのではなく，除脂肪体重の減少によりその割合が見かけ上，増えることによる．なお，高齢期では結合組織のコラーゲンたんぱく質の増加がみられるのも特徴的である．

A4 プログラム説とフリーラジカル説．プログラム説は，染色体末端部の構造であるテロメアが細胞分裂のたびに短縮するため，テロメアがなくなったときが細胞の寿命であり，寿命はあらかじめ遺伝情報にプログラムされているとする考え方である．フリーラジカル説は，フリーラジカルが生体構成成分に作用して過酸化体が生成され，この蓄積により老化が引き起こされるという説である．

A5 腎機能と呼吸器系．腎機能は糸球体濾過率や尿濃縮能の低下がみられる．肺も呼吸筋の筋力低下や肺の繊維化による肺活量の減少や，肺残気量の増加がみられる．

第4章 妊娠期，授乳期

Point

1. 妊娠期，授乳期の栄養管理の基本となる生理的特徴を理解する．
2. 妊娠期，授乳期の栄養アセスメントと栄養ケアを理解する．
3. 妊娠前からの栄養状態が，胎児の発育不全や生活習慣病の発症につながることを理解する．

概略図 妊娠期・授乳期の栄養管理

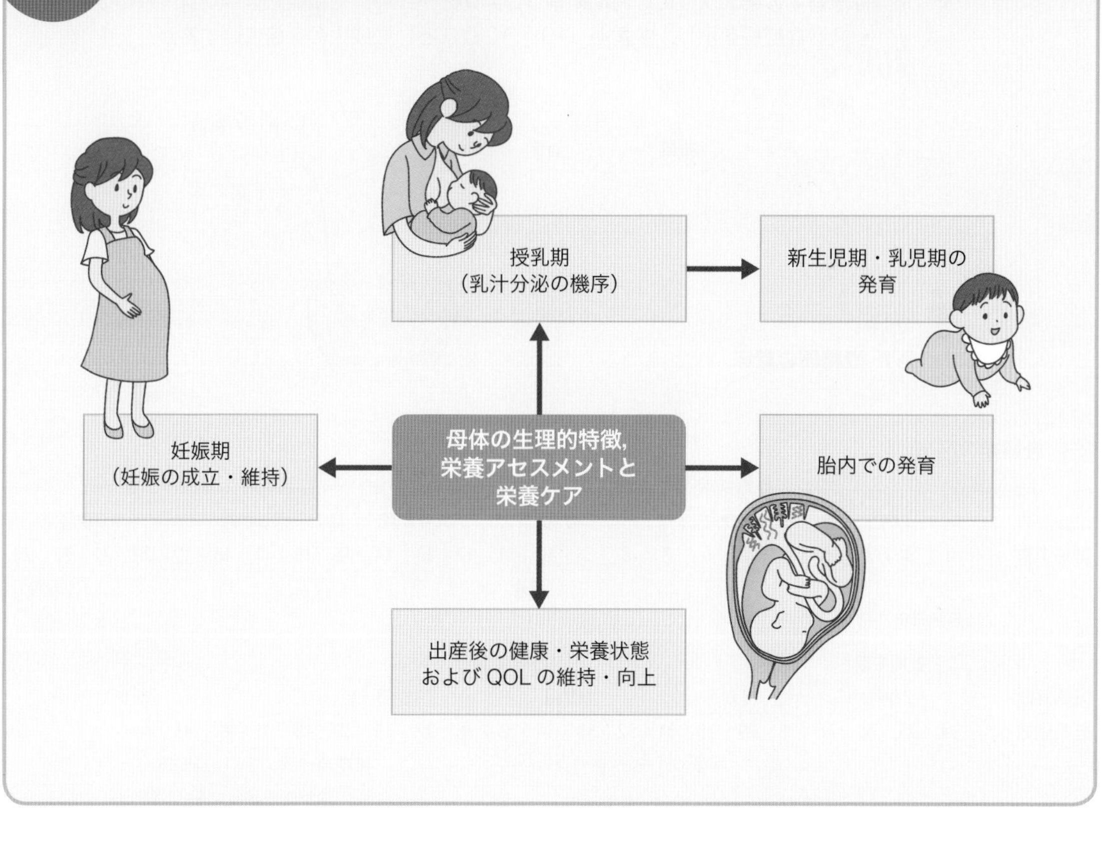

1 妊娠期・授乳期の生理的特徴

A. 妊娠の成立・維持

「妊娠の成立」とは，卵巣から排卵された卵子が卵管内で精子と受精して**受精卵**となり，受精後約6，7日間かけて卵管から子宮腔内へ運ばれ，子宮内膜に受精卵が着床した時点をいう（図1）．日本産科婦人科学会によると，妊娠は「受精卵の着床からはじまり，胎芽または胎児および付属物の排出をもって終了するまでの状態」と定義されている．なお，ヒトの場合，「胎芽」とは子宮内にある妊娠10週未満の児のことであり，「胎児」とは妊娠10週から娩出されるまでの児のことをよんでいる．

分娩予定日とは，最終月経初日に280日を加えた日であり，妊娠40週0日となる．ただし，この計算方法は正常な月経周期の場合に適用されるものであり，月経周期が28日から大きく外れている場合には，その日数の差を修正する必要がある．なお，「妊娠1か月」（正式には「第1月」）とは，「妊娠0週0日〜妊娠3週6日」のことを示し，この期間に排卵→受精→着床が起こるので，受精卵が着床して妊娠が成立した時点は，妊娠3週目ごろとなる．

「**正期産**」とは妊娠37週より42週未満での分娩をいい，この時期に出生した児を正期産児とよんでいる．妊娠22週未満で妊娠が終わることを「流産」，妊娠22週から37週未満までにおける分娩を「早産」，妊娠42週以降の分娩を「過期産」という（**表1**）．

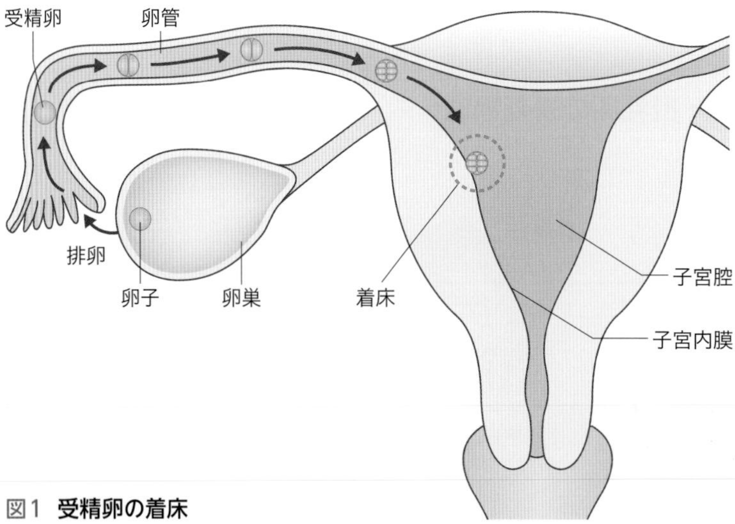

図1 受精卵の着床

表1 妊娠期の区分

	妊娠初期（〜13週6日）														妊娠中期（14週0日〜27週6日）									
妊娠月数	1か月				2か月				3か月				4か月				5か月				6か月			
妊娠週数	0	1	2	3	4	5	6	7	8	9	10	11	12	13	14	15	16	17	18	19	20	21	22	23
	流産																						早産	

↑最終月経初日（0週0日）

	妊娠中期				妊娠後期（28週0日〜）																
妊娠月数	7か月				8か月				9か月				10か月								
妊娠週数	24	25	26	27	28	29	30	31	32	33	34	35	36	37	38	39	40	41	42	43	44
	早産													正期産					過期産		

↑分娩予定日（満40週0日）

女性の月経周期は，月経の開始日から次の月経開始までを1サイクルとし，月経周期日数は25～38日で，その変動は±6日以内である．月経周期は，卵胞期（卵胞の発育が開始され成熟卵胞になるまで），排卵期（卵巣から卵子が排出されるまで），黄体期（排卵後の卵胞が黄体となる）の3期に分けることができ，**図2**に示したように複数のホルモンによって調節されている．

間脳の視床下部から分泌される性腺刺激ホルモン放出ホルモンである**ゴナドトロピン放出ホルモン**（gonadotropin releasing hormone：GnRH）は，下垂体前葉に作用し，性腺刺激ホルモンである**卵胞刺激ホルモン**（follicle stimulating hormone：**FSH**）や**黄体形成ホルモン**（luteinizing hormone：**LH**）の分泌を促進させる．FSHやLHは卵巣に作用して，卵胞の発育を促し，卵胞からの**エストロゲン**※1の分泌を調節する（**図3**）．エストロゲンは，受精卵の着床のために子宮内膜を増殖・肥厚させる．卵胞が成熟すると，LHの分泌量が急激に上昇し（LHサージ），その後に排卵が起こる．排卵後の卵胞は**黄体**となり，**プロゲステロン**（黄体ホルモン）を分泌する．このプロゲステロンには体温を上昇させる作用があり，排卵後は**基礎体温**※2が約0.3～0.5℃上昇して「高温期」となる（**図2**）．受精

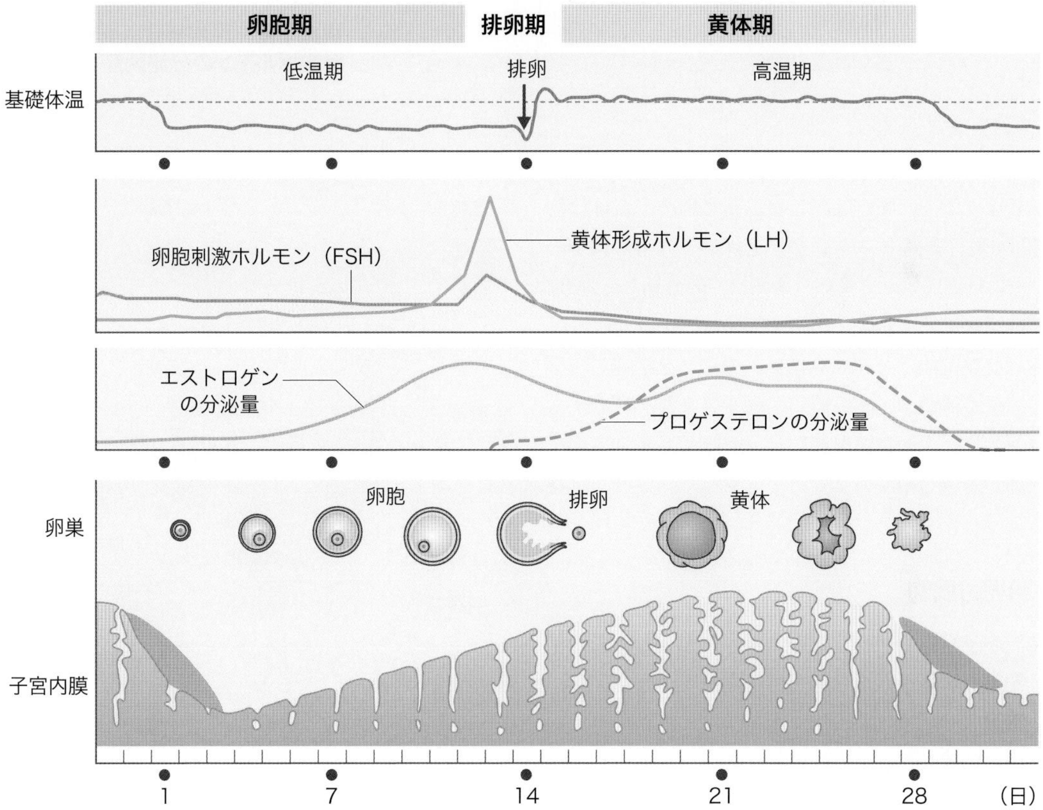

図2 月経周期
（文献1を参考に作成）

※1 **エストロゲン**：エストロジェン，卵胞ホルモンともよばれる．エストロゲン受容体に結合して作用を発現する，天然および合成物質の総称．性ステロイドホルモンに属する．生体内で産生される天然型のエストロゲンとしては，コレステロールの代謝産物である，エストロン（E_1）や（17β-）エストラジオール（E_2），エストリオール（E_3）などがある．主に卵巣から分泌され，女性の生殖系の維持に重要な役割を果たすとともに，全身の臓器において多彩な作用を発現する．

※2 **基礎体温**：毎朝覚醒時に，安静な状態で計測した口腔内体温．排卵があれば，低温期から高温期に移行して2相性のパターンを示す．排卵は，低温期の最終日から高温期第1日目の間に起こることが多い．不妊症の検査や妊娠の診断，また避妊などの目的で用いられている．

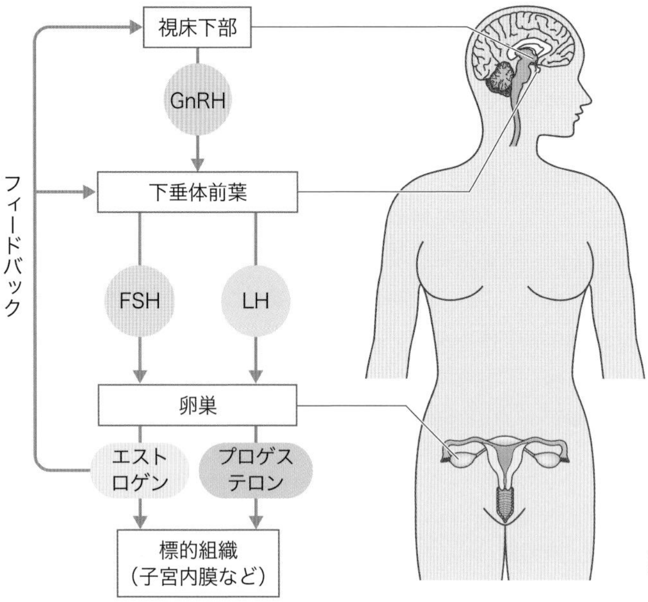

図3　視床下部，性腺刺激ホルモンによる女性ホルモンの分泌調節

卵が着床せず，妊娠が成立しなかった場合，黄体は約2週間で退行萎縮し，プロゲステロンの分泌が減少して，次の月経開始から排卵日までは「低温期」となり，基礎体温は低下する．一方，妊娠が成立した場合は，黄体は妊娠黄体となり，プロゲステロンを継続して分泌し，基礎体温の「高温期」が続く．また，プロゲステロンは妊娠中の排卵を抑制し，肥厚した子宮内膜を受精卵が着床しやすいように変化させて，妊娠を維持するように作用する．

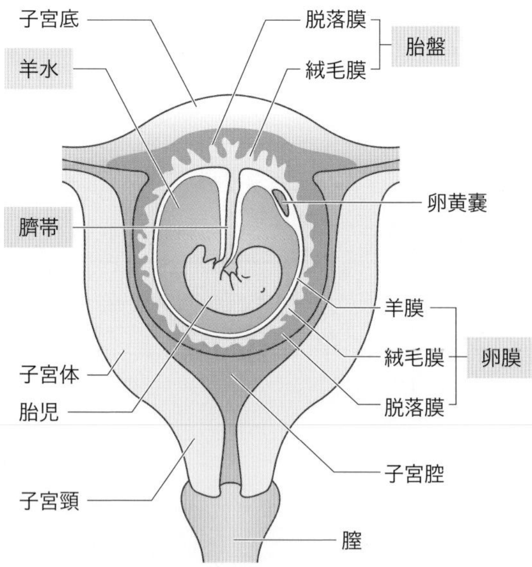

図4　胎児と胎児付属物，子宮
：胎児付属物
（文献2を参考に作成）

B. 胎児付属物

胎児が子宮内で発育していくために必要な卵膜や羊水，胎盤，臍帯などを「**胎児付属物**」という（図4）．

1）卵膜

胎児は**卵膜**に包まれて保護されている．卵膜は，胎児と羊水を包む膜を形成しており，胎児側から順に「羊膜」，「絨毛膜」，「脱落膜」の3層からなる．羊膜と絨毛膜は胎児由来の組織で，脱落膜は母体由来の組織である．

2）羊水

羊水は羊膜腔を満たす液（弱アルカリ性）で，たんぱく質，尿素，無機塩などを少量含んでいる．妊娠初期は透明で羊膜からの分泌が主であるが，妊娠中期以降は胎児尿が主成分となり，肺胞液（肺を満たしている液体）なども含む．妊娠後期には胎児の皮膚からの剥離物などが混ざって乳白色となる．羊水は，胎児や臍帯への外部からの衝撃を和らげたり，胎児が羊水の中で自由に運動することができるようにしたり，胎児の体温を保つなどの役割がある．「羊水検査」は出生前診断の一つで，羊水を採取することにより，羊水中に含まれている胎児の細胞の染色体異常などの診断に用いられている．

3）胎盤

受精卵の外側に絨毛とよばれる小さな突起が生じ，子宮内膜の中に進入する．この絨毛組織と子宮内膜の一部が**胎盤**を形成する．胎盤の形成は妊娠7～8週ごろにはじまり，16週ごろに完成する．妊娠後期の胎盤は，直径約15～20 cm，厚さ約1～3 cm，重さ約500 gの円盤状となり，胎児の分娩後に後産として排出される．母体の血液から胎盤を介して胎児に必要な酸素や栄養素などが送られ，二酸化炭素や老廃物などを胎児から母体へ戻して，物質交換を行っている．

4）臍帯

臍帯は，いわゆる「臍の緒」とよばれるもので，胎盤の胎児面と胎児の臍を結ぶひも状の組織である．**2本の臍帯**動脈（臍動脈）と**1本の臍帯**静脈（臍静脈），およびその間を埋めるやわらかいスポンジ状の組織（ワルトン膠質）からなる（第5章図1参照）．臍帯は，妊娠後期では直径約1.5 cm，長さ約50～60 cmとなる．

5）妊娠維持に重要なホルモン

妊娠が成立すると，妊娠黄体や胎盤の一部となる胎児由来の絨毛組織から，妊娠の維持に重要なホルモンとして，プロゲステロンやエストロゲン，**ヒト絨毛性ゴナドトロピン**（human chorionic gonadotropin：**hCG**），ヒト胎盤性ラクトゲン（human placental lactogen：hPL）などが分泌される．特にhCGの分泌量は，妊娠8～12週ごろにピークとなり，母体の尿中で容易に検出されることから妊娠検査薬に利用されている．

C. 胎児の発育

妊娠期は「**妊娠初期（～13週6日）**」，「**妊娠中期（14週0日～27週6日）**」，「**妊娠後期（28週0日～）**」の3区分に分けられる[3]（表1）．

図5に示すように，妊娠初期は，分割した胚が子宮内膜に着床し，胎児の組織や器官が形成される**器官形成期**であり，外部からの感染や薬物，放射線などにより，形態異常（奇形形成）を起こしやすい時期である．

妊娠中期は，母体と胎児の物質交換の場である胎盤がほぼ完成し，胎児の組織や器官が分化・増殖する時期である．

妊娠後期は，さらに組織や器官の機能が発達し，胎児が子宮の外でも生存できるように備える時期である．妊娠40週ごろには，体重は約3,000 g，身長は約50 cmとなり，出産後に必要な呼吸器や循環器系の機能，体温調節，哺乳機能などが完成する（図6）．

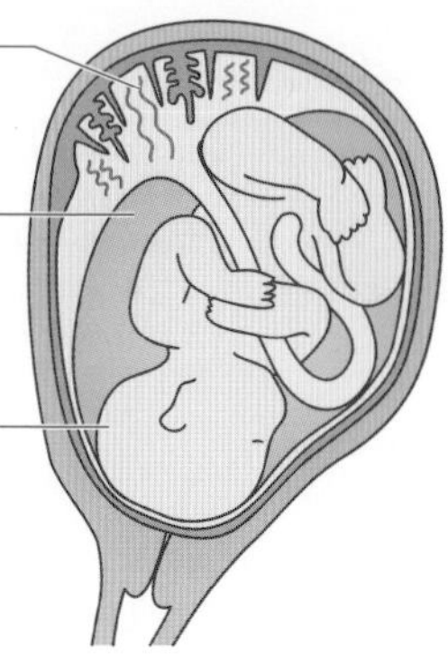

図6　妊娠40週ごろの胎児と胎児付属物

D. 母体の生理的変化

1）妊娠中の体重増加，子宮の変化，消化器系の変化

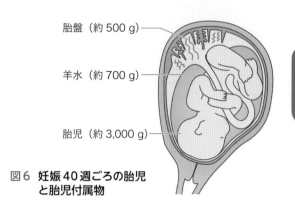

妊娠40週ごろには，胎児（約3,000 g）や胎盤（約500 g），羊水（約700 g），子宮（約1,000 g）などによる体重増加，さらに母体の乳房の増大，循環血液量の増加，体たんぱく質や体脂肪の蓄積などにより，通常，**約7～12 kgの体重増加**となる．妊娠期間中の適正な体重増加は，胎児の正常な発育のために大切である．母体の妊娠前の体格は，児の出生体重と関連しており，妊娠前が「やせ（BMI※3 ＜ 18.5 kg/m^2）」の妊婦では，出生体重が適正となるように，より多くの体重増加が必要となる．

子宮の重量は，妊娠前の約40～80 gから約1,000 gまで増加し，増大した子宮の圧迫により膀胱容量が減り，**頻尿**になりやすい．また，子宮が直腸や大腸下部を圧迫するため，腸管運動が低下し，**便秘**を訴える場

※3　BMIについては**第1章**（p.15）参照．

妊娠月数（妊娠週数）	初期（～13週6日）～中期（14週0日～27週6日）				
	2か月（4～7週）	3か月（8～11週）	4か月（12～15週）	5か月（16～19週）	6か月（20～23週）
胎児の発育	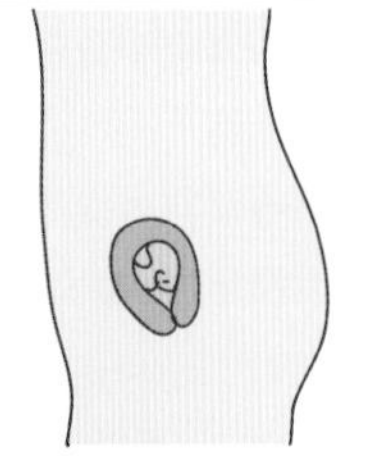	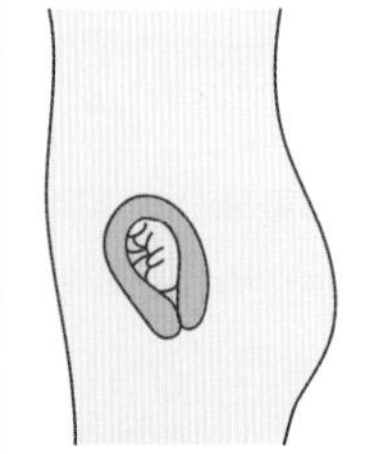	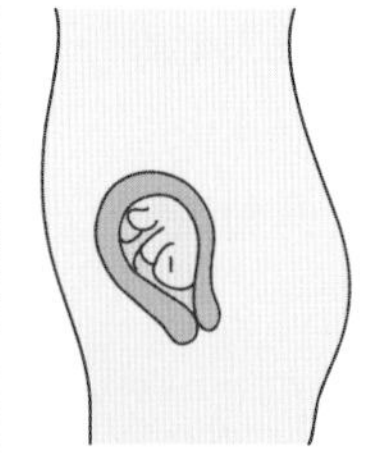	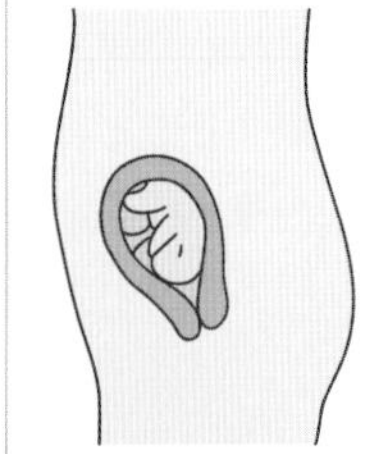	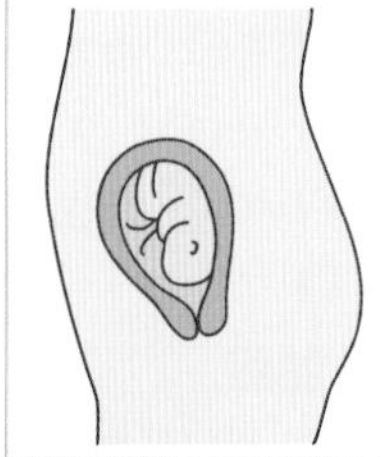
	・座高 約1 cm ・体重 約4 g ・からだの各器官の形成がはじまる	・座高 約4 cm ・体重 約30 g ・人間らしい顔つきになって，四肢の区別ができるようになる	・頭部 約3 cm ・体重 約120 g ・髪の毛が生えはじめ，身長が伸びはじめる	・頭部 約4.5 cm ・体重 約250 g ・胎盤が完成する ・全身にうぶ毛が生え，からだが胎脂という脂に覆われはじめる	・身長 約30 cm ・頭部 約6 cm ・体重 約600 g ・皮膚にしわが出てきて，手指に爪が生え，まつ毛がはっきりしてくる
母体の変化	・月経が止まる ・つわりがはじまる ・下腹が張ったり腰が重くなる ・基礎体温は高温期が続く	・尿の回数が多くなる ・便秘になりやすい ・乳房が張る ・乳頭や乳輪が黒ずんでくる	・つわりがおさまり，食欲が出てくる ・おなかが少しふくらんでくる ・基礎体温は4，5か月ごろから下がり，出産までは低温期となる	・乳房が大きくなる ・体重が増え，おなかのふくらみが目立つようになる ・早い人は胎動を感じはじめる	・ほとんどの人が胎動を感じるようになる ・おなかがせり出してくる ・こむらがえりが起こりやすい

妊娠月数（妊娠週数）	中期	後期（28週0日～）		
	7か月（24～27週）	8か月（28～31週）	9か月（32～35週）	10か月（36～39週）
胎児の発育	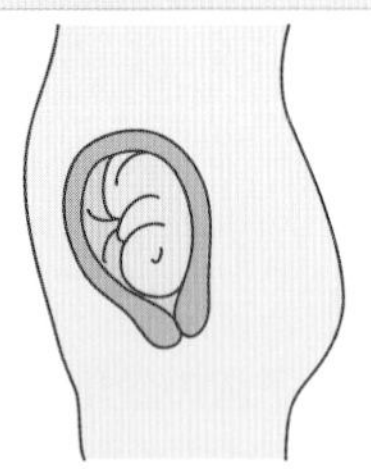	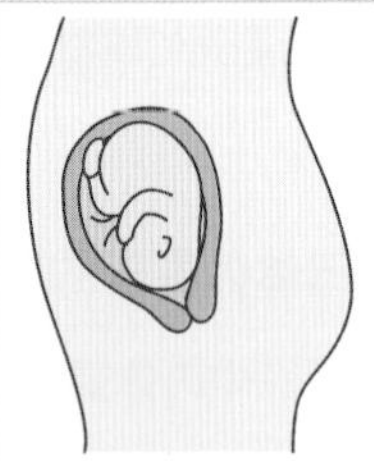	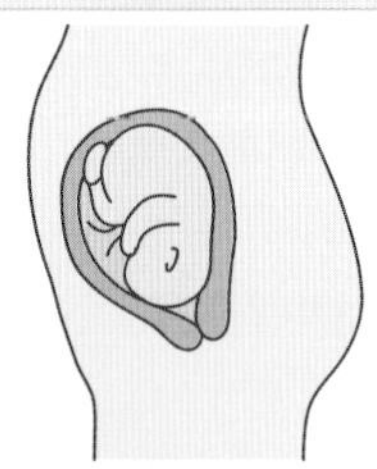	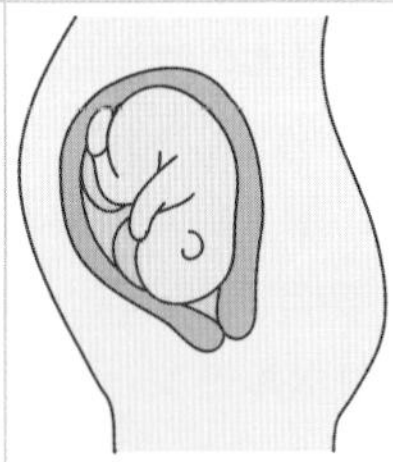
	・身長 約35 cm ・頭部 約7 cm ・体重 約1,000 g ・耳が聞こえるようになり，足指にも爪が生える ・まばたきができる ・皮膚が赤く，しわが多い	・身長 約40 cm ・頭部 約8 cm ・体重 約1,600 g ・皮下脂肪が増えはじめ，おなかの中での位置がほぼ定まってくる	・身長 約45 cm ・頭部 約8.5 cm ・体重 約2,400 g ・からだが丸みをおびてきて，各臓器の機能がほぼ成熟に近づく	・身長 約50 cm ・頭部 約9 cm ・体重 約3,000 g ・皮下脂肪が完全について，胎外生活の準備が完了する
母体の変化	・足にむくみや静脈瘤が出やすくなる ・妊娠線が現れることもある	・動悸，息切れ，胃のもたれなどを感じやすい	・心臓や胃が圧迫され，一度にたくさんの量を食べられなくなる ・動悸や息切れが激しくなる ・下腹やもものつけ根に鈍重感 ・シミやそばかすが増えることも	・子宮の位置が下がり，おなかが前に突き出てくる ・胃の圧迫感がなくなり，食欲が出る ・頻尿になる

図5　胎児の発育と母体の変化

身長・体重は週数末の大きさを示す．
（文献4を参考に作成）

合も多い．また，下肢の血流循環が悪くなり，静脈瘤や痔核を生じやすくなる．

妊娠初期では，多くの妊婦で「**つわり**」がはじまる．嘔吐を中心とした消化器症状，気分や嗜好の変化，唾液分泌亢進を伴うことがある．朝の空腹時に症状が悪くなることが多いため，morning sickness ともいう．ほとんどの場合，妊娠週数が進むにつれて，症状が改善することが多い．

2）妊娠中の乳房，皮膚の変化

妊娠中は，乳房の**乳腺組織**や**脂肪組織が増大**する．乳頭は肥大して，乳頭の周囲の乳輪には褐色の色素が沈着する．出産前であっても，少量の乳汁分泌がみられることがある．色素沈着は，乳頭や乳輪の他に，腹部や外陰部などの皮膚にもみられる．また，妊娠後期には，子宮の増大や脂肪の沈着により，腹部や大腿部などに妊娠線が生じることがある．

3）妊娠中の循環血液量の増加

胎児や胎児付属物への栄養素等の補給や分娩に備えるために，母体の**循環血液量**は出産予定日近くになると非妊娠時の約30～50％も増加するが，赤血球よりも血漿量の増大のほうが著しいため，生理的に貧血になりやすい．妊娠に起因する貧血を**妊娠性貧血**とよび“ヘモグロビン値が11.0 g/dL未満，および/またはヘマトクリット値が33％未満のもの”をいう（日本産科婦人科学会）．また，循環血液量の増加により，血清アルブミン値が低下し1回の心拍出量や心拍数が増加する．

4）妊娠中の代謝の変化，体温の変化

妊娠により**基礎代謝が上昇**し，妊娠後期では，基礎代謝量が非妊娠時の約20～30％も増加する．

胎児にエネルギー源であるグルコースを与えるため，胎盤から血糖値を上昇させるインスリン拮抗ホルモン〔ヒト胎盤性ラクトゲン（hPL）やプロゲステロンなど〕が分泌される．そのため，妊娠中はインスリンの作用が効きにくい状態となり（**インスリン抵抗性**※4），血糖値を正常範囲に保つためのインスリンの必要量が増える．

妊娠中は，血中脂質（トリグリセリド，総コレステロール，遊離脂肪酸など）が増加するが，通常は治療の対象とはならない．また，フィブリノーゲンなどの血液凝固因子も増加するが，分娩時の出血への生理的な反応と考えられている．

基礎体温の「高温期」が妊娠12～16週ごろまで続くが，しだいに低下して「低温期」に戻る．

5）出産・分娩

「分娩開始」とは，陣痛周期が10分以内，または1時間に6回の頻度になった時点をいう．**陣痛**とは分娩時の反復する子宮収縮のことである．広義では妊娠中の子宮収縮も含めており，疼痛を必ずしも伴うわけではない．狭義では分娩時の陣痛を「分娩陣痛」といい，胎盤娩出後の陣痛を「後陣痛」とよんでいる．妊娠中にみられる子宮収縮は「妊娠陣痛」といい，分娩が近づいて比較的頻繁に起こる不規則な子宮収縮を「前陣痛（前駆陣痛）」とよんでいる．

6）産褥期

悪露の排出や子宮の回復により妊娠可能な妊娠前の状態に戻るまでの期間（分娩後6～8週）を**産褥期**とよんでいる．悪露とは，産褥期に腟から排泄される分泌物のことで，胎盤ならびに卵膜の剥離面からの滲出物に子宮頸管，腟などからの分泌物が混ざっており，血液成分やリンパ液を主体としている．はじめは血性であるが，漿液性となり，約6週間で非妊娠時の状態に戻る．

「**マタニティーブルー**」は，マタニティーブルーズ症候群，産褥ブルーズ症候群ともよばれ，産褥期にみられる軽度で一過性の抑うつ，あるいは涙もろさを主症状としている（日本産科婦人科学会）．出産後3～5日ごろから症状が出現し，ほとんどは予後が良好で2週間以内に軽快することが多い．マタニティーブルーは褥婦の約3割に出現し，産褥初期に一過性にみられる生理的なものである．近年，産褥精神障害（産褥期に発症する精神障害）の一つで，「産後うつ病（多くは産後1か月以内に発症する病的なもの）」が問題になっており，マタニティーブルーから産後うつ病に移行するケースも報告されている．

7）授乳

妊娠中は，エストロゲンやプロゲステロンなどの作用により乳腺組織が増大し，妊娠後期になると乳汁分泌の準備がほぼ整うが，本格的な乳汁の分泌は分娩後である．妊娠中は胎盤から分泌されるエストロゲンやプロゲステロンにより，下垂体前葉からの**プロラクチ**

※4　**インスリン抵抗性**：インスリンに対する感受性が低下しており，膵臓からインスリンは分泌されているが，効果を発揮できない状態．

表2 母乳の授乳間隔と授乳回数

出産後の時期	授乳間隔・授乳回数の目安
出産後～生後2，3か月ごろ	子どもの欲するとき7～8回以上
生後3～5か月ごろ	睡眠時間が長くなり，授乳回数が6～7回くらいに減る
生後5，6か月ごろ （離乳初期）	離乳の開始後ほぼ1か月間は，離乳食は一日1回とする． 母乳は子どもの欲するままに与える
生後7，8か月ごろ （離乳中期）	離乳を開始して1か月を過ぎたころから，離乳食は一日2回とする．母乳は離乳食の後に与える．離乳食とは別に母乳は子どもの欲するままに与える
生後9～11か月ごろ （離乳後期）	離乳食は一日3回とする．離乳食の後に母乳を与える． 離乳食とは別に母乳は子どもの欲するままに与える
生後12～18か月ごろ （離乳完了期）	食事が一日3回となり，その他に一日1～2回の間食を目安とする．母乳は離乳の進行および完了の状況に応じて与える

（文献5を参考に作成）

表3 乳児が母乳を十分に飲んでいるときの状況

① 安定して体重が増えている
② 24時間に，少なくとも8回は母乳を飲んでいる（生後3か月ごろまで）
③ 授乳の際に，母乳が出てくると吸啜のリズムがゆっくりになり，嚥下の音や母乳を飲み込む音が聞こえる
④ 乳児が元気で肌の張りもよく，健康である
⑤ 授乳後，次の授乳まで機嫌がよい ＊ただし，乳児が十分に母乳を飲んでいるにもかかわらず，別の理由で機嫌の悪い場合に母乳不足と思い込む母親もいるため注意する
⑥ 尿がうすい色で，24時間に布おむつを6～8枚濡らす ＊紙おむつの場合は，枚数が少ないことがあるので注意する
⑦ 24時間に3～8回排便がある ＊月齢が進むと，便の回数が減少することがある
⑧ 母親の乳房が授乳前に張っているような感じがあり，授乳後にはやわらかくなっている ＊すべての女性がはっきりと変化を認識するわけではないので注意する

（文献5を参考に作成）

ン（prolactin：PRL；催乳（さいにゅう）ホルモン，泌乳（ひつにゅう）ホルモン，乳汁分泌ホルモン）の作用が抑制され，乳汁分泌が抑えられている．分娩後は，胎盤からのエストロゲンやプロゲステロンの血中濃度が急激に低下し，抑えられていたプロラクチンの作用が発揮されて，本格的な乳汁の生成と分泌がはじまる．

授乳とは，乳汁（母乳または育児用ミルク※5）を児に与えることであり，児に栄養素等を与えるとともに，母子・親子の絆を深めて，児の心身の健やかな成長・発達を促すために大切である．新生児は昼夜の関係なく授乳と睡眠を中心に生活し，発育するにつれて授乳のリズムや睡眠のリズムが整っていく．母乳の授乳間隔，授乳回数は特に定める必要はなく，児が欲しがったときに欲しがるだけ与える「**自律授乳**」が基本となる．母乳の授乳間隔と授乳回数の目安については，**表2**に示したとおりである．

授乳の開始後，母乳育児を行う母親などで授乳量が足りないという不安をもつ場合がある．母乳不足なのか，あるいは母親の母乳不足感なのかについては，乳児や母親の状態や家庭環境などを考慮して，総合的に判断する必要がある（**表3**）．児の発育を評価するうえで「体重」は重要な指標の一つであるが，児の成長は，出生体重や出生週数，栄養方法などによって変わってくるため，**乳児身体発育曲線**（第5章図14参照）を用

※5 **育児用ミルク**：母乳の代替として飲用に供する乳児用調製粉乳および乳児用調製液状乳をいう．これらは，食品としての安全性の観点から，食品衛生法に基づく乳及び乳製品の成分規格等に関する省令の承認および母乳代替食品として栄養学的・医学的に適する旨の表示の観点から健康増進法に基づく特別用途食品の表示の許可を受けなければならないとされている．育児用ミルクには，フォローアップミルクは含まれない（**第5章2-D-2）人工栄養参照**）．

いて，これまでの発育経過を考慮する．

①母乳（母乳育児）の利点

母子にとって「母乳」は基本であり，母乳で育てたいと思っている人が無理をせずに自然に実現できるよう，母親やその家族に対して，具体的な授乳方法や母乳（母乳育児）の利点などについて，母親学級や両親学級，妊婦健康診査などの機会を通じて情報提供が行われることが望ましい．

母乳（母乳育児）の利点としては，

- **乳児に最適な成分組成であるため，児への代謝負担が少ない．**
- **感染防御因子を多く含み，児の感染症の発症や重症化のリスクを低減する．**
- **小児期の肥満や後の2型糖尿病の発症リスクの低下などの報告がある．**

などがある．また，母乳を与えることによって，

- **産後の母体の回復を促進する．**
- **良好な母子関係を形成する．**
- 排卵を抑制する（プロラクチンは排卵に対して抑制的にはたらく）．
- 衛生的，経済的で，手間もかからない．

などもあげられる．

②母乳（母乳育児）の留意点

母乳（母乳育児）における留意点としては，

- 母乳の分泌量がわからないので，母乳不足を起こすことがある．
- 栄養素の不足：
  - ・**ビタミンK**：母乳中のビタミンK含量が低いことや乳児では腸内細菌によるビタミンKの産生・供給量が少ないことなどで，**新生児メレナ**や**特発性乳児ビタミンK欠乏性出血症**（第5章2-H. ビタミンK摂取と乳児ビタミンK欠乏性出血症参照）を起こすことがある．乳児へのビタミンK（ビタミンK_2シロップ）の内服により予防することができる．
  - ・**ビタミンD**：出生時にビタミンD不足であった児では，母乳からのビタミンD供給量だけでは改善が難しい場合があり，ビタミンD欠乏による**くる病**の発症が指摘されている．ビタミンD欠乏の原因には，ビタミンD摂取不足のほか，日光照射不足もあげられる．
  - ・**鉄**：母乳育児の場合，生後6か月の時点でヘモグロビン濃度が低く，**鉄欠乏性貧血**を起こしやすいとの報告がある．母乳育児を行っている母親は鉄の供給源となる食品を積極的に摂取するとともに，適切な時期に離乳を開始して鉄の供給源となる食品を積極的に取り入れることが望ましい．
- 母乳とアレルギーについて：
  生後6か月間の母乳栄養は，小児期のアレルギー疾患の発症に対する予防効果はないという報告がある．ただし，この報告では，児の消化器感染症の減少，あるいは母体の体重減少効果や再妊娠の遅延といった利点があることから，6か月間の母乳栄養自体は推奨している[6]．
- **母乳性黄疸**（おうだん）：新生児期の生理的黄疸を**新生児黄疸**といい，生後4，5日ごろから生後10～14日ごろまでみられることが多い．原因は胎児赤血球の溶血と，肝臓でのビリルビン代謝能力が未熟なために起こるビリルビンの血中流出などが考えられている．母乳中の成分によってビリルビンの排出が抑えられるため，母乳栄養児で，黄疸症状が長引く場合は，母乳性黄疸（新生児遷延性黄疸）である場合がある．母乳性黄疸では，基本的に母乳育児を中断する必要はない（第5章2-G. 哺乳量と母乳性黄疸参照）．
- 母親が摂取した薬物やアルコールなどが，母乳を介して乳児へ移行することがある．
- 母親がウイルス感染症にかかると，母乳を介して乳児に感染することがある（経母乳感染）．**成人T細胞白血病（ATL）ウイルス（HTLV-1）**や**HIV**（human immunodeficiency virus：ヒト免疫不全ウイルス），サイトメガロウイルスなどがあげられる．

以上のように，母親の疾患や感染症，薬剤などの使用，乳児の状態，母乳の分泌状況などのさまざまな理由から人工栄養を選択する母親に対しては，十分な情報提供のうえ，その決定を尊重し，母親の心の状態に十分に配慮する．

E. 乳汁分泌の機序

乳房の脂肪組織の間にある乳腺葉といった乳腺組織において，血管から栄養素等が取り込まれて母乳が産生される．図7に示したように，産生された乳汁は乳管を通って一時的に乳管洞（にゅうかんどう）に蓄えられ，乳首（にゅうしゅ）にある乳（にゅう）

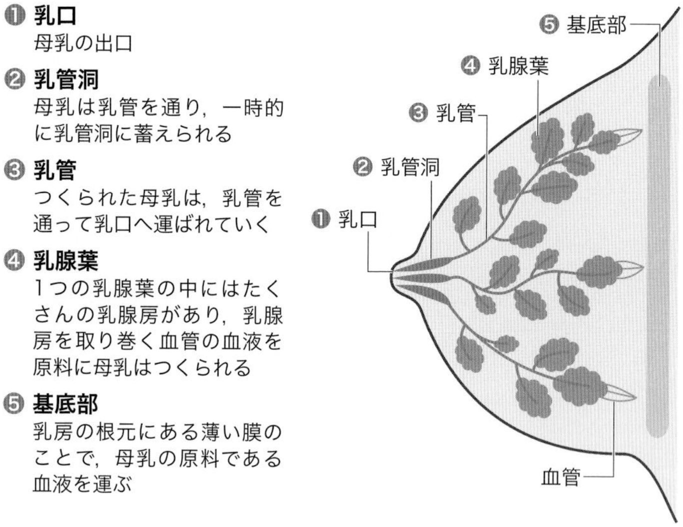

❶ 乳口
母乳の出口
❷ 乳管洞
母乳は乳管を通り，一時的に乳管洞に蓄えられる
❸ 乳管
つくられた母乳は，乳管を通って乳口へ運ばれていく
❹ 乳腺葉
1つの乳腺葉の中にはたくさんの乳腺房があり，乳腺房を取り巻く血管の血液を原料に母乳はつくられる
❺ 基底部
乳房の根元にある薄い膜のことで，母乳の原料である血液を運ぶ
❺ 基底部
❹ 乳腺葉
❸ 乳管
❷ 乳管洞
❶ 乳口
血管

図7 母乳の産生
（文献5より引用）

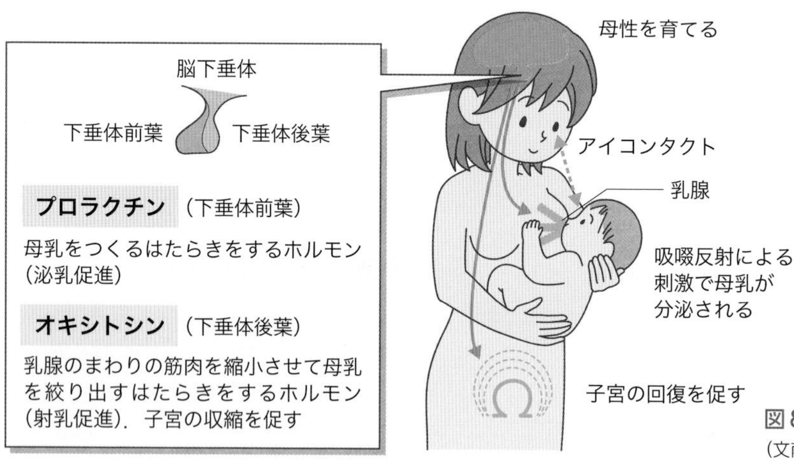

母乳をつくるはたらきをするホルモン（泌乳促進）

乳腺のまわりの筋肉を縮小させて母乳を絞り出すはたらきをするホルモン（射乳促進），子宮の収縮を促す
母性を育てる

図8 授乳と母子関係
（文献5を参考に作成）

口へ運ばれる．乳房の脂肪組織量は個人差が大きく，乳房の大きさは乳汁分泌量とは関連していない．

乳児の**吸啜反射**※6による刺激が視床下部に作用して，下垂体前葉から**プロラクチン**，下垂体後葉から**オキシトシン**（oxytocin：OXT）が分泌される（図8）．プロラクチンは，血流を介して乳房に達し，乳腺に作用して乳汁を分泌する．また，プロラクチンは下垂体に作用して排卵を抑制するため，次の妊娠がしにくくなる．オキシトシンも血流を介して乳房に達し，乳腺のまわりの筋肉を収縮させて乳汁を放出させ，**射乳反射**を促す．オキシトシンは子宮筋の収縮作用もあるため，子宮の回復（**子宮復古**※7という）を促すことになる．

図8に示したように，母乳に限らず，育児用ミルクを用いる場合においても，授乳のときのスキンシップや，目と目を合わせての視線のふれあい（アイコンタクト）などが，母子関係を良好に保ち，愛着の形成に大切な役割を果たす．授乳中はできるだけ静かな環境

※6　**吸啜反射**：「きゅうせつ」とも読む（日本産科婦人科学会）．生後に出現する新生児の原始反射の一つ．指を口腔内に入れれば，反射的に吸乳反応を示す．これは哺乳のための反射であり，乳首が口腔内に挿入されたときにも出現する．なお，**探索反射**（唇やその周辺に物が触れた場合に，口を開いて顔を触れた物のほうに向ける），捕捉反射（唇やその周辺に触れた物をくわえる），吸啜反射，**嚥下反射**（乳房から分泌された乳汁を飲み込む）などの一連の反射を**哺乳反射**とよんでいる．

※7　**子宮復古**：妊娠により増大し，分娩により胎盤剥離や子宮頸管開大に伴う創傷面ができるなど，変化した子宮が妊娠前の状態に回復する現象をいう．

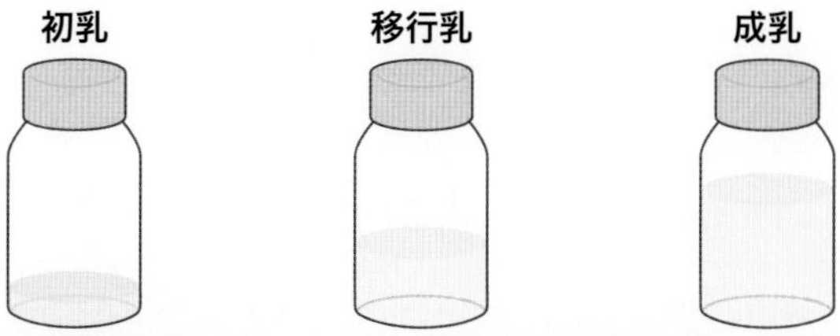

初乳	成乳
1日約100 mL →	1日約780 mL
・出産後から数日間 （出産後3～5日間くらい）	・出産後約10日以降
・淡黄色 （β-カロテンを含むため） ・やや粘稠性	・白色
・免疫グロブリン（分泌型IgA），ラクトフェリン，リゾチームなどの感染防御因子を多く含む ・たんぱく質やミネラル（Na，Cl など），ビタミンAを多く含む	・脂質やラクトースを多く含む

図9　**初乳，移行乳，成乳**

で，適切な児の抱き方で，目と目を合わせて優しく声をかけるなどを心がける．

F. 初乳，成乳

出産後の数日間（通常は出産後3～5日間くらい）に分泌される乳汁を「**初乳**」といい，出産後10日くらいで「**成乳（成熟乳）**」となり，その間の乳汁を「**移行乳**」という．

「初乳」は，淡黄色でやや粘稠（ねんちゅう）性があり，中性～弱アルカリ性である．成乳に比べて，**たんぱく質**やミネラル〔ナトリウム（Na），塩素（Cl）など〕，ビタミンAが多く，**脂質**や**ラクトース（乳糖）**は少ない（**図9**）．また，初乳は，**免疫グロブリン**※8や**ラクトフェリン**※9，**リゾチーム**※10などの感染防御因子を多く含む（**表4**）．特に免疫グロブリンのなかの**分泌型IgA**は，乳児の消化管などの粘膜を保護して，ウイルスや細菌の侵入を防ぐため，初乳をできるだけ飲ませることが望ましい．たんぱく質としては，カゼインが少なく，乳清（にゅうせい）（ホエイ）たんぱく質である**ラクトアルブミン**を多く含む．

「成乳」になると，たんぱく質やミネラル（ナトリウムなど）の濃度が低下し，脂質やラクトースの濃度が上昇する．

表4　**母乳中の主な感染防御因子**

成分	感染防御因子		母乳中濃度（μg/mL）
たんぱく質	免疫グロブリン	IgA	（初乳）1,000～2,000 （成乳）500～1,000
		IgG	（初乳）340 （成乳）30～50
	ラクトフェリン		（初乳）5,000～7,000 （成乳）1,000～3,000
	リゾチーム		（初乳）90～1,000 （成乳）30～3,000
細胞成分	白血球		（初乳）3×10^6 細胞/mL （成乳）1×10^4～4×10^5 細胞/mL

（文献5より一部抜粋して引用）

G. 母乳成分・母乳量の変化

母乳（人乳）の成分は，牛乳に比べ，エネルギー量や脂質含量ではほとんど差はないが，たんぱく質やミネラル（ナトリウム，カリウム，カルシウム，リンなど），ビタミンB_1，ビタミンB_2が少なく，炭水化物（主にラクトース），不飽和脂肪酸，ビタミンA，ビタミンE（α-トコフェロール），ビタミンCが多く含まれている（**表5**，**表6**）．

乳汁中の栄養素含有量に影響する因子は**表7**に示したとおりで，特に授乳婦の脂質の摂取状況により，乳汁中の脂肪酸組成が変化する．

※8　**免疫グロブリン**：免疫グロブリン（Immunoglobulin：Ig）は血液中や組織液中に存在し，IgG，IgA，IgM，IgD，IgEの5種類がある．IgAは，ヒトの消化管などの粘膜や初乳中に多く，局所で細菌やウイルス感染の予防に役立っている．IgAは血液中ではY字型をしているが，粘膜や初乳中ではY字構造が2つ結合した形（分泌型IgA）をしている．

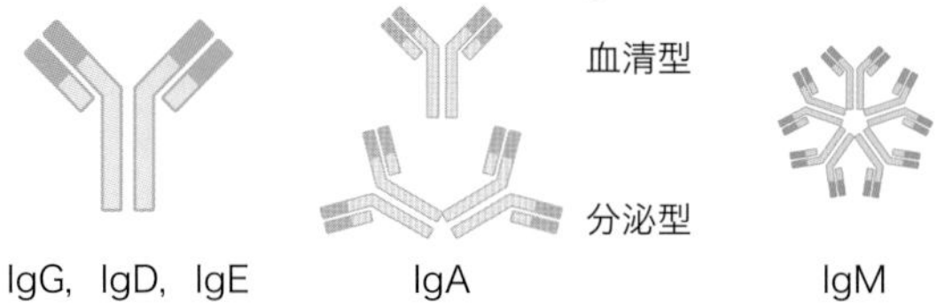

※9　**ラクトフェリン**：乳清たんぱく質の一種で，鉄結合性の糖たんぱく質．初乳に多く含まれており，静菌作用を有し，乳児の消化管の粘膜面で感染症や重症炎症の際の免疫制御に関与する．また，ビフィズス菌の増殖を促す．

※10　**リゾチーム**：細菌の細胞壁を融解するはたらきがあり，乳児の消化管の粘膜での感染防御因子の産生不足を補う．

表5　母乳（人乳）と牛乳の成分比較

食品名			初乳（人乳）	成乳（人乳）	牛乳
エネルギー		kcal	62.5	61	61
たんぱく質		g	1.93	1.1	3.3
脂質		g	2.77	3.5	3.8
飽和脂肪酸		g	－	1.32	2.33
一価不飽和脂肪酸		g	－	1.52	0.87
多価不飽和脂肪酸		g	－	0.61	0.12
コレステロール		g	－	15	12
炭水化物		g	7.47	7.2	4.8
灰分		g	－	0.2	0.7
ミネラル	ナトリウム	mg	33.7	15	41
	カリウム	mg	67.0	48	150
	カルシウム	mg	31	27	110
	マグネシウム	mg	－	3	10
	リン	mg	17.2	14	93
	鉄	mg	－	0.04	0.02
	亜鉛	mg	－	0.3	0.4
	銅	mg	－	0.03	0.01
	マンガン	mg	－	Tr	Tr
	ヨウ素	μg	－	*	16
	セレン	μg	－	2	3
	クロム	μg	－	0	0
	モリブデン	μg	－	0	4

食品名			初乳（人乳）	成乳（人乳）	牛乳
ビタミンA	レチノール活性当量	μg RAE	101	46	38
ビタミン	ビタミンD	μg	－	0.3	0.3
	α-トコフェロール	mg	－	0.4	0.1
	ビタミンK	μg	－	1	2
	ビタミンB_1	mg	0.01	0.01	0.04
	ビタミンB_2	mg	0.03	0.03	0.15
	ナイアシン	mg	0.07	0.2	0.1
	ビタミンB_6	mg	－	Tr	0.03
	ビタミンB_{12}	μg	－	Tr	0.3
	葉酸	μg	－	Tr	5
	パントテン酸	mg	－	0.50	0.55
	ビオチン	μg	－	0.5	1.8
	ビタミンC	mg	4	5	1
食塩相当量		g	－	0	0.1
備考				成乳（100 g：98.3 mL，100 mL：101.7 g）	普通牛乳（100 g：96.9 mL，100 mL：103.2 g）

100 g当たりの値．ただし，成乳（人乳）のヨウ素は母親の食事条件に影響されるため策定が見送られた．Tr：微量
（初乳については文献7より，成乳（人乳）と牛乳については文献8より引用）

出産後から乳汁の分泌がはじまり，初乳の母乳量は一日に約100 mLであるが，少しずつ増加して，生後5日ごろには一日に約300～500 mL，生後1か月ごろには一日約780 mLまで増加する．日本人の食事摂取基準（2020年版）では，日本人女性の泌乳量について，離乳期前の乳児を対象とした哺乳量に関するデータに基づいて，授乳期の泌乳量を一日780 mLとして算定している．

2　妊娠期・授乳期の栄養アセスメントと栄養ケア

妊娠期・授乳期は，母体の健康だけでなく，児の発育のためにも，栄養状態や心身機能の特徴に基づいた栄養アセスメントや栄養ケアが大切である．

A. 栄養アセスメント

栄養アセスメントの項目としては，「身体計測」，「生理・生化学的検査（臨床検査）」，「問診・観察（臨床診査）」，「食事調査」などがある．

1）身体計測

妊婦の身長測定と非妊娠時（ふだん）の体重測定の結果が，栄養状態の評価に必要である．非妊娠時の体格が「やせ（BMI＜18.5 kg/m^2）」の場合は，低出生体重児（出生体重が2,500 g未満）や早産のリスクが高くなるため，非妊娠時の体格区分別の妊娠中の体重増加量が推奨されている（表8）．

推奨される体重増加量よりも体重増加量が少ない場合は，エネルギーや栄養素の摂取量が不足していないか，何らかの妊娠合併症によって胎児の発育が障害されていないかなどを確認する．一方，推奨される体重増加量よりも体重増加量が多い場合は，エネルギーや栄養素の摂取量が過剰になっていないか，浮腫（ふしゅ）などを

表6 母乳に含まれる成分と特徴

栄養素	特徴	成分
たんぱく質	母乳のたんぱく質は消化がよく，消化機能が未発達な乳児に負担をかけない．母乳中にたんぱく質は1.1 g/100 mL含まれ，母親の栄養状態による影響はほとんど受けない．また，たんぱく質濃度は初乳で高く，次第に低下する	**〈カゼイン〉** カルシウム，リンを含み，熱や酸で固まる性質がある．牛乳に含まれるカゼインは胃酸で凝固すると粗大で固くなるが，母乳のカゼインは胃酸で凝固してもやわらかく，“ソフトカード”とよばれている **〈乳清（ホエイ）たんぱく質〉** ホエイには40種類もの酵素が含まれており，消化を助け，乳児の発達を促進する．また，ホエイに含まれるラクトフェリンは，鉄と結合するたんぱく質で，静菌作用をもち，消化管や気道の粘膜面で感染症や重症炎症の際の免疫制御に関与する．さらに，ビフィズス菌の増殖を促す **〈分泌型IgA〉** ホエイたんぱく質に含まれる機能たんぱく質の一つで，成乳に0.2 g/100 mL含まれる．胃酸や消化酵素に対して抵抗性を示し，腸管粘膜の表面から侵入するウイルスや細菌から出生後の乳児を守り，腸管免疫・感染防御に重要な役割を果たす
脂質	母乳中の脂質は，母乳エネルギーの約50％を供給し，その約90％が中性脂肪である．高濃度の必須脂肪酸，リノール酸，α-リノレン酸および高度不飽和脂肪酸などが含まれている．脂肪分解酵素のリパーゼも含まれているため，脂肪は効率よく消化されて乳児の栄養となる	**〈リノール酸〉** アラキドン酸，プロスタグランジン，ロイコトリエンが生合成され，種々の炎症に関して免疫反応を強める **〈α-リノレン酸〉** 免疫反応を高める作用があり，ドコサヘキサエン酸（DHA）やエイコサペンタエン酸（EPA）などを生合成してアレルギーを抑制する **〈ドコサヘキサエン酸（DHA）〉** 脳の発達の促進，中枢神経や網膜の細胞構成成分として重要 **〈アラキドン酸〉** 乳児の発育や脳の発達を促進する **〈コレステロール〉** 細胞膜の構成成分であり，脳やからだの発育に必要
炭水化物	母乳中の炭水化物は7.2 g/100 mL含まれる．主にラクトースであり，その他，種々のオリゴ糖などが含まれている	**〈ラクトース〉** ラクトースは小腸でガラクトースとグルコースに分解され，エネルギー源となる．ガラクトースは，中枢神経系発達や腸内ビフィズス菌の増殖を促し，分解されなかったラクトースは，鉄とカルシウムの吸収を促進させる **〈オリゴ糖〉** 約130種のオリゴ糖は，感染防御機能をもつことで重要である．腸内でのビフィズス菌の増殖を促進し，大腸菌の増殖を阻止する
ミネラル	母乳中のミネラル濃度は比較的一定しており，マグネシウム以外のミネラルは初乳で高く，次第に低下する	**〈カルシウム，リン〉** ともに骨や歯の成分となる．カルシウムは，神経の伝達作用や筋肉の収縮の調節に関係する **〈鉄，亜鉛〉** 母乳中の鉄，亜鉛などの微量元素は，低分子たんぱく質と結合しているため，吸収がよく，腸管に負担を与えにくい
ビタミン	母乳中には脂溶性ビタミン（A，D，E，K）および水溶性ビタミン（B群，C）が含まれいる	**〈ビタミンA〉** 視力と上皮構造の維持に必要であり，生後1週間は濃度が高く，次第に減少する **〈ビタミンD〉** 体内におけるカルシウム，リンの代謝調節に関与し，抗くる病活性を示す．通常は母乳栄養でくる病を発症することはないが，まれに日光照射不足の状況下でビタミンD欠乏症となって，くる病を発症することがある **〈ビタミンE〉** 初乳に多く含まれ，抗酸化作用をもつ **〈ビタミンK〉** 血液凝固因子の合成に必要な物質であり，生後数日すれば腸内細菌がつくりはじめる．母乳には少量であるがビタミンKが含まれており，特に授乳後半の母乳に含まれるため，乳児が満足するまで授乳を行うことは有効とされる

（文献5を参考に作成）

表7 乳汁中の栄養素含有量に影響する因子

乳汁中の栄養素含有量に影響する因子	栄養素
授乳婦の摂取状況	脂質*，ビタミンA，ビタミンE，ビタミンK，ビタミンB_1，ビタミンB_2，ナイアシン，ビタミンB_6，パントテン酸，ビオチン，ビタミンC，マンガン，ヨウ素，セレン
授乳婦の体内貯蔵量	脂質，ビタミンD，葉酸
授乳婦の摂取状況および体内貯蔵量にかかわらず一定	たんぱく質，ビタミンB_{12}，ナトリウム，カリウム，カルシウム，マグネシウム，リン，鉄，亜鉛，銅，クロム
不明	モリブデン

＊ 摂取状況により脂肪酸組成が変化．
（文献9より引用）

表8　妊娠中の体重増加指導の目安＊1

妊娠前の体格＊2		体重増加指導の目安
低体重（やせ）	BMI 18.5未満	12〜15 kg
普通体重	BMI 18.5以上25.0未満	10〜13 kg
肥満（1度）	BMI 25.0以上30未満	7〜10 kg
肥満（2度以上）	BMI 30以上	個別対応（上限5 kgまでが目安）

＊1　「増加量を厳格に指導する根拠は必ずしも十分ではないと認識し，個人差を考慮したゆるやかな指導を心がける.」産婦人科診療ガイドライン―産科編2020 CQ010より
＊2　体格分類は日本肥満学会の肥満度分類に準じた.
（文献10より引用）

きたしていないかなどを調べる.

妊娠による体重増加量は，出産直前には非妊娠時より約10〜13 kgとなるが，出産後の体重減少があるため，継続的に体重測定を行って適正な体重を維持できるようにする．授乳婦の場合は，泌乳量に応じた適正なエネルギー・栄養素の付加量の調整が必要となる.

Column

わが国の出生率について

近年，少子高齢化や核家族化が進み，晩婚化・晩産化，育児の孤立化など妊産婦などを取り巻く環境が変化している.

2018年の合計特殊出生率（15〜49歳までの女性の年齢別出生率を合計したもの）は1.42であり，出生数（しゅっしょうすう）は918,397人で過去最少となっている（図A）．また，わが国における低出生体重児の出生割合は1985年ごろから年々増加しており（2018年では9.4％），社会的課題となっている〔人口動態統計（厚生労働省）〕．低出生体重児として生まれてくる主な理由としては，「早産」と子宮内での胎児の体重増加が十分でない「子宮内発育制限」の2つの場合がある.「子宮内発育制限」は，胎児自身の異常によっても起こるが，妊婦の喫煙のほか，低栄養状態（やせ）や飲酒などが原因となっている.

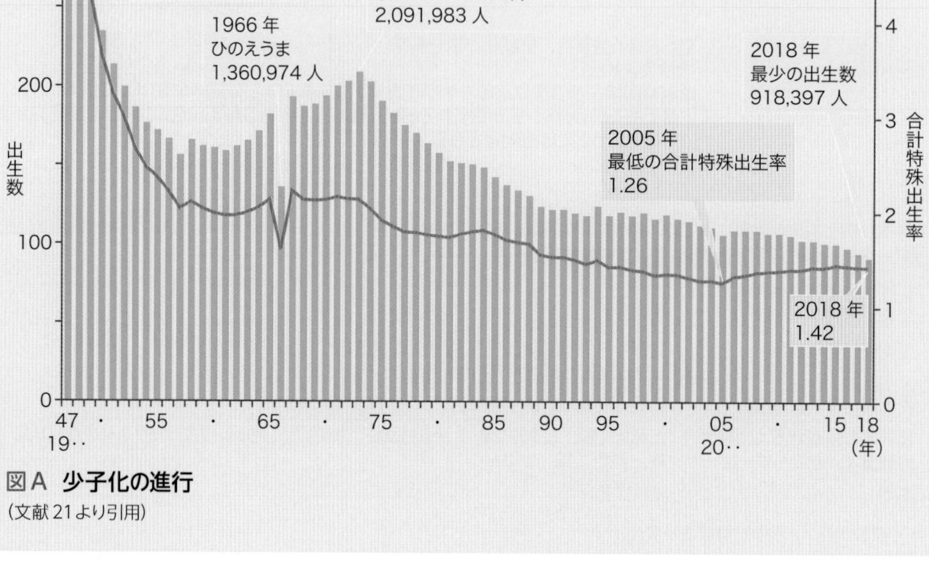

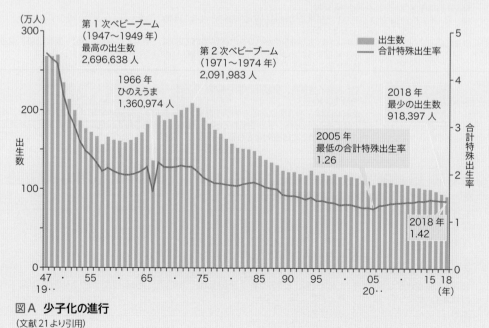

図A　少子化の進行
（文献21より引用）

2）生理・生化学的検査（臨床検査）

妊娠期間中は，血圧測定や血液検査，尿検査（尿たんぱくや尿糖の検出）などを行う．血液検査項目としては，赤血球数，白血球数，ヘモグロビン，ヘマトクリット，血小板数などを測定する．妊娠期や産褥期の貧血の原因として最も多いのは，**鉄欠乏性貧血**である．

3）問診・観察（臨床診査）

妊婦の健康状態などを把握するために，年齢や現病歴，既往歴（きおうれき），これまでの妊娠・出産・産後の状態などについての問診を行う．

出産後では，出産の状態，出産後の母体の経過（子宮復古，悪露，乳房の状態，血圧，尿たんぱく，尿糖，体重など），児の栄養法などについての問診を行う．

4）食事調査，生活習慣

栄養素等の摂取状況や生活習慣の把握を行う．妊娠中の食習慣・生活習慣が胎児の発育に及ぼす影響は大きい．

①嗜好品

特に重要なのは「喫煙」と「飲酒」である．喫煙は低出生体重のリスクを高めるだけでなく，出生後の「乳幼児突然死症候群（sudden infant death syndrome：SIDS（シッズ））」のリスクも高める．また，飲酒は，胎児・乳児に対して低体重・顔面を中心とする形態異常・脳障害などを引き起こす可能性があり，「胎児性アルコール症候群（fetal alcohol syndrome：FAS）」とよばれている．胎児性アルコール症候群には治療法はなく，また少量の飲酒でも妊娠のどの時期でも生じる可能性があることから，妊娠中は飲酒を控えるようにする．

また，カフェインやテオフィリンなどのメチルキサンチン類はコーヒー，茶類，ココア，コーラなどに含まれている．コーヒーを日常的に多飲していた妊婦で流早産や低出生体重児の割合が高かったという報告もあり，妊娠中は，カフェインを多く含む食品の過剰摂取に注意する．

授乳婦の食事を通して，乳児は母乳からさまざまな味・香りを経験することになる．にんにくやわさび，唐辛子，カレー粉などの香りの強い食品は，乳汁に独特の香りや味をつけるため，乳児が母乳を飲まなくなる場合がある．授乳期では，喫煙（受動喫煙も含めて）やアルコールの摂取，カフェインを多く含む飲料の過剰摂取は控えることが望ましい．

②身体活動・運動

身体活動・運動については，母体と児の危険が伴わないように十分留意し，妊娠中は軽度の身体活動・運動にとどめて，激しい運動（振動や衝撃の加わるスポーツや，腹部に圧迫のかかる運動など）や急激な運動は避けるべきである．特に妊娠初期は流産しやすい時期であり，過度な運動は控える必要がある．

③就業状況

近年，働く女性が増加し，勤労妊婦の割合も多くなっている．就業状況について，仕事の内容や職場環境，勤務時間，通勤の時間や通勤時の混雑の程度，産前産後休業などを把握し，「立ち作業など負担の大きい作業が多い」，「厳しい温湿度条件である」，「たばこの煙がひどい」，「振動が多い」，「ストレスが多い」，「休憩がとりにくい」，「時間外労働が多い」などの場合は，作業環境を改善する配慮が必要であろう．

5）妊婦健康診査（妊婦健診）

母子保健法第13条により，「都道府県または保健所を設置する市は，必要に応じ，妊産婦または乳児もしくは幼児に対して，健康診査を行い，または健康診査を受けることを勧奨しなければならない」ことが定められている．

標準的な妊婦健康診査の例は，下記のとおりである．

①妊婦健康診査の回数

- 妊娠初期より妊娠23週まで：4週間に1回
- 妊娠24週より妊娠35週まで：2週間に1回
- 妊娠36週以降分娩まで：1週間に1回

②毎回共通する基本的な項目

- 健康状態の把握：妊娠週数に応じた問診，診察など．
- 検査計測：子宮底長※11，腹囲，血圧，浮腫，尿検査（尿たんぱく・尿糖），体重（1回目は身長も）など．
- 保健指導

※11　**子宮底長**：恥骨の上端から子宮の上の端までの距離を計測した数値で，子宮の大きさを示す．

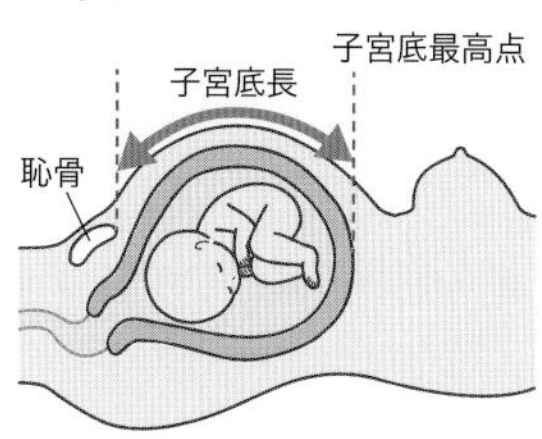

③ 必要に応じて行う医学的検査

- 血液検査（血液型，血算，血糖，B型肝炎ウイルス抗原，C型肝炎ウイルス抗体，HIV抗体，梅毒血清反応，風疹ウイルス抗体，HTLV-1抗体）
- 子宮頸がん検診
- 超音波検査など

B. 栄養ケア

日本人の食事摂取基準（2020年版）における，「妊婦の食事摂取基準」については**表9**のとおりである．

「各栄養素の母乳中濃度および離乳食からの摂取量」，「授乳婦の食事摂取基準」については**表10**，**表11**のとおりである．

妊娠期のエネルギー付加量については，第2章6-A-1）エネルギーを参照のこと．

① 妊娠初期：推定エネルギー必要量の付加量は**＋50 kcal/日**であり（**表9**），「つわり」がある場合などは，食事の回数を増やして少しずつ食べやすいものを食べる，水分の補給に努めるなど体調に合わせて摂取するとよい．特に器官形成期では，胎児の正常な発育に必要な栄養素（葉酸やビタミンAなど）の摂取不足や過剰摂取に注意する．

② 妊娠中期：「つわり」の症状がなくなり，食欲が回復するため食事摂取量を増やすことができる．推定エネルギー必要量の付加量は**＋250 kcal/日**であり（**表9**），推奨された体重増加量になるように，エネルギー摂取量を調整する．血漿量の増加に対して赤血球数の増加が少ないため，**鉄欠乏性貧血**を起こしやすい．鉄を多く含む食品，特にヘム鉄を多く含むたんぱく質食品の摂取や鉄の吸収率を高めるビタミ

Column

授乳期の栄養方法について

授乳期の栄養方法については，2005年に比べ，2015年では「母乳栄養」の割合が増加して，生後1か月では51.3％，生後3か月では54.7％と半数以上が母乳育児であった．さらに**「混合栄養」も含めると，母乳を与えている割合は，生後1か月で96.5％，生後3か月で89.8％と9割近くであった**（図B）．また，母乳育児に関する妊娠中の考えでは，妊娠中に「ぜひ母乳で育てたいと思った」と回答した者の割合は43.0％，「母乳が出れば母乳で育てたいと思った」と回答した者の割合は50.4％であり，合計すると**母乳で育てたいと思った者の割合は9割を超えていた**．

一方，「授乳について困った」と回答した0～2歳児の保護者の割合は77.8％であり，「母乳が足りているかどうかわからない」が40.7％，次いで「母乳が不足ぎみ」は20.4％，「授乳が負担，大変」が20.0％であった．生後1か月時の栄養方法別では，母乳栄養では「母乳が足りているかわからない」が31.2％で最も高く，次いで「人工乳（ミルク）を飲むのを嫌がる」が19.2％，「授乳が負担，大変」が16.6％の順に高かった．

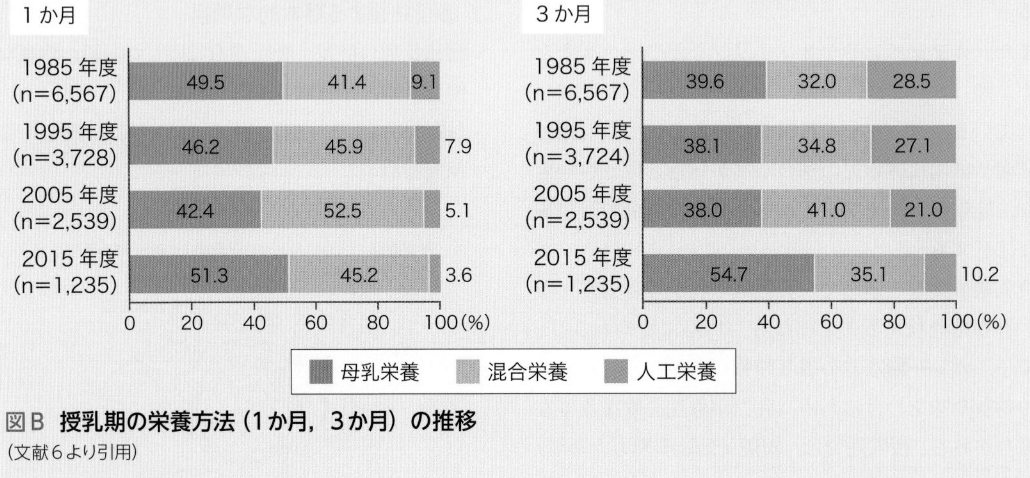

図B　授乳期の栄養方法（1か月，3か月）の推移
（文献6より引用）

表9 妊婦の食事摂取基準

エネルギー				推定エネルギー必要量[＊1,2]			
エネルギー（kcal/日）			（初期）	＋50			
			（中期）	＋250			
			（後期）	＋450			
栄養素				推定平均必要量[＊3]	推奨量[＊3]	目安量	目標量
たんぱく質（g/日）			（初期）	＋0	＋0	—	—
			（中期）	＋5	＋5	—	—
			（後期）	＋20	＋25	—	—
（%エネルギー）			（初期）	—	—	—	13～20[＊4]
			（中期）	—	—	—	13～20[＊4]
			（後期）	—	—	—	15～20[＊4]
脂質		脂質（%エネルギー）		—	—	—	20～30[＊4]
		飽和脂肪酸（%エネルギー）		—	—	—	7以下[＊4]
		n-6系脂肪酸（g/日）		—	—	9	—
		n-3系脂肪酸（g/日）		—	—	1.6	—
炭水化物		炭水化物（%エネルギー）		—	—	—	50～65[＊4]
		食物繊維（g/日）		—	—	—	18以上
ビタミン	脂溶性	ビタミンA（μgRAE/日）[＊5]	（初期・中期）	＋0	＋0	—	—
			（後期）	＋60	＋80	—	—
		ビタミンD（μg/日）		—	—	8.5	—
		ビタミンE（mg/日）[＊6]		—	—	6.5	—
		ビタミンK（μg/日）		—	—	150	—
	水溶性	ビタミンB_1（mg/日）		＋0.2	＋0.2	—	—
		ビタミンB_2（mg/日）		＋0.2	＋0.3	—	—
		ナイアシン（mgNE/日）		＋0	＋0	—	—
		ビタミンB_6（mg/日）		＋0.2	＋0.2	—	—
		ビタミンB_{12}（μg/日）		＋0.3	＋0.4	—	—
		葉酸（μg/日）[＊7,8]		＋200	＋240	—	—
		パントテン酸（mg/日）		—	—	5	—
		ビオチン（μg/日）		—	—	50	—
		ビタミンC（mg/日）		＋10	＋10	—	—
ミネラル	多量	ナトリウム（mg/日）		600	—	—	—
		（食塩相当量）（g/日）		1.5	—	—	6.5未満
		カリウム（mg/日）		—	—	2,000	2,600以上
		カルシウム（mg/日）		＋0	＋0	—	—
		マグネシウム（mg/日）		＋30	＋40	—	—
		リン（mg/日）		—	—	800	—
	微量	鉄（mg/日）	（初期）	＋2.0	＋2.5	—	—
			（中期・後期）	＋8.0	＋9.5	—	—
		亜鉛（mg/日）		＋1	＋2	—	—
		銅（mg/日）		＋0.1	＋0.1	—	—
		マンガン（mg/日）		—	—	3.5	—
		ヨウ素（μg/日）[＊9]		＋75	＋110	—	—
		セレン（μg/日）		＋5	＋5	—	—
		クロム（μg/日）		—	—	10	—
		モリブデン（μg/日）		＋0	＋0	—	—

＊1　日本人の食事摂取基準（2020年版）における「推定エネルギー必要量」の参考表に示した付加量である．
＊2　妊婦個々の体格や妊娠中の体重増加量および胎児の発育状況の評価を行うことが必要である．
＊3　ナトリウム（食塩相当量）を除き，付加量である．
＊4　範囲に関しては，おおむねの値を示したものであり，弾力的に運用すること．
＊5　プロビタミンAカロテノイドを含む．
＊6　α-トコフェロールについて算定した．α-トコフェロール以外のビタミンEは含んでいない．
＊7　妊娠を計画している女性，妊娠の可能性がある女性および妊娠初期の妊婦は，胎児の神経管閉鎖障害のリスク低減のために，通常の食品以外の食品に含まれる葉酸（狭義の葉酸）を400 μg/日摂取することが望まれる．
＊8　付加量は，中期および後期にのみ設定した．
＊9　妊婦および授乳婦の耐容上限量は，2,000 μg/日とした．
（文献11より引用）

表10　各栄養素の母乳中濃度および離乳食からの摂取量

栄養素			母乳中濃度			離乳食からの摂取量	
			0～5か月	6～8か月	9～11か月	6～8か月	9～11か月
たんぱく質			12.6 g/L	10.6 g/L	9.2 g/L	6.1 g/日	17.9 g/日
脂質		脂質	35.6 g/L*1	−	−	−	−
		脂肪エネルギー比率	48.5％	−	−	−	−
		n-6系脂肪酸	5.16 g/L	−	−	−	−
		n-3系脂肪酸	1.16 g/L	−	−	−	−
炭水化物		炭水化物	−	−	−	−	−
		食物繊維	−	−	−	−	−
ビタミン	脂溶性	ビタミンA	411 μgRAE/L	−	−	−	−
		ビタミンD	(3.0 μg/L 0.6 μg/L)*2	−	−	−	−
		ビタミンE	3.5～4.0 mg/L	−	−	−	−
		ビタミンK	5.17 μg/L	−	−	−	−
	水溶性	ビタミンB_1	0.13 mg/L	−	−	−	−
		ビタミンB_2	0.40 mg/L	−	−	−	−
		ナイアシン	2.0 mg/L	−	−	−	−
		ビタミンB_6	0.25 mg/L	−	−	−	−
		ビタミンB_{12}	0.45 μg/L	−	−	−	−
		葉酸	54 μg/L	−	−	−	−
		パントテン酸	5.0 mg/L	−	−	−	−
		ビオチン	5 μg/L	−	−	−	−
		ビタミンC	50 mg/L	−	−	−	−
ミネラル	多量	ナトリウム	135 mg/L	135 mg/L		487 mg/日	
		カリウム	470 mg/L	470 mg/L		492 mg/日	
		カルシウム	250 mg/L	250 mg/L		128 mg/日	
		マグネシウム	27 mg/L	27 mg/L		46 mg/日	
		リン	150 mg/L	150 mg/L		183 mg/日	
	微量	鉄	0.35 mg/L	−	−	−	−
		亜鉛	2.01 mg/L	−	−	−	−
		銅	0.35 mg/L	−	−	−	−
		マンガン	11 μg/L	−	−	−	
		ヨウ素	(189 μg/L)*2	−	−	−	−
		セレン	17 μg/L	−	−	−	−
		クロム	1.00 μg/L	−	−	−	−
		モリブデン	3.0 μg/L	−	−	−	−

＊1　採用された母乳中濃度（3.5 g/100 g）より，比重1.017で算出．
＊2　母乳中濃度の（　）内の数値については，目安量の算定には用いていない．
（文献11より引用）

ンCなどの摂取，造血機能に関与する葉酸やビタミンB_{12}などの摂取も不足しないように心がける．

③ 妊娠後期：胎児の発育や子宮による胃への圧迫のため，1回の食事量が減少する．推定エネルギー必要量の付加量は**＋450 kcal/日**と多くなっているので（**表9**），食事の回数を増やす，間食を食事の一部とするなど，エネルギーや栄養素を過不足なく摂取できるように心がける．

④ 授乳期：推定エネルギー必要量の付加量は**＋350 kcal/日**であり，妊娠によって増加した体重が減少する分と泌乳に伴う付加量が考慮されている（**表11**）．エネルギーや栄養素の摂取量については，

表11 授乳婦の食事摂取基準

エネルギー			推定エネルギー必要量*1			
エネルギー（kcal/日）			＋350			
栄養素			推定平均必要量*2	推奨量*2	目安量	目標量
たんぱく質（g/日）			＋15	＋20	－	－
（%エネルギー）			－	－	－	15～20*3
脂質		脂質（%エネルギー）	－	－	－	20～30*3
		飽和脂肪酸（%エネルギー）	－	－	－	7以下*3
		n-6系脂肪酸（g/日）	－	－	10	－
		n-3系脂肪酸（g/日）	－	－	1.8	－
炭水化物		炭水化物（%エネルギー）	－	－	－	50～65*3
		食物繊維（g/日）	－	－	－	18以上
ビタミン	脂溶性	ビタミンA（μgRAE/日）*4	＋300	＋450	－	－
		ビタミンD（μg/日）	－	－	8.5	－
		ビタミンE（mg/日）*5	－	－	7.0	－
		ビタミンK（μg/日）	－	－	150	－
	水溶性	ビタミンB_1（mg/日）	＋0.2	＋0.2	－	－
		ビタミンB_2（mg/日）	＋0.5	＋0.6	－	－
		ナイアシン（mgNE/日）	＋3	＋3	－	－
		ビタミンB_6（mg/日）	＋0.3	＋0.3	－	－
		ビタミンB_{12}（μg/日）	＋0.7	＋0.8	－	－
		葉酸（μg/日）	＋80	＋100	－	－
		パントテン酸（mg/日）	－	－	6	－
		ビオチン（μg/日）	－	－	50	－
		ビタミンC（mg/日）	＋40	＋45	－	－
ミネラル	多量	ナトリウム（mg/日）	600	－	－	－
		（食塩相当量）（g/日）	1.5	－	－	6.5未満
		カリウム（mg/日）	－	－	2,200	2,600以上
		カルシウム（mg/日）	＋0	＋0	－	－
		マグネシウム（mg/日）	＋0	＋0	－	－
		リン（mg/日）	－	－	800	－
	微量	鉄（mg/日）	＋2.0	＋2.5	－	－
		亜鉛（mg/日）	＋3	＋4	－	－
		銅（mg/日）	＋0.5	＋0.6	－	－
		マンガン（mg/日）	－	－	3.5	－
		ヨウ素（μg/日）*6	＋100	＋140	－	－
		セレン（μg/日）	＋15	＋20	－	－
		クロム（μg/日）	－	－	10	－
		モリブデン（μg/日）	＋3	＋3	－	－

＊1 日本人の食事摂取基準（2020年版）の「推定エネルギー必要量」の参考表に示した付加量である．
＊2 ナトリウム（食塩相当量）を除き，付加量である．
＊3 範囲に関しては，おおむねの値を示したものであり，弾力的に運用すること．
＊4 プロビタミンAカロテノイドを含む．
＊5 α-トコフェロールについて算定した．α-トコフェロール以外のビタミンEは含んでいない．
＊6 妊婦および授乳婦の耐容上限量は，2,000 μg/日とした．
（文献11より引用）

表12 妊娠中と産後の食事 ～新しい生命と母体によい栄養を

お母さんの健康と赤ちゃんの健やかな発育のために，食事はとても大切です．一日3食とること，特定の料理や食品に偏らないバランスのとれた食事をとることが基本です．特に妊娠中期から授乳期は，普段より副菜，主菜，果物などを多くとるなどして，必要なエネルギーや栄養素をしっかりとりましょう．
妊娠中の体重増加は，お母さんと赤ちゃんにとって望ましい量に
妊娠中は，赤ちゃんの胎盤，羊水，母体の子宮や乳房の増大などのため，適正な体重増加が必要です．妊娠中の望ましい体重増加量は，妊娠前の体型によっても異なります．日本産科婦人科学会が提示する「妊娠中の体重増加指導の目安」を参考に，食事の内容，とり方，生活のしかたを考えて体重の増え方が順調か，医師や助産師の助言を受けながら見守りましょう
貧血予防のために
貧血を防ぐためには，毎日，栄養のバランスがとれた食事をきちんととることが大切です．鉄の補給については，吸収率が高いヘム鉄が多く含まれる赤身の肉や魚などを上手に取り入れるように心がけましょう．また，鉄の吸収率を高めるたんぱく質やビタミンCが含まれる食品をとることも大切です．良質のたんぱく質，鉄，ビタミンなどを多く含む食品〔卵，肉類，レバー，魚介類，大豆類（豆腐，納豆など），緑黄色野菜類，果物，海草（ひじきなど）〕を上手にとり入れましょう
妊娠高血圧症候群の予防のために
妊娠高血圧症候群の予防のためには，睡眠，休養を十分にとり，過労を避け，望ましい体重増加になるように心がけましょう．毎日の食事はバランスのとれた内容とし，砂糖，菓子類はひかえめにし，脂肪の少ない肉や魚，そのほか乳製品，豆腐，納豆など良質のたんぱく質や，野菜，果物を適度にとり，塩味は薄くするようにしましょう
丈夫な骨や歯をつくるために
生まれてくる赤ちゃんの骨や歯を丈夫にするためには，カルシウムだけでなく，たんぱく質，リン，ビタミンA・C・Dの栄養素を含む食品をバランスよくとることが大切です．産後もバランスのよい食生活を継続し，赤ちゃんとお母さんの健康を保ちましょう
葉酸摂取について
二分脊椎などの神経管閉鎖障害の発症予防のため，妊娠前から妊娠初期の女性は，食事に加え，サプリメントなどによって付加的に1日あたり400 μgの葉酸摂取が望まれます．ただし，とりすぎには注意が必要です
魚介類に含まれる水銀について
魚介類は良質なたんぱく質や微量栄養素を多く含みます．魚介類の一部には，食物連鎖を通じて，高い濃度の水銀が含まれているものもあり，胎児に影響するおそれがあるという報告もあります．水銀濃度が高い一部の魚だけに偏って毎日たくさん食べることは避けましょう
妊娠中の食中毒予防について
妊娠中は，免疫機能が低下して，食中毒など食べ物が原因の病気にかかりやすくなっています．妊婦にとって特に注意が必要な病原体として，リステリア菌とトキソプラズマ原虫※12があげられます．また，お母さんに症状がなくても，赤ちゃんに食品中の病原体の影響が起きることがあります．感染を防ぐため，妊娠中は生ハムや加熱殺菌していないナチュラルチーズなどをなるべく避け，食品を十分に加熱して食べましょう．そして，食中毒予防のために，日頃から食品を十分に洗浄し，加熱するなど，その取扱いに注意しましょう

（文献12より一部抜粋して引用）

児の栄養方法，授乳時期や個人差などを考慮して，泌乳量に応じた調整を行う必要がある．

なお，「妊娠中と産後の食事」について，**表12**のように，母子健康手帳の任意記載事項（2021年4月）（厚生労働省）が提示されている[12]．

C. やせと肥満

近年，20歳代および30歳代女性における体格区分の分布が大きく変化している．低体重（やせ）の者（BMI＜18.5 kg/m²）の割合は，1981年で20歳代女性13.4％，30歳代女性7.7％であったのが，2017年では20歳代女性21.7％，30歳代女性13.4％と増加している[13]（**第7章図11**参照）．一方，肥満の者の割合（BMI≧25.0 kg/m²）は，2017年では20歳代女性5.7％，30歳代女性14.2％とほぼ横ばいの状況にある．

妊娠前の体格が「低体重（やせ）」や「普通体重」であった女性で，妊娠中の体重増加量が7 kg未満の場合には，低出生体重児を出産するリスクが高いことが示されている．非妊娠時の体格および妊娠中の体重増加量によって，出生児の体重および妊婦の妊娠高血圧症候群，帝王切開分娩，分娩時大量出血などの状況に相

※12　**トキソプラズマ原虫**：トキソプラズマ（*Toxoplasma gondii*）というアピコンプレクサに属する一属一種の寄生性原生生物．妊娠中の女性が感染することにより起こる先天性トキソプラズマ症は，死産および自然流産だけではなく児に精神遅滞，視力障害，脳性麻痺など重篤な症状をもたらすことがある．

表13　要因加算法によって求めた鉄の推定平均必要量・推奨量・妊娠期の付加量

	胎児中への鉄貯蔵（mg/期）＊1	臍帯・胎盤中への鉄貯蔵（mg/期）＊1	循環血液量の増加に伴う鉄需要（mg/期）＊2	合計（mg/期）	合計鉄必要量（mg/日）＊3	吸収率＊4	推定平均必要量（付加量）（mg/日）＊5	推奨量（付加量）（mg/日）＊6
初期	25	5	0	30	0.32	0.15	2.1	2.6
中期	75	25	150	250	2.68	0.40	6.7	8.0
後期	145	45	150	340	3.64	0.40	9.1	10.9

＊1　妊娠女性の鉄欠乏を検討した研究による．
＊2　参照体重（50.3 kg），体重当たり血液量（0.075 L/kg），妊娠中の血液増加量（30～50％），妊娠中ヘモグロビン濃度の目安（11 g/dL），成人女性のヘモグロビン濃度（135 g/L），ヘモグロビン中鉄濃度（3.39 mh/g）をもとに算定した．すなわち，体重50.3 kgの女性は，非妊娠時のヘモグロビン鉄が1,726 mg（50.3×0.075×135×3.39）であるのに対して，妊娠性貧血を起こさずに分娩を迎えた場合のヘモグロビン鉄の最低量が1,829～2,110 mg（50.3×0.075×1.3～1.5×110×3.39）であり，その差が103～384 mgとなることから，全妊娠期間（280日）を通じた鉄需要増加の合計量を約300 mg と仮定した．
＊3　合計（mg/期）/（280日/3）．
＊4　初期は非妊娠時と同じ，中期と後期はアメリカ人女性を対象にした研究による．
＊5　合計鉄必要量÷吸収率．
＊6　個人間の変動係数を10％と見積もり，推定平均必要量に推奨量算定係数1.2を乗じて求めた．
（文献11より引用；赤字への変更，「妊娠貧血」→「妊娠性貧血」への変更は著者による）

違が認められ，これらの現状を踏まえて厚生労働省は「健康日本21（第二次）」において，「適正体重を維持している者の増加」として20歳代女性のやせの者の割合を2022年度までに20％とする目標を示した．

若年女性の「やせ」は，**低出生体重児出産のリスク**だけでなく，骨量減少などとも関連があることが示されている．体重減少を目的として過度な減量をした場合，体脂肪量の減少が起こる．この体脂肪と卵巣機能とは密接な関係にあり，体脂肪の減少は間脳の下垂体系のはたらきを抑制するため，エストロゲンの分泌が低下し，**月経不順**，**無月経**などを起こしてしまうことがある．その結果，無月経となった場合は卵巣機能の回復が困難になり，不妊の原因にもなる．また，**鉄欠乏性貧血**を引き起こしたり，エストロゲンの分泌低下により**骨量の低下**を引き起こしてしまう．

非妊娠時に「肥満（BMI≧25.0 kg/m²）」であった場合は，妊娠糖尿病（本章2-F参照）や妊娠高血圧症候群の発症や巨大児，帝王切開分娩のリスクが高くなる．**非妊娠時からの適正体重の維持が重要である．**

厚生労働省は**妊娠前からはじめる妊産婦のための食生活指針（2021年）**で，体格区分（非妊娠時）別に**妊娠期間中の体重増加指導の目安**を示している（**表8**）．妊娠前の体格区分が，低体重（やせ）（BMI＜18.5 kg/m²）の場合の体重増加指導の目安は「12～15 kg」であり，普通体重（18.5 kg/m²≦BMI＜25.0 kg/m²）の場合の体重増加指導の目安は「10～13 kg」である．また，肥満（1度）（25.0 kg/m²≦BMI＜30.0 kg/m²）の場合の体重増加指導の目安は7～10 kg，肥満（2度）（BMI≧30.0 kg/m²）では個別対応（上限5 kgまでが目安）としている．

D. 鉄摂取と貧血

妊娠期は，鉄の基本的損失に加え，①胎児の成長に伴う鉄貯蔵，②臍帯・胎盤中への鉄貯蔵，③循環血液量の増加に伴う赤血球量の増加による鉄需要の増加などにより鉄の需要が増している．日本人の食事摂取基準（2020年版）では，妊娠性貧血を防ぐために，要因加算法※13により鉄の必要量の合計値を求め，吸収率（妊娠初期は15％，妊娠中期と後期は40％）を加味して，「推定平均必要量（付加量）」と「推奨量（付加量）」を設定した（**表13**）．

E. 食欲不振と妊娠悪阻

「つわり」が重症化し，体重減少，脱水，アシドーシス※14や電解質異常を呈する病態を「**妊娠悪阻**（にんしんおそ）」とよんでいる．重症の場合は，経口摂取を一時的に中止し，必要に応じて輸液による水や栄養素等の補給を行い，その後，徐々に経口摂取を進める．腎不全や，頻回の

※13　要因加算法については**第6章※8**参照．
※14　**アシドーシス**：酸性血症ともいう．正常の場合の動脈血は水素イオン濃度（pH）が7.35～7.45の間に保たれているが，種々の原因でpHが7.35以下になっている状態をいう．

表14　妊娠糖尿病，妊娠中の明らかな糖尿病，糖尿病合併妊娠の診断基準

1）妊娠糖尿病 gestational diabetes mellitus （GDM）	75 g OGTTにおいて次の基準の1点以上を満たした場合に診断する ① 空腹時血糖値≧92 mg/dL（5.1 mmol/L） ② 1時間値≧180 mg/dL（10.0 mmol/L） ③ 2時間値≧153 mg/dL（8.5 mmol/L）
2）妊娠中の明らかな糖尿病 overt diabetes in pregnancy[注1)]	以下のいずれかを満たした場合に診断する ① 空腹時血糖値≧126 mg/dL ② HbA1c値≧6.5％ ＊随時血糖値≧200 mg/dLあるいは75 g OGTTで2時間値≧200 mg/dLの場合は，妊娠中の明らかな糖尿病の存在を念頭に置き，①または②の基準を満たすかどうか確認する[注2)]
3）糖尿病合併妊娠 pregestational diabetes mellitus	① 妊娠前にすでに診断されている糖尿病 ② 確実な糖尿病網膜症があるもの

注1）妊娠中の明らかな糖尿病には，妊娠前に見逃されていた糖尿病と，妊娠中の糖代謝の変化の影響を受けた糖代謝異常，および妊娠中に発症した1型糖尿病が含まれる．いずれも分娩後は診断の再確認が必要である．
注2）妊娠中，とくに妊娠後期は妊娠による生理的なインスリン抵抗性の増大を反映して糖負荷後血糖値は非妊時よりも高値を示す．そのため，随時血糖値や75 g OGTT負荷後血糖値は非妊時の糖尿病診断基準をそのまま当てはめることはできない．
これらは妊娠中の基準であり，出産後は改めて非妊娠時の「糖尿病の診断基準」に基づき再評価することが必要である．
日本糖尿病・妊娠学会と日本糖尿病学会との合同委員会：妊娠中の糖代謝異常と診断基準の統一化について．糖尿病58：802，2015
（日本糖尿病学会 編・著：糖尿病治療ガイド2018-2019，P.100，文光堂，2018）

嘔吐などによりビタミンB_1が欠乏した場合は，中枢神経障害である**ウェルニッケ脳症**[※15]を発症することがあるので注意する．

F．肥満と妊娠糖尿病

妊娠すると，胎盤から分泌されるホルモンの影響でインスリン抵抗性が妊娠後期になるにつれて増大し，血糖を正常に保つために必要なインスリンの必要量が増えていく．妊娠中の糖代謝異常には，妊娠前から糖尿病のある「糖尿病合併妊娠」と，「妊娠中にはじめて発見，あるいは発症した糖代謝異常」の2種類がある．さらに，後者の「妊娠中にはじめて発見，あるいは発症した糖代謝異常」には，正常よりも血糖値が高いが糖尿病と診断するほどは高くない「**妊娠糖尿病**（gestational diabetes mellitus：GDM）」と，「妊娠中の明らかな糖尿病」の2つがある．また，ごくまれに妊娠中に1型糖尿病を発症する場合もある．

「妊娠糖尿病」，「妊娠中の明らかな糖尿病」，「糖尿病合併妊娠」のそれぞれについての診断基準は，**表14**に示したとおりである（日本糖尿病・妊娠学会と日本糖尿病学会との合同委員会）[14]．母親の高血糖は胎盤を通して胎児に伝わり，インスリンは胎盤を通過できないため，高血糖が母体や胎児へ影響を及ぼす．このため母親の血糖値を適切にコントロールすることが大切である．

血糖コントロール不良のときの併発症は，**表15**に

表15　糖代謝異常妊婦における母児併発症

母体併発症	児併発症
1）糖尿病併発症 糖尿病網膜症の悪化 糖尿病腎症の悪化 糖尿病ケトアシドーシス 低血糖 2）産科併発症 流産 早産 妊娠高血圧症候群 羊水過多症 巨大児に基づく難産	1）胎児・新生児併発症 胎児死亡 先天異常 形成異常 巨大児 肩甲難産に伴う分娩時外傷 新生児低血糖 新生児高ビリルビン血症 新生児呼吸窮迫症候群 新生児低カルシウム血症 新生児心筋症 新生児多血症 胎児発育不全 2）将来の併発症 肥満・メタボリック シンドローム 糖尿病

（日本糖尿病学会 編・著：糖尿病診療ガイドライン2019，P.283，南江堂，2019）

※15　**ウェルニッケ脳症**：ビタミンB_1（チアミン）欠乏によって起こる急性脳障害である．ビタミンB_1は，エネルギー代謝にかかわる重要な酵素の補酵素であり，脳内で代謝が活発な部位に関与しているが，欠乏により神経損傷をきたすと推測されている．病状の進行により，意識障害や眼球運動障害，運動失調などが認められる．ビタミンB_1が不足する原因として，アルコール依存症（大量のアルコール摂取によってビタミンB_1の吸収が障害され，さらに飲酒ばかりで食事をとらない場合が多いため），低栄養，妊娠悪阻などがあげられる．コルサコフ症候群とよばれる健忘を特徴とする後遺症が残ることがあり，ウェルニッケ脳症とその後遺症であるコルサコフ症候群のことをウェルニッケ・コルサコフ症候群とよぶ．

示したとおりである（日本糖尿病学会）[15]．妊娠糖尿病は，母児合併症を起こすことや，将来，糖尿病に進展する可能性が高いことから，早期発見が大切であり，適切な栄養管理を行うことが必要である．血糖コントロールの基本は食事療法であり，食事のみでコントロールが難しい場合はインスリンを使用する．一日の食事回数を6回程度に分けて（分割食），血糖値の変動幅を縮小して血糖コントロールを行い，高血糖や低血糖を予防する．摂取エネルギー量は，「30 kcal×非妊娠時の標準体重（kg）〔標準体重：身長（m）^{2}×22〕」を基本とし，エネルギーや栄養素を必要に応じて付加する．

G. 食塩・水分摂取と妊娠高血圧症候群

2005年に，それまで「妊娠中毒症」と称されていた病態が，**妊娠高血圧症候群**（hypertensive disorders of pregnancy：HDP）の名称に変更され，「妊娠20週以降から分娩後12週までに高血圧がみられる場合，または高血圧にたんぱく尿を伴う場合のいずれかで，かつこれらの症状が単なる妊娠の偶発合併症によるものではないもの」と定義されている（日本産科婦人科学会）．妊娠高血圧症候群は，「妊娠高血圧腎症」，「妊娠高血圧」，「加重型妊娠高血圧腎症」，「高血圧合併妊娠」に分類される．

「妊娠高血圧腎症」とは，

- 妊娠20週以降にはじめて高血圧を発症し，かつ，たんぱく尿を伴うもので，分娩後12週までに正常に復する場合．
- 妊娠20週以降にはじめて発症した高血圧に，たんぱく尿を認めなくても，基礎疾患のない肝機能障害，進行性の腎障害，脳卒中，神経障害，血液凝固障害のいずれかを認める場合で，分娩12週までに正常に復する場合．

である．

「妊娠高血圧」とは，

- 妊娠20週以降にはじめて高血圧を発症し，分娩後12週までに正常に復する場合で，妊娠高血圧腎症の定義にあてはまらないもの．

である．

「加重型妊娠高血圧腎症」とは，

- 高血圧が妊娠前あるいは妊娠20週までに存在し，妊娠20週以降にたんぱく尿，もしくは基礎疾患のない肝腎機能障害，脳卒中，神経障害，血液凝固障害のいずれかを伴う場合．
- 高血圧とたんぱく尿が妊娠前あるいは妊娠20週までに存在し，妊娠20週以降にそのいずれか，または両症状が憎悪する場合．
- たんぱく尿のみを呈する腎疾患が妊娠前あるいは妊娠20週までに存在し，妊娠20週以降に高血圧が発症する場合．
- 高血圧が妊娠前あるいは妊娠20週までに存在し，妊娠20週以降に子宮胎盤機能不全を伴う場合．

である．

「高血圧合併妊娠」とは，

- 高血圧が妊娠前あるいは妊娠20週までに存在し，加重型妊娠高血圧腎症を発症していない場合．

である．

妊娠高血圧症候群は，重症になると血圧上昇，たんぱく尿に加えてけいれん発作（子癇），脳出血，肝臓や腎臓の機能障害，肝機能障害などを引き起こすことがある．また，胎児の発育不全や機能不全などを生じ，場合によっては胎児が死亡することがあるなど，危険な状態となる場合がある．治療は，安静と入院が中心で，けいれん予防のためや重症の高血圧に対して薬剤を用いることがある．WHO（世界保健機関）では厳密な安静や極端な食塩制限は推奨していない．妊娠高血圧症候群の生活指導および栄養指導については，**表16**に示した（日本産科婦人科学会周産期委員会1998年）．

H. 葉酸摂取と神経管閉鎖障害

葉酸は，狭義では**プテロイルモノグルタミン酸**のことであり，広義ではポリグルタミン酸型も含む．食品中の葉酸の大部分は，ポリグルタミン酸型として存在する（食事性葉酸）．遊離型プテロイルモノグルタミン酸に対する食事性葉酸の相対生体利用率は50％とされており，食事性葉酸の利用率は低い．葉酸はプリン体およびピリミジンの生合成に関与している．葉酸の欠乏症は**巨赤芽球性貧血**であり，動脈硬化の引き金などになる血中ホモシステイン濃度を上昇させる．

胎児の**神経管閉鎖障害**は，神経管の形成異常により二分脊椎や無脳症などの異常を示す（**図10**）．その発症の原因は葉酸摂取不足だけではないが，受胎前後の

表16　妊娠高血圧症候群の生活指導および栄養指導

1. 生活指導
　＊安静
　＊ストレスを避ける
　　［予防には軽度の運動，規則正しい生活が勧められる］
2. 栄養指導（食事指導）
　a）エネルギー摂取（総エネルギー）
　　非妊時BMI 24以下の妊娠：30 kcal×理想体重（kg）＋200 kcal/日
　　非妊時BMI 24以上の妊娠：30 kcal×理想体重（kg）/日
　　［予防には妊娠中の適切な体重増加が勧められる
　　BMI（body Mass Index）＝体重（kg）/（身長（m））^{2}
　　BMI＜18では10～12 kg増，BMI 18～24では7～10 kg増，BMI＞24では5～7 kg増］
　b）食塩（食塩相当量）摂取
　　7～8 g/日限度とする〔極端な食塩（食塩相当量）制限は勧められない〕［予防には10 g/日以下が勧められる］
　c）水分摂取
　　1日尿量500 mL以下や肺水腫では前日尿量に500 mLを加える程度にするが，それ以外は制限しない．
　　口渇を感じない程度の摂取が望ましい
　d）たんぱく質摂取量
　　理想体重×1.0 g/日
　　［予防には理想体重×1.2～1.4 g/日が望ましい］
　e）動物性脂肪と糖質は制限し，高ビタミン食とすることが望ましい
　　［予防には食事摂取カルシウム（900 mg/日）に加え，1～2 g/日のカルシウム摂取が有効との報告もある．また海藻中のカリウムや魚油，肝油（不飽和脂肪酸），マグネシウムを多く含む食品に高血圧予防効果があるとの報告もある］

注）重症，軽症ともに基本的には同じ指導で差し支えない．混合型ではその基礎疾患の病態に応じた内容に変更することが勧められる．
（文献16より引用）

葉酸投与が，神経管閉鎖障害のリスク低減に有効であることが報告されている．日本人の食事摂取基準（2020年版）においては，**妊娠を計画している女性，妊娠の可能性がある女性**および**妊娠初期の妊婦**は，神経管閉鎖障害のリスク低減のために，**付加的に400 μg/日の葉酸（プテロイルモノグルタミン酸）**の摂取が推奨されている．

I. 出産後の健康・栄養状態およびQOLの維持・向上

出産後は，母体における子宮復古，子宮周辺臓器の回復，産道をはじめとする性器と生殖関連ホルモンの変化があり，同時に授乳や育児をはじめる時期でもある．授乳や育児に対する不安などから情緒不安定な状態になることもあり，マタニティーブルーへの対応として，家族や周囲のサポートが大切である．

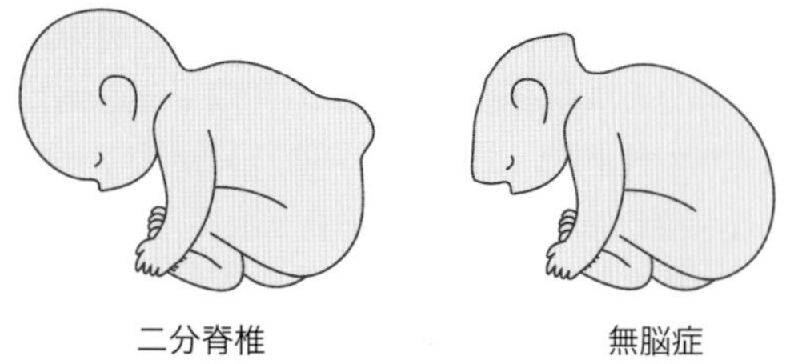

図10　神経管閉鎖障害

少子化社会は家族関係の変化により，妊産婦のメンタルヘルスの問題が生じやすい要因ともなっている．また，仕事と育児の両立は，母親の心身の負担も大きく，慢性的な疲労や抑うつなどを引き起こすこともある．さらに，保育施設などの不足により仕事を断念しなければならないような場合もあり，核家族化のために児と過ごす時間が長く続き，情緒不安定になることも考えられる．このような状況が児の心身へも影響を及ぼす可能性が考えられる．妊産婦のメンタルヘルスやQOLの維持・向上のために，社会の変化に応じた環境整備や支援体制を整えていく必要があろう．

J. 妊産婦のための食生活指針

妊娠期および授乳期は，母体の健康と児の健やかな発育にとって大切な時期である．厚生労働省により，**健やか親子21**※16において，「妊産婦のための食生活指針」が示され，さらに2021年3月に「妊娠前からはじめる妊産婦のための食生活指針」として，表17の10項目があげられている．

「**妊産婦のための食事バランスガイド**」は，厚生労働省および農林水産省により，食生活指針を具体的な行動に結びつけるものとして作成・公表されたものである（図11）．一日に「何を」「どれだけ」食べたらよいかが一目でわかる食事の目安であり，「主食」，「副菜」，「主菜」，「牛乳・乳製品」，「果物」の5つのグループの料理や食品を組み合わせて摂取できるように，コマに

※16　**健やか親子21**：母子の健康水準を向上させるためのさまざまな取り組みを推進するための国民運動計画である．母子保健はすべての子どもが健やかに成長するうえでの健康づくりの出発点であり，次世代を担う子どもを健やかに育てるための基盤となる．2015年度からは，現状の課題を踏まえ，新たな計画（～2024年度）がはじまっている〔健やか親子21（第二次）〕．安心して子どもを産み，健やかに育てることの基礎となる少子化対策としての意義に加え，少子化社会において，国民が健康で明るく元気に生活できる社会の実現を図るための国民の健康づくり運動（健康日本21）の一翼を担う．

表17　妊娠前からはじめる妊産婦のための食生活指針

1）妊娠前から，バランスのよい食事をしっかりとりましょう
2）「主食」を中心に，エネルギーをしっかりと
3）不足しがちなビタミン・ミネラルを，「副菜」でたっぷりと
4）「主菜」を組み合わせてたんぱく質を十分に
5）乳製品，緑黄色野菜，豆類，小魚などでカルシウムを十分に
6）妊娠中の体重増加は，お母さんと赤ちゃんにとって望ましい量に
7）母乳育児も，バランスのよい食生活のなかで
8）無理なくからだを動かしましょう
9）たばことお酒の害から赤ちゃんを守りましょう
10）お母さんと赤ちゃんのからだと心のゆとりは，周囲のあたたかいサポートから

（文献10より引用）

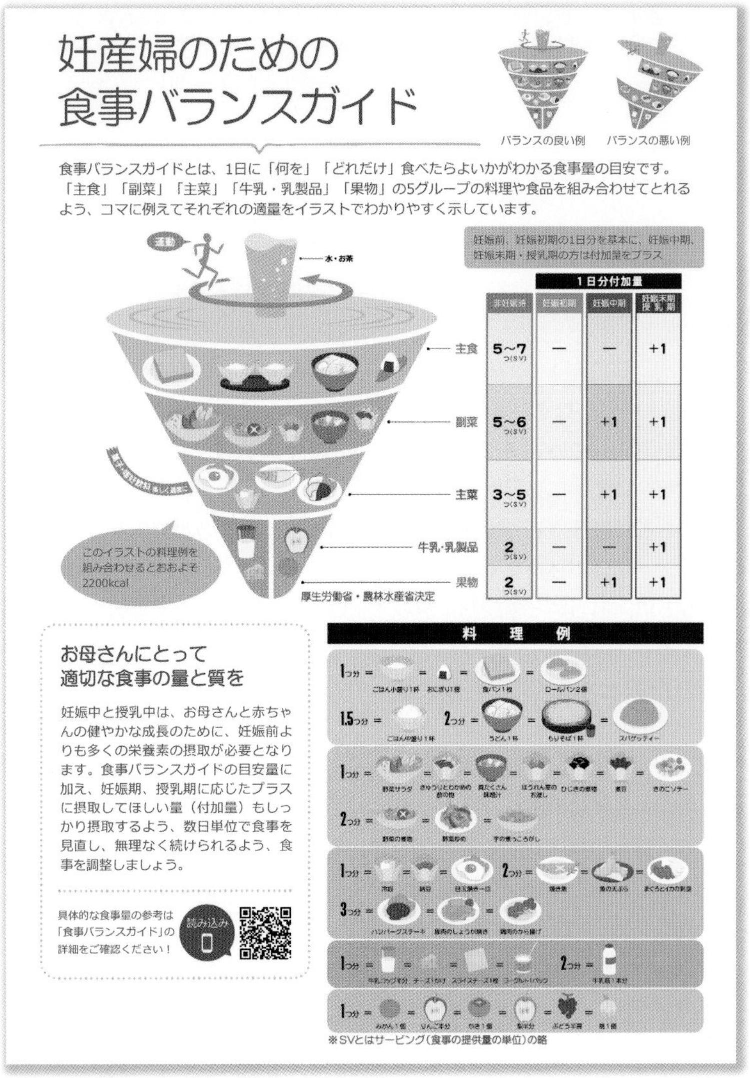

図11　妊産婦のための食事バランスガイド
（文献17より引用）

表18　妊婦が注意すべき魚介類の種類とその摂取量（筋肉）の目安

摂食量（筋肉）の目安	魚介類
1回約80 gとして妊婦は2か月に1回まで（1週間当たり10 g程度）	バンドウイルカ
1回約80 gとして妊婦は2週間に1回まで（1週間当たり40 g程度）	コビレゴンドウ
1回約80 gとして妊婦は週に1回まで（1週間当たり80 g程度）	キンメダイ，メカジキ，クロマグロ，メバチ（メバチマグロ），エッチュウバイガイ，ツチクジラ，マッコウクジラ
1回約80 gとして妊婦は週に2回まで（1週間当たり160 g程度）	キダイ，マカジキ，ユメカサゴ，ミナミマグロ，ヨシキリザメ，イシイルカ，クロムツ

参考1）マグロのなかでも，キハダ，ビンナガ，メジマグロ（クロマグロの幼魚），ツナ缶は通常の摂食で差し支えありませんので，バランスよく摂食してください．

参考2）魚介類の消費形態ごとの一般的な重量は以下のとおりです．

寿司，刺身	一貫または一切れ当たり	15 g程度
刺身	一人前当たり	80 g程度
切り身	一切れ当たり	80 g程度

例えば，週に1回と注意事項に記載されている魚介類のうち，2種類または3種類を同じ週に食べる際には食べる量をそれぞれ2分の1または3分の1に，また，注意事項に週に1回と記載されている魚介類および週に2回と記載されている魚介類を同じ週に食べる際には，食べる量をそれぞれ2分の1にするといった工夫をしましょう．また，ある週に食べ過ぎた場合は次の週に量を減らしましょう．
（文献19より引用）

例えてそれぞれの適量をイラストでわかりやすく示している．

K. その他の留意点

1）妊娠・授乳中の服薬

厚生労働省の事業として，2005年より，国立成育医療研究センターでは「妊婦・胎児に対する服薬の影響」に関する相談・情報収集を実施している[18]．授乳中は母親の薬の摂取により，薬が母乳中に移行するが，その量は非常に少なく，子どもに影響する可能性は低いと考えられている．ただし，注意が必要な薬もあることから，正しい情報をもとに，担当医と相談しながら決めていくことが重要である．

2）妊婦への魚介類の摂取と水銀に関する注意事項

魚介類（くじら類を含む）は，良質なたんぱく質や，生活習慣病予防や脳の発育などに効果があるといわれているEPA，DHAなどの多価不飽和脂肪酸を他の食品に比べ一般に多く含み，また，カルシウムをはじめとする各種の微量栄養素の摂取源としても優れた食材と考えられる．しかしながら，一部の魚介類については，食物連鎖を通じて，他の魚介類と比べて水銀濃度が高いことがあり，厚生労働省では食品安全委員会の評価を踏まえて，妊婦（妊娠している，または妊娠している可能性のある場合）が，水銀濃度が高い魚介類に偏って多量に食べることを避けるよう推奨している．なお，**表18**に妊婦が摂取すべき魚介類の種類とその摂取量（筋肉）の目安を示した[19]．

3）リステリアによる食中毒

リステリア・モノサイトゲネス（リステリア）は，河川水や動物の腸管内など環境中に広く分布する細菌である．妊婦は，少量のリステリア感染でも発症し，敗血症や髄膜炎など重篤な状態（リステリア症）になることがあり，海外では死亡例も確認されている．特に，妊婦が感染するとリステリアが胎盤や胎児へ感染し，流産や生まれた新生児に影響が出ることがある．

生ハムなどの食肉加工品や未殺菌乳，ナチュラルチーズなどの乳製品（加熱をせずに製造されるもの），スモークサーモンなどの魚介類加工品など，冷蔵庫に長期間保存され，加熱せずにそのまま食べられる食品は原因となりうるので注意が必要である[20]．

Advanced 胎児期の栄養とエピジェネティクス
～胎内での栄養不足が成長後の健康や生活習慣病の発症に影響を及ぼす

「エピジェネティクス（epigenetics）」とは，一般にDNA配列の変化を伴わず，後天的な修飾により遺伝子発現が制御され，伝達されるシステムおよびその学術分野をよぶ．細胞が基本的には同じ遺伝情報を有しているのにもかかわらず異なる細胞になれるのは，後天的な修飾（DNAのメチル化やヒストンの修飾など）により，遺伝子発現が制御されているからと考えられる（図①）．

近年，ヒトの胎児期におけるエピジェネティックな変化が，児の成長後の糖尿病や高血圧などの生活習慣病の原因となるだけでなく，子孫に受け継がれることが示され，注目されている．

イギリスのデビッド・バーカー（David J.P. Barker）博士らは，疫学調査で冠状動脈性心疾患や高血圧，糖代謝異常などが出生体重と密接に関係していたことから，子宮内胎児発育遅延（intra-uterine growth retardation：IUGR）や低出生体重児（出生体重2,500 g未満の児）の場合は，成長後に成人病（生活習慣病）になるリスクが高いことを提唱した（バーカー仮説）．さらに，胎児期だけでなく新生児期・乳児期を含めた出生前後における環境因子の影響により，児の健康と生活習慣病の素因が形成され，出生後の環境と素因の相互作用で健康および疾病が形成されるという説に発展した．すなわち，「成人病（生活習慣病）の素因は，受精時，胎芽期，胎児期，乳児期に遺伝子と環境との相互関連で形成され，出生後の不適切な生活習慣の負荷で成人病が発症する．疾病はこの2段階を経て発症する．素因とはエピジェネティクス偏移である（David JP Barker，1986年）」という説であり，「**DOHaD**（developmental origins of health and disease：**ドーハッド**）**説**」とよばれている．

図②に示したように，胎内の栄養状態が不良であると，遺伝子のエピジェネティックな変化が起こり，「倹約表現型（低栄養に適合したエネルギー蓄積のための代謝系が増強されている）」が形成され，出生後の環境（豊富な栄養素等の摂取やエネルギー消費量の減少など）により，過剰なエネルギーの蓄積が生じ，肥満に関連して生活習慣病が発症すると考えられている．また，第二次世界大戦のときにドイツ占領下のオランダで発生した飢餓（Dutch Hunger Winter）時の妊婦から生まれた児が，成人後に生活習慣病を発症するリスクが増加していたこと，さらにその子の世代でも生活習慣病の発症リスクが高くなっていたことから，世代を超えて影響を及ぼすことが示唆されている．

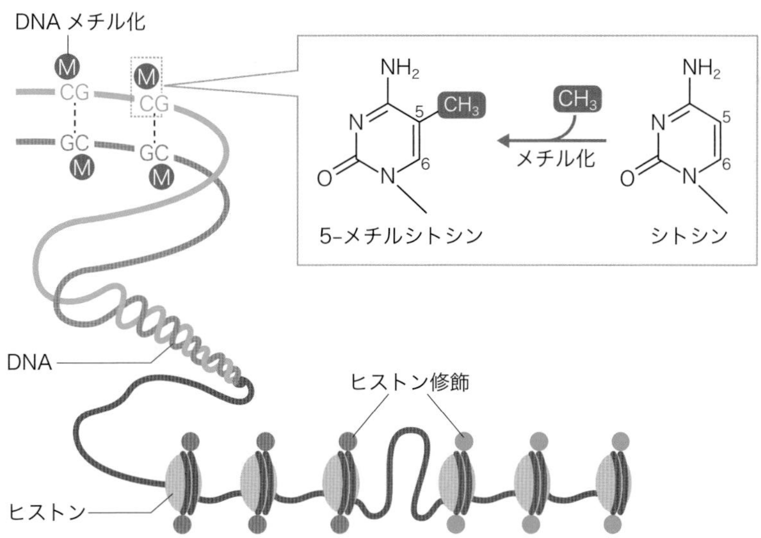

図① 遺伝子のエピジェネティックな変化
DNAのメチル化やアセチル化，ヒストンの修飾など．

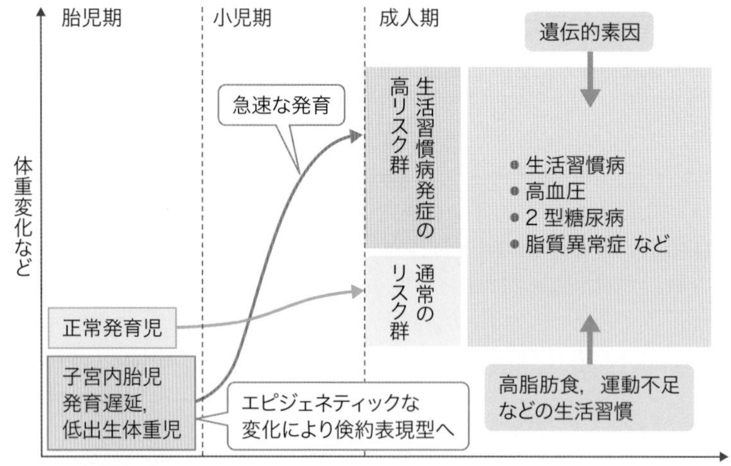

図② **ヒトにおける子宮内胎児発育遅延や低出生体重児における成人後の生活習慣病発症との関連（仮説）**
（文献22を参考に作成）

文　献

1）「基準組織学 改訂第12版」（山本敏行/編），南江堂，1989
2）「栄養生理学」（小池五郎/編），女子栄養大学出版部，1973
3）「産科婦人科用語集・用語解説集 改訂第4版」（産科婦人科学会/編），2018
4）「母子健康手帳副読本」，母子衛生研究会，2019
5）「授乳・離乳の支援ガイド 実践の手引き」（母子衛生研究会/編），母子保健事業団，2008
6）「授乳・離乳の支援ガイド（2019年改定版）」（厚生労働省）（https://www.mhlw.go.jp/stf/newpage_04250.html）
7）山本良郎：母乳と牛乳の差異―組成を中心に．小児医学，18：845-865，1985
8）「日本食品標準成分表2020年版（八訂）」（文部科学省）（https://www.mext.go.jp/a_menu/syokuhinseibun/mext_01110.html）
9）「日本人の食事摂取基準（2010年版）」（厚生労働省）（https://www.mhlw.go.jp/bunya/kenkou/sessyu-kijun.html）
10）「妊娠前からはじめる妊産婦のための食生活指針」（厚生労働省）（https://www.mhlw.go.jp/seisakunitsuite/bunya/kodomo/kodomo_kosodate/boshi-hoken/ninpu-02.html），2021
11）「日本人の食事摂取基準（2020年版）「日本人の食事摂取基準」策定検討会報告書」（厚生労働省）（https://www.mhlw.go.jp/content/10904750/000586553.pdf）
12）「母子健康手帳の様式について：任意様式」（厚生労働省）（https://www.mhlw.go.jp/stf/seisakunitsuite/bunya/kodomo/kodomo_kosodate/boshihoken/kenkou-04.html）
13）「平成29年 国民健康・栄養調査結果の概要」（厚生労働省）（https://www.mhlw.go.jp/content/10904750/000351576.pdf）
14）「糖尿病治療ガイド2018-2019」（日本糖尿病学会/編著），文光堂，2018
15）「糖尿病診療ガイドライン2019」（日本糖尿病学会/編著），南江堂，2019
16）中林正雄：妊娠中毒症の栄養管理方針．日産婦誌，51：N-507-N-510，1999
17）妊産婦のための食事バランスガイド．「「妊娠前からはじめる妊産婦のための食生活指針」リーフレット」（厚生労働省）（https://www.mhlw.go.jp/content/000769970.pdf），2021
18）「妊娠と薬情報センター」（国立成育医療研究センター）（https://www.ncchd.go.jp/kusuri/）
19）「妊婦への魚介類の摂食と水銀に関する注意事項」（厚生労働省）（https://www.mhlw.go.jp/topics/bukyoku/iyaku/syoku-anzen/suigin/dl/index-a.pdf），2010改訂
20）「リステリアによる食中毒」（厚生労働省）（https://www.mhlw.go.jp/stf/seisakunitsuite/bunya/0000055260.html）
21）「平成30年（2018）人口動態統計月報年計（概数）の概況」（厚生労働省）（https://www.mhlw.go.jp/toukei/saikin/hw/jinkou/geppo/nengai18/dl/kekka30-190626.pdf）
22）佐川典正：胎生期の栄養と成長後の肥満発症機序．医学のあゆみ，235：827-832，2010

参考文献

・「応用栄養学 改訂第5版（健康・栄養科学シリーズ）」（渡邊令子，他/編），南江堂，2017
・「臨床栄養学 第8版」（佐藤和人，他/編），医歯薬出版，2019
・「四訂 応用栄養学 第2版（Nブックス）」（江澤郁子，津田博子/編著　笠岡（坪山）宣代，他/共著），建帛社，2016
・「四訂 応用栄養学実習」（五関正江，小林三智子/編），建帛社，2020
・「妊婦健診」（厚生労働省）（https://www.mhlw.go.jp/bunya/kodomo/boshi-hoken13/dl/02.pdf）
・「妊娠と妊娠糖尿病」（国立成育医療研究センター）（https://www.ncchd.go.jp/hospital/about/section/perinatal/bosei/bosei-jsdp.html # Q8）
・「妊娠と糖尿病」（国立国際医療研究センター）（http://dmic.ncgm.go.jp/general/about-dm/080/030/13.html）
・「トキソプラズマ症とは」（国立感染症研究所）（https://www.niid.go.jp/niid/ja/kansennohanashi/3009-toxoplasma-intro.html）
・「妊娠中の食事とサプリメントについて」（医薬基盤・健康・栄養研究所）（https://hfnet.nibiohn.go.jp/contents/detail1550.html）
・「健康日本21（第二次）」（厚生労働省）（https://www.mhlw.go.jp/stf/seisakunitsuite/bunya/kenkou_iryou/kenkou/kenkounippon21.html）
・Godfrey KM & Barker DJ：Fetal nutrition and adult disease. Am J Clin Nutr, 71：1344S-1352S, 2000
・「注目のエピジェネティクスがわかる（わかる実験医学シリーズ）」（押村光雄/編），羊土社，2009
・福岡秀興：メタボリックシンドロームと子宮内環境（生活習慣病胎児期発症説から考える）．Life Style Medicine, 3：78-85, 2009

第4章 チェック問題

問題

□□**Q1** 妊娠期における体重増加指導の目安について説明しなさい．

□□**Q2** 乳汁分泌の機序について説明しなさい．

□□**Q3** 初乳の特徴について，成乳と比較して説明しなさい．

□□**Q4** 日本人の食事摂取基準（2020年版）において，妊娠後期に付加される栄養素等をすべてあげなさい．

□□**Q5** 日本人の食事摂取基準（2020年版）において，授乳期に付加される栄養素等をすべてあげなさい．

解答＆解説

A1 厚生労働省は，妊娠前からはじめる妊産婦のための食生活指針（2021年）で，体格区分（非妊娠時）別に妊娠期間中の体重増加指導の目安を示している（**表8**）．妊娠前の体格区分が，低体重（やせ）（BMI＜18.5 kg/m^2）の場合の体重増加指導の目安は「12～15 kg」であり，普通体重（18.5 kg/m^2≦BMI＜25.0 kg/m^2）の場合の体重増加指導の目安は「10～13 kg」である．また，肥満（1度）（25.0 kg/m^2≦BMI＜30.0 kg/m^2）の場合の体重増加指導の目安は7～10 kgであり，肥満（2度以上）（BMI≧30.0 kg/m^2）の場合は，個別対応としている．

A2 乳汁の産生，分泌は乳房で行われる．乳児の吸啜反射による刺激が視床下部に作用して，下垂体前葉からプロラクチン，下垂体後葉からオキシトシンが分泌される（**図8**）．プロラクチンによって乳汁の産生が促され，オキシトシンによって射乳反射が引き起こされる．オキシトシンは子宮筋収縮作用もあり，子宮復古を早める．

A3 初乳は，淡黄色でやや粘稠性があり，成乳に比べて，たんぱく質やミネラル〔ナトリウム(Na)，塩素（Cl）など〕，ビタミンAが多く，脂質やラクトースは少ない（**図9**）．また，初乳は，免疫グロブリン（分泌型IgA）やラクトフェリン，リゾチームなどの感染防御因子を多く含む（**表4**）．特に分泌型IgAは，乳児の消化管などの粘膜を保護して，ウイルスや細菌の侵入を防ぐため，初乳をできるだけ飲ませることが望ましい．

A4 妊娠後期で付加量が設定されている栄養素等は，エネルギー，たんぱく質，ビタミンA，ビタミンB_1，ビタミンB_2，ビタミンB_6，ビタミンB_{12}，葉酸，ビタミンC，マグネシウム，鉄，亜鉛，銅，ヨウ素，セレンである（**表9**）．なお，カルシウムには付加量がないことに注意する．

A5 授乳期で付加量が設定されている栄養素等は，エネルギー，たんぱく質，ビタミンA，ビタミンB_1，ビタミンB_2，ナイアシン，ビタミンB_6，ビタミンB_{12}，葉酸，ビタミンC，鉄，亜鉛，銅，ヨウ素，セレン，モリブデンである（**表11**）．なお，カルシウムには付加量がないことに注意する．

第5章 新生児期，乳児期

Point

1. 新生児・乳児の定義を理解する．
2. 新生児・乳児の生理的特徴を知り，その未熟性を理解する．
3. 健全な発育のため，授乳期・離乳期の栄養補給方法を理解する．
4. 新生児・乳児の栄養アセスメント方法および栄養ケアを理解する．

概略図　新生児・乳児の生理的特徴および発育に重要な授乳・離乳の必要性

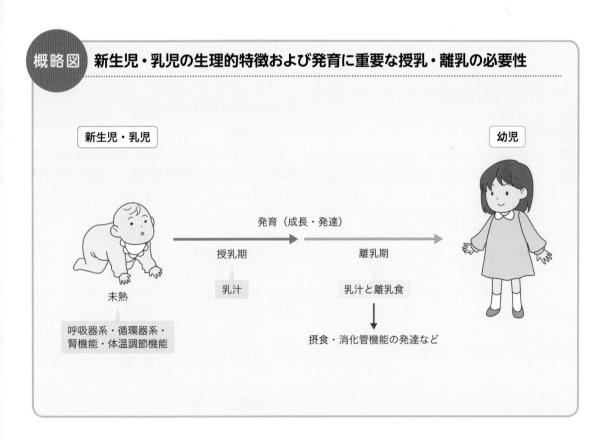

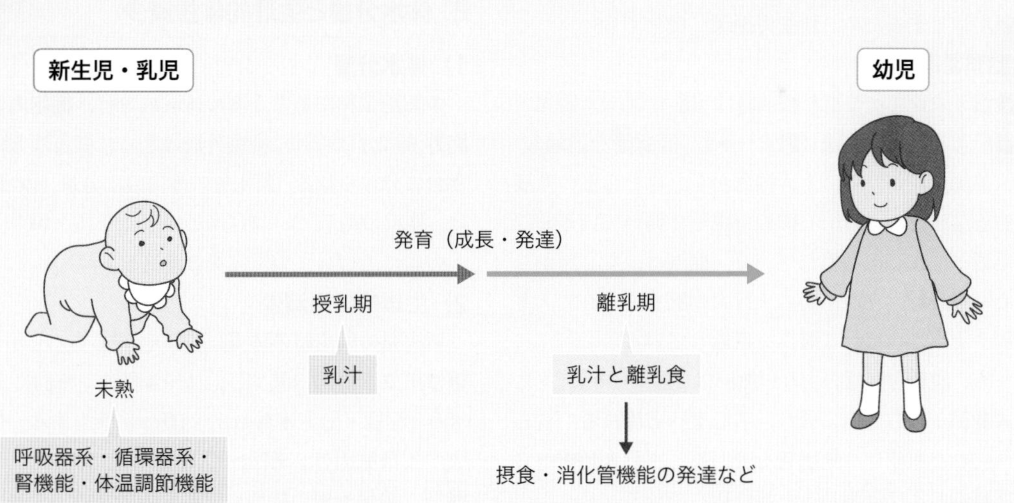

1 新生児期・乳児期の生理的特徴

新生児期は，胎内環境から胎外環境への適応の時期といえる．胎児は，母親の子宮の中で，胎盤を通して必要な栄養素をもらい，母親の助けを借りて排泄やガス交換などを行っている．しかし，出生後は自力で行わなければならなくなる．そのため，出生後に，新生児・乳児の多くの機能は成長・発達※1を遂げていく．

出生後から28日未満を**新生児**，その後，1年未満までを**乳児**とよぶ．一般的には新生児の出生時の体重は約3,000 g程度であるが，2,500 g未満や4,000 g以上の場合などは，出生体重により，**表1**に示すようによび方が異なる．

表1　出生体重による新生児の分類

出生体重による区分	
低出生体重児	2,500 g未満
極低出生体重児	1,500 g未満
超低出生体重児	1,000 g未満
巨大児	4,000 g以上
超巨大児	4,500 g以上

出生体重による分類は，原則として以上と未満を用いる．例えば，極低出生体重児は1,000 g以上1,500 g未満（1,000 gから1,499 gまで）であり，1,500 gの児は極低出生体重児に含まれず，低出生体重児となる．
（文献1を参考に作成）

A. 呼吸器系・循環器系の適応

1）呼吸器系

新生児は，胸壁筋が未発達のため，呼吸は鼻孔からの腹式呼吸となる．新生児の呼吸数は40～50回/分である．この値は，成人の2倍以上にあたる．また，新生児の脈拍数は120～140拍/分であり，成人の75～80拍/分よりも多い．脈拍数は，成長とともに減少し，幼児は100～110拍/分となる．

2）循環器系

胎児期の血液循環は**胎児循環**であるが，出生後は肺呼吸がはじまるため，**新生児循環**に変化する．

①胎児循環

酸素と栄養素が豊富な臍帯血は（図1 ⇨），胎児の臍静脈に流れ込んだ後（図1 →），**静脈管**を通過し，下大静脈に注がれる．下大静脈から，ほとんどの血液は右心房へ流れ込み，心臓の中隔壁に開いている卵円孔を通って左心房へ流れていく．血液は，左心房から左心室へ流れ，左心室から上行大動脈を通過して，主に脳や上半身へ移行し酸素を供給している．

一方，酸素含有量の少ない血液は（図1 →），主に上大静脈から右房内に流れ，右心室へと流れる．右心室へ流れた血液は，**動脈管**を介して，下行大動脈から腹部臓器および下半身へと流れ込んでいる．

②新生児循環

胎児が産道から外に出ると，新生児の肺胞は拡張し肺呼吸がはじまる．肺の拡張により，肺血管に多量の血液が流入し，新生児の左心房内圧が高まる．一方，右心房は，胎盤から流れ込んでいた臍帯血液量が減少することで，その内圧が低下する．この両心房間の圧力差により**卵円孔**は閉鎖し，その後，癒着する．

また，胎児循環で使用されていた動脈管も，出生後には動脈管の代わりに肺動脈が使用されるようになるため，最終的には閉鎖する．静脈管も同様に，出産により胎盤が消失するために，臍静脈から下大静脈へのバイパスとして使われていた臍静脈とともに萎縮する．

B. 体水分量と生理的体重減少

1）体水分量

多細胞生物である人間の体液成分は，**細胞内液**と**細胞外液**に分けられ，細胞外液はさらに間質液と血管内水分に分けられる．新生児の体内の水分量（体水分量）は，体重の約75％であるが，成長とともに減少し，成人の値に近づいていく（第3章図5参照）．

2）生理的体重減少

新生児の出生時の体重は約3 kgである．しかし，体重は出生直後から減少し，3～4日で一時的に150～300 g程度（出生体重の5～10％）減少する．体重減少の主な原因は，細胞外液の**間質液の減少**，**不感蒸泄**※2，胎便や尿の排泄によるものである．この現象を

※1　成長，発達，発育については第3章1-A.成長，発達，発育，加齢の定義を参照．

※2　**不感蒸泄**：発汗していなくても，気道や体表面から水分が蒸発すること．

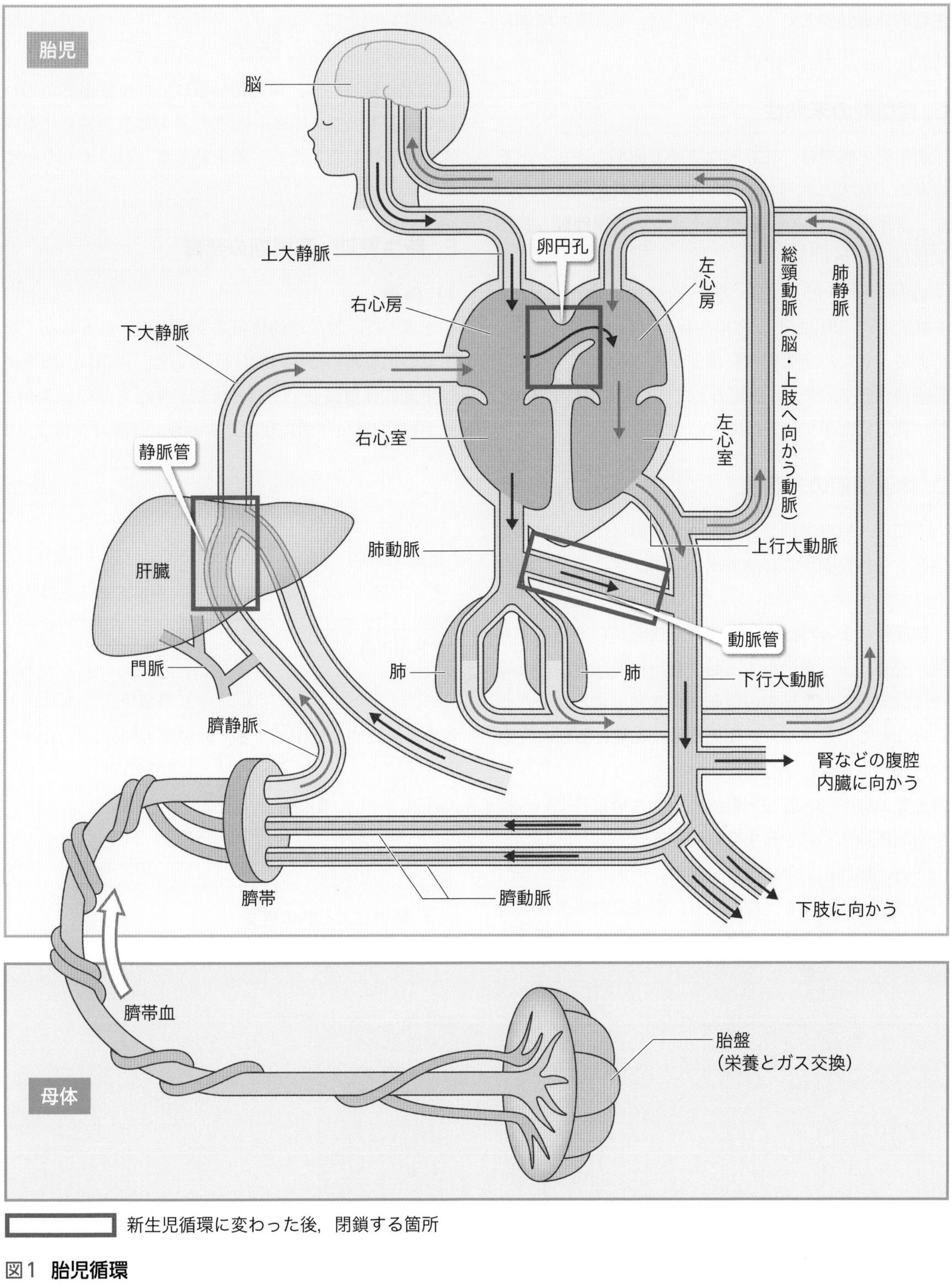

図1　胎児循環
（文献2，3を参考に作成）

生理的体重減少という．児の体重は，哺乳量の増加に伴い，7〜10日で出生体重に戻る．

C. 腎機能の未熟性

新生児・乳児は，随意的な排尿調節ができない．そのため，成人と比べて1日当たりの総排尿量は少ないが，排尿回数は多い．新生児・乳児の排尿回数と総排尿量は，

- 新生児13〜15回/日，20〜250 mL/日
- 乳児15〜20回/日，200〜600 mL/日

である．また，新生児は腎機能が未熟なため，腎臓の濃縮力が低く，成人の濃縮力と比べ，新生児は1/3，乳児は乳児期前半で2/3程度となっている．

D. 体温調節の未熟性

人間は，恒温動物であるため，体温は体内における熱産生と体表面からの熱放出のバランスによって維持されている．

熱産生による熱は，生きていく代謝過程で発生する熱，運動に伴って発生する熱，寒冷環境に置かれた場合に震えるという筋肉の運動により発生する熱などがあげられる．しかし，新生児が寒冷環境に置かれた場合には，ふるえによる熱産生は起こらない．代わりに新生児の肩甲骨・脊柱・腎のまわりに分布している褐色脂肪組織にて熱が産生されている．

一方，熱放出の現象には，輻射(ふくしゃ)，対流，伝導，蒸散の4つがあげられる．なかでも，新生児の場合は**輻射**による熱喪失に注意が必要である．輻射による熱の喪失機構の例を図2に示す．保育器に寝かされている新生児の体表温度が保育器の壁の温度よりも高い場合，新生児のほうから，保育器の壁に向けて輻射熱が奪われる．新生児は，体重1 kg当たりの体表面積の比が成人の3倍にもなるため，輻射熱も奪われやすくなっている．

E. 新生児期・乳児期の発育

1）体重

本章1-B-2)生理的体重減少で前述したとおり，新生児の出生時の体重は約3 kgである．体重は，出生後に**生理的体重減少**で一過性に低下するものの，生後7〜10日で出生体重に戻る．その後，体重は生後3〜4

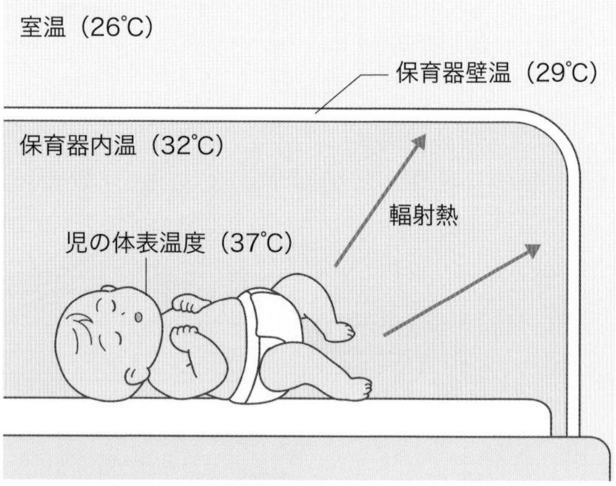

図2 輻射による熱の喪失
(文献4を参考に作成)

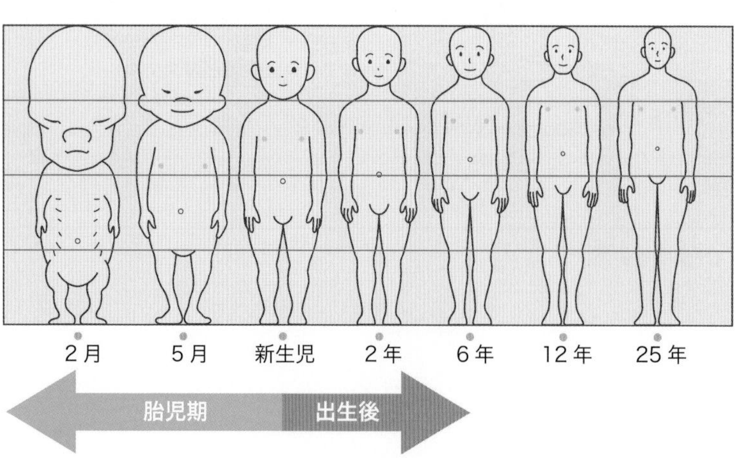

図3 各年齢における頭部と体幹のプロポーション
(文献5を参考に作成)

か月で出生時の約2倍の約6 kgになり，生後1年で約3倍の約9 kgとなる．体重の1日平均増加量は，生後0～3か月で30 g，3～6か月で15～20 g，6～9か月で9 g，9～12か月で8 gである．体重は栄養状態の指標であり，乳汁や離乳食の摂取量が適切な量であるかの判断に用いられる．

2）身長

新生児の出生時の身長は約50 cmである．その後，身長は生後1年で出生時の1.5倍にあたる約75 cm，4年で2倍にあたる約100 cmとなる．身長は骨の長さの発育を示すものであり，体重と同様に栄養状態を判定するための指標となる．

3）頭囲・胸囲

①頭囲

新生児は図3に示すように**頭囲**が比較的に大きく，出生時の頭囲は約33 cmである．その後，3～4か月で約40 cm，満1歳で約45 cm以上となる．

脳重量は，成人が体重の2％程度であるのに対し，新生児は体重の約15％である．新生児期で350～360 gあった脳重量は，1歳で900～950 gと増加していく．そのため頭囲の増加は，脳の順調な発育の指標となる．

また，出生直後は頭蓋（ずがい）の縫合が不完全であり，泉門とよばれる孔が開いているが（図4），出生後，縫合する．**小泉門**が生後6か月ごろに，**大泉門**は1歳～1歳6か月頃に閉鎖する※3．

②胸囲

新生児の**胸囲**は約32 cmである．生後2か月未満までは頭囲が胸囲より大きいが，両者は2，3か月でほぼ同じ大きさとなり，1年で約45 cmとなる．その後，胸囲のほうが頭囲より大きくなる．

4）歯牙

生歯（せいし）の時期や順序は個人差が大きいが，おおむね**図5**に示す順で乳歯や永久歯が生えそろう．

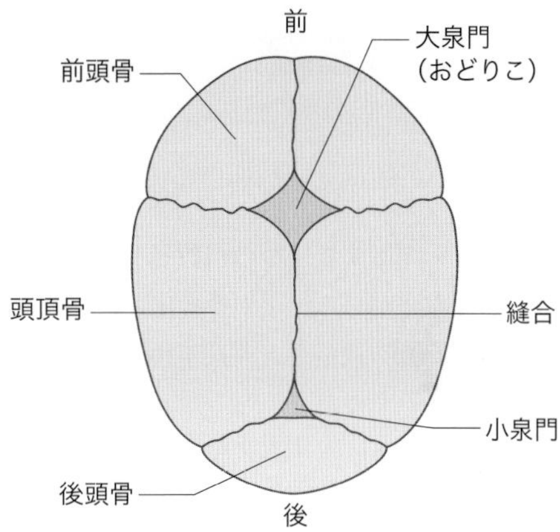

図4　新生児の頭蓋
（文献6を参考に作成）

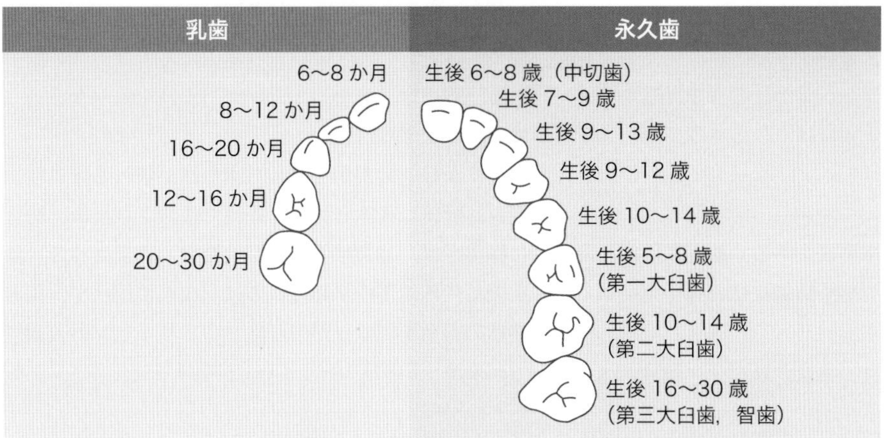

・乳歯は7～8か月ごろから生えはじめ，30か月（3歳）ごろまでには20本生えそろう．
・永久歯は6～7歳ごろから生えはじめ，生後16～30年までには32本生えそろう．
智歯（ちし）は親知らずともよばれ，生えない場合もある．

図5　生歯の時期
（文献1より引用）

年齢（歳）	1	4	12
化骨数	2	4	10

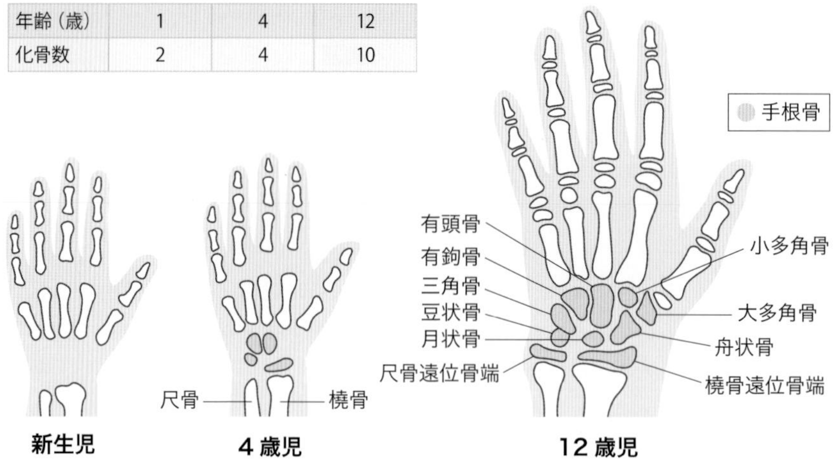

図6　成長に伴う手根骨の増加

手根骨は，生後3か月ごろより出現し，1歳で化骨数は2個，4歳で4個，12歳で最終の10個となる.
（文献7を参考に作成）

5）骨格系

骨格の発育を評価する一つの指標として，手首の手根骨数をみる方法がある．手根骨は出生時にはまだ化骨※4していないが，成長とともに手根骨の数は増加する（図6）.

6）神経系の発達

神経系の形態発達は，胎児期から生後2か月までがきわめて顕著である．出生後の神経の発達は，神経繊維の髄鞘化※5と神経細胞間のシナプス形成である.

7）運動機能の発達

乳児の運動機能の発達は，図7に示すように著しい．運動機能は，粗大運動※6から微細運動※7へと発達していく.

生後3か月で頸がすわり，5か月ごろで寝返りをするようになる．生後約1年には，ひとり歩きができるようになる.

8）免疫系

新生児期の免疫系は未発達である．胎児期には，母親から，胎盤を経由して感染防御にはたらく免疫グロブリンIgGを受けている.

出生後は，新生児自身の免疫グロブリンIgM，IgG，IgA，IgD，IgEが成長に伴い増加していく（図8）．また，初乳から分泌型IgAを摂取することができる（第4章1-F.初乳，成乳参照）.

9）臓器の発育

身体の各種器官の発育は一様でなく，**スキャモンの発育曲線**※8にその様子が示されている．スキャモンの発育曲線は，20歳時の器官や臓器重量を100としたときの発育割合を曲線で表しており，リンパ系型，神経型，一般型，生殖器系型の4つに分かれている．乳幼児期間は，特に神経型の発達が著しい.

10）新生児黄疸

新生児黄疸とは，基礎疾患がない新生児において生後2～3日に現れ，10日ごろに消える生理的な黄疸である．黄疸は，血中のビリルビン濃度が高くなることによって起きる.

ビリルビンは寿命を終えた赤血球が壊れる際に産生され，肝臓で代謝される．肝臓で代謝された後，腸管に排出され，通常は大部分が大便中へ排出される．新生児に生理的黄疸が起こるのは，成人に比べて，①赤血球の寿命が短く，かつ肝臓でのビリルビンの代謝能力が未熟で，多量のビリルビンが血中へ流出する，②腸

※3　**大泉門の閉鎖時期**：大泉門が早期に閉鎖している場合には，小頭症の可能性がある．一方，2年以上たっても閉鎖しない場合は，くる病，水頭症などの疑いがある.
※4　**化骨**：軟骨が骨に成長すること[3].
※5　**髄鞘化**：髄鞘化とは，神経繊維が脂質の髄に包まれることである．これにより神経回路としての機能が向上する.
※6　**粗大運動**：座位，歩行，階段をのぼるなど，身体全体の筋肉とバランスを要するもののこと.
※7　**微細運動**：手先の細かい協調運動のこと.
※8　スキャモンの発育曲線について，詳細は第3章1-Cを参照.

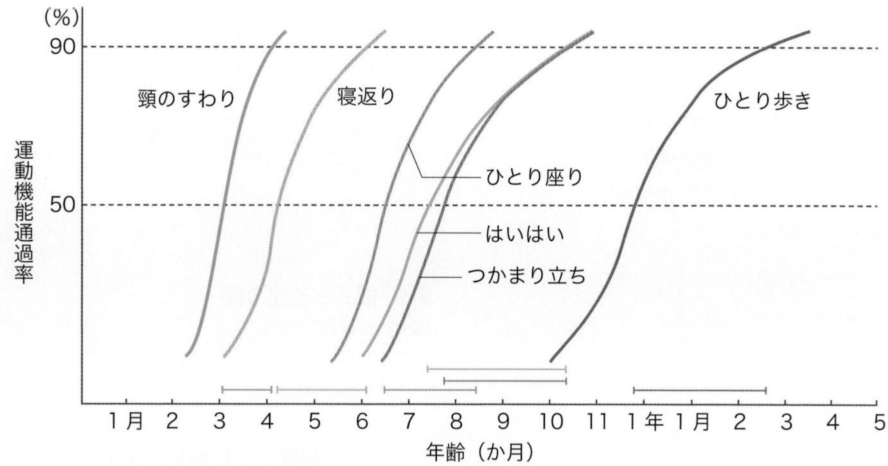

図7 乳幼児期の運動機能の発達
├──┤は，各運動機能について，それが可能なものの割合が50～90％に至る月・年齢の期間を示す.
(文献8より引用)

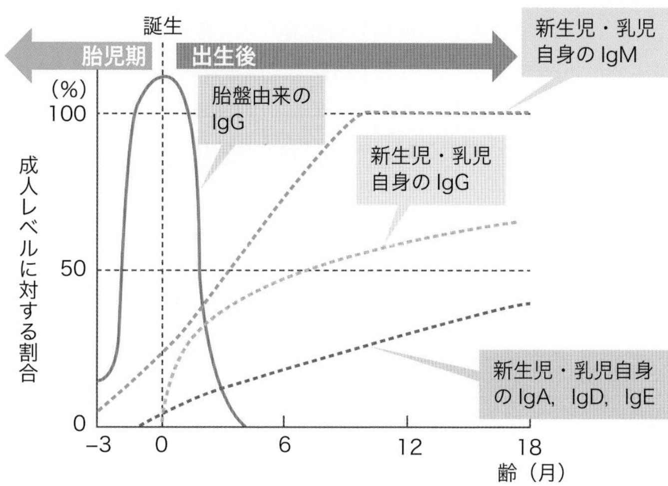

図8 ヒト血清中の免疫グロブリンレベルの経時変化
緑・黄・青の点線は，新生児・乳児自身のIgM，IgG，IgA，IgD，IgEを示す.
橙色の実線は，母親の胎盤から胎児へ移行したIgGを示す.
- 血中IgG値は，胎児期には母親から胎盤経由で胎児へ移行されるため，胎児の濃度は高い．しかし，出生後は血中IgG値は急激に低下し，生後3～4か月で最低値となる．その後，徐々に増加する.
- 血中IgM，IgA，IgD，IgEは，胎盤を通過しないため胎児期にはほとんど認められないが，生後3～4か月ごろから増加する.

(文献9を参考に作成)

肝循環が亢進しているため，腸管へ流れ出たビリルビンが再吸収される，という理由があるためである.

F. 摂食・消化管機能の発達

1）口腔

新生児の哺乳は，連続した反射運動により開始される．はじめに，乳児は口の周辺に乳首が触れると，その触感に反応して顔を向けて口を開く**探索反射**を示す．続いて乳首を口に含もうとする**捕捉反射**，口の中に入ってきた物に対して吸う動きをする**吸啜反射**，物を飲み込む**嚥下反射**を起こす.

新生児は生後2か月ごろまでは吸啜と嚥下を反射的に行うが，この反射は生後4～5か月から少しずつ消えはじめる．生後6～7か月ごろには乳汁の摂取は乳児の意思（随意的）による動きによってなされるようになる．また嚥下も成人とは異なり，口から吸った乳汁は重力により口から食道を経て胃へ流れていく．この際，呼吸とともに空気も嚥下するため，授乳後に胃の中の空気をゲップにより出させる必要がある.

表2　胃の容量

新生児	50 mL
3か月	140～170 mL
1歳	370～460 mL
5歳	700～830 mL
成人	1,000～3,000 mL

（文献1より引用）

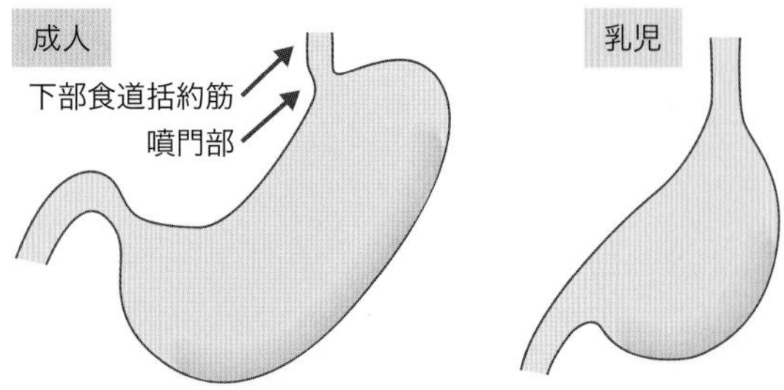

図9　成人と乳児の胃
（文献1を参考に作成）

2）胃

新生児の胃を成人と比較すると，胃の容量は小さく胃液も少ない（**表2**）．また，胃の形も縦型で，湾曲の少ない，とっくり型である（**図9**）．さらに下部食道括約筋が未熟であるため，噴門部が十分に閉鎖せず，胃内容物を吐きやすい（**溢乳**）原因の1つになる．溢乳を防ぐためにも授乳後のゲップは重要である．

3）腸

新生児の腸の長さは，身長の7倍にあたる300～350 cmであり，幼児で身長の6倍になる．成人の4～5倍と比べると相対的に長い．また，新生児の腸管壁は，成人と比べると薄く，蠕動運動も不規則で，全体的な協調運動ができにくい．そのため新生児では，腸管拡張や腹満が起こりやすい．

4）糖質の消化吸収

通常，口から摂取した多糖類のでんぷんは，口腔では**唾液中のアミラーゼ**，および小腸管腔では**膵液中のアミラーゼ**により，二糖類のマルトースに分解される（**図10**）．マルトースは小腸微絨毛膜に局在する**マルターゼ**により，**グルコース**に分解される．

一方，二糖類のラクトース（乳糖）は小腸微絨毛膜へ移動した後，**ラクターゼ**により，ガラクトースとグルコースとに分解される．また，スクロースは，**スクラーゼ**によってフルクトースとグルコースとに分解される．単糖のグルコース，ガラクトース，フルクトースは小腸吸収細胞より吸収され，門脈を介して肝臓に運ばれる．

新生児期・乳児期において，糖質の消化に関与する5つの酵素（唾液アミラーゼ，膵アミラーゼ，マルターゼ，ラクターゼ，スクラーゼ）の発現量は個々に異なっている．多糖類を分解する唾液アミラーゼは，分泌量および活性が低い．しかし，乳児がでんぷんを摂取するようになると分泌量は増加し，その活性も高くなる．膵アミラーゼは，胎生20週ごろにはすでに活性がみられるものの，出生後の分泌量および活性は低く，3歳ごろに成人のレベルに至る．

一方，二糖類分解酵素のマルターゼ，ラクターゼ，スクラーゼの出生前後の発現量は，**図11**に示すとおりである．ラクターゼは，母乳に含まれるラクトースを分解するが，授乳に合わせて出生直後に発現量のピークを迎え，その後，低下する．

5）たんぱく質の消化吸収

たんぱく質は，主に胃内で胃液に含まれるペプシンによってポリペプチドに分解される（**図12**）．ポリペプチドは，小腸管腔で，膵液に含まれる**トリプシン**，**キモトリプシン**などによってオリゴペプチドに分解される．その後，小腸微絨毛膜に局在するアミノペプチダーゼなどの作用により，低分子のアミノ酸などに分解される．これらは，小腸吸収細胞より吸収され，その一部は門脈を介して肝臓に運ばれる．

新生児期・乳児期のたんぱく質分解酵素（ペプシン，トリプシン，キモトリプシン）の発現量は，成長に伴い徐々に増加する．これら酵素の活性は，出生直後は不十分であるが，ミルクを摂取した後から急激に上昇する．ペプシンの活性は，生後2日目には出生時の4倍近くなり，2歳ごろには体重当たりのペプシン分泌能力は，成人とほぼ等しくなる．また，トリプシン，キモトリプシンの活性も，生後12か月の間に徐々に増加し，出生後2～3歳ごろに成人値に達する．

6）脂質の消化吸収

脂質には，長鎖脂肪酸トリアシルグリセロール（ト

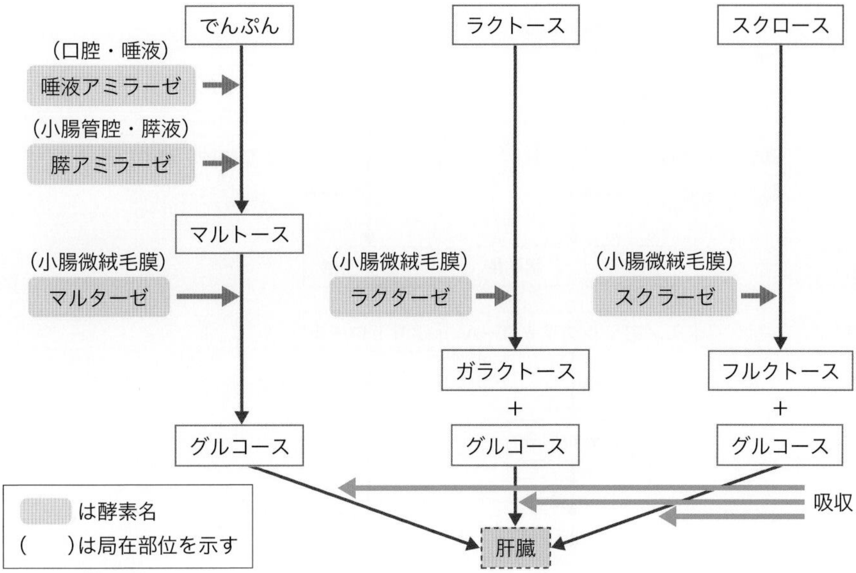

図10　糖質の消化吸収

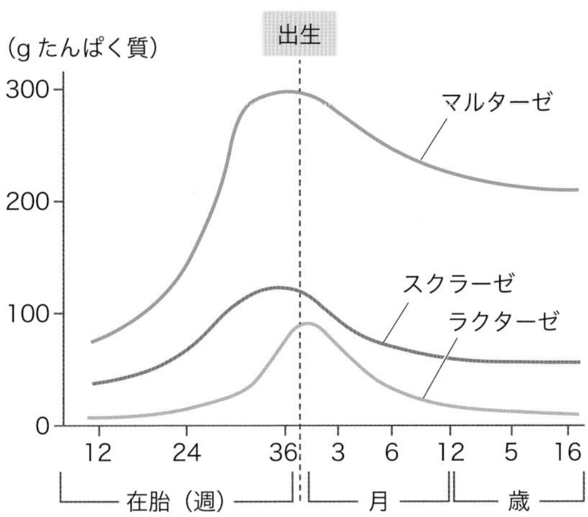

図11　成長に伴う二糖類分解酵素の発現量
（文献10を参考に作成）

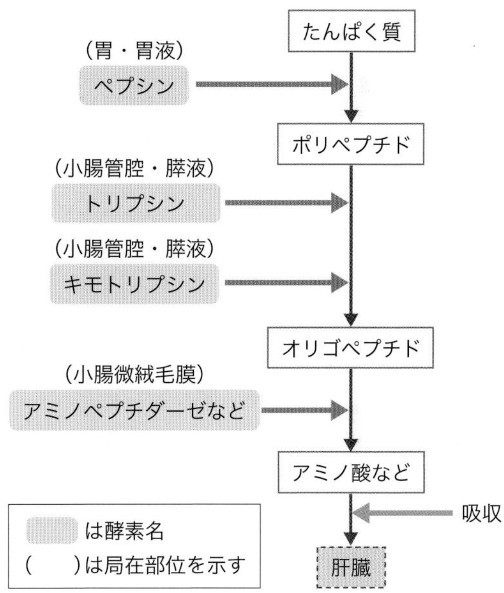

図12　たんぱく質の消化吸収

リグリセリド）(long-chain triglyceride：LCT）と中鎖脂肪酸トリアシルグリセロール（medium-chain triglyceride：MCT）があるが，両者の吸収機構は異なっている（図13）．

LCTは，胃へ移行し胃リパーゼの作用により乳化された後，小腸管腔にて膵臓から分泌された膵リパーゼにより，2分子の脂肪酸とモノアシルグリセロールとに分解される．これに，**胆汁酸**が加わることでミセルが形成され，小腸吸収細胞刷子縁膜から吸収されていく．吸収後は，最終的にはリンパ管を経て静脈へ入り

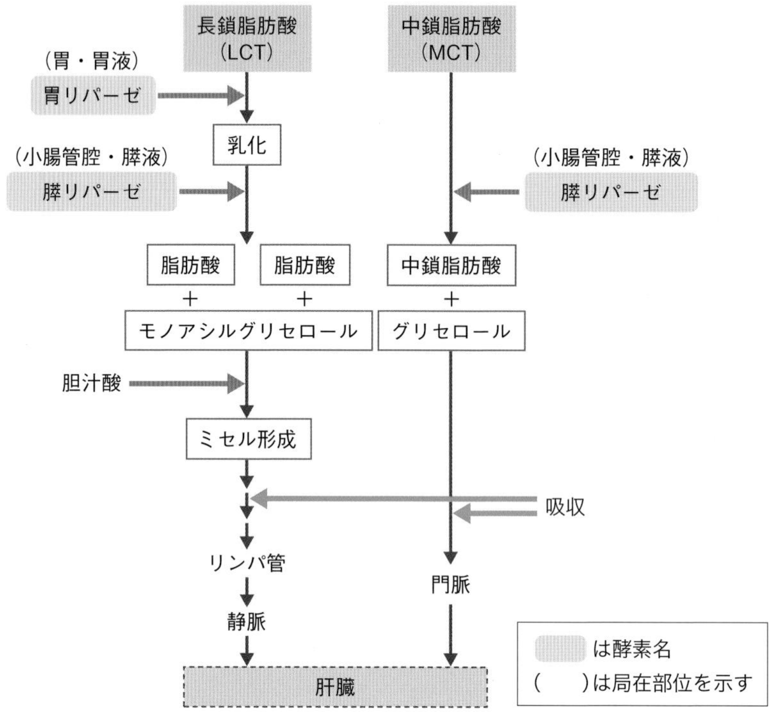

図13 脂質の消化吸収

肝臓へ運ばれる．

一方，MCTは，小腸管腔にて膵リパーゼによって中鎖脂肪酸とグリセロールとに分解され，門脈を経て直接肝臓へ移行する．

新生児期・乳児期の脂質分解酵素の活性をみると，胃リパーゼ活性はあるものの，膵リパーゼ活性は，乳児期初期では十分ではなく，成人の1/10以下であり，生後6か月以降に成人並みとなる．また酵素ではないが，ミセルの形成に必要な胆汁酸の濃度も低い．このため，消化吸収機能の低い新生児では，MCTのほうがLCTと比べて吸収がよく，栄養補給に有利な脂質である．

2 新生児期・乳児期の栄養アセスメントと栄養ケア

A. 新生児期・乳児期の栄養アセスメント

新生児期・乳児期の栄養状態は，児の成長や発育に大きな影響を与える．新生児期・乳児期の栄養アセスメントには**問診・観察（臨床診査）**，**身体計測**，**生理・生化学的検査（臨床検査）**を用いる．

1）問診・観察（臨床診査）

新生児では，体温，脈拍，呼吸，顔色，けいれん，嘔吐（おうと）など，全身の状態を観察する．また，先天性代謝異常を早期に発見するために，新生児を対象とした先天性代謝異常のマス・スクリーニングが行われている．

乳児では，月齢に応じた身体発育，運動機能，精神発達状況，授乳法・離乳法の適切性，離乳食の摂取状況および摂取量，食欲や嗜好（しこう）の変化を評価する．

2）身体計測

新生児・乳児の成長・発達の目安として，**乳児身体発育曲線**と**カウプ指数**が使用されている．乳児身体発育曲線は図14に示すとおりである．また，カウプ指数は，**体重(g)÷身長(cm)^2×10**の式で算出される．算出した値を用いて評価を行う場合には，年齢により基準値が異なるため注意が必要である（第6章 図5参照）．

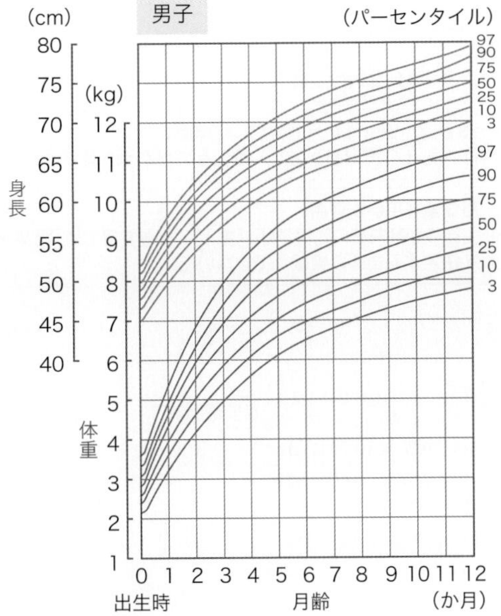

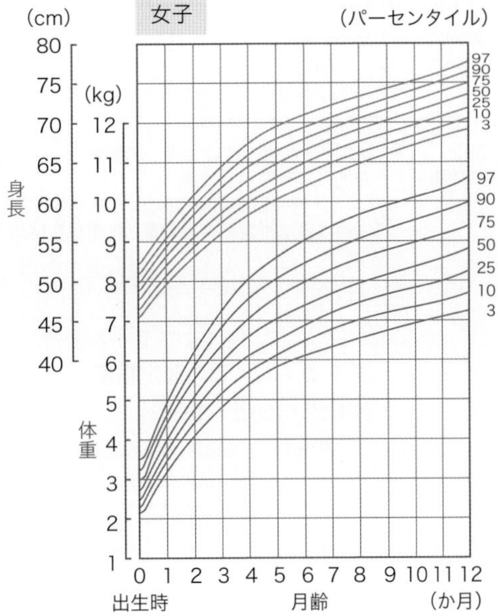

図14　乳児身体発育曲線

発育曲線の描き方：横軸の年齢ごとに，身長・体重の測定値と交差するところに点を打ち，その点を結んでいく．結んだ線が，発育曲線のカーブに沿って成長しているか確認を行う．乳児の身長・体重の発育曲線が，10パーセンタイル値以上～90パーセンタイル値未満にあれば，発育上問題ないとされる．一方で，10パーセンタイル値未満および90パーセンタイル値以上の場合は経過観察を行う．特に，3パーセンタイル値未満および97パーセンタイル値以上の場合には，病的なことが多いため注意が必要となる．
（文献11を参考に作成）

3）生理・生化学的検査（臨床検査）

栄養アセスメントに使用される臨床検査項目としては，**黄疸検査**，**貧血検査**などがある．また，母親が糖尿病の新生児や，巨大児などでは，児の血糖値の検査も行う．

B. 乳児の食事摂取基準

新生児期・乳児期は，成長・発達が著しい時期であり，日本人の食事摂取基準を参考に，一日に必要な栄養素の摂取が重要である※9．日本人の食事摂取基準を新生児・乳児で用いる際には，栄養素により年齢区分が異なることと，指標が異なることに注意が必要である（**表3**）．栄養素別の年齢区分は，エネルギー・たんぱく質は3区分，その他の栄養素は2区分となっている．また，食事摂取基準の指標は，エネルギーは推定エネルギー必要量，その他の栄養素は目安量となっている．

1）エネルギー

① 新生児期・乳児期のエネルギー摂取基準の指標は，成人と同様に**推定エネルギー必要量**が用いられる．その必要量は，（ア）**総エネルギー消費量**と，（イ）**エネルギー蓄積量**の和で算出される．

（ア）総エネルギー消費量は，次の①＋②の和で算出
①身体活動に必要なエネルギー
②組織合成に要するエネルギー
その式は，「92.8×基準体重（kg）－152.0」
（イ）エネルギー蓄積量 は，次の①×②の積で算出
①基準体重から算出した一日当たりの体重増加量
②組織増加分のエネルギー密度

2）たんぱく質

新生児期・乳児期のたんぱく質の摂取基準の指標は，**目安量**が用いられている．新生児・乳児の年齢ごとの目安量の値は，母乳中のたんぱく質濃度と哺乳量から

※9　**日本人の食事摂取基準（2020年版）**：新生児・乳児期のエネルギーおよび各栄養素の具体的な値は，厚生労働省ホームページ「日本人の食事摂取基準（2020年版）「日本人の食事摂取基準」策定検討会報告書」（厚生労働省）（https://www.mhlw.go.jp/content/10904750/000586553.pdf）の値を参照．

表3　日本人の食事摂取基準を乳児に用いる際の注意点

栄養素別の年齢区分	・エネルギー・たんぱく質（3区分） 0～5か月，6～8か月，9～11か月 ・その他の栄養素（2区分） 0～5か月，6～11か月
食事摂取基準の指標	・エネルギー ⇒推定エネルギー必要量 ・その他の栄養素 ⇒目安量 （ただし，鉄の摂取基準のみ， 6か月以降は推定平均必要量と推奨量を使用する）

3区分とした理由：
成長に合わせて，より詳細な区分が必要であったため

0～5か月，6～8か月，9～11か月で区切った理由：
生後6か月以降は，乳汁の摂取量が減り，離乳食の摂取量が増加するため

目安量を用いた理由：
生後6か月未満の乳児では，「推定平均必要量」や「推奨量」を決定するための実験ができないため

表4　たんぱく質の算定根拠

年齢区分（か月）	算出式	目安量（g/日）
0～5	母乳中のたんぱく質濃度（12.6 g/L）× 平均哺乳量（0.78 L/日）	10
6～8	母乳中のたんぱく質濃度（10.6 g/L）× 平均哺乳量（0.60 L/日） ＋離乳食からのたんぱく質摂取量（6.1 g/日）	15
9～11	母乳中のたんぱく質濃度（9.2 g/L）× 平均哺乳量（0.45 L/日） ＋離乳食からのたんぱく質摂取量（17.9 g/日）	25

算出されている（**表4**）．例えば，乳児が0～5か月の場合，母体から分泌される母乳中のたんぱく質濃度は12.6 g/L．また，その月齢の健康な乳児の平均哺乳量は0.78 L/日．両者の積（12.6×0.78＝9.8）は，9.8 g/日と算出されることから，目安量を10 g/日としている．また，6か月以降は，離乳食から摂取する「離乳食からのたんぱく質摂取量」も加え，目安量を算出している．

3）脂質

新生児・乳児の脂質摂取基準の指標でも**目安量**が用いられている．脂質のなかで目安量が設定されているものは，脂肪エネルギー比率（%），n-6系脂肪酸，n-3系脂肪酸である．

4）糖質（炭水化物）

新生児・乳児については十分な根拠がないため策定はされていない．

C. 授乳・離乳の支援ガイド

厚生労働省は，保健医療従事者[※10]による一貫した支援の提供を目的として，2007（平成19）年3月に「**授乳・離乳の支援ガイド**」を策定，2019年3月に改定を行った[※11]．本ガイドには，親（保護者）が授乳・離乳を行う際に，保健医療従事者が親をどのように支援したらよいのかについて，「支援のポイント」や「離乳食の進め方の目安」などが示されている．

1）授乳

「授乳・離乳の支援ガイド」では，全保健医療従事者が統一見解で親への支援を進めることができるように，**授乳などの支援**を進めるポイントが掲げられている（**表5**）．この表では，母乳の場合，育児用ミルクを用いる場合，それぞれに分けたポイントも示されている．

2）離乳

授乳期に続き離乳期も，支援の基本は子どもの健康を維持し，成長・発達を促すよう支援することと，離乳を通して健やかな母子・親子関係の形成を促し，親に育児の自信をもたせることである．

D. 乳児期の栄養補給法

乳児期の栄養は，**乳汁栄養**と**離乳期栄養**とに区別される．乳汁栄養の種類は，**母乳栄養**，**人工栄養**，**混合栄養**の3種類が存在する．

※10　**保健医療従事者**：保健医療従事者として，産科医師，助産師，小児科医師，保健師，管理栄養士などがあげられる．
※11　**授乳・離乳の支援ガイド**：2019年改定版のガイドの詳細は，厚生労働省子ども家庭局母子保健課による「授乳・離乳の支援ガイド」全文を参照（https://www.mhlw.go.jp/content/11908000/000496257.pdf）．

表5　授乳などの支援のポイント

<table>
<tr><th></th><th>母乳の場合</th><th>育児用ミルクを用いる場合</th></tr>
<tr><td>妊娠期</td><td colspan="2">・母子にとって母乳は基本であり，母乳で育てたいと思っている人が無理せず自然に実現できるよう，妊娠中から支援を行う
・妊婦やその家族に対して，具体的な授乳方法や母乳（育児）の利点などについて，両親学級や妊婦健康診査などの機会を通じて情報提供を行う
・母親の疾患や感染症，薬の使用，子どもの状態，母乳の分泌状況などのさまざまな理由から育児用ミルクを選択する母親に対しては，十分な情報提供のうえ，その決定を尊重するとともに，母親の心の状態に十分に配慮した支援を行う
・妊婦および授乳中の母親の食生活は，母子の健康状態や乳汁分泌に関連があるため，食事のバランスや禁煙などの生活全般に関する配慮事項を示した「妊産婦のための食生活指針」を踏まえた支援を行う</td></tr>
<tr><td rowspan="2">授乳の開始から授乳のリズムの確立まで</td><td colspan="2">・特に出産後から退院までの間は母親と子どもが終日，一緒にいられるように支援する
・子どもが欲しがるとき，母親が飲ませたいときには，いつでも授乳できるように支援する
・母親と子どもの状態を把握するとともに，母親の気持ちや感情を受けとめ，あせらず授乳のリズムを確立できるよう支援する
・子どもの発育は出生体重や出生週数，栄養方法，子どもの状態によって変わってくるため，乳幼児身体発育曲線を用い，これまでの発育経過を踏まえるとともに，授乳回数や授乳量，排尿排便の回数や機嫌などの子どもの状態に応じた支援を行う
・できるだけ静かな環境で，適切な子どもの抱き方で，目と目を合わせて，優しく声をかけるなど授乳時のかかわりについて支援を行う
・父親や家族などによる授乳への支援が，母親に過度の負担を与えることのないよう，父親や家族などへの情報提供を行う
・体重増加不良などへの専門的支援，子育て世代包括支援センターなどをはじめとする困ったときに相談できる場所の紹介や仲間づくり，産後ケア事業などの母子保健事業などを活用し，きめ細かな支援を行うことも考えられる</td></tr>
<tr><td>・出産後はできるだけ早く，母子がふれあって母乳を飲めるように支援する
・子どもが欲しがるサインや，授乳時の抱き方，乳房の含ませ方などについて伝え，適切に授乳できるよう支援する
・母乳が足りているかなどの不安がある場合は，子どもの体重や授乳状況などを把握するとともに，母親の不安を受け止めながら，自信をもって母乳を与えることができるよう支援する</td><td>・授乳を通して，母子・親子のスキンシップが図られるよう，しっかり抱いて，優しく声かけを行うなど暖かいふれあいを重視した支援を行う
・子どもの欲しがるサインや，授乳時の抱き方，哺乳瓶の乳首の含ませ方などについて伝え，適切に授乳できるよう支援する
・育児用ミルクの使用方法や飲み残しの取り扱いなどについて，安全に使用できるよう支援する</td></tr>
<tr><td rowspan="2">授乳の進行</td><td colspan="2">・母親らと子どもの状態を把握しながらあせらず授乳のリズムを確立できるよう支援する
・授乳のリズムの確立以降も，母親らがこれまで実践してきた授乳・育児が継続できるように支援する</td></tr>
<tr><td>・母乳育児を継続するために，母乳不足感や体重増加不良などへの専門的支援，困ったときに相談できる母子保健事業の紹介や仲間づくりなど，社会全体で支援できるようにする</td><td>・授乳量は，子どもによって授乳量は異なるので，回数よりも一日に飲む量を中心に考えるようにする．そのため，育児用ミルクの授乳では，一日の目安量に達しなくても子どもが元気で，体重が増えているならば心配はない
・授乳量や体重増加不良などへの専門的支援，困ったときに相談できる母子保健事業の紹介や仲間づくりなど，社会全体で支援できるようにする</td></tr>
<tr><td>離乳への移行</td><td colspan="2">・いつまで乳汁を継続することが適切かに関しては，母親らの考えを尊重して支援を進める
・母親らが子どもの状態や自らの状態から，授乳を継続するのか，終了するのかを判断できるように情報提供を心がける</td></tr>
</table>

※混合栄養の場合は母乳の場合と育児用ミルクの場合の両方を参考にする．
（文献12より引用）

1）母乳栄養

乳汁が母乳である場合を**母乳栄養**という．母乳育児成功のための10のステップ（2018年改訂）（仮訳）※12がWHO（世界保健機関）・ユニセフから発表されている．

全医療従事者は，母乳の指導を行うにあたり，10のステップと母乳について（**第4章1 妊娠期・授乳期の生理的特徴**参照）を理解し，実行することが重要である．

2）人工栄養

人工栄養とは，母乳の不足や，何らかの理由で母乳以外の乳汁で乳児を育てることをいう．現在，乳汁としては，育児用ミルクが用いられている．

①育児用ミルクの成分

育児用ミルクは「**乳及び乳製品の成分規格等に関する省令**」により規格が定められている．現在市販されている育児用ミルクは牛乳を原料とし，母乳の栄養成分に近づけるとともに，不足しがちな栄養素を強化し

※12　**母乳育児成功のための10のステップ**：10のステップの内容は，授乳・離乳の支援ガイド（※11）にも掲載されている．

ている．

②育児用ミルクの種類

育児用ミルクには，**乳児用調製粉乳**，**乳児用調製液状乳**[※13]，**市販特殊ミルク**，**市販外特殊ミルク**がある（表6）．

- **調製粉乳**：調製粉乳には，乳児用調製粉乳などがある．
- **調製液状乳**：調製液状乳は，液状の人工乳を容器に密封したものであり，常温保存が可能である．
- **市販特殊ミルク**：市販特殊ミルクには，牛乳アレルゲン除去粉乳（牛乳アレルギー乳児用のミルク）や低ナトリウム粉乳（心臓・腎臓疾患乳児用のミルク）など，個別の疾患に対応したミルクがある．
- **市販外特殊ミルク**：市販外特殊ミルクには，登録特殊ミルク（先天性代謝異常症用のミルク）など，医師の処方箋（しょほうせん）が必要となるミルクなどがある[※14]．

③調乳方法

調乳の方法には，**無菌操作法**と**終末殺菌法**がある．

- **無菌操作法**：無菌操作法は，家庭，保育所などにおいて，少量のミルクを作製する際に用いられている方法である．調乳操作は，あらかじめ消毒済みの哺乳瓶に，調整粉乳を入れ，**一度沸騰して70℃以上に保った湯**で溶解していく．この際，70℃以上に保った湯を使用することが**「乳児用調製粉乳の安全な調乳，保存及び取扱いに関するガイドライン」**[※15]にて定められている．乳児用調製粉乳が製造過程において*Cronobacter sakazakii*（旧名*Enterobacter sakazakii*）などの有害な菌に汚染されることがあり，この*C. sakazakii*菌を不活性化させるためには，70℃以上の湯が必要と示されている．*C. sakazakii*菌は成人が感染しても症状は軽いが，乳児では敗血症などを起こすことがあり，重篤な場合は髄膜炎を併発することがある．
- **終末殺菌法**：終末殺菌法は，乳児院や保育所などにおいて，大量のミルクを作製する際に用いられている方法である．調乳操作は，一日分または数回分をまとめて調乳した後，洗浄済みの哺乳瓶に分注して，最後に加熱消毒する．

表6 育児用ミルクの種類

調製粉乳	・**乳児用調製粉乳** ・低出生体重児用粉乳
調製液状乳	
市販特殊ミルク	・**牛乳アレルゲン除去粉乳** （たんぱく質分解乳・アミノ酸混合乳） ・大豆たんぱく調整乳 ・無乳糖粉乳 ・**低ナトリウム粉乳** ・MCT乳
市販外特殊ミルク	・**登録特殊ミルク** ・登録外特殊ミルク ・薬価収載の特殊ミルク

MCT：中鎖脂肪酸
（文献13，14を参考に作成）

④母乳栄養と人工栄養（牛乳・調製粉乳）の比較

母乳（**人乳**）と**牛乳**，**調製粉乳**の組成を比較すると，調製粉乳は母乳の組成に類似するように製造されているが，牛乳は母乳とは化学的組成が相違している．母乳と牛乳の，組成面，感染防御因子面からの比較を表7に示す．

3）混合栄養

母乳不足や，母親の就労など，何らかの理由で母乳だけで哺乳できない場合に，母乳と人工乳の両方を使用することを**混合栄養**という．

4）離乳食

「授乳・離乳の支援ガイド」では，**離乳の定義**を「離乳とは，成長に伴い，母乳または育児用ミルクなどの乳汁だけでは不足してくるエネルギーや栄養素を補完するために，乳汁から幼児食に移行する過程をいう」としている．

①離乳の開始

「離乳・授乳の支援ガイド」では，**離乳の開始**について「離乳の開始とは，なめらかにすりつぶした状態の食物をはじめて与えたときをいう．その時期は**生後5～6か月**ごろが適当である」と記載している[※16]．

※13 **乳児用調製液状乳**：2018年より国内で製造・販売することが可能となった．調乳の手間がなく，消毒した哺乳瓶に移し替えてすぐに飲むことができるため，災害時の備えとしての活用も可能である．製品により，容器や設定されている賞味期限，使用方法が異なるため，使用時は製品に記載されている使用方法などの表示を必ず確認することが必要である（第10章p.228 Column参照）．

※14 **特殊ミルクの入手方法**：詳細については，母子愛育会ホームページ参照（http://www.boshiaiikukai.jp/index.html）．

※15 **「乳児用調製粉乳の安全な調乳，保存及び取扱いに関するガイドライン」**：ガイドラインは，厚生労働省ホームページ参照（http://www.mhlw.go.jp/topics/bukyoku/iyaku/syoku-anzen/qa/070604-1.html）．

表7 母乳と牛乳の比較

		母乳	牛乳
組成面	たんぱく質	・たんぱく質は，牛乳の1/3 ・**カゼイン**[*1]が少なく，**乳清たんぱく質**[*2]が多い ・**凝乳塊**[*3]は，やわらかく微細であるために消化吸収されやすい ・胃内の滞留時間は，2〜3時間 ・シスチン・タウリンが多い	・母乳の**約3倍のたんぱく質** ・カゼインが多く，乳清たんぱく質が少ない ・凝乳塊は粗大であり，消化に時間を要す ・胃内の滞留時間は3〜5時間
	脂質	・脂質含有量は牛乳と同様 ・牛乳より**多価不飽和脂肪酸（リノール酸，EPA，DHA）**が多い	・脂質含有量は母乳と同様
	糖質	・母乳中に含有される糖質の70％は，**ラクトース**[*4]である．ラクトースは，牛乳よりも約1.5倍多い ・ラクトース以外にも，**オリゴ糖**が含まれている	・ラクトースの量は，母乳より少ない
	ビタミン	・牛乳より，**ビタミンA，ビタミンC，ビタミンE**の含有量が多い	・母乳より，**ビタミンB_1，ビタミンB_2**の含有量が多い
	ミネラル	・母乳のミネラル含量は**牛乳の1/3**である．そのため母乳は牛乳に比べて，乳児の**腎臓に負担をかけない**	
感染防御因子面	免疫グロブリン	・母乳にはIgAが含有されている	
	ラクトフェリン[*5]	・牛乳より多く含有されている	

＊1 カゼイン：乳汁のたんぱく質のこと．
＊2 乳清たんぱく質：カゼイン以外の乳汁のたんぱく質のこと（主としてラクトアルブミン，グロブリン）．
＊3 凝乳塊（ぎょうにゅうかい）：乳汁中のカゼインが，胃に移行した後に，胃酸の作用により形成される塊のこと．ミルクカードともよばれる．
＊4 ラクトース：（補足）ラクトースはエネルギー源になるばかりでなく，カルシウムの吸収促進や，ビフィズス菌の栄養となる．母乳栄養児の腸内細菌叢はビフィズス菌優位であり，ビフィズス菌が大腸菌などの有害な菌の増殖を抑制している．
＊5 ラクトフェリン：初乳に多く含有される糖たんぱく質である．抗菌作用，腸管での鉄の吸収調節，ビフィズス菌増殖などの生理機能をもつ．

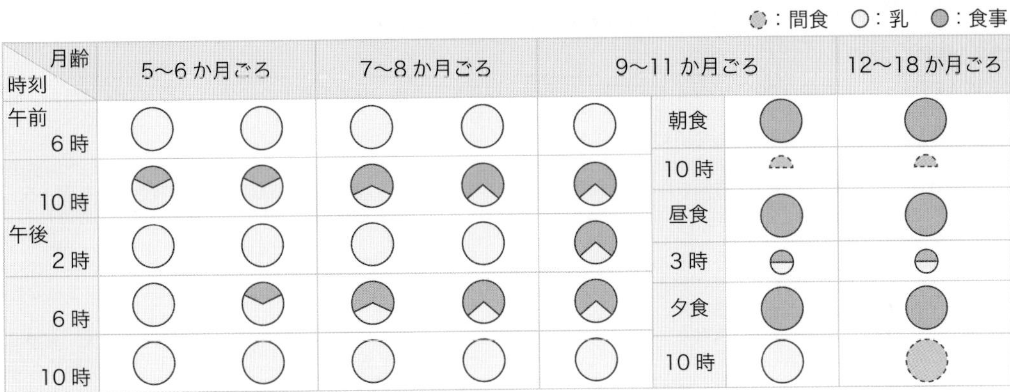

図15 各時期における乳汁と離乳食の量的バランス
（文献1より引用）

②離乳の進行

離乳は，**図15**に示すように，乳汁と離乳食の量的バランスをとりながら進行していく．

※16 （補足）**果汁やイオン飲料の摂取について**：離乳の開始前に果汁やイオン飲料を与えることに，栄養学的な意義は認められていない．そのため果汁を与える必要はない．また，はちみつは乳児ボツリヌス症を引き起こすリスクがあるため，1歳を過ぎるまでは与えない．

③離乳の完了

「離乳・授乳の支援ガイド」では，**離乳の完了**とは，「形のある食物をかみつぶすことができるようになり，エネルギーや栄養素の大部分が母乳または育児用ミルク以外の食物から摂取できるようになった状態をいう．その時期は**生後12か月**から**18か月**ごろである」としている．

表8 離乳食の進め方の目安

離乳の開始 ──────→ 離乳の完了

以下に示す事項は，あくまでも目安であり，子どもの食欲や成長・発達の状況に応じて調整する

		離乳初期	離乳中期	離乳後期	離乳完了期
A	月齢	生後5～6か月ごろ	生後7～8か月ごろ	生後9～11か月ごろ	生後12～18か月ごろ
B	食べ方の目安	● 子どもの様子を見ながら，一日1回1さじずつはじめる ● 母乳やミルクは飲みたいだけ与える	● 一日2回食で，食事のリズムをつけていく ● いろいろな味や舌ざわりを楽しめるように食品の種類を増やしていく	● 食事リズムを大切に，一日3回食に進めていく ● 共食を通じて食の楽しい体験を積み重ねる	● 一日3回の食事リズムを大切に，生活リズムを整える ● 手づかみ食べにより，自分で食べる楽しみを増やす
C	調理形態	なめらかにすりつぶした状態	舌でつぶせる固さ	歯ぐきでつぶせる固さ	歯ぐきでかめる固さ
D	1回当たりの目安量				
Ⅰ	穀類（g）	つぶしがゆから始める． すりつぶした野菜なども試してみる． 慣れてきたら，つぶした豆腐・白身魚・卵黄などを試してみる	全がゆ 50～80	全がゆ 90～軟飯 80	軟飯 90～ご飯 80
Ⅱ	野菜・果物（g）		20～30	30～40	40～50
Ⅲ	魚（g）		10～15	15	15～20
	または肉（g）		10～15	15	15～20
	または豆腐（g）		30～40	45	50～55
	または卵（個）		卵黄1～全卵1/3	全卵1/2	全卵1/2～2/3
	または乳製品（g）		50～70	80	100

E 食品の種類と組み合わせ

- 離乳の開始は，おかゆ（米）からはじめる．新しい食品をはじめるときには離乳食用のスプーンで1さじずつ与え，子どもの様子をみながら量を増やしていく．慣れてきたらじゃがいもや人参などの野菜，果物，さらに慣れたら豆腐や白身魚，固ゆでした卵黄など，種類を増やしていく
- 離乳が進むにつれ，魚は白身魚から赤身魚，青皮魚へ，卵は卵黄から全卵へと進めていく．食べやすく調理した脂肪の少ない肉類，豆類，各種野菜，海藻と種類を増やしていく．脂肪の多い肉類は少し遅らせる．野菜類には緑黄色野菜も用いる．ヨーグルト，塩分や脂肪の少ないチーズも用いてよい．牛乳を飲用として与える場合は，鉄欠乏性貧血の予防の観点から，1歳を過ぎてからが望ましい
- 離乳食に慣れ，一日2回食に進むころには，穀類（主食），野菜（副菜）・果物，たんぱく質性食品（主菜）を組み合わせた食事とする．また，家族の食事から調味する前のものを取り分けたり，薄味のものを適宜取り入れたりして，食品の種類や調理方法が多様となるような食事内容とする
- 母乳育児の場合，生後6か月の時点で，ヘモグロビン濃度が低く，鉄欠乏を生じやすいとの報告がある．また，ビタミンD欠乏の指摘もあることから，母乳育児を行っている場合は，適切な時期に離乳を開始し，鉄やビタミンDの供給源となる食品を積極的に摂取するなど，進行を踏まえてそれらの食品を意識的に取り入れることが重要である
- フォローアップミルクは母乳代替食品ではなく，離乳が順調に進んでいる場合は，摂取する必要はない．離乳が順調に進まず鉄欠乏のリスクが高い場合や，適当な体重増加がみられない場合には，医師に相談したうえで，必要に応じてフォローアップミルクを活用することなどを検討する

F 調理形態，調理方法

- 食品は，子どもが口の中で押しつぶせるように十分な硬さになるよう加熱調理をする．はじめは「つぶしがゆ」とし，慣れてきたら粗つぶし，つぶさないままへと進め，軟飯へと移行する．野菜類やたんぱく質性食品などは，はじめはなめらかに調理し，次第に粗くしていく．離乳中期頃になると，つぶした食べ物をひとまとめにする動きを覚えはじめるので，飲み込みやすいようにとろみをつける工夫も必要になる
- 調味について，離乳の開始時期は，調味料は必要ない．離乳の進行に応じて，食塩，砂糖など調味料を使用する場合は，それぞれの食品のもつ味を生かしながら，薄味でおいしく調理する．油脂類も少量の使用とする

（文献12を参考に作成）

表9　低出生体重児に対する授乳基準

出生体重（g）	授乳開始の時期（時）	初期量（mL）	1回増加量（mL）	100 mL/kg/日に達する時間	150 mL/kg/日に達する時間
～750	12～24	1	1	5～7日（6 mL×12）	7～14日（9 mL×12）
～1,000	12～24	1～2	1～2	5～7日（8 mL×12）	7～14日（12 mL×12）
～1,250	12～24	2～3	2	5～7日（10 mL×12）	7～14日（15 mL×12）
～1,500	12～24	3～5	3	4～6日（12 mL×12）	7～10日（18 mL×12）
～1,750	6～12	5～10	5	4～6日（20 mL×8）	7～10日（30 mL×8）
～2,000	6～12	10～15	10	4～6日（25 mL×8）	7～10日（35 mL×8）
～2,500	6～12	15～20	10	3～4日（30 mL×8）	5～6日（45 mL×8）

注1　出生体重2,000 g以下，在胎34週以前に出生した児はチューブ栄養による．
　2　最初の2回は5％ブドウ糖液を投与し，全身状態に異常がなければミルクを与える．
　3　出生体重1,500 g以下の児には2時間ごとの哺乳を，それより大きい児には3時間ごととする．
　4　生後3週までは原則として人乳で保育する（特に1,500 g以下の児）．
（文献15より引用）

なお，離乳の完了は，**母乳または育児用ミルクを飲んでいない状態を意味するものではない**．

④離乳食の進め方の目安

- **食べ方の目安**：離乳食の進め方の目安を表8に示す．離乳食は月齢（表8A）に応じて，食事回数（表8B）を一日1回から，2回，3回へと増やしていく．
- **1回当たりの目安量**：離乳食の固さは調理形態（表8C）に記載されている固さとする．1食当たりの離乳食の量は「1回当たりの目安量（表8D）」を参考にし，「食品の種類と組み合わせ（表8E）」に留意しながら，月齢に応じて増量していく．調理は，衛生面に気をつけ表8Fの要領で行う．

5）成長経過の確認

「離乳・授乳の支援ガイド」では，成長経過の確認について，「授乳および離乳は，成長の過程を踏まえて評価する．具体的には，母子健康手帳には，乳幼児身体発育曲線が掲載されており，このグラフに体重や身長を記入し，成長曲線のカーブに沿っているかどうかを確認する」としている（乳児身体発育曲線は図14参照）．

E. 低出生体重児

出生体重が2,500 g未満の新生児を，**低出生体重児**とよぶ．低出生体重児のなかでも，1,500 g未満の新生児を**極低出生体重児**，1,000 g未満の新生児を**超低出生体重児**とよんでいる（表1）．

低出生体重児は，吸啜や嚥下が未発達であるため，誤嚥を起こしやすい．そのため以前は，授乳の開始は出生後，長時間の絶食の後としていた．しかし現在では，出生後に状態がよければ可能なかぎり早期に授乳が開始されるようになった．その利点として，①乳汁が児の腸管を刺激することにより，腸管ホルモンが分泌される，②耐糖能が高まる，③胆汁の腸肝循環が促進され，黄疸の発症が低くなる，などがある．

授乳には，誤嚥防止のために経口チューブを用い，乳汁には，母乳を優先的に使用する．なお，母乳の入手が困難な場合は，低出生体重児用粉乳を用いる．低出生体重児の授乳基準を表9に示す．

さらに，体重1,500 g未満の極低出生体重児・超低出生体重児の場合は，授乳に加えて，ブドウ糖と電解質の輸液を併用する．輸液は，乳汁の経口投与量が100 mL/kg/日になった時点で中止し，乳汁のみとする．

F. 低体重と過体重

生後3か月以後の乳児であれば，カウプ指数の算出により，やせすぎ，太りすぎといった発育状況が判定できる（第6章図5参照）．乳児の低体重の原因には，消化器系の障害，代謝障害，母乳不足，調製粉乳の希釈法の誤り，不適切な離乳食がある．原因を追及し適切な処置を行う．

一方，過体重の場合は，一過性，良性の肥満と考えられる．ほとんどの場合，1歳を過ぎるころからは，軽度肥満か正常上限の体重で経過することが多い．乳児は発育途中であるために，食事制限は行わない．

G. 哺乳量と母乳性黄疸

母乳性黄疸は，母乳中の成分によってビリルビンの排出が抑えられ，これにより，乳児の血中ビリルビン濃度が高くなる疾患である．母乳栄養児の約10～15％にみられ，**新生児黄疸**（本章1-E-10）新生児黄疸参照）が生後1～2か月続くことをいう．

原則として，母乳を中止する必要性はない．乳児の哺乳量は，3～4か月ごろに最多となり，その後低下するが個人差が大きい．現時点では，乳児の哺乳量と母乳性黄疸の関連については明確なデータはない．

H. ビタミンK摂取と乳児ビタミンK欠乏性出血症

新生児と乳児がビタミンK欠乏になると，生後7日までに（主に2～4日ごろ）**新生児メレナ**（**消化管出血**）が，それ以降に（主に約1～2か月まで）**特発性乳児ビタミンK欠乏性出血症**（**新生児頭蓋内出血**）が起こることがある．特発性乳児ビタミンK欠乏性出血症は，人工栄養児に比べ，母乳栄養児に起こりやすい．新生児と乳児がビタミンK欠乏に陥りやすい理由は，①母乳はビタミンK含量が低い，②乳児では腸内細菌によるビタミンKの産生および供給量が低いと考えられている，などがあげられる．

そのため，現在は，出生時，生後1週または産科退院時のいずれかの早い時期，1か月健診時の合計3回，乳児にビタミンK_2シロップ※17を内服させている※18．これにより新生児メレナと特発性乳児ビタミンK欠乏性出血症をほぼ予防できるようになった．

I. 鉄摂取と貧血

乳児期の貧血の大部分は**鉄欠乏性貧血**※19である．

母乳中の鉄の含有量は微量であるが，日本人の食事摂取基準では「およそ生後4か月までは体内に貯蔵されている鉄を利用して正常な鉄代謝を営むので，鉄欠乏性貧血は乳児期の後期（離乳期）に好発する」としている．一方，育児用ミルクは母乳の10倍ほどの鉄を含むため，鉄欠乏性貧血発症率は，人工栄養児より母乳栄養児のほうが高い．

鉄欠乏性貧血を予防するために，離乳食として，鉄やたんぱく質を多く含む食品を与えるよう注意を払う．また，鉄の吸収を促進させるためにビタミンCを同時に摂取するよう努める．

J. 乳児下痢症と脱水

乳児下痢症の原因は，食事，感染，薬物，体質，環境など多岐にわたる．なかでもウイルスなどの病原体が胃腸に感染するウイルス性胃腸炎が多く，ウイルスのなかでも**ロタウイルス**の場合が多い．症状は，下痢以外にも，**嘔吐**（おうと），発熱を伴うこともある．嘔吐や下痢により，乳児では容易に**脱水症**※20が引き起こされる可能性がある．

脱水症の防止のため，児が授乳期で嘔吐がある場合は，少量の経口補水液を用いて水分と電解質の補給からはじめ，1回に100 mL以上飲めるようになったら，母乳または乳汁を与えていく．

一方，児が離乳期以降で嘔吐がある場合では，離乳食を中断し，経口補水液を用いて水分と電解質の補給からはじめる．水分が十分にとれ，母乳や乳汁がこれまでと同じ程度に飲めるようになったら，離乳食を開始したときと同じ要領で，離乳食を再開していく．

K. 二次性乳糖不耐症

乳糖不耐症には，先天的なものと，二次性のものがある．通常，ラクトース分解酵素であるラクターゼは，小腸粘膜表面の微細なひだである刷子縁に局在している．しかし感染症などにより刷子縁が剝げ落ちてしまうと，一時的にラクターゼが欠損し乳糖不耐症となり，ミルクを投与するたびに，下痢が続く状態となってしまう．これが二次性の乳糖不耐症である．

そのため，刷子縁の回復を待てばもとの状態に戻る．しかし，2週間以上，下痢が継続する場合には，母乳や育児用ミルクの代わりに無乳糖ミルクを使用する，

※17　**ビタミンK_2シロップ**：ビタミンKはK_1とK_2があり，両者ともにビタミンKとして同様の作用をもっている．K_1は緑黄色野菜などの食物に多く含まれ，シロップに使われているK_2は腸内細菌から主につくられる．

※18　**ビタミンKの服用回数**：日本小児科学会新生児委員会ビタミンK投与法の見直し小委員会：新生児・乳児ビタミンK欠乏性出血症に対するビタミンK製剤投与の改訂ガイドライン（修正版）．日本小児会誌，115：705-771，2011を参照（http://www.jpeds.or.jp/uploads/files/saisin_110131.pdf）．

※19　**鉄欠乏性貧血の発症率**：6か月児における貧血の発生率は約5％で，そのうち約70％が鉄欠乏性貧血といわれている．

※20　**脱水症**：体液量（細胞外液量）が減少した状態で，水分のみならずナトリウムの損失を伴う．

母乳や育児用ミルクを飲ませる前にラクトース分解酵素を児へ内服させる，といった対応をとり，乳児の栄養を確保する．

L. 食物アレルギー

わが国の乳児の食物アレルギー有病率は10％とされている．食物アレルギーの症状は，皮膚症状を主とし，粘膜症状，消化器症状，呼吸器症状（呼吸困難），全身症状がある．乳幼児の食物アレルギーの原因食品は，卵，牛乳，小麦が多い．

食物アレルギーの治療は，専門医師の診断に基づき，原因食品を**必要最小限除去**することである．除去を行う際には，管理栄養士が原因食物を除去し，除去したことで失われた栄養素を抗原性をもたない他の食品で補うことで，同様の栄養素を摂取できるよう栄養指導を行っていく[※21]．

※21　**食物アレルギー児に対する栄養指導**：栄養指導の際には，「厚生労働科学研究班による食物アレルギーの栄養食事指導の手引き2022」を参照(https://www.foodallergy.jp/wp-content/themes/foodallergy/pdf/nutritionalmanual2022.pdf)．

M. 便秘

排便回数が週3回未満の場合や，排便に苦痛・困難を伴う場合，直腸内の便貯留が慢性的にみられる場合は，便秘と診断され治療の対象となる．

便秘の症状は，腹部膨満，腹痛，食欲不振，排便時の疼痛（とうつう）や下血などがある．原因は，授乳期では母乳や育児用ミルクの不足，濃厚調乳などである．離乳後では食事摂取量の不足，食物繊維の不足，腹圧不足などがあげられる．

対応として，授乳期では哺乳量の確認を行い，不足があれば追加する．哺乳量が十分でも便秘が改善しない場合には，マルツエキス（小児用便秘薬）や，ヨーグルトなどを与える．また離乳期では，食物繊維の多い食品や，ヨーグルトなど発酵性を有する食品を使用する．この他，綿棒の先にオリーブ油を塗布し，綿棒を数cm肛門部に入れ，肛門部を優しく刺激する方法もある．

Column

新生児の感覚能力[1)]

出生後の新生児はどのような感覚能力をもっているのだろう？

① **視力**：新生児の視力は，0.02程度といわれている．0.02程度の視力でものを見た場合，焦点の合わせやすい距離は約30 cm程度となる．興味深いことに，この距離は，母親が新生児を抱きかかえて母乳を飲ませているときの，母子間の目の距離に一致する．

② **聴覚**：新生児の聴覚は，生後半日ほどで，自分の母親とそれ以外の女性の声とを弁別できるといわれている．

③ **味覚**：新生児の味覚は，甘味を好み，苦味，酸味は嫌うことが明らかとなっている．一般に自然界では，甘味は栄養が豊富でエネルギー源になるものが多く，苦味は毒の入ったもの，酸味は腐ったものであることが多い．

④ **嗅覚**：新生児は，出生後数時間以内でも，母親を匂いだけで感知することができる．

このように，新生児は出生直後から，母親を好み，成長・発達するための感覚能力を備えているのである．

Advanced 食物アレルギーの栄養指導

～現場で役立つ「授乳・離乳の支援ガイド」と「食物アレルギーの栄養食事指導の手引き2022」

本章では，乳児に発症率の高い疾患の１つとして，「食物アレルギー」を学んだ．そこで，筆者が小児病院に勤務した際の，栄養指導の体験を参考までにお話ししたい．なお，アレルギー表示が義務づけられている特定原材料と，それに準じた表示が推奨される食品を表①に示す．

病院では，アトピー性皮膚炎の乳児を対象とした「離乳食の進め方」についての栄養指導がある．これは，乳児期に起こる湿疹の70％がアトピー性皮膚炎であり，その約半分に食物アレルギーが関与しているためである．

例えば，７か月乳児の母親が，栄養指導を受けに来たとしよう．その母親の悩みは，「児のアトピー性皮膚炎の原因が全卵なので，離乳食から全卵を除去しているが，全卵の代わりに何を食べさせたらよいのかわからないこと」「料理が苦手で離乳食をつくるだけでも負担が大きいうえに，アレルゲンを避けながら，必要な栄養素を，どのように，どれだけ児に与えればよいかわからないこと」そして，「自分の用意する離乳食が児の成長に悪影響を及ぼしたらどうしようかという不安」などである．こうした場合には，

①月齢に応じた離乳食の進め方を説明する．その際に，本章で紹介した「授乳・離乳の支援ガイド」の「離乳食の進め方の目安（**表8**）」が非常に役に立つ．

②全卵の代替食品を紹介する．全卵の代替食品としては，肉・魚・豆腐（木綿）・牛乳が使用できることを説明する．また，それぞれの食材の使用目安量も説明する．７か月ごろの離乳食に使用する全卵の目安量は，１食当たり1/3個（たんぱく質２g）とされている（**表8**）．

　したがって，たんぱく質２gに相当する代替食品の量は，肉なら薄切り0.7枚（8.4～11.7 g），魚なら1/6切れ（8.4～11.7 g）が目安となる（**表②**）．

　なお，代替食品の使用量の目安は，「食物アレルギーの栄養食事指導の手引き2022」[16]に記載されている．

③代替食品の紹介とともに，料理が不得手な母親でも簡単にできそうな調理方法もあわせて紹介する．紹介・提案した食材や調理法のなかで，母親が現状を踏まえて「それならできそう」と笑顔で対応してくれる案を相談していくことが大切である．

食物アレルギーの栄養指導は，いきなりできるものではないが，「授乳・離乳の支援ガイド」や「食物アレルギーの栄養食事指導の手引き2022」には，さまざまな提案が記載されており，現場では非常に役に立つものである．将来，ガイドや手引きを有効に活用するためにも，学生のうちから，離乳食や食物アレルギーに関連する見聞を広めておくことが重要である．

表① アレルギー表示義務・推奨食品一覧

特定原材料（表示義務）	卵，乳，小麦，えび，かに，落花生（ピーナッツ），そば，くるみ*1
特定原材料に準ずるもの（表示推奨）	アーモンド，あわび，いか，いくら，オレンジ，カシューナッツ，キウイフルーツ，牛肉，ごま，さけ，さば，大豆，鶏肉，バナナ，豚肉，マカダミアナッツ*2，もも，やまいも，りんご，ゼラチン

（文献17より引用）
＊1　完全施行は2025年4月1日から．
＊2　2023年度改正により「特定原材料に準ずるもの」について，マカダミアナッツの追加，まつたけの削除が行われる予定．

表② たんぱく質２gの目安

鶏卵	M玉1/3個	（16.7 g）
↓		
肉	薄切り0.7枚	（8.4～11.7 g）
魚	1/6切れ	（8.4～11.7 g）
豆腐（木綿）	1/12丁	（28.3 g）
牛乳	コップ1/3杯	（60 mL）

（文献16をもとに算出）

第5章 新生児期，乳児期

文献

1）「子どもの食と栄養 改訂第2版」（水野清子，他/編著），診断と治療社，2018
2）Cloherty JP：Manual of Newborn Intensive Care. Joint Program in Neonatology, Harvard Medical School, 1977
3）「最新育児小児病学 改訂第7版」（香美祥二，二宮恒夫/編），南江堂，2018
4）「新生児学入門」（与田仁志/編著），医学書院，2013
5）「Growth and Development of Children 6th ed」（Lowrey GH），Year Book Med Pub, 1973
6）「応用栄養学」（石井 功，他/著），第一出版，2006
7）「子ども保健学」（中村 肇/監修），日本小児医事出版社，2012
8）「四訂 応用栄養学 第2版」（江澤郁子，津田博子/編著），建帛社，2017
9）Hobbs JR：「Immunology and Development」（Adinolfi M/ed），p118, Heinemann, 1969
10）「小児臨床栄養学」（児玉浩子，他/編著），診断と治療社，2012
11）「乳幼児身体発育評価マニュアル」（平成23年度厚生労働科学研究費補助金（成育疾患克服等次世代育成基盤研究事業）「乳幼児身体発育調査の統計学的解析とその手法及び利活用に関する研究」）（https://www.niph.go.jp/soshiki/07shougai/hatsuiku/index.files/katsuyou.pdf），2012
12）「授乳・離乳の支援ガイド」（厚生労働省）（https://www.mhlw.go.jp/content/11908000/000496257.pdf），2019
13）井戸田 正：育児用ミルクの種類と製造方法．周産期医学，35：359-364，2005
14）高瀬光徳：特殊ミルクの使い方．周産期医学，35：374-379，2005
15）松尾 保：未熟児の栄養．小児医学，15：589-606，1982
16）「厚生労働科学研究班による食物アレルギーの栄養食事指導の手引き2022」（海老澤 元宏/研究代表者）（https://www.foodallergy.jp/wp-content/themes/foodallergy/pdf/nutritionalmanual2022.pdf）
17）「食品表示基準について 別添 アレルゲンを含む食品に関する表示」（消費者庁）（https://www.caa.go.jp/policies/policy/food_labeling/food_labeling_act/assets/food_labeling_cms201_230629_02.pdf）

第5章 チェック問題

問 題

- □ □ **Q1** 生理的体重減少について説明しなさい．
- □ □ **Q2** 新生児黄疸について説明しなさい．
- □ □ **Q3** 新生児期・乳児期の，体重・身長の増加状況について説明しなさい．
- □ □ **Q4** 離乳の開始に適切な時期はいつか，説明しなさい．
- □ □ **Q5** 牛乳と母乳の栄養成分の違いについて説明しなさい．

解答＆解説

A1 生理的体重減少とは，新生児にみられる一過性の体重減少である．新生児の出生時の体重は約3 kgである．体重は，出生直後から減少し，3～4日で一時的に150～300 g程度（出生体重の5～10％）減少する．体重減少の主な原因は，細胞外液の間質液の減少，不感蒸泄，胎便，尿の排泄によるものである．

A2 新生児黄疸とは，基礎疾患がない新生児において生後2～3日に現れ，10日ごろに消える生理的な黄疸である．新生児に生理的黄疸が起こるのは，成人に比べ，①赤血球の寿命が短く，肝臓でのビリルビン代謝能力が未熟である，②腸肝循環が亢進している，という理由から血中ビリルビン濃度が高くなるためである．

A3 出生時の体重は約3 kgである．生後3～4か月で出生時の約2倍の6 kgになり，生後1年で約3倍の約9 kgとなる．一方，出生時の身長は約50 cmである．生後1年で出生時の1.5倍にあたる約75 cmとなる．

A4 離乳の開始は，生後5～6か月ごろが適当である．離乳の開始とは，なめらかにすりつぶした状態の食物をはじめて与えたときをいう（**表8**参照）．

A5 母乳は牛乳と比べて，100 g当たりのたんぱく質（カゼイン），ビタミンB_1，ビタミンB_2，ミネラルの含有量が少ない．一方，多価不飽和脂肪酸（リノール酸，EPA，DHA），ラクトース，ビタミンA，ビタミンC，ビタミンEの含有量は多い（**表7**参照）．

第6章 成長期（幼児期，学童期，思春期）

Point

1. 成長期の身体的・精神的機能の発達について特徴を把握し，栄養アセスメントと栄養ケアの考え方を理解する．
2. 成長期にみられる疾患とその予防方法を理解する．
3. 成長期の食習慣・生活習慣の現状を把握し，改善方法を理解する．
4. 日本人の食事摂取基準（2020年版）における，小児の摂取基準の策定根拠を理解する．

概略図　成長期の段階（区分）と特徴

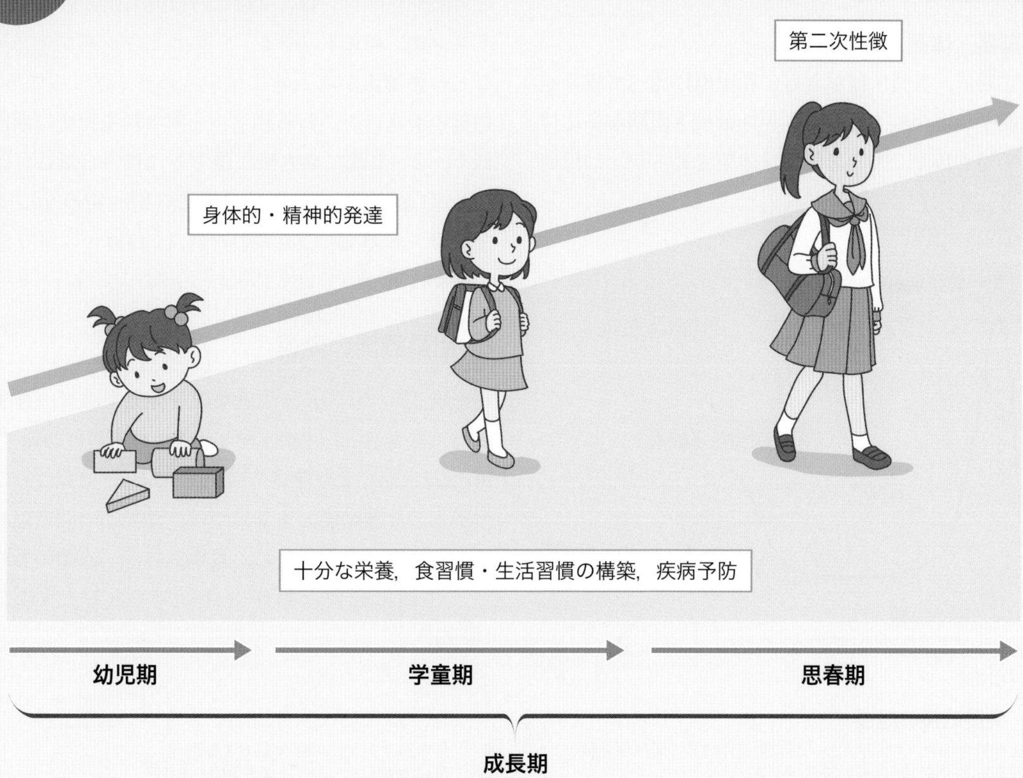

成長期は，身長や体重の伸びといった成長はもちろん，運動機能や精神機能の発達，第二次性徴の出現など，成人に向かって発育する期間である．したがって，この期間に適切な栄養の摂取と発達がなされることがその後の人生に大きく影響するため，健全な食習慣を営むことは重要な意味をもつ．

成長期は，年齢または発育状態によって幼児期，学童期，思春期に区分される．

幼児期は，1歳から小学校入学の6歳までをいい，**学童期**は一般的に小学校に相当する6～12歳をいう．一方，**思春期**の定義は，WHO（世界保健機関）によると，第二次性徴の出現から性成熟までの段階としている．思春期の始まりから終わりには性差や個人差があるが，おおよそ8～9歳ごろから17～18歳ごろまでの時期に相当する．

1 幼児期の生理的特徴

A. 生理機能の発達

1）身長，体重，体組成

幼児期は，身長・体重ともに乳児期に比べて成長速度は緩やかになる（図1）．乳児期は皮下脂肪が多く付き，手足も短く，丸みを帯びた体型であるが，幼児期では四肢の伸びが大きくなり，脂肪が少なくなることで，スリムな体型になる．体脂肪は，1歳ごろには20％前後に上がるが，その後，減少する．

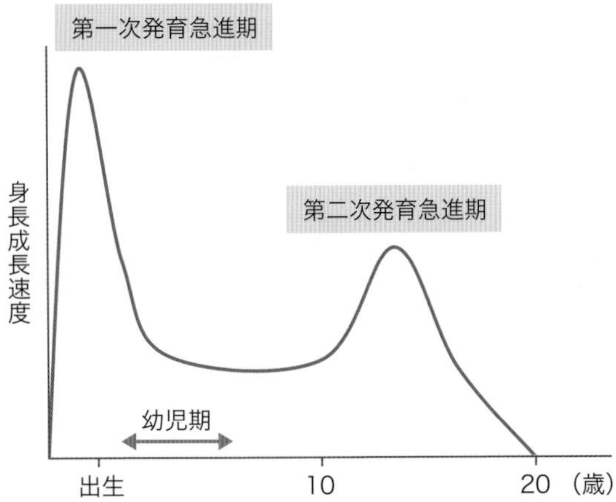

図1　身長成長の経過
第一次発育急進期：胎児期から乳幼児期にかけての成長促進期．
第二次発育急進期：思春期の成長促進期．
（文献1を参考に作成）

発育の指標として，手根骨の**化骨核**（骨端核）の出現をみる骨年齢※1も汎用されている．

2）咀嚼機能，消化機能

幼児期になると，栄養の供給源は母乳または育児用ミルクから離乳食を経て，幼児食へと移行する．生後8か月ごろから生えはじめた**乳歯**は，2～3歳ごろで20本生えそろい※2，**咀嚼**（そしゃく）**機能**を獲得する．乳歯の萌出により，かじりとりからかみとり，さらにかみつぶしからすりつぶしの動きに発達する（**表1**）．上下の歯がしっかりかみ合うのは1歳半を過ぎてからである．この時期は，咀嚼機能の発達に合わせた，適度に硬さのある食事を与え，かむ力を養っていく．よくかむことで，顎（あご）が発達し，歯並びがよくなる．また，唾液や胃酸の分泌を促すことで，消化機能も高まる．

消化機能は，胎生期から幼児期にかけて著しく発達する．糖質を分解する酵素である膵アミラーゼは，3歳ごろにほぼ成人レベルに達する．たんぱく質を分解する胃酸やペプシンは，2歳ごろに成人値に近づく．トリプシン，キモトリプシン，カルボキシペプチダーゼなどの膵酵素が成人値に達するのも2歳ごろである．脂質の消化にかかわる膵リパーゼも新生児では活性が低く，2～3歳で成人値に達する．胃の容量も，新生児で50 mL程度のものが，1歳で370～460 mL，5歳で700～830 mLと成人の容量（1,000～3,000 mL）に徐々に近づいていく．

B. 運動機能の発達

平成22（2010）年度乳幼児身体発育調査（厚生労働省）によると，生後1歳3～4か月未満の幼児では，90％以上がひとり歩き※3が可能である．2歳ごろからは基本的な運動能力を身につけ，幼児期の間に運動機能を高めていくとともに，食事，排泄（はいせつ），衣類の着脱など，生活に必要な動作も自分でできるようになる（**表2**）．

※1　骨年齢については第5章図6を参照．
※2　乳歯の萌出については，第5章図5を参照．
※3　**ひとり歩き**：物につかまらないで，2～3歩歩くことを指す．

表1　乳歯の萌出と咀嚼機能

年齢（目安）	乳歯の萌出		咀嚼機能の発達	食べ方
8か月	下の前歯 （乳中切歯）	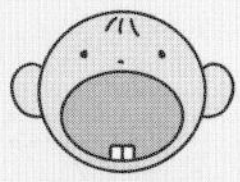	かじりとり	
1歳前後	上下の前歯が 4本ずつ	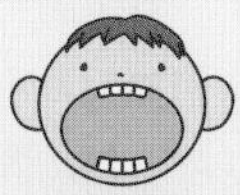	前歯を使ってかみとる	手づかみ食べ
1歳半ごろ	上下の奥歯 （第一乳臼歯）	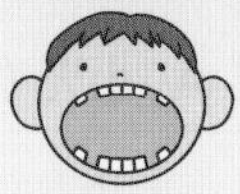	かみつぶす（上下のかみ合わせができあがってから） ※少し硬い，繊維質の食物を食べさせはじめる	スプーンや フォークを使う ↓
3歳ごろ	20本 生えそろう	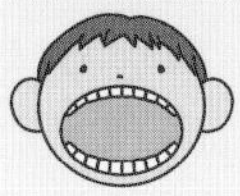	すりつぶす 咀嚼機能の完成	↓ はし

（文献2を参考に作成）

表2　幼児期の運動機能，精神機能の発達

年齢	運動機能と生活習慣	言語能力，精神機能と社会性		
おおむね 1歳3か月 から 2歳未満	【行動範囲の拡大】 歩く，押す，つまむ，めくるなど運動機能が発達する	【象徴機能と言葉の習得】 玩具などを実物に見立てるなどの象徴機能が発達する．指差し，身振り，片言などをさかんに使う．「マンマほしい」などの二語文を話しはじめる	【周囲への興味・関心】 友達や周囲の人への興味や関心が高まる．子ども同士で玩具の取り合いなどがみられる	
おおむね 2歳	【基本的な運動機能】 歩く，走る，跳ぶなどの基本的な運動機能や，指先の機能が発達する．食事や衣服の着脱，排泄などを自分でしようとする	【言葉を使うことの喜び】 語彙が著しく増加し，自分の意思や欲求を言葉で表出できるようになる	【自己主張】 自我の育ちの表れとして，強く自己主張する姿がみられる	
おおむね 3歳	【運動機能の高まり】 「基本的生活習慣の形成」 基本的な運動機能が伸び，それに伴い，食事，排泄，衣類の着脱などもほぼ自立できるようになる	【言葉の発達】 「おはよう」などのあいさつの言葉を自分から使うようになる．話し言葉の基礎ができる．さかんに質問するなど知的興味や関心が高まる	【友達とのかかわり】 友達とのかかわりが多くなるが，同じ遊びをそれぞれが楽しんでいる平行遊びが多い	【ごっこ遊びと社会性の発達】 ごっこ遊びをくり返し，人や物への理解を深め，予想や意図や期待をもって行動するなど，社会性を育む
おおむね 4歳	【全身のバランス】 しっかりとした足取りで歩く．バランスをとる能力が発達し，片足跳びやスキップをする．ひもを通したり結んだり，はさみを扱えるようになる	【想像の広がり】 想像力が豊かになり，目的をもって行動し，つくったり，書いたり，試したりする	【葛藤の経験】 自分の行動やその結果を予測して不安になるなどの葛藤を経験する	【自己主張と他者の受容】 自己を十分に発揮することと，他者と協調して生活していくことを学びはじめる
おおむね 5歳	【基本的生活習慣の確立】 「運動能力の高まり」 生活に必要な行動のほとんどを一人でできるようになる．縄跳びやボール遊びなど複雑な運動をするようになる	【目的のある集団行動】 言葉によって共通のイメージをもって遊ぶ．目的に向かって集団で行動することが増える	【思考力の芽生え】 自分なりに考えて判断する．けんかを自分たちで解決しようとするなど，社会生活に必要な基本的な力を身につけていく	【仲間の中の人としての自覚】 集団での活動の高まりとともに，他人の役に立つことを嬉しく感じ，仲間の中の一人としての自覚が生まれる
おおむね 6歳	【巧みな全身運動】 全力で走り，跳躍するなど快活に跳び回るようになる．ボールをつきながら走る，跳び箱を跳ぶなどさまざまな運動に挑戦する	【自主と協調の態度】 仲間の意思を大切にしようとし，役割の分担が生まれるような共同遊びやごっこ遊びを行う	【思考力と自立心の高まり】 自然事象などへの興味や関心が深まる．自立心が高まり，就学への意欲や期待に胸を弾ませる	

（文献3，4を参考に作成）

C. 精神機能の発達

スキャモンの発育曲線※4でみると，脳の重量などを示す**神経型**の発育は他の器官と比べ早く，幼児期から学童期にかけて成人の80％まで達している．

言語機能では，生後1歳6〜7か月未満の幼児の90％以上が単語を話している※5．幼児期は，言葉を習得し自分の意思や欲求を表現するようになり，6歳ごろには周囲の大人の言動についてよく観察し，批判したり，意見を述べたりすることもある（**表2**）．

D. 社会性の発達

社会性の発達は，ごっこ遊びなどを行う幼児期（おおむね3歳）からみられる．周囲の人や物へ関心をもち，理解を深めることで，予想や意図，期待をもって行動し社会性が育まれていく（**表2**）．

E. 精神的不安定

1歳ごろから周囲への興味・関心がみられるようになり，2歳ごろから強く自己主張がみられるようになる．子ども同士で遊ぶことが多くなり，豊かな想像力を育むとともに，自らと違う他者の存在や視点に気づき，相手の気持ちになって考えたり，時には葛藤をおぼえたりするなかで，自分の感情や意思を表現することを覚える．幼児期はこのような協同的な学びを通じ，十分な自己の発揮と他者の受容を経験し，自己肯定感を獲得していくことが大切である．

2 幼児期の栄養アセスメントと栄養ケア

臨床診査では，運動機能の発達，精神機能の発達，乳歯の萌出や咀嚼力といった口腔内の状態を把握する．また，元気がないなど観察によっても栄養状態が確認できる．

身体計測では，身長，体重，頭囲，胸囲などを測定し，成長曲線（身体発育曲線）に合わせて成長が進んでいるかを判断する．ただし，幼児期は発育の途中であるため，一時点での判断ではなく，継続的な評価を行う．

臨床検査では，血清たんぱく質やアルブミンによる栄養状態の評価，血清ヘモグロビン濃度やヘマトクリット値による貧血の評価などがある．

食事調査では，幼児にとってバランスのとれた食事内容であるか，好き嫌いや食欲不振，食物アレルギーの有無，間食の与え方や内容などについて把握する．

A. 小児（幼児期）の食事摂取基準

日本人の食事摂取基準（2020年版）では，1〜17歳を小児とし，年齢により7区分されている．幼児期は，1〜2歳，3〜5歳が該当し，学童期・思春期は，6〜7歳，8〜9歳，10〜11歳，12〜14歳，15〜17歳が該当する．

小児期のエネルギーおよび栄養素の食事摂取基準は，成長期であることを考慮し策定されている．本項目では，学童期・思春期も含めた食事摂取基準の策定方法について記載する．ただし，学童期・思春期の留意事項については，**本章4 学童期・思春期の栄養アセスメントと栄養ケア**に記載する．

乳児期における各栄養素の食事摂取基準は，目安量として策定されているものがほとんどであったが，小児期においては，**推定平均必要量**および**推奨量**として策定されているものが多い．ただし，小児期の食事摂取基準の策定において，小児を対象とした有用な研究は少ないため，十分な資料が存在しない場合には，外挿方法※6を用いて，成人の値から推定されている．また，**耐容上限量**に関しても，情報が乏しく算定できないものが多かったが，これは多量に摂取しても健康障害が生じないことを保障するものではないことに留意しなければならない．

活用にあたっては，摂取量の多寡のみで判断するのではなく，身長や体重変化などを成長曲線に当てはめて，継続的にモニタリングすることが重要である．

エネルギーおよび栄養素の策定根拠は次のとおりである．

1）エネルギー

エネルギー必要量は，エネルギー消費量から推定し

※4　スキャモンの発育曲線については**第3章図2**を参照．
※5　ここでは，一語以上の言葉を話す乳幼児の割合を示している．
※6　**外挿方法**：性別および年齢階級ごとに食事摂取基準を設けるため，推定のもとになる値（参照値）を用いて算出する方法．参照値に，求めたい年齢の体表面積の比または参照体重を乗じて算出する．小児の場合は，成長因子も加味する．

て算出される．**エネルギー消費量**は，運動，生活活動，基礎代謝などから構成される．しかし，成長期である幼児期は，身体活動に必要なエネルギーに加えて，自己の成長に必要な組織増加分に相当するエネルギー（**エネルギー蓄積量**）と，その組織合成に要するエネルギーを余分に摂取する必要がある．ただし，組織合成に消費されるエネルギーは総エネルギー消費量に含まれるため，エネルギー必要量を決めるためには，総エネルギー消費量にエネルギー蓄積量を加え，次のとおり算出される．

● 推定エネルギー必要量（kcal/日）
　＝総エネルギー消費量＊＋エネルギー蓄積量(kcal/日)
　＊総エネルギー消費量
　　＝基礎代謝量（kcal/日）×身体活動レベル

基礎代謝量は，覚醒状態で必要な最小限のエネルギーのことをいい，直接測定することもできるが，日本人の食事摂取基準（2020年版）では，基礎代謝測定値を踏まえて算出された基礎代謝基準値および参照体重における基礎代謝量が示されている．なお，体重当たりの基礎代謝量を示す**基礎代謝基準値**（kcal/kg/日）は，1～2歳で最も高値を示し，年齢とともに減少する．

身体活動レベルは，二重標識水法で測定した報告をもとに，年齢階級別に代表値が策定されているが，5歳未満は基礎代謝量の推定値を用いて推定した報告も利用している．1～2歳と3～5歳の身体活動レベルは，1区分（Ⅱ：ふつう）のみ設定されている．

エネルギーの摂取量および消費量のバランスの維持を示す指標として体格指数（BMI）※7が採用されているが，これは成人に限られている．小児でのエネルギー過不足のアセスメントは，成長曲線のカーブに沿っているか，成長曲線から大きく外れるような成長の停滞や体重増加がないかなどを検討する．

2）たんぱく質

小児の推定平均必要量は，**維持必要量**と**新生組織蓄積分**から算出されている．維持必要量は，窒素出納試験結果から得られた値が採用され，1歳以上のすべての年齢区分に対して，男女とも0.66 g/kg体重/日を使用した．新生組織蓄積分は，成長に伴い蓄積されるたんぱく質蓄積量を**要因加算法**※8によって算出しており，小児の各年齢における参照体重と参照体重に対する体たんぱく質の割合から求められている．

目標量は，下限値が推奨量以上となることを考慮し，**13～20％エネルギー**である．

3）脂質

①脂肪エネルギー比率

脂質の食事摂取基準は，エネルギー供給のバランスとしての観点から目標量として設定されている．脂肪エネルギー比率は，日本人の代表的な摂取量を考慮し，上限値は飽和脂肪酸の目標量の上限を超えない量とし，下限値は必須脂肪酸（n-6系脂肪酸，n-3系脂肪酸）の摂取量の中央値（目安量）を下回らない量として，1歳以上で**20％エネルギー以上30％エネルギー未満**である．

②飽和脂肪酸

小児期の**飽和脂肪酸**の摂取量と健康影響については，研究がまだ十分ではないが，小児でも飽和脂肪酸摂取量を減少させると血中LDLコレステロールが有意に低下することが報告されている．また，小児期の食習慣が成人期に引き継がれ，疾病罹患に関与しうることも報告されている．このことから，小児でも**目標量**を設定した．

小児の目標量は，日本人が現在摂取している飽和脂肪酸量の中央値をもとに上限値が設定された．ただし，飽和脂肪酸をどの量にとどめるのが好ましいかを決める科学的根拠はまだ十分ではない．また，1～2歳については，循環器疾患危険因子との関連を検討した研究が少なく，摂取量の実態も十分に明らかとなっていないため，今回は目標量の設定が見送られている．

③n-6系脂肪酸，n-3系脂肪酸

n-6系脂肪酸とn-3系脂肪酸については，平成28（2016）年国民健康・栄養調査の結果から算出された摂取量の中央値をそれぞれ1歳以上の目安量として策定された．

※7　BMIについては**第1章**（p.15）参照．
※8　**要因加算法**：当該栄養素が体内で利用されている要因をあげ，それらを加算して必要量を算出する方法．例えば，体内に蓄積する栄養素の量や，尿中や汗に排泄される栄養素の量などを足し合わせていく．

4）炭水化物

①炭水化物（炭水化物エネルギー比率）

炭水化物の目標量は，たんぱく質の目標量の下の値（小児は13％）と脂質の目標量の下の値（20％）に対応する値よりやや少ない値から上限値が，たんぱく質の目標量の上の値（20％）と脂質の目標量の上の値（30％）から下限値が算定され，1歳以上で**50％エネルギー以上65％エネルギー未満**となっている．

②食物繊維

小児で発症頻度の高い便秘であるが，高食物繊維摂取と便秘改善の効果については量的な議論は少なく，目標量の算定には利用できていない．また，生活習慣病の発症や重症化予防と食物繊維の摂取量の関与についても報告は乏しい．しかし，小児期の食習慣が成人後の循環器疾患の発症やその危険因子に影響を与えている可能性が示唆されていることから，小児期においても**目標量**が算定されている．

ただし，3歳未満の小児については目標量を算定する根拠が乏しいことから，**3歳以上**の小児に限って成人と同様の計算方法で，理想的な摂取量と日本人の摂取量の中央値との中間値を参照値として算出している．

5）ビタミン

①脂溶性ビタミン

ビタミンAが欠乏すると，成長阻害，骨および神経系の発達抑制がみられるほか，乳幼児では**角膜乾燥症**から失明に至ることもある．角膜乾燥症の発症リスクを考慮し，小児では性別ごとに18〜29歳の男女の推定平均必要量をもとに**成長因子**と体表面積比を用いる式によって外挿し，推定平均必要量が算出されている．耐容上限量も，18〜29歳の耐容上限量をもとに，体重比から外挿して算定されている．

ビタミンDが欠乏すると，小児ではくる病の発症リスクが高まる．しかし，ビタミンD欠乏性くる病における血清25-ヒドロキシビタミンD濃度とビタミンD摂取の比較検討を行った報告が乏しいことから，成人で得られた目安量をもとに成長因子を考慮し，体表面積を推定する方法により外挿して目安量が算出されている．なお，性別を考慮した値の算定は困難なため，男女別の設定は行われていない．耐容上限量は，小児に関しては有用な報告が存在しないため，18〜29歳の値と乳児の値の間を，参照体重を用いて体重比から外挿して算定している．

また，**ビタミンE**は摂取量の中央値から，**ビタミンK**は成人の値をもとに設定されている．

②水溶性ビタミン

小児における水溶性ビタミンの食事摂取基準は，成人と同様にそれぞれのビタミンの代謝的特徴を踏まえ算出されている．

ビタミンB_1と**B_2**は，尿中排泄量が増大しはじめる摂取量（**体内飽和量**）と推定エネルギー必要量の比較から，**ナイアシン**はペラグラの発症予防となる最小ナイアシン摂取量と推定エネルギー必要量の比較から推定平均必要量が算出されている．なお，ビタミンB_1とB_2，ナイアシンともにエネルギー代謝に関係するビタミンであることから，**エネルギー摂取量**当たりで算定されている．

ビタミンB_6は血漿ピリドキサールリン酸濃度と**たんぱく質**の推奨量との比較から，**ビタミンB_{12}**，**葉酸**，**ビタミンC**は18〜29歳の推定平均必要量をもとに，成長因子と体表面積値を考慮した式から，それぞれ推定平均必要量が算出されている．

パントテン酸と**ビオチン**については，推定平均必要量を算定する十分なデータがないため目安量が設定され，パントテン酸は平成28年国民健康・栄養調査の結果から，ビオチンは18〜29歳の目安量をもとに成長因子と体表面積値を考慮した式からそれぞれ算出されている．

③耐容上限量

耐容上限量は，成人と同様に，脂溶性ビタミンではビタミンA，D，E，水溶性ビタミンではナイアシン，ビタミンB_6，葉酸で定められている．

6）ミネラル

①ナトリウム（食塩相当量）

ナトリウムは，**食塩相当量**として目標量が設定されている．小児では，2012年のWHOのガイドラインが推奨している量（5 g/日未満）に参照体重を用いて外挿した値と，平成28年国民健康・栄養調査における摂取量の中央値の中間値を目標量としている．

②カリウム

カリウムの目安量は，成人の目安量をもとに参照体重を用いた体重比と成長因子を用いて外挿して算定されている．

目標量は，**3〜17歳**については，WHOが提案する高血圧予防のための望ましい摂取量と日本人の摂取量の中央値，もしくは現在の平均摂取量から算出されている．この方法は成人と同じ算出法である．なお，1〜2歳では，目標量を算定する根拠が乏しいため設定されていない．

③カルシウム

カルシウムの推定平均必要量は，**体内カルシウム蓄積量**，**尿中排泄量**，**経皮的損失量**と見かけのカルシウム吸収率を用いて**要因加算法**により算出されている．体内カルシウム蓄積量について，6歳以下では年齢ごとの骨塩量増加量に基づいて算出されている．

カルシウムの耐容上限量は，17歳以下では十分な報告がないため設定されていない．しかし，これは多量摂取を勧めるものでも多量摂取の安全性を保証するものでもない．

④鉄

鉄の推定平均必要量は，**要因加算法**により算出されている．小児では，要因加算法による値の算定には，**基本的鉄損失**のほか，**成長に伴う鉄蓄積**も加えられる．これは，①ヘモグロビン中の鉄蓄積，②非貯蔵性組織鉄の増加，③貯蔵鉄の増加に大別される．幼児期の鉄の推定平均必要量の算出方法は次のとおりである．

- 男児・月経のない女児の推定平均必要量
  ＝(基本的鉄損失＋成長に伴う鉄蓄積)÷吸収率

鉄の耐容上限量は，1〜2歳は鉄剤や鉄サプリメントの誤飲による急性鉄中毒を考慮し，1歳以降で設定されている．

B. やせ・低栄養と肥満

1）やせ・低栄養

著しいやせをきたす低栄養状態に，**たんぱく質・エネルギー栄養障害**（protein–energy malnutrition：PEM）があり，マラスムスとクワシオルコルの2つのタイプがある（図2）．**マラスムス**（marasmus）は，エネルギーとたんぱく質の欠乏が著しい状態であり，皮下脂肪の消失，筋肉の消耗，皮膚弾力の低下，下痢などがみられ，脈拍・血圧低下，貧血，免疫能低下を生じる．マラスムスとは，ギリシャ語で消耗を意味する．一方，**クワシオルコル**（kwashiorkor）は，エネルギーはほぼ必要量を満たしているが，たんぱく質摂取量が不足している状態である．クワシオルコルでは，筋肉量が低下し，全身の浮腫，下痢，皮膚炎，食欲不振がみられ，貧血，低アルブミン血症，免疫能の低下をきたす．

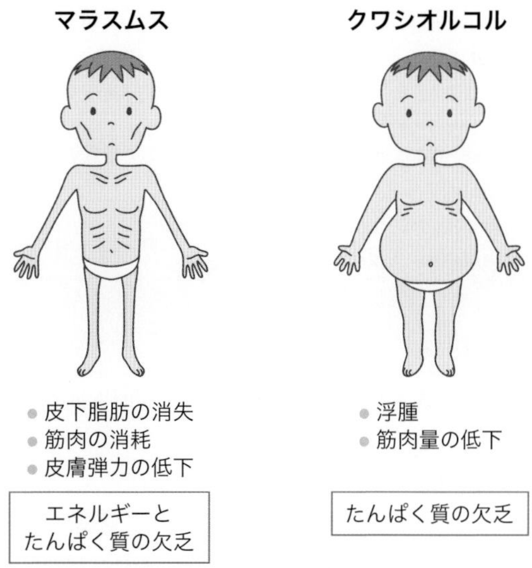

図2 たんぱく質・エネルギー栄養障害

乳幼児の栄養不良は，貧困，衛生管理が欠如した生活環境，感染症，食料不足，妊婦と胎児の低栄養，乳幼児の不十分な栄養摂取などの影響が考えられ，急性感染症などの疾患や死亡のリスクが高くなる．

2）肥満

肥満は子どもの心身に悪影響を及ぼし，成人した後も非感染性疾患（non–communicable disease：NCD）の原因となるといわれている．幼児期の肥満は合併症を伴うことはまれであるが，学童期以降の肥満につながりやすい．また，肥満傾向児は幼児期〜学童期の時期に増加するため，幼児期での対策が必要である．

食事指導では，食事内容の偏りの是正，適正な食品の選択，生活習慣の見直しなどに重点を置き（表3），運動指導もあわせて行う．

3）診断方法

幼児期のやせと肥満の診断には，身長，体重，頭囲，胸囲，体脂肪などの測定を行い，**成長曲線**，**肥満度**，**身長体重曲線**，**カウプ指数**から判定する．頭囲は胸囲と比べると栄養状態の影響をほとんど受けないが，胸

表3　幼児肥満対策での食事指導の内容（一例）

・一日の食事の基本は，食事（3回）＋間食（1回）とする
・一汁二菜（主食，汁物，主菜，副菜）の組み合わせにし，大皿盛りにせず個別に盛り付ける
・主菜は，肉類，卵類，魚介類などまんべんなく用意する
・野菜や海藻などよくかめる料理を増やす
・外食や甘い飲み物は減らす
・早寝早起きの生活リズムを身につける

表4　肥満度の判定基準（幼児）

＋30％以上	太りすぎ
＋20％以上　＋30％未満	やや太りすぎ
＋15％以上　＋20％未満	太りぎみ
−15％超　＋15％未満	ふつう
−20％超　−15％以下	やせ
−20％以下	やせすぎ

囲は栄養状態を反映し，やせの場合は頭囲と同等または小さくなる．

①成長曲線

小児の身体的発育の程度を表すもので，横軸に年齢，縦軸に身長，体重，頭囲などをプロットし，経時的に評価する．成長曲線には，パーセンタイル曲線（図3）と標準偏差曲線がある．参考として，0～18歳までの成長曲線の使用例を図3Bに示した．

②肥満度

実測体重と標準体重の差を，標準体重との比較により表す．標準体重は，性別・身長別標準体重※9を用いる．

● 肥満度（%）＝（実測体重－身長別標準体重）÷身長別標準体重×100

肥満度の判定基準は**表4**のとおりで，幼児では＋15％以上を「肥満」，－15％以下を「やせ」と判定する．

③身長体重曲線（肥満度判定曲線）

肥満度の計算が困難な場合は，身長体重曲線（肥満度判定曲線）を用い，身長と体重の関係から現在のやせおよび肥満の判定をする（図4）．身長体重曲線は，横軸に身長，縦軸に体重が目盛られており，身長と体重の実測値の交点が体格を示す点，すなわち肥満度を示す点となる．グラフ中には肥満度を判定する曲線が示されているので，この曲線をみれば，小児の肥満度が判定基準のどこに該当しているのがわかるようになっている．母子健康手帳には成長曲線と身長体重曲線が掲載されているため，母子健康手帳を有効に活用し，肥満の程度や推移を把握する．

※9　2000年度に発表された，厚生労働省の乳幼児身体発育調査報告書（0～6歳）と文部科学省の学校保健統計調査報告書（6～17歳）のデータをもとに作成されている．詳細は，文献6を参照．

④カウプ指数（乳幼児対象）

● カウプ指数＝体重（g）÷身長（cm）^{2} × 10

カウプ指数は生後5か月以降徐々に低下し，5歳ごろに最低値となった後，再増加する．このようにカウプ指数は年齢とともに大きく変動するため，判定基準は**年齢**により異なるが男女差はない（図5）．

カウプ指数で肥満を判定する際の問題点には，年齢に伴い肥満度が大きくなる，身長が高いほど肥満を過小評価する，高度肥満では肥満の程度の差が理解しにくくなるなどあり，活用には注意が必要である．

C. 偏食，食欲不振

1）偏食

偏食とは，特定の食品に対して極端に好き嫌いを示すことをいい，精神発達が進む幼児期に多くみられる．平成27（2015）年乳幼児栄養調査によると，子どもの食事で困っていることとして「偏食する」が上位にある（図6）．

偏食の原因には，**う歯**（むし歯）や**食物アレルギー**などの疾患によるものがあり，う歯の場合は，固いものや冷たいものを嫌い，食物アレルギーの場合は，ある特定の食品を異常に嫌うことがある．このような場合は，第一に疾患を治療することや疾患に合わせた食事管理を実施しなければならない．一方，**離乳期の不適切な食事**が影響することもあり，食品の選択や調理法が偏っていた場合に偏食になることがある．したがって，離乳食では多様な食品を用いて慣らしていくことが大切である．また，食物に対する不快な経験や反抗期の現れなど**経験的・心理的要因**もある．周囲の関心を引くためや，愛情を欲しているときもあるので，無理やり食べさせるのではなく，偏食の原因が何であるかを把握し，対策を考える必要がある．

A)

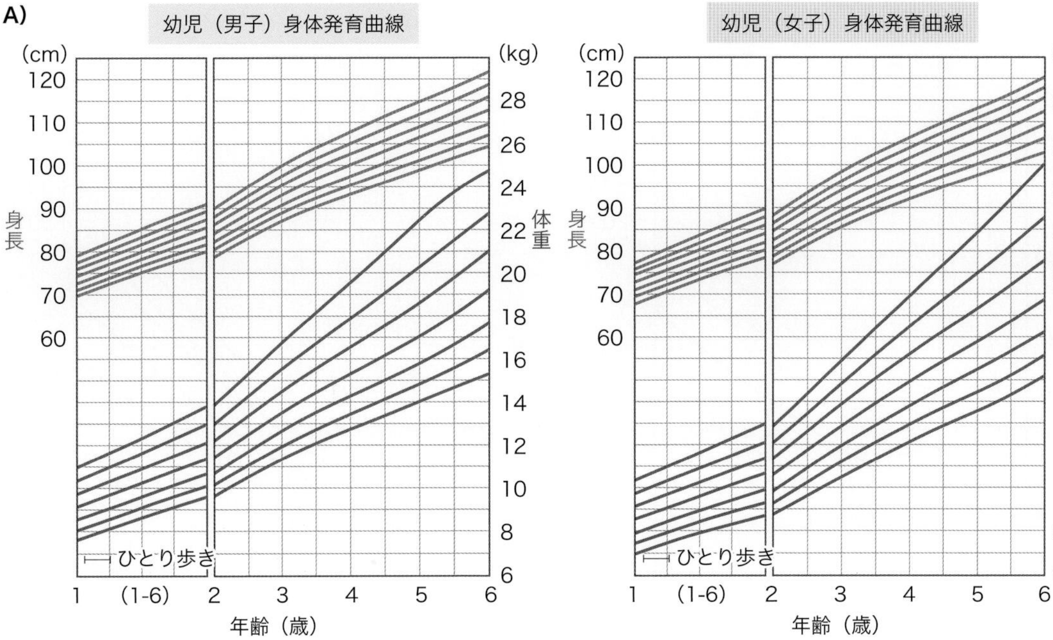

B)

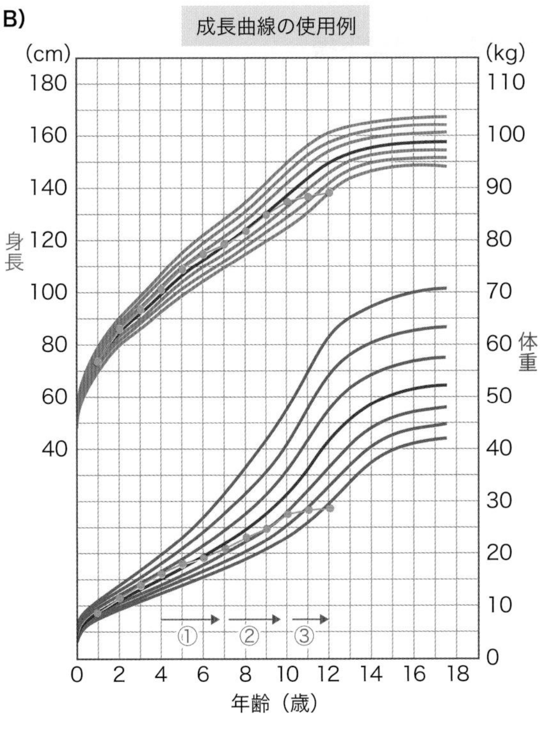

図3 小児の成長曲線（パーセンタイル曲線）

7本の線は，それぞれ下から3，10，25，50，75，90，97パーセンタイル値を示す．

A）2010年調査値（文献15より引用）

B）成長曲線の使用例：思春期やせ症の例

①4歳ごろから体重の増加がゆっくりとなる．

②7歳過ぎから体重の変動が大きくなるとともに，身長増加が明らかに遅くなる．

③10歳後半から体重減少とともに身長増加が完全に停止する．

＊はっきりした体重減少がはじまるよりかなり前から，体重増加が鈍る予兆がみられる．

＊体重増加不良は身長増加にも影響する．

（成長曲線：文献5より引用）

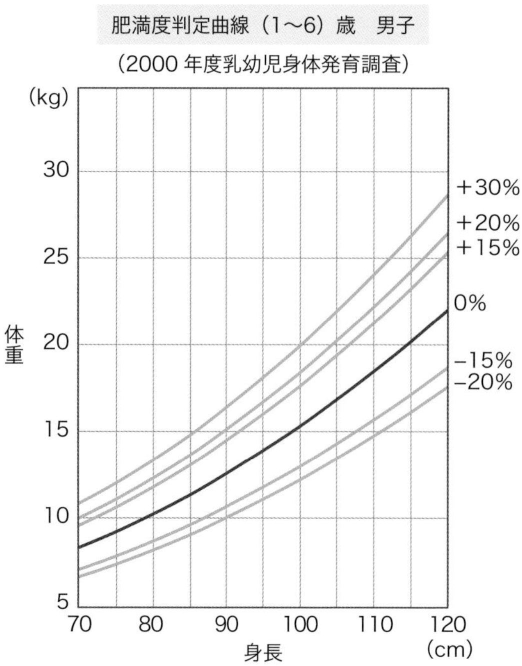

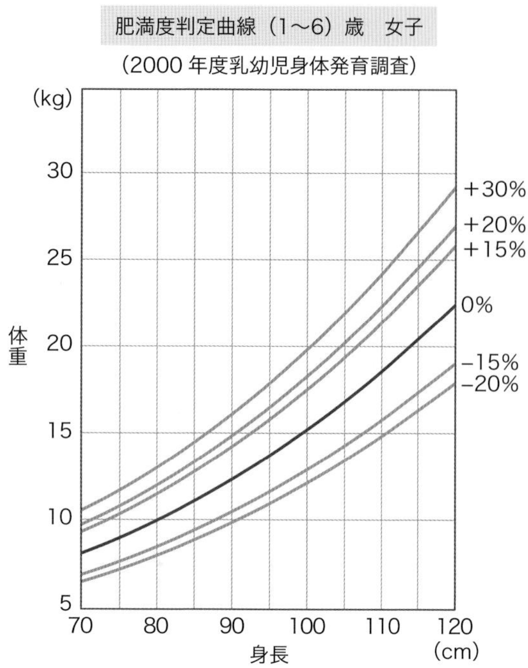

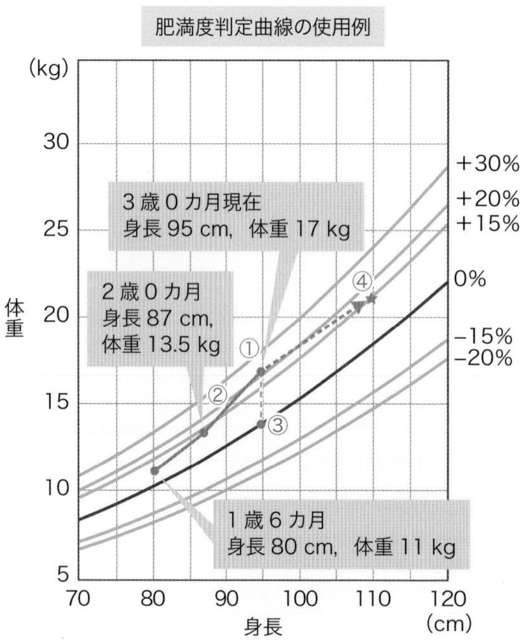

図4　幼児の身長体重曲線（肥満度判定曲線）

〈肥満度判定曲線の使用例〉
①3歳で肥満度＋20％なので“太りすぎ”.
②2歳を過ぎたころから肥満度＋15％を超えた.
③3歳時の身長95 cmの標準体重（肥満度0％のライン）は14 kg. ちなみに，現体重は身長106 cmの標準体重.
④体重を増やさず幼児期を過ごすことは難しいので，身長110 cmのときに体重が21.5 kgとなることをめざす.
（肥満度判定曲線：文献7より引用）

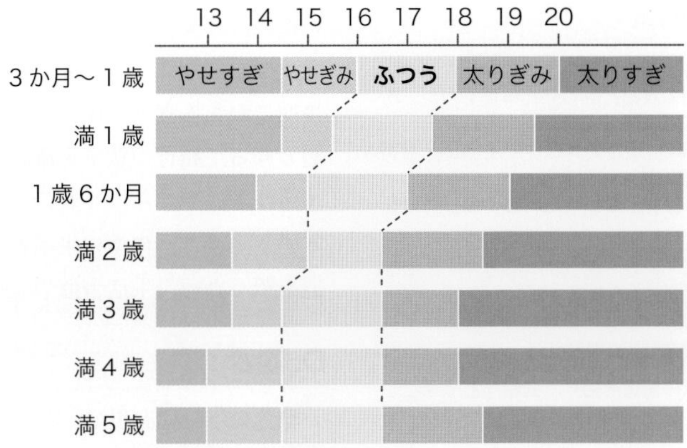

図5 カウプ指数の判定基準

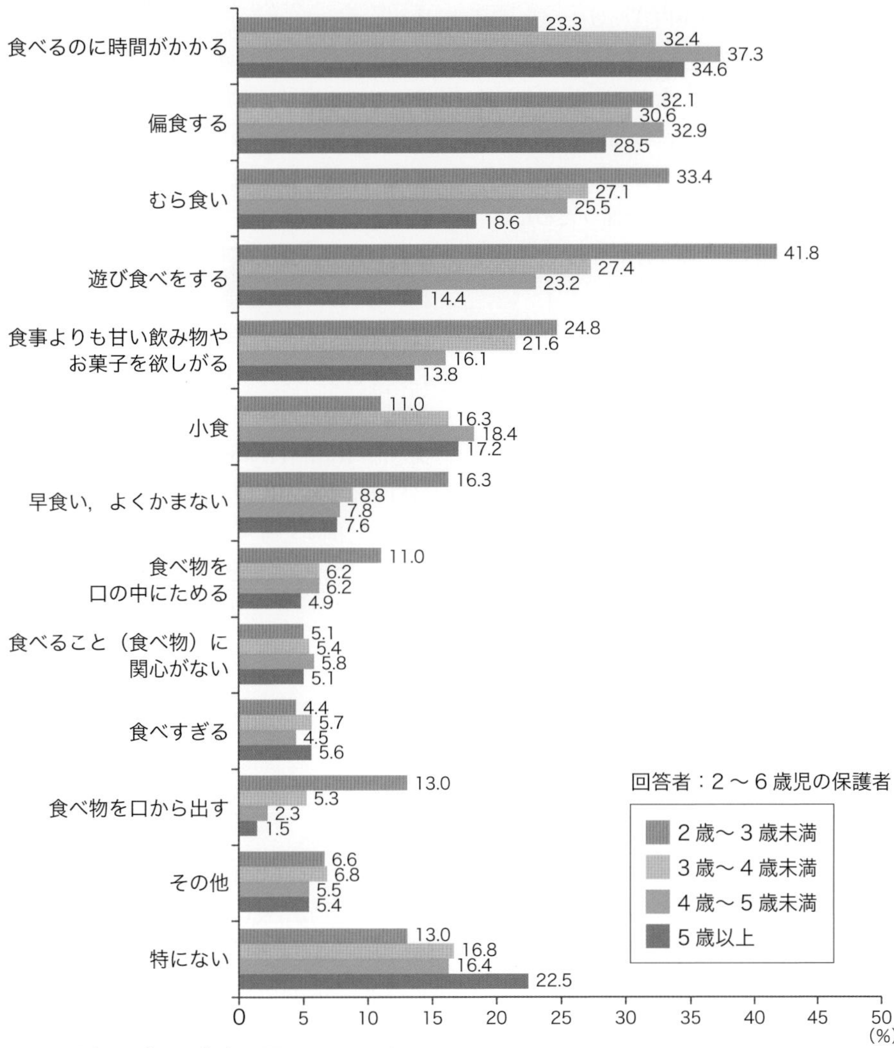

図6 現在子どもの食事で困っていること
（文献8より引用）

表5　偏食・食欲不振の対応策

原因	対策例
食材そのものを嫌う	・匂いを嫌う：別の食材と合わせた料理やカレー粉など調味料での工夫をする ・硬さや食感を嫌う：硬さや大きさに注意し，咀嚼力に応じた調理方法を検討する ・色を嫌う：別の食材と合わせた料理や盛り付けを工夫する
生活習慣	・夜型の生活：寝不足から朝食の欠食を招く．朝型の生活リズムにするよう意識する ・食事や間食時間が不適当：食事時間とエネルギー配分を決め，食事リズムを整える
運動習慣	・運動不足：食欲の減退を招く．公園などで過ごすよう心がける

偏食を改善するためには，食事内容だけでなく，間食の与え方や生活習慣の改善も含めた対応を行う（**表5**）．また，特定の食品を全く食べない場合は，栄養素の不足が懸念されることから，食品に含まれる栄養素を把握し，それに代わるものを与える．特に日常生活で不足しがちなカルシウムや鉄を補うためには，使用する食材の種類や部位も含めて検討する．

2）食欲不振

食欲不振は，食べてもすぐ飽きる，放っておくと食べないなどの特徴がみられる．「食べること（食べ物）に関心がない」という訴えはあまり多くないが，「小食」の子どもは10％以上みられる（**図6**）．

食欲不振の原因には，偏食と同様に，疾患によるもの，心理的なものや不規則な生活などがある．また，幼児期では発育が緩やかになり運動量もさほど多くないため，あまり食べない時期もみられる．一時的に食欲不振がみられても，発育が順調であれば心配ないが，長期にわたる食欲不振は，成長期の小児にとっては問題となる．発育の状況を確認し，食事記録とあわせてエネルギーやたんぱく質の摂取量などからアセスメントする．また，夜型の生活習慣や運動不足は食欲の減退を招くため，生活習慣の是正も検討する．

D. 脱水

身体の水分含有量は，成人では体重の約60％，新生児では約75％を占め，年齢が若いほど身体に対する水分の占める割合が大きい．また，皮膚と気道から損失する水分量を示す不感蒸泄（ふかんじょうせつ）量も，成人に比べ小児で多い．

脱水症とは，身体から水分と電解質が失われた状態をいう．小児は脱水症になりやすく，その原因としては，食欲低下や水分摂取制限による水分摂取の減少，嘔吐（おうと），下痢，腎疾患，発熱，熱傷などによる水分喪失の増加などがある．小児は感染症にもかかりやすく，それに伴い，食欲低下，嘔吐や下痢，発熱などによる脱水症がみられる．脱水状態の改善のためには，水分だけでなくナトリウムやカリウムなど電解質の補給が必要である．そのため，電解質と糖が一定割合で配合され，水分と電解質を速やかに体内で吸収できる経口補水液（oral rehydration solution：ORS）を用いた経口補水療法が推奨されている．WHOなどではORSの組成に関するガイドラインも策定されている．

Column

むし歯と間食の関係

“むし歯予防のために，間食で気をつけたいことは？”と聞かれたら，どう答えるだろうか．栄養学を学ぶ者は，“甘いものはむし歯になりやすいから，甘くない間食がよい”と間食の内容について考える人が多いのではないだろうか．しかし，歯科の分野では，必ずしもそうではないようである．むし歯になりやすいのは，“間食の回数”が問題だそうである．つまり，間食の食べ方に重点を置いて考えている．学ぶ分野が異なると，むし歯と間食の関係ひとつとっても見方が違うものである．もちろん，間食は回数も内容も両方とも気をつけないとならない．このように，当たり前のことでも，他職種の方からは改めて気づかされることがよくある．

本文にもあるように，1〜2歳児の場合，間食は一日2回となっているが，実際の生活はどうだろうか？ われわれは，質や量の問題を考えがちだが，回数というのも要因の一つとして気にしていきたいものである．

E. う歯

う歯は，主にストレプトコッカス・ミュータンス（*Streptococcus mutans*）菌という連鎖球菌による感染によって引き起こされ，歯質が崩壊される疾患である．

ミュータンス菌は，砂糖や食物のかすにより繁殖するため，甘い間食を減らすことや，食後の歯磨きを行うことがう歯の予防へつながる．特に，乳歯のう歯は急速に進行しやすく，う歯により食物がかめなくなると，顎の発育にも影響し，永久歯の歯列も悪くなる．このほか，食欲不振にもつながるため，歯の健康を保つことは栄養管理を行ううえで重要な意味をもつ．

F. 適切な栄養状態の維持，疾病予防，健康の維持増進

1）適切な栄養状態の維持[9)]

成長期は，身体の発育と精神状態の発達を妨げないよう，成長に応じた栄養ケアを実施していかなければならない．幼児期になると，胃の容量も大きくなりはじめ，食事量が増える．しかし，消化機能の発達はまだ十分ではなく，体重当たりのエネルギー必要量は成人のおよそ2倍であり，3回の食事では必要量を摂取することが難しい．そこで，**間食**を加えることで，不足するエネルギーや栄養素を補う．

間食の目安としては，1～2歳で一日2回，3～5歳で一日1回とする．また，幼児期は食生活や生活習慣の基礎が形成される時期である．規則正しい食事時間と食事回数，適切な間食の与え方，そして食事を楽しめる環境づくりを心がけたい．

①保育所給食の役割[10)]

保育所は，家庭と同様に生活をする場であり，保育所での給食は，心と体の成長に大きな役割を担っている．保育所で食事を提供する意義として，次の3つがあげられる．

1 成長・発達のための役割

- 消化，吸収，排泄能の発達に応じた食事形態の食事を提供する．
- 食事を通じて社会性やコミュニケーションを学ばせる．
- さまざまな食べ物の味を経験させ，味覚を発達させることで偏らない嗜好（しこう）を形成させる．

2 食事を通じた教育的役割

- 食育の一環として食事を提供し，「食を営む力」の育成に向け，その基礎を培う．

3 保護者支援の役割

- 入所している保護者への支援として，保育所における食事，情報の提供，相談などを行う．
- 地域における子育て支援として，保育所の機能を生かした情報の提供・相談や援助・交流の場を設ける．

保育所給食のように，一日のうち特定の食事を提供する場合は，対象者の生活状況や栄養摂取状況を把握および評価し，一日全体の食事に占める特定の食事（例えば昼食）から摂取することが適当とされる給与栄養量の割合を勘案し，その目標を設定するように努める．

保育所給食での給与栄養目標量の設定例を**表6**に示すが，実際は保育所での男女比や年齢の割合，活動量によって異なる．**表6**は日本人の食事摂取基準（2020年版）を参考にし，保育所の昼食と間食で，1～2歳児では一日の給与栄養量の50％を，3～5歳では一日の給与栄養量の45％を提供できることを前提とした一例である．このように昼食と間食を提供する場合には，エネルギーの配分にも留意をし，例えば，昼食1回と間食2回で一日のエネルギーの50％を提供するようにした場合は，間食は1回一日のエネルギーの10％程度で100 kcal前後とするなど，昼食や家庭での夕食の摂取量に影響しないようにする配慮も必要である．ただし，一定期間ごとに摂取量の調査や対象者特性の再調査を行い，得られた情報などを活かして，食事計画の見直しに努めることが重要である．

②保育所での食物アレルギーへの対応

平成27（2015）年度乳幼児栄養調査によると，0～6歳の幼児で「これまでに，食事が原因と思われるアレルギー症状を起こしたことがある者の割合」は14.8％であった．保育所では，給食が提供されるため，**食物アレルギー**への対応は十分に配慮する必要がある．

幼児期の食物アレルギーの原因食品は，鶏卵，乳および乳製品，小麦が多くを占める．現在，厚生労働省から「**保育所におけるアレルギー対応ガイドライン（2019改訂版）**」[12)]が出されており，このガイドラインを参考に対応を行う．保育所における食物アレルギー対応にあたっては，給食提供を前提としたうえで，

表6　保育所給食における給与栄養目標量の設定例

【1～2歳における給与栄養目標量（例）】（昼食＋間食で一日の50％摂取の場合）

	エネルギー	たんぱく質	脂質	炭水化物	食物繊維	ビタミンA	ビタミンB_1	ビタミンB_2	ビタミンC	カルシウム	鉄	食塩相当量
食事摂取基準（一日当たり）	950 kcal	31～48 g	21～32 g	119～154 g	7 g	400 μgRAE	0.5 mg	0.6 mg	40 mg	450 mg	4.5 mg	3 g未満
保育所における給与栄養目標量（昼食＋間食2回）	480 kcal	20 g	14 g	68 g	3.5 g	200 μgRAE	0.25 mg	0.3 mg	20 mg	225 mg	2.3 mg	1.5 g未満

注）日本人の食事摂取基準（2020年版）に関して，エネルギーは推定エネルギー必要量の最大値，たんぱく質はエネルギー比13～20％，脂質はエネルギー比20～30％，炭水化物はエネルギー比50～65％から算出，栄養素は推奨量または目標量の最大値を参考に設定し，昼食＋間食2回で，一日の給与栄養量の50％を給与できるようにした．食物繊維は1,000 kcal当たり7～8 gとして算出した．給与栄養目標量は，保育所で提供する比率（50％）で算出した値を丸めた値である．

【3～5歳における給与栄養目標量（例）】（昼食＋間食で一日の45％摂取の場合）

	エネルギー	たんぱく質	脂質	炭水化物	食物繊維	ビタミンA	ビタミンB_1	ビタミンB_2	ビタミンC	カルシウム	鉄	食塩相当量
食事摂取基準（一日当たり）	1,300 kcal	42～65 g	29～43 g	163～211 g	8 g	500 μgRAE	0.7 mg	0.8 mg	50 mg	600 mg	5.5 mg	3.5 g未満
保育所における給与栄養目標量（昼食＋間食1回）	585 kcal	24 g	16 g	84 g	3.6 g	225 μgRAE	0.32 mg	0.36 mg	23 mg	270 mg	2.5 mg	1.6 g未満
※家庭から持参する米飯（110 g）の栄養量	185 kcal	4 g	0 g	40 g	0.3 g	0 μgRAE	0.02 mg	0.01 mg	0 mg	3 mg	0.1 mg	0 g

注）日本人の食事摂取基準（2020年版）に関して，エネルギーは推定エネルギー必要量の最大値，たんぱく質はエネルギー比13～20％，脂質はエネルギー比20～30％，炭水化物はエネルギー比50～65％から算出，栄養素は推奨量または目標量の最大値を参考に設定し，昼食＋間食1回で，一日の給与栄養量の45％を給与できるようにした．給与栄養目標量は，保育所で提供する比率（45％）で算出した値を丸めた値である．

※家庭から米飯を持参する場合は，保育所における給与栄養目標量から米飯の栄養量を差し引いて算出する．

（文献11を参考に作成）

① **生活管理指導表**（図7）を活用し，組織的に対応する．

② 原因食品の除去は，**完全除去**を基本とする．

③ 子どもがはじめて食べる食品は，家庭で安全に食べられることを確認してから，保育所での提供を行う．

保育所における生活管理指導表には，原因食物・診断根拠のほか，アレルギー用調製粉乳についての記載欄もある．誤食防止のためには，配膳ミスや原材料の見落とし，伝達漏れなどの人的エラーを防ぐために職員全員で認識を共有することが大切である．また，煩雑で細分化された除去対応は誤食の原因となるため，できるだけ単純化された対応を行う．

さらに，重篤な食物アレルギーを有する子どもでは，原因物質を食べるだけでなく，吸い込むことや触れることも発症原因となる．小麦粘土を使った遊びや製作，調理体験，豆まきなどにも配慮が必要なため，かかりつけ医からの指示を参考に保護者と十分な協議を行い，個別対応を検討する必要がある．

2）疾病予防

令和元（2019）年学校保健統計調査によると，幼児期の疾病・異常は，幼稚園では「むし歯（う歯）」，「裸眼視力1.0未満の者」の順で多い．この5年間では大きな変化はないが，う歯は改善傾向にある．

う歯については，歯磨きの習慣や間食の与え方などが原因となるため，正しい生活習慣を身につけることが予防につながる．また，正しい生活習慣と食習慣は，う歯だけでなく，その後の生活習慣病発症のリスク低減となる．

3）健康の維持増進

成長・発達段階にある幼児期は，味覚の形成，咀嚼機能の発達，言語の発達，他者とのかかわりの増加など，心身の発達が著しくみられる．一日の生活においても睡眠，食事，遊びのように活動にメリハリが出るので，食事リズムの基礎をつくる重要な時期である．一方で，栄養素摂取の偏りや不足，う歯，食物アレルギーなどもみられるようになることから，身体計測値

（参考様式）　※「保育所におけるアレルギー対応ガイドライン」（2019年改訂版）

保育所におけるアレルギー疾患生活管理指導表　（食物アレルギー・アナフィラキシー・気管支ぜん息）

提出日　　　　年　　月　　日

名前＿＿＿＿＿＿＿＿　男・女　＿＿＿年＿＿月＿＿日生（＿＿歳＿＿ヶ月）　＿＿＿＿＿＿組

※ この生活管理指導表は、保育所の生活において特別な配慮や管理が必要となった子どもに限って、医師が作成するものです。

緊急連絡先
★保護者
電話：
★連絡医療機関
医療機関名：
電話：

食物アレルギー（あり・なし）　アナフィラキシー（あり・なし）

病型・治療

A. 食物アレルギー病型
1. 食物アレルギーの関与する乳児アトピー性皮膚炎
2. 即時型
3. その他　（新生児・乳児消化管アレルギー・口腔アレルギー症候群・食物依存性運動誘発アナフィラキシー・その他：　　　　　）

B. アナフィラキシー病型
1. 食物　（原因：　　　　　　　　　）
2. その他　（医薬品・食物依存性運動誘発アナフィラキシー・ラテックスアレルギー・昆虫・動物のフケや毛）

C. 原因食品・除去根拠
該当する食品の番号に○をし、かつ《 》内に除去根拠を記載

1. 鶏卵　《　　》
2. 牛乳・乳製品《　　》
3. 小麦　《　　》
4. ソバ　《　　》
5. ピーナッツ　《　　》
6. 大豆　《　　》
7. ゴマ　《　　》
8. ナッツ類*　《　　》（すべて・クルミ・カシューナッツ・アーモンド・　　）
9. 甲殻類*　《　　》（すべて・エビ・カニ・　　　）
10. 軟体類・貝類*《　　》（すべて・イカ・タコ・ホタテ・アサリ・　　）
11. 魚卵*　《　　》（すべて・イクラ・タラコ・　　　）
12. 魚類*　《　　》（すべて・サバ・サケ・　　　）
13. 肉類*　《　　》（鶏肉・牛肉・豚肉・　　　）
14. 果物類*　《　　》（キウイ・バナナ・　　　）
15. その他　（　　　　　）

「＊は（ ）の中の該当する項目に○をするか具体的に記載すること」

[除去根拠]
該当するもの全てを《 》内に番号を記載
①明らかな症状の既往
②食物負荷試験陽性
③IgE抗体等検査結果陽性
④未摂取

D. 緊急時に備えた処方薬
1. 内服薬（抗ヒスタミン薬、ステロイド薬）
2. アドレナリン自己注射薬「エピペン®」
3. その他（　　　　　　）

保育所での生活上の留意点

A. 給食・離乳食
1. 管理不要
2. 管理必要（管理内容については、病型・治療のC. 欄及び下記C. E欄を参照）

B. アレルギー用調整粉乳
1. 不要
2. 必要　下記該当ミルクに○、又は（ ）内に記入
ミルフィーHP ・ ニューMA-1 ・ MA-mi ・ ペプディエット ・ エレメンタルフォーミュラ
その他（　　　　　　）

C. 除去食品においてより厳しい除去が必要なもの
病型・治療のC. 欄で除去の際に、より厳しい除去が必要となるもののみに○をつける
※本欄に○がついた場合、該当する食品を使用した料理については、給食対応が困難となる場合があります。

1. 鶏卵：	卵殻カルシウム
2. 牛乳・乳製品：	乳糖
3. 小麦：	醤油・酢・麦茶
6. 大豆：	大豆油・醤油・味噌
7. ゴマ：	ゴマ油
12. 魚類：	かつおだし・いりこだし
13. 肉類：	エキス

D. 食物・食材を扱う活動
1. 管理不要
2. 原因食材を教材とする活動の制限（　　）
3. 調理活動時の制限　（　　　　）
4. その他　（　　　　）

E. 特記事項
（その他に特別な配慮や管理が必要な事項がある場合には、医師が保護者と相談のうえ記載。対応内容は保育所が保護者と相談のうえ決定）

記載日
年　　月　　日

医師名

医療機関名

電話

気管支ぜん息（あり・なし）

病型・治療

A. 症状のコントロール状態
1. 良好
2. 比較的良好
3. 不良

B. 長期管理薬
（短期追加治療薬を含む）
1. ステロイド吸入薬
剤形：
投与量（日）：
2. ロイコトリエン受容体拮抗薬
3. DSCG吸入薬
4. ベータ刺激薬（内服・貼付薬）
5. その他　（　　　）

C. 急性増悪（発作）治療薬
1. ベータ刺激薬吸入
2. ベータ刺激薬内服
3. その他

D. 急性増悪（発作）時の対応
（自由記載）

保育所での生活上の留意点

A. 寝具に関して
1. 管理不要
2. 防ダニシーツ等の使用
3. その他の管理が必要（　　　）

B. 動物との接触
1. 管理不要
2. 動物への反応が強いため不可
動物名（　　　）
3. 飼育活動等の制限（　　　）

C. 外遊び、運動に対する配慮
1. 管理不要
2. 管理必要
（管理内容：　　　　　）

D.特記事項
（その他に特別な配慮や管理が必要な事項がある場合には、医師が保護者と相談のうえ記載。対応内容は保育所が保護者と相談のうえ決定）

記載日
年　　月　　日

医師名

医療機関名

電話

● 保育所における日常の取り組み及び緊急時の対応に活用するため、本表に記載された内容を保育所の職員及び消防機関・医療機関等と共有することに同意しますか。
・ 同意する
・ 同意しない

保護者氏名＿＿＿＿＿＿＿＿＿＿＿＿

図7 生活管理指導表（保育所）
学校用のもの（図13）と比べてみるとよい.
（文献12より引用）

や臨床検査値などから子どもの成長を把握し，適切な栄養管理を行う必要がある．

特に幼児が一日の多くの時間を過ごす保育所において，給食の提供や食育を担う栄養士の役割は大きい．栄養価や衛生に配慮をした給食の提供はもちろん，豊かな食の体験，楽しく食べる体験を通して，食への関心を育み，食を営む力の基礎となる「食育」を実践することが重要である．

3 学童期・思春期の生理的特徴

A. 生理機能の発達

1）身長，体重，体組成

学童期前半は幼児期と同様に成長速度は緩やかであるが，学童期後半から著しく成長する．図8は身長と体重の年間発育量を示したものであるが，2000年度生まれの推移をみると，8歳ごろまでは男女とも身長はおおむね年間5～6 cmの伸びがみられる．しかし，学童期後半から思春期にかけては著しい伸びがみられ，女子では9～10歳で，男子は11～12歳で年間発育量のピークを迎える．このことを，**第二次発育急進期**（思春期スパート）ともいい，女子のほうが男子より**2～3年**ほど早い．

体重も同様に推移するが，身長と全く同じように発育するわけではないので，一時的に体格が大きくなることや，細身の体つきになることがある．

体脂肪率は6歳ごろに低値となるが，女子は7歳前後から再度増加する．また，体脂肪率に男女差がみられるようになる．

2）咀嚼機能，消化機能

6～8歳ごろになると，第一大臼歯（6歳臼歯）や中切歯（ちゅうせっし）が萌出し，10～14歳ごろには第二大臼歯（12歳臼歯）が萌出し，永久歯28本の生え替わりがみられる※10．なお，智歯（ちし）（親知らず）は17歳ごろから萌出するが，個人差がある．智歯を含めると永久歯は32本となる．

消化吸収機能も増大し，運動量も増加することから食欲旺盛となる．特に学童期・思春期は，基礎代謝量が女子で12～14歳，男子で15～17歳で生涯最大となるほか，たんぱく質やカルシウム，鉄などの栄養素の必要量も最大となることから，十分な栄養摂取が必要である．

B. 運動機能の発達

学童期になると，骨格筋の発達とともに運動能力もさらに上昇する．部活動なども活発に行われるように

※10　永久歯の萌出については，第5章図5を参照．

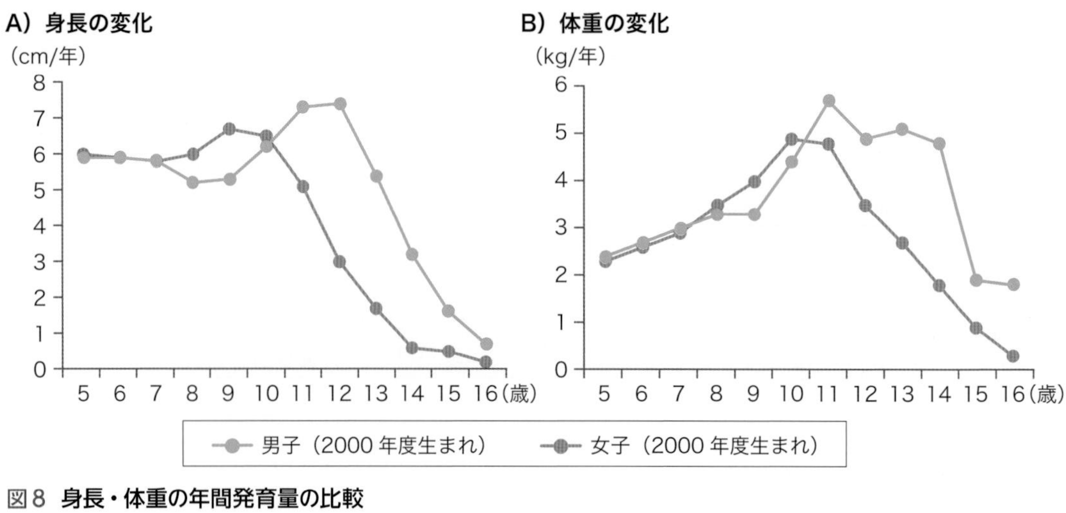

図8　身長・体重の年間発育量の比較
（文献13より作成）

なり，活動量に個人差がみられるようになる．過剰な運動によるスポーツ障害が生じる一方で，運動不足による体力・運動能力の不足もみられる．児童生徒などの健康診断では，運動器検診として，学校保健安全法に基づき四肢の形態および発育ならびに運動器の機能について検査が実施されている．また，6～19歳の男女を対象に「**新体力テスト**」が実施されており，全国的な子どもの体力の状況について把握・分析がされている．実施項目は**表7**のとおりである．

平成30（2018）年度全国体力・運動能力，運動習慣等調査結果（スポーツ庁）によると，体力合計点は，平成20（2008）年度と比較し，小学校5年生の男子は横ばい，中学校2年生の男子は若干の向上傾向，女子はいずれも向上傾向であった．また，朝食を「毎日食べている」と回答した児童生徒の体力合計点は，「毎日食べているわけではない（食べない日もある＋食べない日が多い＋食べない）」と解答した児童生徒に比べて高い結果となった（**図9**）．

表7　新体力テストの項目

・握力
・上体起こし
・長座体前屈
・反復横跳び
・20 mシャトルラン（往復持久走）＊
・50 m走
・立ち幅跳び
・ソフトボール投げ（12～19歳はハンドボール投げ）

＊12～19歳は，持久走か20 mシャトルラン（往復持久走）のどちらかを選択．

C. 精神機能の発達

学童期前半になると，集団や社会のルールを守る態度など規範意識も形成される．学童期後半の時期には，自己肯定感をもちはじめる一方で，発達の個人差により，自己に対する肯定的な意識がもてず，自尊感情の低下などにより劣等感をもちやすくなる．

思春期に入ると，自意識と客観的事実との違いに悩み，さまざまな葛藤のなかで，自らの生き方を模索しはじめる時期である．また，親に対する反抗期を迎え，親子のコミュニケーションが不足しがちである．自己を見つめ，自己のあり方を思考するとともに，自立した生活を営む力を育成することが必要である．

D. 社会性の発達

学童期になると，社会生活を営むうえで大切な自主と協調の姿勢や態度を身につけていき，生涯にわたる人とのかかわりや生活の基礎が構築される．思春期後半は高等学校のころにあたり，親の保護のもとから，

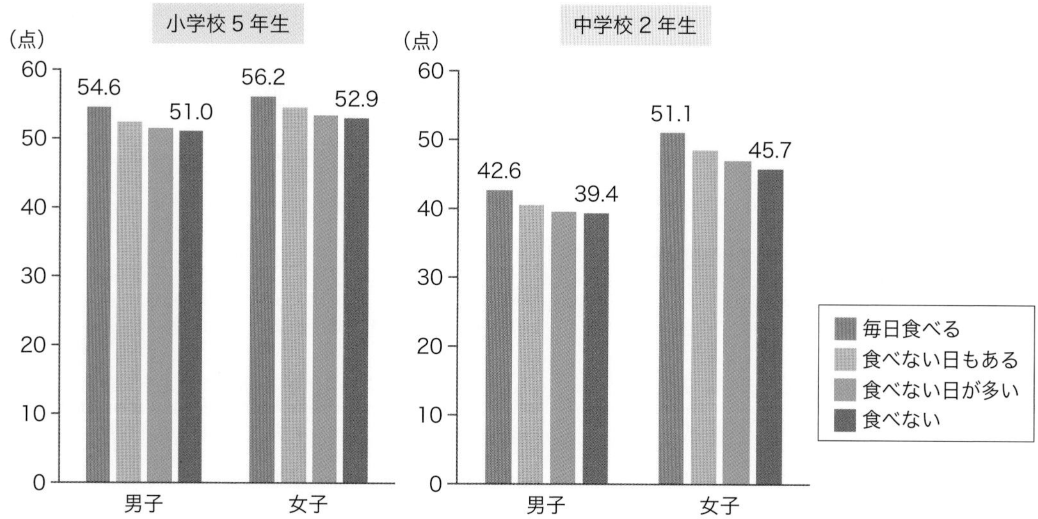

図9　朝食の摂取状況と新体力テストの体力合計点との関係
（文献14より作成）

社会へ参画し貢献する，自立した大人となるための最終的な移行時期である．大人の社会でどのように生きるのかという課題に対して，真剣に模索し，社会の一員としての自覚をもった行動がとれるよう意識する．

このように，社会性は人と人とのつながりや，自分の役割を見出すことで形成されていく．

E. 精神的不安定

1）発達段階ごとの心の健康問題

成長期の心の健康問題は，発達段階ごとに精神状態と症状が変わってくる（**表8**）．

学童期前半では，自分自身の精神状態を十分には自覚できず，言葉でうまく表現できないことが多い．そのため，心理面での訴えよりも，からだの症状や，行動面の変化などとなって現れやすい．学童期後半になると，精神症状の現れ方が大人に近づくとともに，成人期に発症する精神疾患を早期に発症することがある．

思春期前半では，学童期に比べストレスを自分で自覚できるようになり，不安や抑うつなど精神的な症状や家出などの問題行動が現れやすくなる．思春期後半では，人間関係がより複雑化し，対人関係に由来する悩みやストレスが生じやすくなる．

2）起立性調節障害

起立性調節障害は，めまいや立ちくらみ，全身倦怠（けんたい）感，朝起きられないなどの症状をもつもので，中学生・高校生では10％以上の生徒にみられる．

起立性調節障害の症状は，起立時などに血圧を維持する**自律神経**（交感神経と副交感神経）の代償機構が破綻して血圧が低下し，脳や全身への血流が維持されないために引き起こされる．つまり，自律神経系による循環調節機構の不全に基づく機能的身体疾患であるが，ここに**心理社会的ストレス**が加わって悪化する疾患である．朝起きられないことによる生活リズムの乱れや，周囲の無理解から不登校に陥る場合もあるため，正しい認識と環境づくりが必要である．

F. 第二次性徴

第二次性徴とは，思春期に出現する性の特徴で，男性の声変わり，筋骨の発達，女性の乳房の発達，月経のはじまりなどをいう．男性では，精巣容量の増大から，陰茎増大，陰毛発生へと進み，女性では乳房の発育から，陰毛発生，初経と進んでいく．また，これら第二次性徴の発現・成熟には，下垂体から分泌される**性腺刺激ホルモン**の刺激により，男性では主に精巣から分泌される**テストステロン**，女性では主に卵巣から分泌される**エストロゲン**が関与する．

なお，この時期の成長・発達には個人差が大きいことを念頭におき，個別対応を心がけることが望ましい．第二次性徴の成熟を評価する尺度にはTanner分類があり，男女ともⅠ度〜Ⅴ度の5段階で評価する．Ⅰ度を思春期前の時期，Ⅱ度を思春期の開始，Ⅴ度を成人とする．

4 学童期・思春期の栄養アセスメントと栄養ケア

臨床診査では，運動機能や精神機能の発達のほか，永久歯への生え変わり，女子では月経の有無を把握する．学外での活動も増加するため，活動内容や活動量も把握する．

表8 成長期の心の健康問題

	精神状態	症状
学童期前半	精神状態を十分に自覚できない 言葉でうまく表現できない	頭痛・腹痛・嘔吐，落ち着きがない，睡眠障害
↓ 学童期後半	精神症状の現れ方が大人に近づく	摂食障害，うつ病，双極性障害（躁うつ病），統合失調症 ※ただし，症状の現れ方は大人とは異なる．例えばうつ病の症状は典型的なうつ状態ではなく，イライラとなって現れやすい
↓ 思春期前半	ストレスを自覚できるようになる	不安，抑うつ，引きこもり，攻撃的行動，家出
↓ 思春期後半 ↓	人間関係がより複雑化 異性への意識やプライバシーの感覚が強まる	うつ病，双極性障害，統合失調症，パーソナリティ障害（人格障害），手首自傷（リストカット），多量服薬

身体計測では，身長，体重などを測定し，身体的発育，肥満ややせの判定を行う．栄養状態の評価のための血清たんぱく質，アルブミン，貧血の評価のための血清ヘモグロビン濃度やヘマトクリット値，小児メタボリックシンドロームの診断のための腹囲，血中脂質，血圧，血糖，小児の糖尿病の診断のための血糖，HbA_{1C}の測定も必要に応じて行う．

食事調査では，過食や食欲不振，欠食の有無，給食の摂取状況などを確認する．特に学童期以降は家庭外で食事をする機会も増えるため，生活習慣も含めて把握する．

A. 小児（学童期・思春期）の食事摂取基準

本章「2 幼児期の栄養アセスメントと栄養ケア」で記述しているとおり，日本人の食事摂取基準（2020年版）では，1～17歳を小児とし，年齢により7区分されている．学童期・思春期は，6～7歳，8～9歳，10～11歳，12～14歳，15～17歳が該当する．幼児期同様に，学童期・思春期もエネルギーおよび栄養素の食事摂取基準は，成長期であることを考慮し策定されている．

エネルギーおよび栄養素の摂取基準の算出根拠は1～17歳の小児期で統一されているものが多いため，学童期・思春期の食事摂取基準は，**本章2 幼児期の栄養アセスメントと栄養ケア**の項目を参照されたい．ここでは，学童期・思春期で特に留意する点のみ記載する．

1）エネルギー

幼児期同様に，成長期である学童期・思春期のエネルギー必要量は，総エネルギー消費量（基礎代謝量×身体活動レベル）にエネルギー蓄積量を加えて推定される．なお，**基礎代謝量**は，男子は15～17歳，女子は12～14歳で生涯のうち最も高値を示す．

身体活動レベルは，6歳以降は個人差を考慮し3区分（Ⅰ：低い，Ⅱ：ふつう，Ⅲ：高い）に設定されている．また，小児の身体活動レベルは，年齢とともに増加する傾向がみられる．

エネルギー過不足のアセスメントは，成長曲線（身体発育曲線）のカーブを利用し，成長曲線から大きく外れるような成長の停滞や体重増加がないかなどを検討する．

2）カルシウム

思春期前半（12～14歳）は骨塩量増加に伴う**カルシウム蓄積速度**が最大になり，2年間に**最大骨量**（ピーク・ボーンマス）の約1/4が蓄積される．したがって，この時期のカルシウムの必要量は男女とも生涯のうちで最も多く，推奨量は12～14歳の男性で1,000 mg，女性で800 mgである．また，カルシウムの見かけの吸収率が高いのも思春期（男性：12～17歳，女性：10～14歳）であり，成人のおよそ1.5倍である．

3）鉄

幼児期同様に，学童期・思春期の鉄の推定平均必要量も，要因加算法により算出されている．ただし，学童期・思春期では基本的鉄損失と成長に伴う鉄蓄積に加え，月経のある女性については，**月経血による鉄損失**も考慮されており，日本人の食事摂取基準（2020年版）では10歳以上の女子で**月経あり・月経なし**の設定がされている．学童期・思春期の鉄の推定平均必要量の算出方法は次のとおりである．

- 男児・月経のない女児の推定平均必要量
  ＝（基本的鉄損失＋成長に伴う鉄蓄積）÷吸収率
- 月経のある女児の推定平均必要量
  ＝（基本的鉄損失＋成長に伴う鉄蓄積＋月経血による鉄損失）÷吸収率

なお，これは過多月経でない人（月経出血量が80 mL/回未満）を対象として設定されている．

鉄の耐容上限量は，15歳以上は**バンツー鉄沈着症**※11を指標に算定がされ，小児（3～14歳）については15歳以上との連続性を考慮して設定がされている．

B. やせと肥満

1）やせ

摂取エネルギーが消費エネルギーより少なくなり，体脂肪が減少した状態を**やせ**という．一般的にやせの児は体脂肪の減少に加え，除脂肪体重の減少も伴っている．

やせの原因は，摂取エネルギー不足，消費エネルギーが多い，高身長など原因疾患がなく引き起こされる**非**

※11 **バンツー鉄沈着症**：南アフリカのバンツー族でみられる鉄沈着症で，調理やアルコールの醸造に鉄製の容器を使用し，大量の鉄化合物を飲食から摂取することで起こる．

表9　やせに関連してみられる疾患

消化器疾患	下痢を伴う	食物アレルギー，乳糖不耐症
	嘔吐を伴う	幽門狭窄症，ヒルシュスプルング病，胃食道逆流
内分泌疾患		甲状腺機能亢進症
肺疾患		喘息（ぜんそく）
先天性異常		染色体異常
心因性		神経性食欲不振症
その他		鉄欠乏性貧血

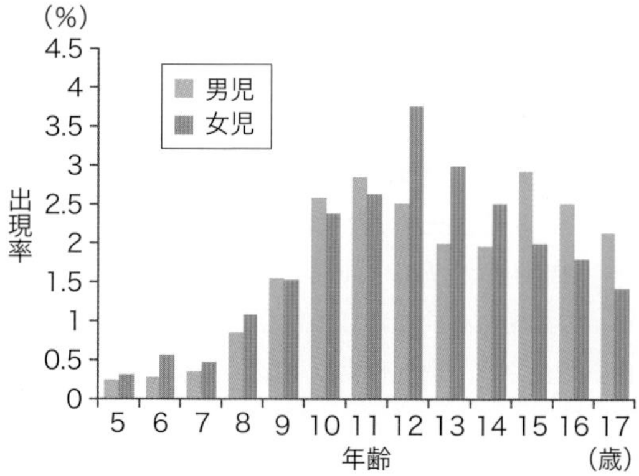

図10　痩身傾向児の出現率
（文献13より作成）

器質性のものと，原因疾患のある**器質性**のものの両方があるが，非器質性の頻度が高い．やせに関連してみられる疾患では，**表9**に示すものが頻度が高い．

学校保健統計調査では，肥満度を算出し，肥満度が－20％以下の者を痩身傾向児としている．痩身傾向児の出現率は12～14歳ごろの女児で高い（**図10**）．思春期の女子ではやせ願望による摂食障害もみられる．

2）肥満

肥満は，脂肪組織が過剰に蓄積した状態である．摂取エネルギーが消費エネルギーを上回る状態が続くと，差分が脂肪として蓄積し，肥満を発症する．

小児肥満は，肥満の原因に明らかな疾患の確認ができず，過食や運動不足などが原因で起こる**原発性肥満**（**単純性肥満**）と，疾病と関連した肥満である**二次性肥満**（**症候性肥満**）とに分けることができる．二次性肥満には，クッシング症候群※12などの内分泌性肥満やPrader-Willi（プラダーウィリ）症候群※13などの遺伝性肥満などがある．極端な低身長を伴う肥満や身長の伸びが悪い肥満は二次性肥満の可能性もある．

学校保健統計調査では，肥満度が20％以上の者を肥満傾向児としている．小児期の肥満は増加傾向にあり，学童期小児の約10％が肥満であり（**図11**），そのほとんどが原発性肥満である．小児期の肥満は，脂肪細胞の肥大より細胞数の増加のほうが著しく，成人肥満に移行する率が高いことが特徴である．また，肥満児の15～20％はメタボリックシンドロームであるとの報告もあり，2型糖尿病，高血圧，脂質異常症を合併している児も多い．**小児メタボリックシンドローム**の診断基準は**表10**のとおりである．

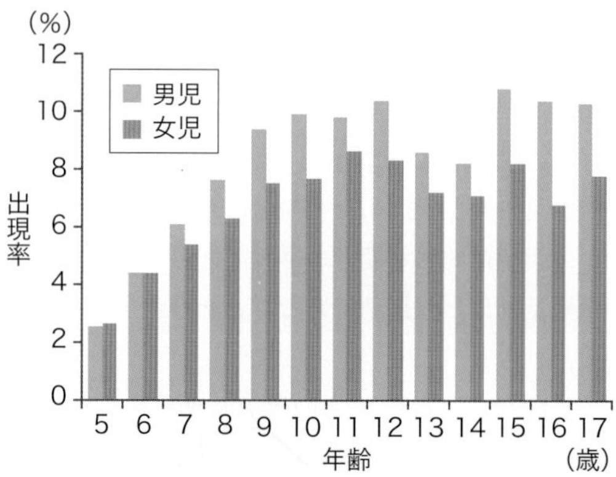

図11　肥満傾向児の出現率
（文献13より作成）

肥満の治療は，食事療法と運動療法が主体となる．ただし，小児期は成長期であるので，食事療法では栄養バランスのよい食事を提供することが大切である．食事療法の実際としては，たんぱく質は年齢相当の必要量を摂取させ，高脂肪食を避ける，間食を減らす，カロリーのある清涼飲料水をやめる，よくかむ，ゆっくり食べる，毎日体重を測定するなど，本人に意識づけをしながら，栄養不良により成長が妨げられないよう配慮する．

※12　**クッシング症候群**：コルチゾールが過剰分泌され，中心性肥満や満月様顔貌（ムーン・フェイス）など特徴的な症状を示す．

※13　**Prader-Willi症候群**：15番染色体の異常が原因で視床下部の機能障害が生じ，満腹中枢などの異常が惹起される．乳児期の筋緊張低下，精神発達遅延，肥満など特徴的な症状を示す．

表10 小児メタボリックシンドロームの診断基準

必須項目	選択項目（これら項目のうち2項目以上）
腹囲 　中学生80 cm以上， 　小学生75 cm以上 もしくは 腹囲（cm）÷身長（cm）＝0.5以上	① トリグリセリド（中性脂肪）：120 mg/dL以上 　かつ／または 　HDLコレステロール：40 mg/dL未満 ② 収縮期（最大）血圧：125 mmHg以上 　かつ／または 　拡張期（最小）血圧：70 mmHg以上 ③ 空腹時血糖：100 mg/dL以上

2007年厚生労働省研究班（主任研究員：大関武彦）

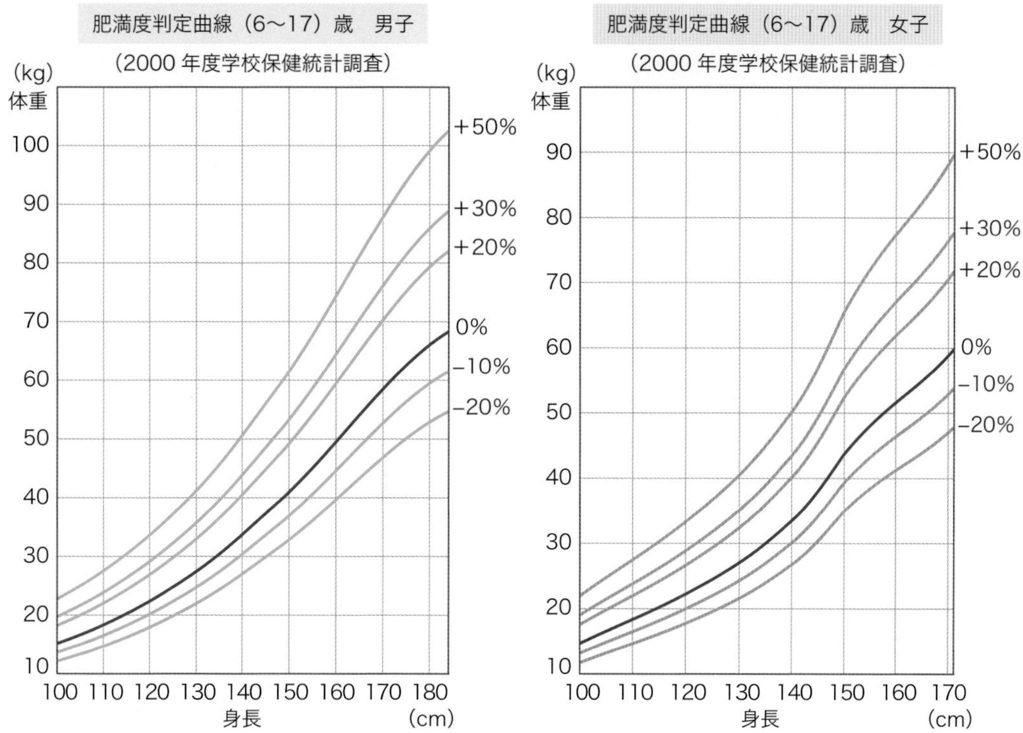

図12 学童期以降の身長体重曲線（肥満度判定曲線）
（文献7より作成）

3）診断方法

学童期・思春期のやせと肥満の診断にも，幼児期と同様に**成長曲線**（図3），**肥満度**，**身長体重曲線**（図12）を用いる．肥満度の算出で使用する標準体重は，性別・身長別標準体重のほか，性別・年齢別・身長別標準体重※14からも求めることができる．肥満度の判定基準は**表11**のとおりで，学童期以降は＋20％以上を

表11 肥満度の判定基準（学童）

＋50％以上	高度肥満
＋30％以上　＋50％未満	中等度肥満
＋20％以上　＋30％未満	軽度肥満
−20％超　＋20％未満	ふつう
−30％超　−20％以下	軽度やせ
−30％以下	高度やせ

※14　2000年の学校保健統計調査のデータをもとに作成されている．詳細は，文献15を参照．

表12　神経性食欲不振症の診断基準

① 標準体重の－20％以上のやせ
② 食行動の異常（不食，大食，隠れ食いなど）
③ 体重や体型についてのゆがんだ認識（体重増加に対する極端な恐怖など）
④ 発症年齢：30歳以下
⑤（女性ならば）無月経
⑥ やせの原因と考えられる器質性疾患がない

（厚生労働省特定疾患･神経性食欲不振症調査研究班（平成元年））

（備考）①，②，③，⑤は既往歴を含む（例えば，－20％以上のやせがかつてあれば，現在はそうでなくても基準を満たすとする）．6項目すべてを満たさないものは，疑診例として経過観察する．

① ある時期にはじまり，3か月以上持続．典型例は－25％以上やせている．－20％は一応の目安である（他の条項をすべて満たしていれば，初期のケースなどでは，－20％に達していなくてもよい）．

② 食べないばかりでなく，経過中には過食になることが多い．過食には，しばしば自己誘発性嘔吐や下剤･利尿薬乱用を伴う．その他，食物の貯蔵，盗食などがみられる．また，過度に活動する傾向を伴うことが多い．

③ 極端なやせ願望，ボディーイメージの障害（例えば，ひどくやせていてもこれでよいと考えたり，肥っていると感じたり，下腹や足など体のある部分がひどく肥っていると信じたりすること）などを含む．これらの点では病的と思っていないことが多い．この項は，自分の希望する体重について問診したり，低体重を維持しようとする患者の言動に着目すると明らかになることがある．

④ まれに30歳を超える．ほとんどは25歳以下で思春期に多い．
　＊最近の傾向では30歳以上の発症例も多くみられる．

⑤ 性器出血がホルモン投与によってのみ起こる場合は無月経とする．その他の身体症状としては，うぶ毛密生，徐脈，便秘，低血圧，低体温，浮腫などを伴うことがある．ときに男性例がある．

⑥ 統合失調症による奇異な拒食，うつ病による食欲不振，単なる心因反応（身内の死亡など）による一時的な摂食低下などを鑑別する．
　＊やせをきたす器質性疾患には下垂体･視床下部腫瘍，慢性炎症性腸疾患，感染症，慢性膵炎，甲状腺機能亢進症，悪性腫瘍などがある．

（文献16より一部抜粋して引用）

「肥満」，－20％以下を「やせ」と判定する．

また，体格指数には**ローレル指数**を用いる．

● ローレル指数（学童対象）
＝体重（kg）÷身長（m）^{3} × 10

判定基準は，98～117：やせ型，118～148：標準，149～159：やや肥満，160以上：肥満とする．ただし，ローレル指数は身長により大きく変動し，身長が高いと肥満を見逃す傾向にあり，身長が低いと肥満傾向になる．

C. 摂食障害

摂食障害は，食行動の異常がみられるもので，主に**神経性食欲不振症**と**神経性過食症**とに分けられる．要因は，遺伝的要因，家族要因，社会的要因，性格傾向など多くの因子が関与し，心理ストレスや困難を契機に発症する．

10～20歳代で好発し，神経性食欲不振症は思春期から成人期の女性の0.1～0.2％，神経性過食症は1％程度が罹患すると推定され，女性が9割程度を占める．いずれもやせ願望が強く，体重増加に対する恐怖心を抱いたり，自己評価が体型および体重の影響を受けるなどの臨床像を示す．また，経過中は，神経性食欲不振症と神経性過食症は互いに移行する場合がある．

1）神経性食欲不振症

神経性食欲不振症は，食事制限，絶食，過活動，排出行動（自己誘発性嘔吐や下剤・利尿薬の乱用）によってやせや無月経を呈する．近年，10～15歳の前思春期で発症が増加しており，低年齢化している．神経性食欲不振症の診断基準は，**表12**のとおりである．

栄養障害による成長障害や骨粗鬆症，不妊，不育などが問題となるため，治療においては栄養療法と精神療法，薬物療法などを総合して行う．栄養療法においては，目標体重を設定し，正常な体重と成長を回復させ，摂食パターンを正常化させる．ただし，低栄養状態が長時間継続した状態で急速に栄養補給を行うと，**リフィーディング症候群**※15のリスクがあり注意が必要である．そのため，少量からの栄養（600～1,000 kcal/日）を開始し，体重増加の程度をみながら栄養を

※15　**リフィーディング症候群**：低栄養状態の人に急速な栄養補給を行うことで，低リン血症をきたし心不全などを起こすこと．重篤な場合は死に至る．

増やす（0.5～1 kg/週）.

2）神経性過食症

神経性過食症の特徴は，むちゃ食いと体重増加を防ぐための不適切な代償行為をくり返すこと，過食後は強い抑うつや後悔に襲われるなどがある．年齢層でみると20代の発症が多い．

治療においては，適切な食習慣や過食を回避するための工夫を指導する．また，排出行動※16はむちゃ食いを助長するだけでなく，水分や電解質異常も生じるため危険であることを認識させる．

D. 鉄摂取と貧血

1）鉄欠乏性貧血の要因と症状

鉄欠乏性貧血は，体内の鉄が欠乏し，ヘモグロビン合成が障害されることで起こる小球性低色素性貧血である．発症の要因は，食事からの鉄摂取量の不足，幼児期や思春期の急速な成長に伴う鉄需要の増加，月経過多や消化管出血による鉄の損失，胃切除後の吸収不良などがある．

特に女性は，思春期の急速な発育と月経開始により鉄需要が増し，さらにダイエットによる鉄摂取不足などにより，鉄欠乏性貧血に陥りやすい．また小中学生は，鉄摂取量が推定平均必要量に満たない者の割合も多く，中学生の男子で53.7％，女子（月経あり）で59.8％が満たないとの報告がある[17]．

WHOによる貧血の基準は**表13**のとおりである．**ヘモグロビン濃度**が低下すると，酸素供給不足になり，息切れ，めまい，立ちくらみなどの症状が現れ，皮膚や粘膜蒼白，微熱などの身体所見がみられる．さらに，組織鉄欠乏による症状として，舌炎や口角炎，スプーン状爪，嚥下（えんげ）障害などもみられる．

2）貧血時の鉄摂取

潜在的な鉄不足の場合は栄養療法による鉄の補充が望ましい．特に**ヘム鉄**は小腸での吸収がされやすいため，多く摂取することが望まれる．ヘム鉄は，レバーや赤身の肉，魚など動物性の食品に多く含まれる．また，鉄の吸収は，ビタミンCや胃酸などの還元作用により促進されるため，果物や野菜も摂取する．さらに造血を促すためにたんぱく質の摂取も心がける．一方，タンニン酸は鉄の吸収を妨げるため，コーヒー，紅茶，緑茶の食事中または食後の大量摂取は控える．

しかし，貧血が発症した時点では体内の鉄欠乏は進行しており，食事指導のみで貧血を回復させることは困難である．そのため，鉄剤の経口投与を行う．

※16　**排出行為**：自己誘発性嘔吐，または下剤，利尿薬，浣腸の誤った使用．

表13　WHOによる貧血の基準

分類	ヘモグロビン値
成人男性	13 g/dL 未満
小児（6～14歳），成人女性	12 g/dL 未満
幼児（6か月～6歳），妊婦	11 g/dL 未満

3）その他の鉄欠乏性貧血

このほか，多量の牛乳を飲む乳幼児にみられる牛乳貧血や，思春期の運動選手にみられる**スポーツ性貧血**の多くも鉄欠乏性貧血である．牛乳貧血は，牛乳を多量に摂取し，離乳食など他の食事の摂取量が減少することで結果的に鉄欠乏状態となる．スポーツ性貧血は，発汗や赤血球の圧迫破壊による鉄の損失，筋肉量の増加や循環血液量の増加に伴う鉄需要の増大などにより発症する．

E. 適切な栄養状態の維持，疾病予防，健康の維持増進

1）適切な栄養状態の維持

学童期になると活動量も増加するため，成長に必要なエネルギーと栄養素に加え，身体活動量も考慮した栄養ケアを行う．また，**第二次発育急進期**に備え十分な栄養を蓄えておく必要がある．しかし，平成26（2014）年に実施された食事状況調査[17]によると，児童生徒の栄養摂取状況は，食塩と脂質の摂取過剰，食物繊維の摂取不足がみられ，カルシウムと鉄については推奨量に達していない割合が高かった．

学童期の食生活において，**学校給食**は児童生徒の心身ともに健全な発達に貢献するものであり，望ましい食習慣を養ううえでも重要な役割を果たす．

①学校給食の役割

学校給食については，**学校給食法**（1954年制定，2009年一部改正施行）によりその目的が示されている．

① 適切な栄養の摂取による健康の保持増進を図ること．

表14　児童または生徒1人1回当たりの学校給食摂取基準

区分	基準値			
	児童（6～7歳）	児童（8～9歳）	児童（10～11歳）	生徒（12～14歳）
エネルギー（kcal）	530	650	780	830
たんぱく質（%）	学校給食による摂取エネルギー全体の13～20%			
脂質（%）	学校給食による摂取エネルギー全体の20～30%			
ナトリウム（食塩相当量）（g）	1.5未満	2未満	2未満	2.5未満
カルシウム（mg）	290	350	360	450
マグネシウム（mg）	40	50	70	120
鉄（mg）	2	3	3.5	4.5
ビタミンA（μgRAE）	160	200	240	300
ビタミンB_1（mg）	0.3	0.4	0.5	0.5
ビタミンB_2（mg）	0.4	0.4	0.5	0.6
ビタミンC（mg）	20	25	30	35
食物繊維（g）	4以上	4.5以上	5以上	7以上

注1　表に掲げるもののほか，次に掲げるものについても示した摂取について配慮すること．
亜鉛：児童（6～7歳）2 mg，児童（8～9歳）2 mg，児童（10～11歳）2 mg，児童（12～14歳）3 mg
2　この摂取基準は，全国的な平均値を示したものであるから，適用にあたっては，個々の健康および生活活動などの実態ならびに地域の実情などに十分配慮し，弾力的に運用すること．
3　献立の作成にあたっては，多様な食品を適切に組み合わせるよう配慮すること．
（文献18より引用）

② 日常生活における食事について正しい理解を深め，健全な食生活を営むことができる判断力を培い，および望ましい食習慣を養うこと．
③ 学校生活を豊かにし，明るい社交性および協同の精神を養うこと．
④ 食生活が自然の恩恵のうえに成り立つものであることについての理解を深め，生命および自然を尊重する精神ならびに環境の保全に寄与する態度を養うこと．
⑤ 食生活が食にかかわる人々のさまざまな活動に支えられていることについての理解を深め，勤労を重んずる態度を養うこと．
⑥ わが国や各地域の優れた伝統的な食文化についての理解を深めること．
⑦ 食料の生産，流通および消費について，正しい理解に導くこと．

学校給食の実施は，文部科学省から出される「**学校給食摂取基準**」に基づきなされている（**表14**）．現在のものは日本人の食事摂取基準（2015年版）および昼食必要摂取量※17を参考に，児童生徒の健康の増進および食育の推進を図るために望ましい栄養量が算出されている．

②「学校給食摂取基準」についての基本的な考え方

① エネルギー：推定エネルギー必要量は，学校保健統計調査の結果から求めた標準体重と身体活動レベルⅡ（ふつう）により算出した一日の必要量の**3分の1**としている．
② たんぱく質：食事摂取基準の目標量を用いることとし，学校給食による摂取エネルギー範囲を**13～20%**としている．
③ 脂質：食事摂取基準の目標量を用いることとし，学校給食による摂取エネルギー範囲を**20～30%**としている．
④ ナトリウム（食塩相当量）：食事摂取基準の目標量の**3分の1未満**を基準値としている．
⑤ カルシウム：食事摂取基準の推奨量の**50%**を基準値としている
⑥ マグネシウム：児童については食事摂取基準の推奨量の**3分の1**程度を，生徒については**40%**を基準値としている．

※17　**昼食必要摂取量**：小学3年生，5年生および中学2年生が昼食である学校給食において摂取することが期待される栄養量．

⑦ 鉄：食事摂取基準の推奨量の**40％程度**としている．

⑧ 亜鉛：食事摂取基準の推奨量の**3分の1**を学校給食に置いて配慮すべき値としている．

⑨ ビタミンA，B_1，B_2：いずれも食事摂取基準の推奨量の**40％**を基準値としている．

⑩ ビタミンC：食事摂取基準の推奨量の**3分の1**を基準値としている．

⑪ 食物繊維：食事摂取基準の目標量の**40％以上**を基準値としている．

③学校での食物アレルギー対応[19)]

食物アレルギーの有症率は年齢とともに漸減するが，学童期の有症率は2％や4％などの報告がある．原因食品も鶏卵，乳および乳製品，小麦の他に果物や甲殻類など多岐にわたる．また**食物依存性運動誘発アナフィラキシー**※18の初発年齢のピークは10～20歳代であり，学童期以降での発症がみられる[20)]．

学校での食物アレルギー対応の実施にあたっては，日本学校保健会がとりまとめた「学校生活管理指導表（アレルギー疾患用）」（図13）や「学校のアレルギー疾患に対する取り組みガイドライン」，文部科学省から出されている「学校給食における食物アレルギー対応指針」を参考にする．保育所給食と同様に，安全性確保のため，原因食物の**完全除去対応**を原則とする．

④教育現場での食に関する指導

学校給食法（第3章第10条）では，**栄養教諭**は，児童または生徒が健全な食生活を自ら営むことができる知識および態度を養うため，

① 学校給食において摂取する食品と健康の保持増進との関連性についての指導．

② 食に関して特別の配慮を必要とする児童または生徒に対する個別的な指導その他の学校給食を活用した食に関する実践的な指導．

を行うものとされている．このように，教育現場において，専門職の立場から学校給食を活用した食に関する指導が進められるよう期待されている．また，偏食傾向や肥満傾向，食物アレルギーなど特別の配慮を必要とする児童または生徒には，個別的な指導や実践的な指導を行うことが示されている．食物アレルギーなどのある児童生徒に対しては，校内において校長，学級担任，養護教諭，栄養教諭，学校栄養職員，学校医らによる指導体制を整備し，保護者や主治医との連携を図りつつ，可能なかぎり，個々の児童生徒の状況に応じた対応に努めることとされている．

学校給食には次の3つの形態があるが，実施されている場合は，現在はほとんどが完全給食である．

- **完全給食**：パンまたは米飯，ミルク，おかず
- **補食給食**：ミルク，おかず
- **ミルク給食**：ミルク

思春期においては，第二次発育急進期による著しい成長がみられるため，エネルギーおよび栄養素の必要量が増大する．特に女性では月経も開始するため，鉄やたんぱく質の摂取不足がないように注意しなければならない．また，カルシウムの十分な摂取も望まれるが，現状としてカルシウムの摂取量が少ないことが問題である．平成29（2017）年国民健康・栄養調査の結果より，カルシウムの摂取量は，15～19歳の男性528 mg，女性462 mgと推奨量を大きく下回っている．これは，思春期に限らず全年齢層での問題である．なお，7～14歳のカルシウムの摂取量は男性698 mg，女性646 mgであり，年齢が上がると極端に摂取量が減少していることから，学校給食による影響が大きいと考えられる．

2）疾病予防

令和元（2019）年学校保健統計調査によると，学童期以降の疾病・異常は，小学校では「むし歯（う歯）」，「裸眼視力1.0未満の者」の順で多く，中学校，高等学校では，「裸眼視力1.0未満の者」，「むし歯（う歯）」の順で多くなっている．幼稚園同様，この5年間では大きな変化はみられていないが，う歯は改善傾向にある．また，これらの疾病・異常を世代間で比較すると，「裸眼視力1.0未満の者」と「喘息（ぜんそく）」のある者は父母世代に比べて多くなっており，一方「寄生虫卵を保有する者」は激減している．

小・中学校では，「栄養状態」として学校医により栄養不良または肥満傾向で特に注意を要すると判定された者が1～2％いることからも，生活習慣病予防のため，小児期のうちから食に関する意識を高める必要がある．

※18　**食物依存性運動誘発アナフィラキシー**：特定の食物摂取後の運動負荷によってアナフィラキシーが誘発される疾患．原因食物は小麦や甲殻類で多い．

第6章 成長期（幼児期，学童期，思春期）

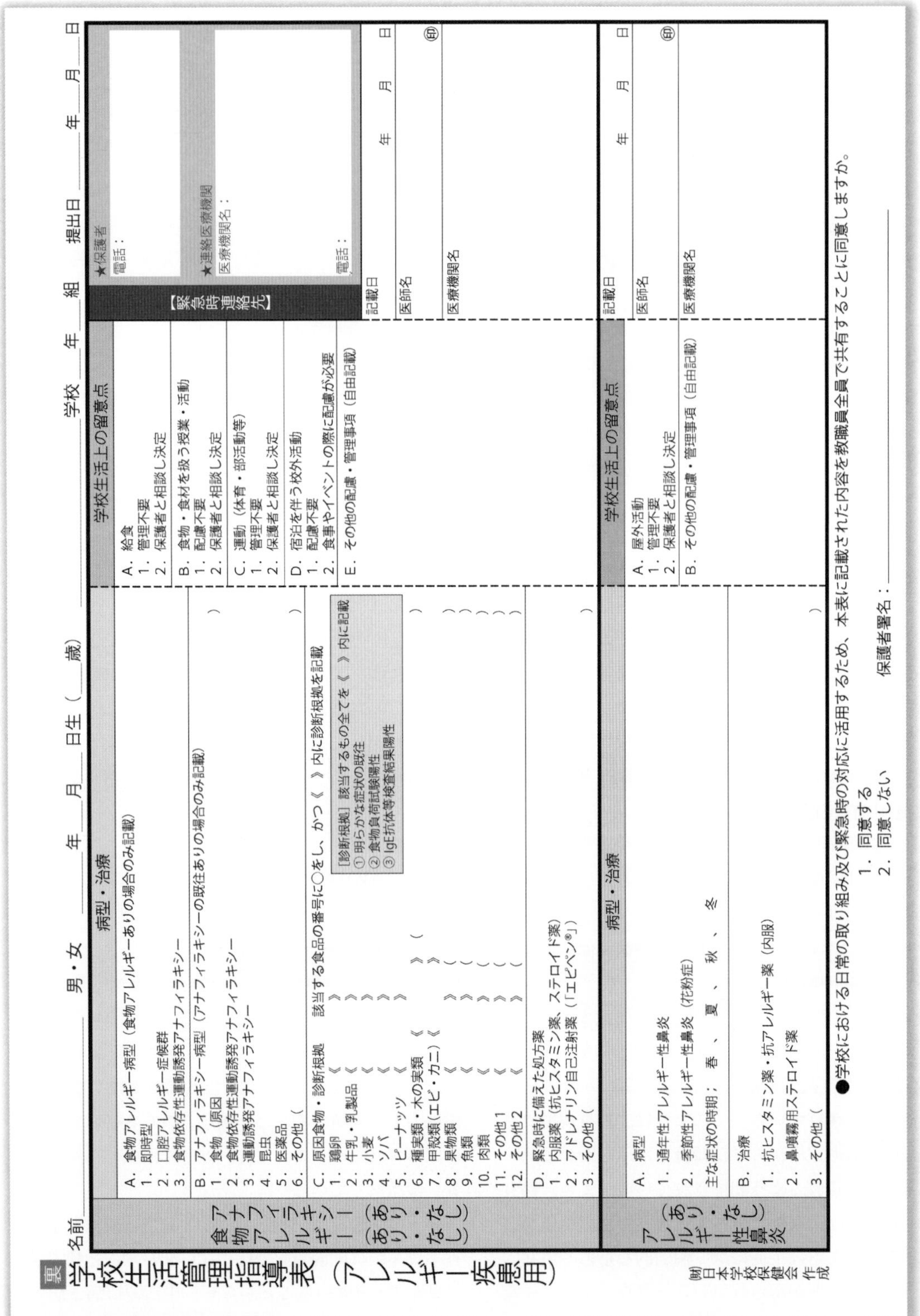
裏 学校生活管理指導表（アレルギー疾患用）

名前＿＿＿＿＿ 男・女 ＿＿年＿月＿日生（＿歳） ＿＿＿学校 ＿年＿組 提出日 ＿＿年＿月＿日

	病型・治療	学校生活上の留意点	【緊急時連絡先】
食物アレルギー（あり・なし） アナフィラキシー（あり・なし）	A．食物アレルギー病型（食物アレルギーありの場合のみ記載） 1．即時型 2．口腔アレルギー症候群 3．食物依存性運動誘発アナフィラキシー B．アナフィラキシー病型（アナフィラキシーの既往ありの場合のみ記載） 1．食物（原因 ） 2．食物依存性運動誘発アナフィラキシー 3．運動誘発アナフィラキシー 4．昆虫 5．医薬品 6．その他（ ） C．原因食物・診断根拠　該当する食品の番号に○をし、かつ《 》内に診断根拠を記載 1．鶏卵 《 》 2．牛乳・乳製品 《 》 3．小麦 《 》 4．ソバ 《 》 5．ピーナッツ 《 》 6．種実類・木の実類 《 》（ ） 7．甲殻類（エビ・カニ）《 》 8．果物類 《 》（ ） 9．魚類 《 》（ ） 10．肉類 《 》（ ） 11．その他1 《 》（ ） 12．その他2 《 》（ ） ［診断根拠］該当するもの全てを《 》内に記載 ①明らかな症状の既往 ②食物負荷試験陽性 ③IgE抗体等検査結果陽性 D．緊急時に備えた処方薬 1．内服薬（抗ヒスタミン薬、ステロイド薬） 2．アドレナリン自己注射薬（「エピペン®」） 3．その他（ ）	A．給食 1．管理不要 2．保護者と相談し決定 B．食物・食材を扱う授業・活動 1．配慮不要 2．保護者と相談し決定 C．運動（体育・部活動等） 1．管理不要 2．保護者と相談し決定 D．宿泊を伴う校外活動 1．配慮不要 2．食事やイベントの際に配慮が必要 E．その他の配慮・管理事項（自由記載）	★保護者 電話： ★連絡医療機関 医療機関名： 電話： 記載日　年　月　日 医師名　印 医療機関名
アレルギー性鼻炎（あり・なし）	A．病型 1．通年性アレルギー性鼻炎 2．季節性アレルギー性鼻炎（花粉症） 主な症状の時期；春、夏、秋、冬 B．治療 1．抗ヒスタミン薬・抗アレルギー薬（内服） 2．鼻噴霧用ステロイド薬 3．その他（ ）	A．屋外活動 1．管理不要 2．保護者と相談し決定 B．その他の配慮・管理事項（自由記載）	記載日　年　月　日 医師名　印 医療機関名

●学校における日常の取り組み及び緊急時の対応に活用するため、本表に記載された内容を教職員全員で共有することに同意しますか。
1．同意する
2．同意しない　　保護者署名：＿＿＿＿＿

(財)日本学校保健会 作成

図13 生活管理指導表（学校）

保育所用のもの（図7）と比べてみるとよい．
（文献21より転載）

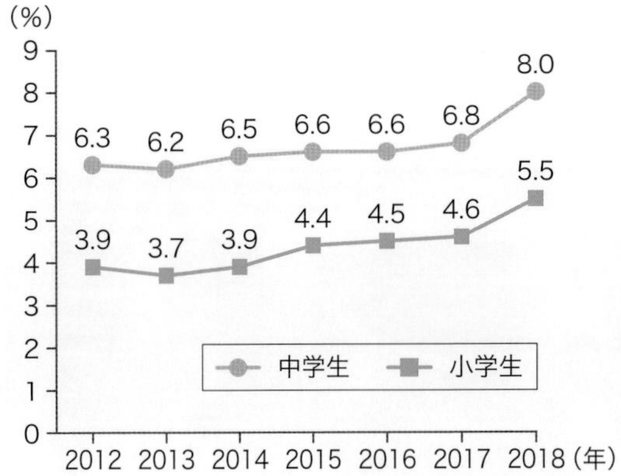

図14　子どもの朝食欠食率の推移
注1　朝食を「全く食べていない」および「あまり食べていない」の合計.
　2　小学6年生，中学3年生が対象.
（文献22より一部抜粋して引用）

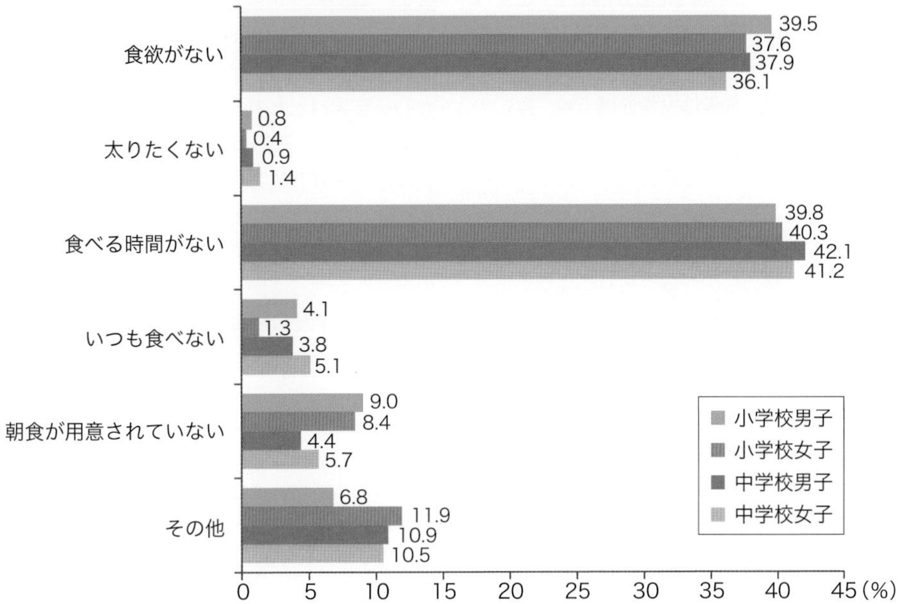

図15　朝食を食べない理由（2010年度）
（文献12より作成）

3）健康の維持増進

学童期・思春期の健康を維持・増進させるためには，成長期であることを第一に考え，適切な栄養を摂取すること，望ましい食習慣，運動習慣および生活習慣を構築することが大切である．朝食の**欠食**（図14，図15）や**孤食**など食習慣の乱れがみられるなか，肥満ややせ，摂食障害，貧血など成長に大きな影響を与える疾患があることに注意を払い，家庭内や学校，医療機関，地域が連携して対応していく必要がある．また，周囲だけでなく，自分自身も自らの健康について考え，自己管理能力を身につけることが成人期以降の健康につながる．家庭内での手伝い，給食や**食事バランスガイド**（第7章図12参照）などわかりやすい媒体を用いて，子どものうちから食に関心をもたせ，理解を深めていく．

Advanced 食べることを考える

以前，食物アレルギーの子どもたちに，お昼ごはんと間食を提供した．みんなそれぞれアレルギーがあったので，全員が同じものを食べられるように，鶏卵，牛乳，小麦，ピーナッツ，そば，えび，かにを使わない献立を考えた．みんなで同じ食卓を囲み，同じごはんを食べる．当たり前の光景かと思うが，この子どもたちにとっての日常は異なっている．日ごろは制限のある食事であり，外食もほとんどしていない．みんな楽しそうに食べていた．食べ終わった後，お母さんからの言葉で，「今日は主役になった気がします」とあった．いつもはみんなと同じものが食べられず，脇役だったとのことである．

子どもたちにとって，食事は栄養を補う場，食育の場であると同時に，やはり楽しい時間であってほしい．みんなと一緒に食べられることは，何気ないことだが，とても幸せなことである．食物アレルギーなどでふだんはみんなと同じものが食べられなくても，たまには，みんなで一緒のものが食べられるように工夫をしてあげることで，子どもだけでなく，お母さんの気持ちも楽になったようである．

われわれにとって，食事の場とは何だろうか．栄養を得るため．空腹を満たすため．おいしいものを食べて幸福感を感じる．みんなと一緒に食べることで仲間意識をもてる．など，いろいろあるだろう．毎日3食365日食べ，人生80年とすると，生涯の食数は，87,600食となる（厳密にいうと，離乳期などでの食事回数は違いがあるが）．このうち，管理栄養士がかかわる食事はどれくらいだろうか？ 保育所と小学校で給食を食べ，社員食堂で昼食を食べ，病院や高齢者施設で5年間お世話になったとすると，16,000食くらいだろうか．これを，多いと感じるか少ないと感じるかは人それぞれだが，管理栄養士が人の生涯の食事に寄与する割合は少なくないと思われる．特に，ほとんどの人が生涯の終わりを病院や高齢者施設で迎える現在，われわれ管理栄養士が，最期の食事を提供する機会も多いだろう．人生の締めくくりの食事に携わるということは，たいへんな責任を感じると同時に，光栄なことである．

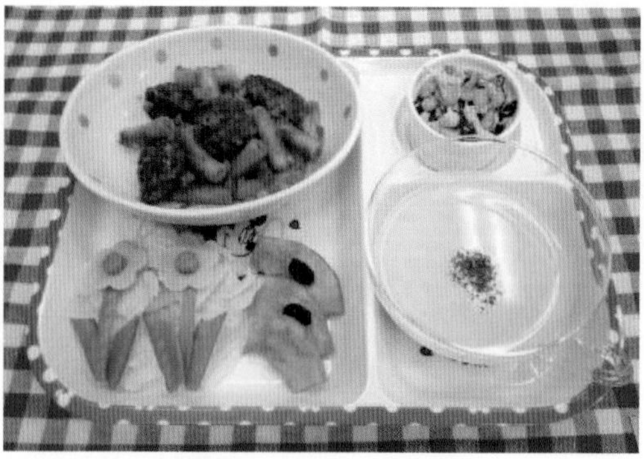

食物アレルギー対応食

提供した食事によって相手に喜んでもらえるよう，どのような場面においても，われわれは常に対象者のことを考え，何が求められているのかを探っていかないとならない．

文 献

1）「総合栄養学辞典 第四版」（吉川春寿，芦田　淳/編），同文書院，2004

2）「お母さんの疑問にこたえる 乳幼児の食べる機能の気づきと支援」（向井美穂/著），医歯薬出版，2013

3）「保育所保育指針解説書」（厚生労働省）（https://www.mhlw.go.jp/bunya/kodomo/hoiku04/pdf/hoiku04b.pdf），2008

4）「子どもの徳育の充実に向けた在り方について（報告）」（文部科学省）（http://www.mext.go.jp/b_menu/shingi/chousa/shotou/053/gaiyou/attach/1286128.htm）

5）加藤則子，他：0歳から18歳までの身体発育基準について－「食を通じた子どもの健全育成のあり方に関する検討会」報告書より－．小児保健研究，63：345-348，2004

6）「幼児肥満ガイド」（日本小児医療保健協議会 栄養委員会 小児肥満小委員会）（http://www.jpeds.or.jp/uploads/files/2019youji_himan_G_ALL.pdf），2019

7）伊藤善也，他：Clin Pediatr Endocrinol，25：77-82，2016

8）「平成27年度 乳幼児栄養調査結果の概要」（厚生労働省）（https://www.mhlw.go.jp/file/06-Seisakujouhou-11900000-Koyoukintoujidoukateikyoku/0000134460.pdf）

9）「保育所における食事の提供ガイドライン」（厚生労働省）（https://www.mhlw.go.jp/bunya/kodomo/pdf/shokujiguide.pdf），2012

10）「保育所保育指針」（厚生労働省）（https://www.mhlw.go.jp/file/06-Seisakujouhou-11900000-Koyoukintoujidoukateikyoku/0000160000.pdf），2017

11）「日本人の食事摂取基準（2015年版）の実践・運用」（食事摂取基準の実践・運用を考える会/編），第一出版，2015

12）「保育所におけるアレルギー対応ガイドライン（2019年改訂版）」（厚生労働省）（https://www.mhlw.go.jp/content/000511242.pdf），2019

13）「学校保健統計調査－令和元年度（確定値）の結果の概要」（文部科学省）（https://www.mext.go.jp/b_menu/toukei/chousa05/hoken/kekka/k_detail/1411711_00003.htm）

14）「平成30年度全国体力・運動能力，運動習慣等調査結果」（スポーツ庁）（http://www.mext.go.jp/sports/b_menu/toukei/kodomo/zencyo/1411922.htm）

15）「乳幼児身体発育評価マニュアル」（平成23年度 厚生労働科学研究費補助金「乳幼児身体発育調査の統計学的解析とその手法及び利活用に関する研究」）（https://www.niph.go.jp/soshiki/07shougai/hatsuiku/index.files/katsuyou.pdf），2012

16）「神経性食欲不振症のプライマリケアのプライマリケアのためのガイドライン（2007年）」（厚生労働省難治性疾患克服研究事業「中枢性摂食異常症に関する調査研究班」）（http://www.edportal.jp/pdf/primary_care_2007.pdf）

17）「学校給食摂取基準の策定について（報告）」（学校給食における児童生徒の食事摂取基準策定に関する調査研究協力者会議）（https://www.mext.go.jp/content/20210212-mxt_kenshoku-100003357_3.pdf），2020

18）「学校給食実施基準の一部改正について」（文部科学省）（https://www.mext.go.jp/a_menu/sports/syokuiku/1407704.htm），2021

19）「学校給食における食物アレルギー対応指針」（文部科学省）（http://www.mext.go.jp/component/a_menu/education/detail/__icsFiles/afieldfile/2015/03/26/1355518_1.pdf），2015

20）「食物アレルギー診療ガイドライン2016（2018年改訂版）」（海老澤元宏，他/監修　日本小児アレルギー学会食物アレルギー委員会/作成），協和企画，2018

21）「学校生活管理指導表（アレルギー疾患用）」（日本学校保健会）（https://www.gakkohoken.jp/uploads/books/photos/y00053y4d80367e24117.pdf）

22）「平成30年度食育推進施策（食育白書）概要」（農林水産省）（http://www.maff.go.jp/j/syokuiku/wpaper/attach/pdf/h30_index-3.pdf）

23）「平成22年度 児童生徒の食生活実態調査【食生活実態調査編】」（日本スポーツ振興センター）（https://www.jpnsport.go.jp/anzen/school_lunch/tabid/1490/Default.aspx）

参考文献

- 「日本人の食事摂取基準（2020年版）「日本人の食事摂取基準」策定検討会報告書」（厚生労働省）（https://www.mhlw.go.jp/content/10904750/000586553.pdf）
- 「医科栄養学」（板倉弘重/監修　近藤和雄，他/編著），建帛社，2010
- 「チームで実践！！ 小児臨床栄養マニュアル」（高増哲也，深津章子/編），文光堂，2012

第6章 チェック問題

問 題

□ □ **Q1** 成長期の年間発育量のピークはいつごろみられるか．男女それぞれについて説明しなさい．

□ □ **Q2** 日本人の食事摂取基準（2020年版）における，小児期の推定エネルギー必要量の算定方法について説明しなさい．

□ □ **Q3** マラスムスとクワシオルコルについて，それぞれの特徴を説明しなさい．

□ □ **Q4** 小児期のやせと肥満のアセスメントには，どのような指標が用いられるか，説明しなさい．

□ □ **Q5** WHOによる貧血の基準について，幼児，小児の基準をそれぞれ説明しなさい．

解答&解説

A1 女子では9～10歳，男子は11～12歳で年間発育量のピークを迎える．女子のほうが男子より2～3年ほど早い．

A2 推定エネルギー必要量（kcal/日）＝基礎代謝量（kcal/日）×身体活動レベル＋エネルギー蓄積量（kcal/日）

A3 マラスムスは，エネルギー欠乏状態が著しく，筋肉の消耗などがみられる．クワシオルコルは，たんぱく質の摂取量が不足している状態であり，浮腫などがみられる．

A4 小児期のやせと肥満の診断には，身長，体重，頭囲，胸囲，体脂肪などの測定を行い，成長曲線，肥満度，身長体重曲線，カウプ指数やローレル指数から判定する．

A5 幼児（6か月～6歳）はヘモグロビン値が11 g/dL未満，小児（6～14歳）はヘモグロビン値が12 g/dL未満．

第7章 成人期

Point

1. 成人期・更年期における生理的・身体的な特徴を理解する.
2. 成人期・更年期における食生活，食習慣，生活習慣を理解し，生活習慣病との関連を理解する.
3. 生活習慣病の発症予防・重症化予防のための栄養アセスメントと栄養ケア・マネジメントを理解する.

概略図 成人期の食生活と生活習慣病の関連

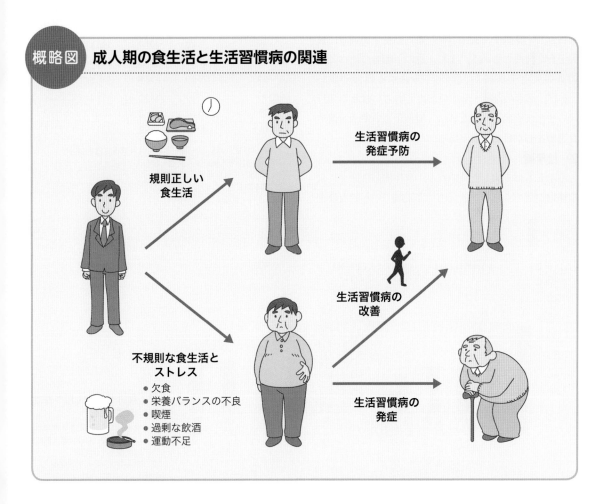

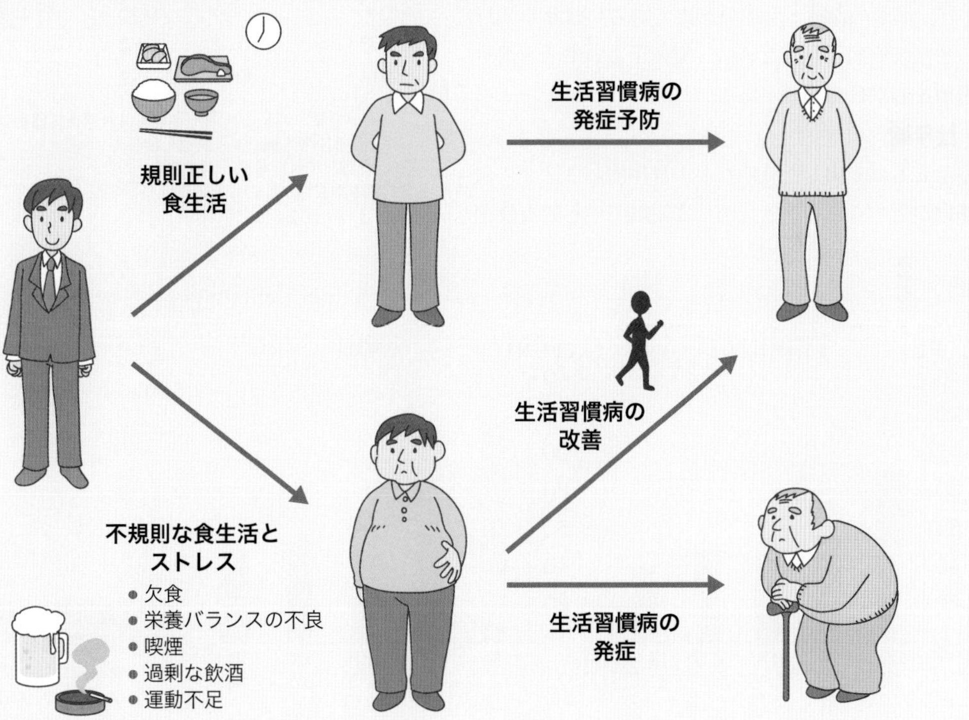

1 成人期の生理的特徴

A. 生理的変化と生活習慣の変化

成人期は，一般に成長が著しかった時期を過ぎた18～64歳までとしている．さらに，成人期は**青年期**（18～29歳），**壮年期**（30～49歳），**実年期**（中年期）（50～64歳）に分けることができる．日本人の食事摂取基準（2020年版）でも，成人期に該当する年齢区分は同じ3区分に分けられている．

青年期は身体や臓器が生理的・機能的に成熟するが，壮年期，実年期と加齢とともに徐々に退行し，有訴者率や通院者率が高くなっていく（表1，図1，図2）．

1）青年期

身体的成長が終わり，性成熟が完成する時期である．体力的にも充実しており，有訴者数や通院者数は成人期のなかでは最も少ない時期である．また，社会的にも自立し，結婚や，女性では妊娠・出産を経験し，育児を行う時期でもある．また，他の年齢層に比べても朝食の欠食率が高く（図3），外食する機会が多い（図4）．健康の保持・増進のため，あるいは壮年期以降の生活習慣病予防のために，規則正しい生活習慣や食習慣を心がける必要がある．

2）壮年期

心身ともに充実した時期だが，身体的には徐々に衰退傾向が認められる．社会的には組織で中心的な役割を担う世代である．なお，近年の晩婚化により初婚率は20歳代で減少傾向を，30歳代以降に増加傾向がみられる（図5）．また，子どもを養育する時期でもある．

一方，多忙な状況や責任感からくる不規則な生活，あわせて加齢とともに感じる体力的な衰えが重なって，心身のバランスをとることが難しくなってくる．そのため，食生活が乱れやすい時期でもある．女性では，40歳代の後半になると月経周期の不規則性によるホルモンバランスの乱れが生じ，心身の不調をきたすことがある．この状況は実年期まで続くことが多い．

表1 性・年齢階級別にみた有訴者率（人口千対）と通院者率（人口千対）

年齢階級	有訴者率		通院者率	
	男	女	男	女
総数	271.9	337.3	372.5	406.6
9歳以下	198.1	172.8	172.5	147.0
10～19	162.4	170.7	144.3	137.6
20～29	167.7	250.3	129.8	183.4
30～39	209.0	291.2	180.1	231.3
40～49	224.9	313.6	264.3	286.3
50～59	263.0	352.8	411.5	425.9
60～69	330.6	373.5	583.3	581.1
70～79	432.2	477.2	704.2	711.2
80歳以上	499.1	533.2	729.1	731.0

注1 有訴者数，ならびに通院者数には入院者は含まないが，分母となる世帯人員には入院者を含む．
2 「総数」には，年齢不詳を含む．
3 熊本県を除いたものである．
（文献1より一部抜粋して引用）

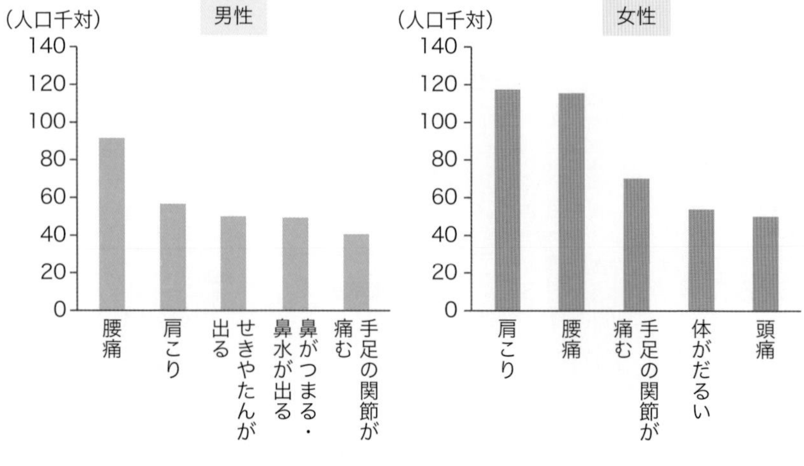

図1 有訴者率の上位5症状（複数回答）

注1 有訴者には入院者は含まないが，分母となる世帯人数には入院者を含む．
2 熊本県を除いたものである．
（文献1より一部抜粋して引用）

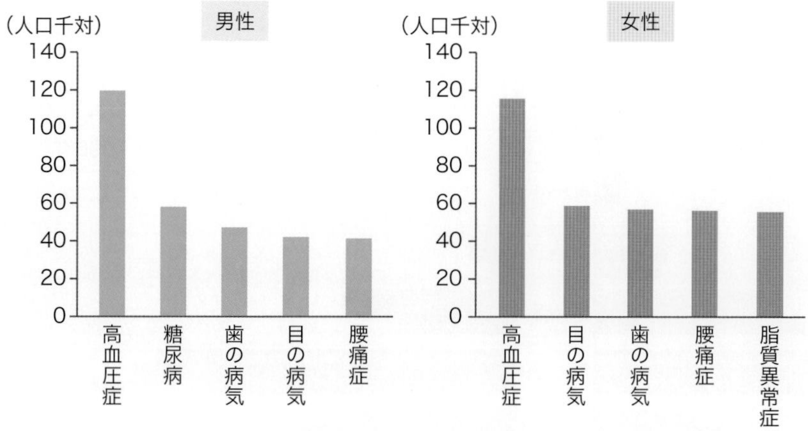

図2 通院者率の上位5傷病(複数回答)

注1 有訴者には入院者は含まないが，分母となる世帯人数には入院者を含む．
2 熊本県を除いたものである．
(文献1より一部抜粋して引用)

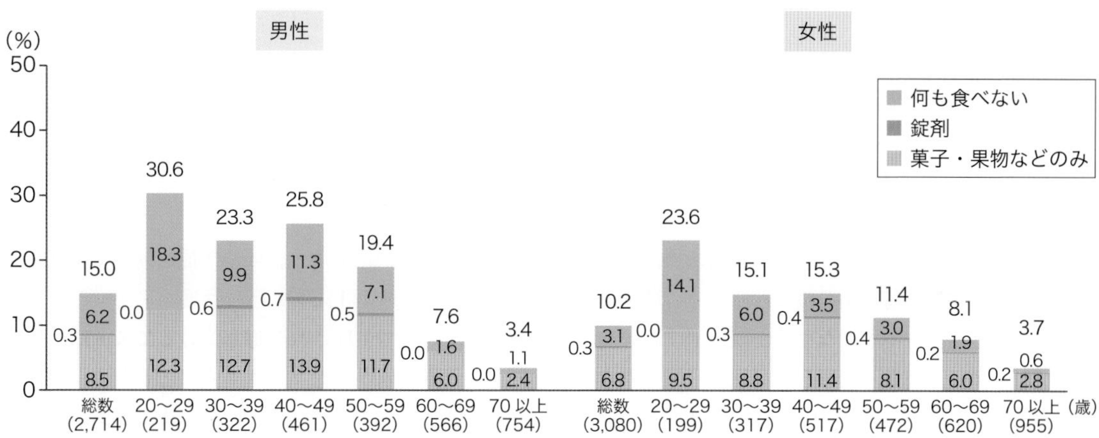

図3 朝食の欠食率の内訳(20歳以上，性・年齢階級別)

(文献2より引用)

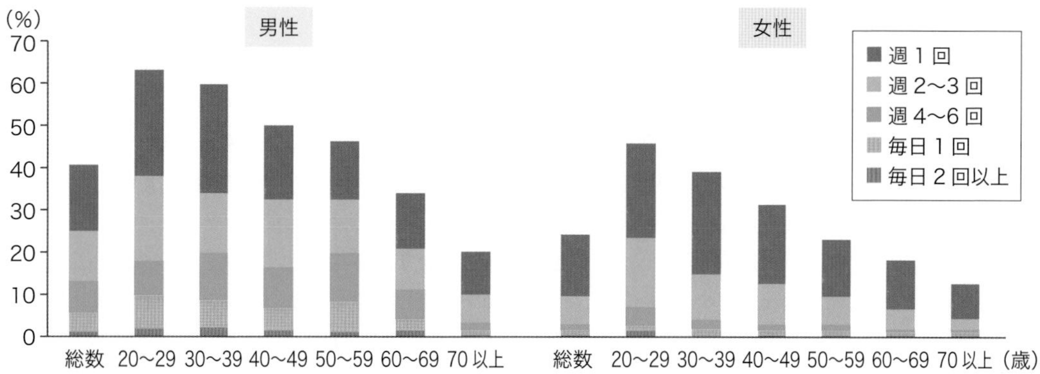

図4 外食の利用状況

(文献3より一部抜粋して引用)

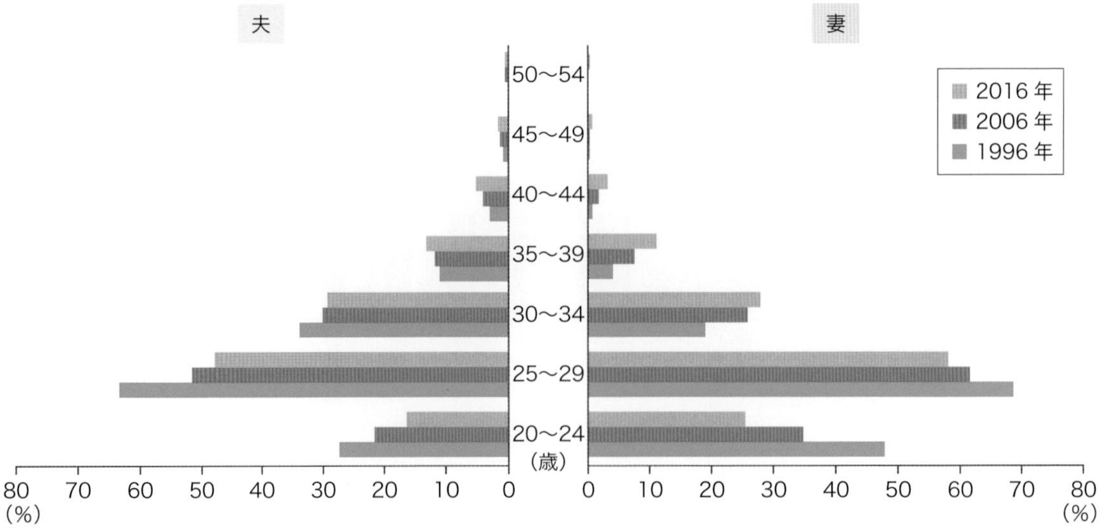

図5　年齢階級別初婚率（人口千対）の年次推移（1996・2006・2016年）
注　各年に同居し届け出たものについての集計である.
（文献4より一部抜粋して引用）

3）実年期（中年期）

加齢に伴う体力の低下，ならびに臓器の機能低下が認められ，身体的に退行が明確になってくる時期である．壮年期と同じく不規則な生活が続きやすく，食生活が乱れやすい．肥満，糖尿病，高血圧，脂質異常症などの生活習慣病やそれ以外の疾患を発症する時期でもある．生活習慣病は食生活を含めた生活環境だけではなく，社会的地位によるストレスや精神性の要因も影響すると考えられる．

B. 更年期の生理的変化

更年期とは,「女性の加齢の過程において，生殖期より非生殖期へ移行する期間」（国際閉経学会），あるいは「生殖期（性成熟期）と非生殖期（老年期）の間の移行期で，卵巣機能が衰退しはじめ，消失する時期」（日本産科婦人科学会）などとされている．

一方，閉経とは，卵巣の活動性が次第に低下して月経が12か月以上ない状態である．日本人の閉経は，早い場合で40歳代前半，遅い場合で50歳代後半と個人差が大きいものの，平均では50歳といわれている．閉経前の5年間と閉経後の5年間を合わせた10年間を更年期とよび，日本人の場合はおおよそ45〜55歳とされる．

1）内分泌の変化

40歳を過ぎたころより，卵巣機能の低下により脳下垂体前葉からのホルモン刺激に反応しにくくなる．そのため，卵胞で生成され分泌している**エストロゲン**の分泌量が不規則かつ徐々に低下するとともに，卵胞からの排卵も減少する．さらに，排卵後に黄体から分泌されていたプロゲステロンの分泌量も低下する．その結果，それまでの通常月経に比べて，月経血量の減少，月経期間の短縮，月経周期の不安定化といったさまざまな不順が生じる．

また，エストロゲンとプロゲステロンの分泌量の低下により，これらの血中循環量も低下する（図6）．そのため，脳下垂体前葉から分泌されるそれぞれの上位ホルモンに該当する卵胞刺激ホルモン（FSH）と黄体形成ホルモン（LH）の分泌量が通常より高まる（図7）．つまり生体内では，通常とは異なるホルモン分泌量の状態となり，ホルモンバランスが崩れ，心身ともに不調をきたしやすくなる．なお，卵巣機能低下は徐々に進み，最終的には卵胞は活動を停止する．

2）脂質代謝の変化

エストロゲンは肝臓でのLDL（低比重リポたんぱく質）受容体を活性化するはたらきがあり，肝臓へのLDLコレステロールの取り込みを促進し，血液中の総コレ

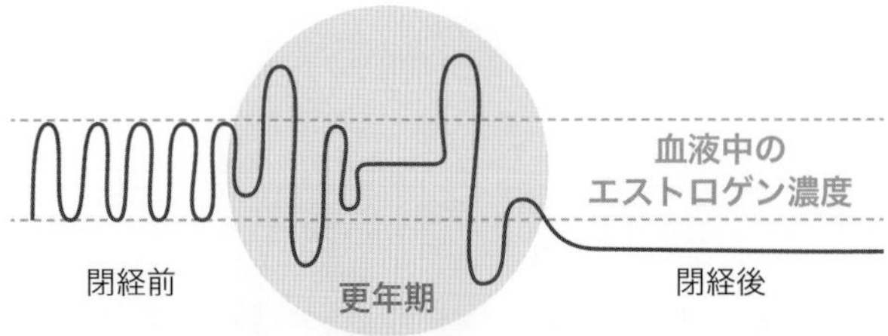

図6 更年期における血液中エストロゲン濃度の変化
(文献5より引用)

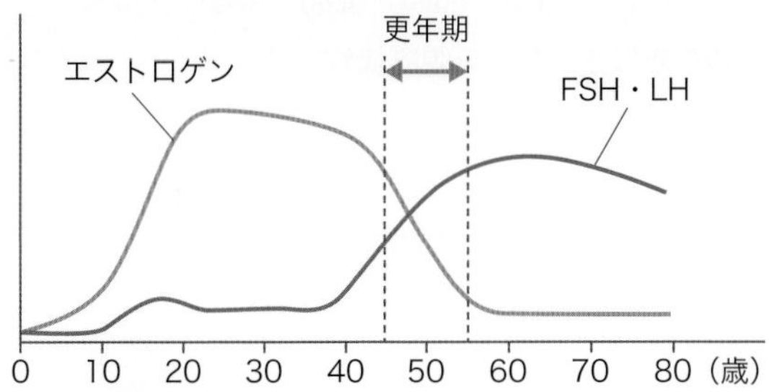

図7 更年期におけるホルモンの変動
(文献6より引用)

ステロール濃度上昇を抑制している．更年期にはエストロゲンの分泌量が低下するため，血中LDLコレステロール濃度が上昇し，脂質異常症やそれに伴う動脈硬化症などの発症リスクが高まる．

3）骨代謝の変化

エストロゲンは骨吸収を抑制するはたらきがあり，骨のカルシウム量低下を抑制し骨代謝のバランスを保つ．更年期にはエストロゲンの分泌低下により，骨形成より骨吸収が高まり，骨密度の低下が認められるようになる．骨密度の低下により将来の骨粗鬆症（こつそしょうしょう）のリスクが高まる．

2 成人期の栄養アセスメントと栄養ケア

A. 成人期の生活習慣の現状※1

1）食生活

一日のエネルギー摂取量を，日本人の食事摂取基準（2020年版）の身体活動レベルⅠ（低い）の値に示された推定エネルギー必要量と比べてみると，男性は20歳代から40歳代で下回り，女性は30歳代と40歳代で下回っていた．このときのエネルギー産生栄養素バランスは，たんぱく質，脂質，炭水化物ともに目標量の範囲内であった．

また，野菜の摂取量は，男女ともに60歳代は一日当たり300 g以上の摂取量であったが，20～50歳代まではいずれも300 gを下回っていた．「健康日本21（第二次）」に示されている一日当たりの野菜の目標摂取量である350 gに対しては，いずれの年代においても下回っていた．

さらに朝食の欠食率は男性15.0％，女性10.2％であったが，男女ともに20歳代で最も高くなっており，男性30.6％，女性23.6％であった（図3）．

2）飲酒，喫煙

生活習慣病の危険度を高める量の飲酒をしている者（純アルコール摂取量が，男性40 g/日以上，女性20 g/日以上）[2] は，男性14.7％，女性8.6％であり，男性の40歳代と50歳代，女性の40歳代が他の年齢層より高かった（図8）．

また，習慣的に喫煙している者（たばこを「毎日吸っている」あるいは「ときどき吸う日がある」と回答した者）は，男性29.4％，女性7.2％で，男性の30歳代と40歳代，女性の40歳代が他の年齢層より高かった．

3）運動，休養

運動習慣のある者（1日30分間以上の運動を週2回以上実施し，1年間以上継続している者）の割合は男性で35.9％，女性で28.6％である．成人期では男女ともに70歳代が最も運動習慣がある一方で，男性の30歳代，女性の20～40歳代はそれぞれ20％未満の者しか運動習慣がなかった（図9）．

※1 いずれも厚生労働省が行った「平成29年国民健康・栄養調査結果」にあるエネルギー・栄養素の摂取量，飲酒，喫煙，運動，睡眠，肥満度のデータを用いた．

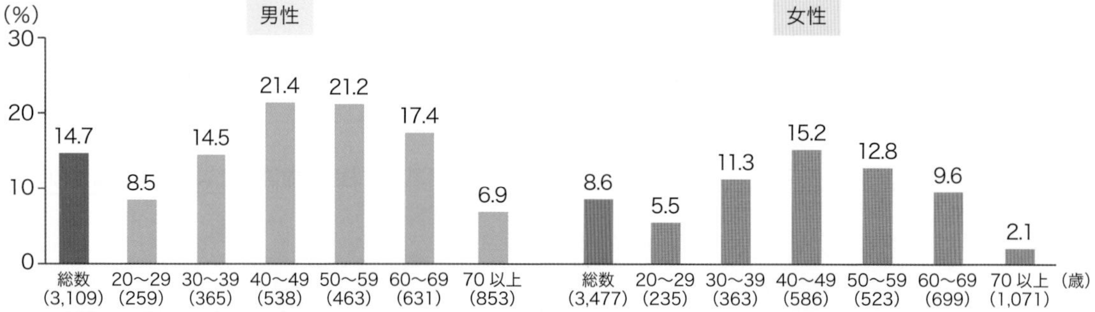

図8 生活習慣病のリスクを高める量を飲酒している者の割合（20歳以上，性・年齢階級別）
（文献2より引用）

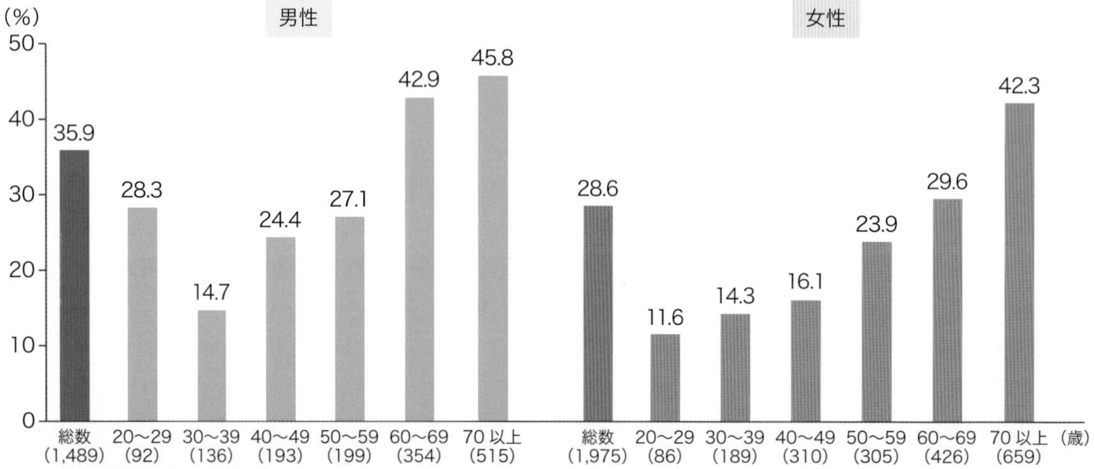

図9 運動習慣のある者の割合（20歳以上，性・年齢階級別）
（文献2より一部抜粋して引用）

また，睡眠時間が一日平均6時間未満の者は，男性で36.1％，女性で42.1％である．男女ともに40歳代で最も高く，男性で48.5％，女性で52.4％と，約半数を占めた．

4）肥満，やせ

肥満者（BMI※2 ≧ 25 kg/m²）の割合は，男性では40歳代が最も高い．女性は20歳代が5.7％と低いが，年齢の上昇とともに高まる（図10）．肥満は，多くの生活習慣病の発症あるいは重症化に関連する症状である．そのため肥満の予防には，食生活の改善に取り組むだけではなく，運動習慣を含めた身体活動，さらには体に負担がかかる飲酒や喫煙，さらには睡眠といった生活全般の見直しを必要に応じて行う．

一方，やせの者（BMI＜18.5 kg/m²）の割合は，女性の20歳代で21.7％と他の年齢より高い傾向が続いている（図11）．健康日本21（第二次）において，若年女性のやせは骨量減少，低出生体重児出産の危険度と関連があるとされ，女性は出産を経験する者が多くなる20歳代より以前から，体格に対して自己管理が必要になってくる．さらに，女性は20歳代に比べて40歳代以降でやせが半減する一方で，肥満が増大することから体格の大きな変化に注意が必要である．

※2 BMIについては第1章（p.15）参照．

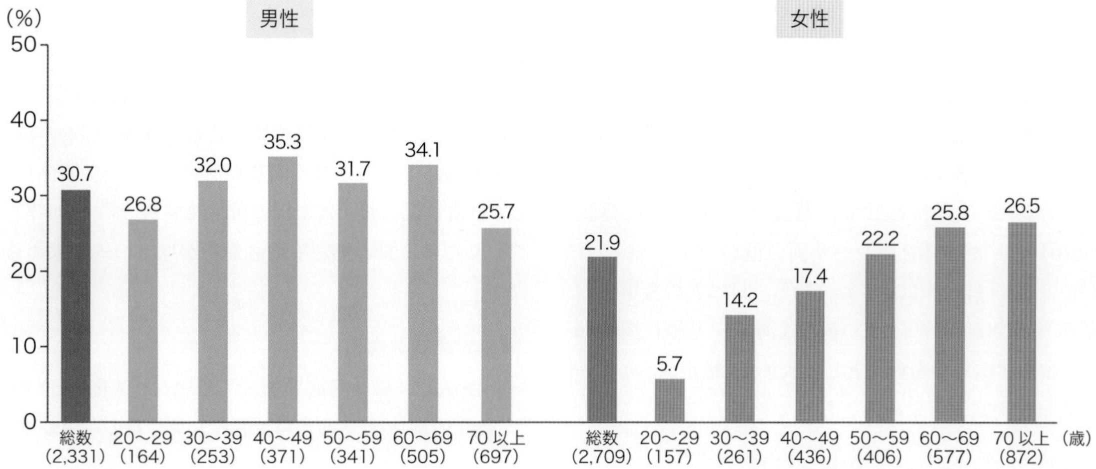

図10 肥満者（BMI≧25 kg/m²）の割合

（文献2より一部抜粋して引用）

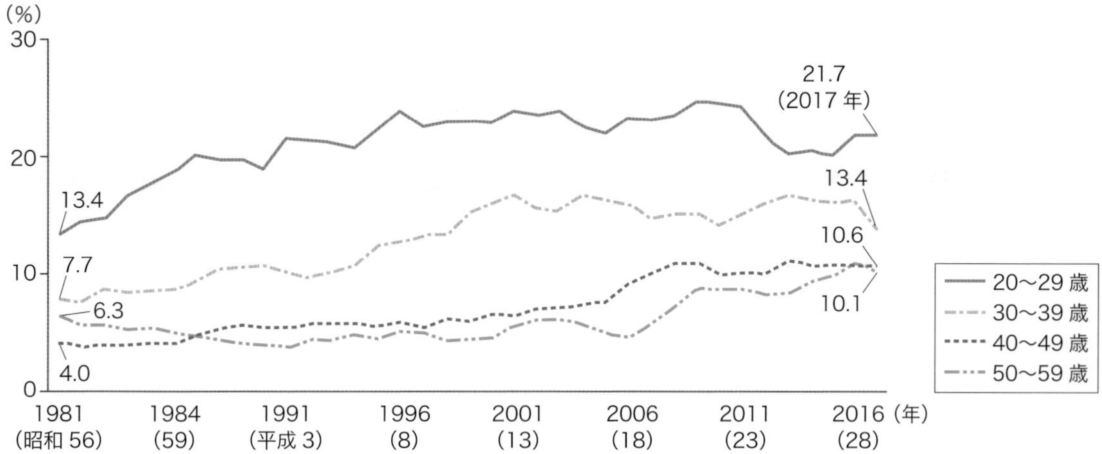

図11 やせの者（BMI＜18.5 kg/m²）の割合の年次推移（20～59歳，女性）

移動平均*により平滑化した結果から作成．

＊ 「移動平均」とは，各年の結果のばらつきを少なくするため，各年次結果と前後の年次結果を足し合わせ，計3年分を平均化したもの．ただし，2017年については単年の結果である．

（文献2より引用）

B. 成人の食事摂取基準

日本人の食事摂取基準（2020年版）では，成人期の年齢区分は，18～29歳，30～49歳，50～64歳に分けられている．エネルギーと主な栄養素についての食事摂取基準は以下のとおりである．

1）エネルギー

エネルギー摂取量から，エネルギー消費量を差し引いたエネルギー出納バランスが過不足することがないように努める．エネルギー出納バランスの状況は体重変化として表れる．つまり，エネルギー出納バランスが正ならば体重増加となり，負であれば体重減少となり，0（ゼロ）であれば体重が維持されることになる．

このうち，身体の形成が完成している成人では体重が変化しない状態が望ましい．ただし，健康の保持・増進，ならびに生活習慣病予防の観点から，体重だけではなく望ましい体格，つまり望ましいBMIを維持することができるエネルギー出納バランスが求められる．そこで，観察疫学研究で報告された総死亡率が最低であったBMIの範囲，さらには日本人のBMIの実態などを総合的に判断して，成人の目標とするBMIの範囲が定められた（**表2**）．

また，参考資料として，推定エネルギー必要量（kcal/日）が身体活動レベル別〔低い（Ⅰ），ふつう（Ⅱ），高い（Ⅲ）〕に示されている．日本人の食事摂取基準（2020年版）には，基礎代謝量，基礎代謝基準値，参照体重も参考資料として示され，推定エネルギー必要量を次式から求めることができる．

● 推定エネルギー必要量（kcal/日）
　＝基礎代謝量*（kcal/日）×身体活動レベル
　＊基礎代謝量（kcal/日）＝基礎代謝基準値（kcal/kg体重/日）×参照体重（kg）

なお，推定エネルギー必要量は，エネルギー摂取量当たりで求められている栄養素の摂取量を算出するときにも利用されている．

表2　目標とするBMIの範囲[＊1, 2]

年齢（歳）	目標とするBMI（kg/m²）
18～49	18.5～24.9
50～64	20.0～24.9

＊1　男女共通．あくまでも参考として使用すべきである．
＊2　観察疫学研究において報告された総死亡率が最も低かったBMIをもとに，疾患別の発症率とBMIの関連，死因とBMIとの関連，喫煙や疾患の合併によるBMIや死亡リスクへの影響，日本人のBMIの実態に配慮し，総合的に判断し目標とする範囲を設定．
（文献7より一部抜粋して引用）

2）たんぱく質

たんぱく質の必要量の算定には窒素出納法が用いられた．成人のたんぱく質維持必要量は0.66 g/kg体重/日である．このたんぱく質維持必要量に，“参照体重”と“日常食混合たんぱく質の利用効率90％”を加味して，たんぱく質の推定平均必要量が以下の式で求められた．

● 推定平均必要量
　＝たんぱく質維持必要量（0.66 g/kg体重/日）×参照体重（kg）÷日常食混合たんぱく質の利用効率

この式より，推定平均必要量は，男性50 g/日，女性40 g/日と算出された．推奨量は，推定平均必要量に推奨量算定係数1.25を乗じて，男性65 g/日，女性50 g/日と算出された．

3）脂質

エネルギー産生栄養素の一つとして，総エネルギー摂取量に占める割合（％エネルギー）が目標量として設定された．飽和脂肪酸は高LDLコレステロール血症の主な要因の一つであり，肥満や動脈硬化症の危険因子でもあるため，生活習慣病の発症予防の観点から目標量が7％エネルギー以下と算定された．n-6系脂肪酸のリノール酸とn-3系脂肪酸は，いずれも生体内で合成できず，食事として摂取する必要があるため，目安量が設定された（**表3**）．

4）食物繊維

食物繊維の摂取不足が生活習慣病の発症に関連する

Column

成人病胎児期発症説（DOHaD説）

多くの疫学研究により，人の成人期以降の健康状態や生活習慣病の発症は，母親の妊娠前や本人が胎内にいたときの栄養状態，さらにはその人の生まれてから成長期の間の栄養環境が影響していることが指摘されている．胎児期や成長期に低栄養状態にあると，生活習慣病発症の可能性が高まることが明らかになってきた．これを成人病胎児期発症説〔DOHaD（developmental origins of health disease：ドーハッド）説〕という（**第4章Advanced参照**）．

さらに，成長期における食生活はその人の一生の食嗜好や健康感にも結びつくといわれている．また，規則正しく食事を摂取することは，生体のホメオスタシスを保つためにも必要である．そのためにも，壮年期や実年期を迎えてから日常生活を見直すのではなく，青年期のうちから将来の自分や家族のために，今一度，いまの自分の生活環境を見直すことが大切である．

という報告が多いため，目標量が設定されている．

しかし，実際の摂取量は少なく，理想的な摂取量と大きな差がある．そこで，実際の日本人の摂取量の中央値と理想的な摂取量の中間値を目標量とし，男性21 g/日以上，女性18 g/日以上と算定された．

5）エネルギー産生栄養素バランス

エネルギーを産生する栄養素であるたんぱく質，脂質，炭水化物（含むアルコール）による各エネルギー量が，総エネルギー摂取量に占める割合を示したものである．エネルギーを産生する栄養素や，これらの栄養素を構成する各種栄養素の摂取不足を回避するだけではなく，生活習慣病の発症予防や重症化予防を目的として設定されている（**表4**）．

6）ビタミン類

脂溶性ビタミンのうち，ビタミンAは推定平均必要量と推奨量が，ビタミンD，ビタミンE，ビタミンKについては目安量が策定されている．水溶性ビタミンのうち，ビタミンB_1，ビタミンB_2，ナイアシン，ビタミンB_6，ビタミンB_{12}，葉酸，ビタミンCについては推定平均必要量と推奨量が，パントテン酸とビオチンについては目安量が設定されている．

表3　n-6系脂肪酸とn-3系脂肪酸の目安量

	n-6系脂肪酸（g/日）		n-3系脂肪酸（g/日）	
性別	男性	女性	男性	女性
18～29（歳）	11	8	2.0	1.6
30～49（歳）	10	8	2.0	1.6
50～64（歳）	10	8	2.2	1.9

（文献7より一部抜粋して引用）

過剰摂取による健康障害発症が知られているビタミンA，ビタミンD，ビタミンE，ナイアシン，ビタミンB_6，葉酸については耐容上限量が設定されている．

7）ミネラル

①ナトリウム

日本人の場合，ナトリウム摂取量は食塩による摂取量が大半を占めているため，通常の食生活で不足や欠乏の可能性はほとんど生じない．そこで，推定平均必要量は不可避損失量を補うために策定され，男女ともに600 mg/日が算定された．この値は食塩相当量としては1.5 g/日に相当する．

食塩の過剰摂取は生活習慣病の発症予防，特に高血圧症などの危険度を高めることから，目標量が設定された．実際には，WHO（世界保健機関）のガイドラインの推奨量と，平成28（2016）年国民健康・栄養調査の結果による日本人の摂取量の中間値から，目標量が男性7.5 g/日未満，女性6.5 g/日未満と算定された．

②カリウム

多くの食品に含まれているため通常の食生活で不足することはない．不可避損失量を補うという点から目安量が男性2,500 mg/日，女性2,000 mg/日と算定された．

また，生活習慣病の発症予防の観点から目標量が設定されている．実際には，WHOが提言する高血圧予防のための望ましい摂取量と日本人の摂取量の中央値から，男性3,000 mg以上/日，女性2,600 mg以上/日と算定された．

表4　エネルギー産生栄養素バランス（%エネルギー）の目標量＊1, 2

年齢など	男性				女性			
	たんぱく質	脂質＊3		炭水化物＊4, 5	たんぱく質	脂質＊3		炭水化物＊4, 5
		脂質	飽和脂肪酸			脂質	飽和脂肪酸	
18～29（歳）	13～20	20～30	7以下	50～65	13～20	20～30	7以下	50～65
30～49（歳）	13～20	20～30	7以下	50～65	13～20	20～30	7以下	50～65
50～64（歳）	14～20	20～30	7以下	50～65	14～20	20～30	7以下	50～65

＊1　必要なエネルギー量を確保したうえでのバランスとすること．
＊2　範囲に関しては，おおむねの値を示したものであり，弾力的に運用すること．
＊3　脂質については，その構成成分である飽和脂肪酸など，質への配慮を十分に行う必要がある．
＊4　アルコールを含む．ただし，アルコールの摂取を勧めるものではない．
＊5　食物繊維の目標量を十分に注意すること．
（文献7より一部抜粋して引用）

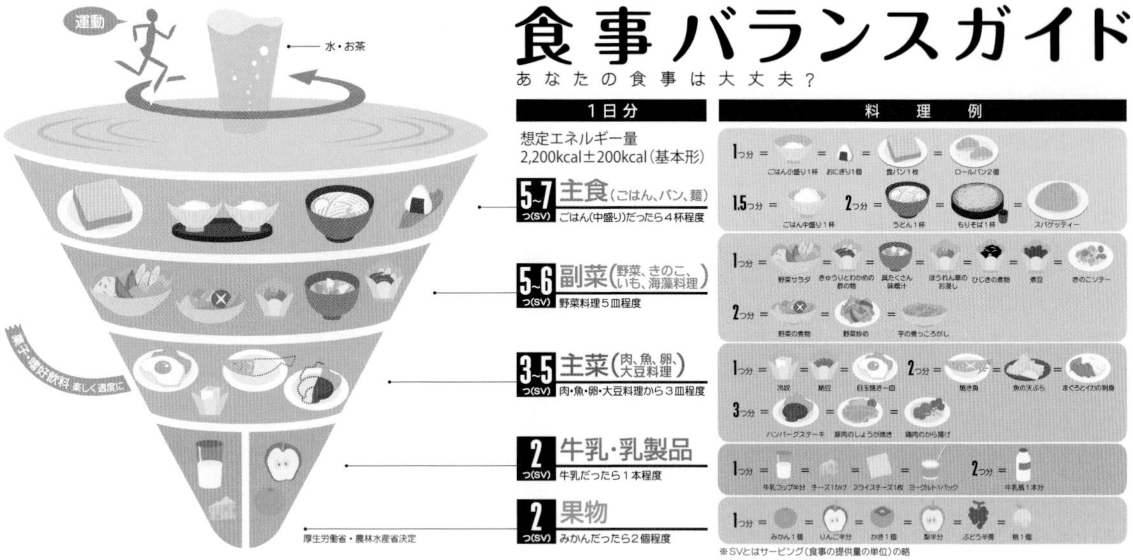

図12 **食事バランスガイド**
（文献8より引用）

③カルシウム，鉄

日本人の場合，摂取量が不足しやすい栄養素である．要因加算法※3を用いて推定平均必要量と推奨量が設定された．また，サプリメントなどを使用したときに過剰摂取のおそれがあるため，耐容上限量が設定された．

C. 生活習慣病

1）定義と予防

生活習慣病※4とは，「食習慣，運動習慣，休養，喫煙，飲酒などの生活習慣が，その発症や進行に関与する疾病群」と定義されている．

生活習慣病は，一次予防が健康の維持・増進，発病（発症）予防，二次予防が疾病の早期発見，早期治療，三次予防が疾病の治療，重症化予防と分類できる．これらのなかで特に重要なのは一次予防，つまり生活習慣病を発症しないため，日々どのように暮らすかという考え方である．そこで，国は2000（平成12）年に21世紀における国民健康づくり運動と題した「**健康日本21**」を立ち上げた．これは，特に成人期の者の死亡率の減少，健康寿命の延伸，生活の質（QOL：quality of life）の向上のため，生活習慣病の一次予防として栄養・食生活，身体活動・運動，休養・心の健康づくり，喫煙，飲酒などの9分野の健康づくりを推進するものである．

また，2005（平成17）年には，健康を維持するため，一日にどのような料理をどれだけ食べたらよいか，イラストで目安を示した「食事バランスガイド」が国により策定された（図12）．形状は回っている「こま」をイメージしており，食事バランスが悪い場合や運動不足が生じた場合には，こまが傾き倒れてしまうことを表している．健康の保持・増進や生活習慣病予防のために，食事バランスガイドを参考にしてバランスのとれた食生活を実践することが期待されている．

2）発症予防としての健康診断

それまでは病気の早期発見・早期治療を目的に実施されていた健康診断を，生活習慣病の一次予防である発症予防に焦点を当てた特定健康診査・特定保健指導として2008（平成20）年から実施することになった．**特定健康診査・特定保健指導**では内臓脂肪の蓄積に着目し，生活習慣の改善や生活習慣病予備軍の減少を目

※3　要因加算法については**第6章※8**参照．
※4　生活習慣病は，成人病とよばれていた疾患の多くに生活習慣全般が影響しており，生活習慣を改善することで予防可能であること，さらには生活習慣が関与するならば成人だけが罹患する疾患とは限らないという考え方から，1996（平成8）年に厚生省（現 厚生労働省）が提唱した名称である．

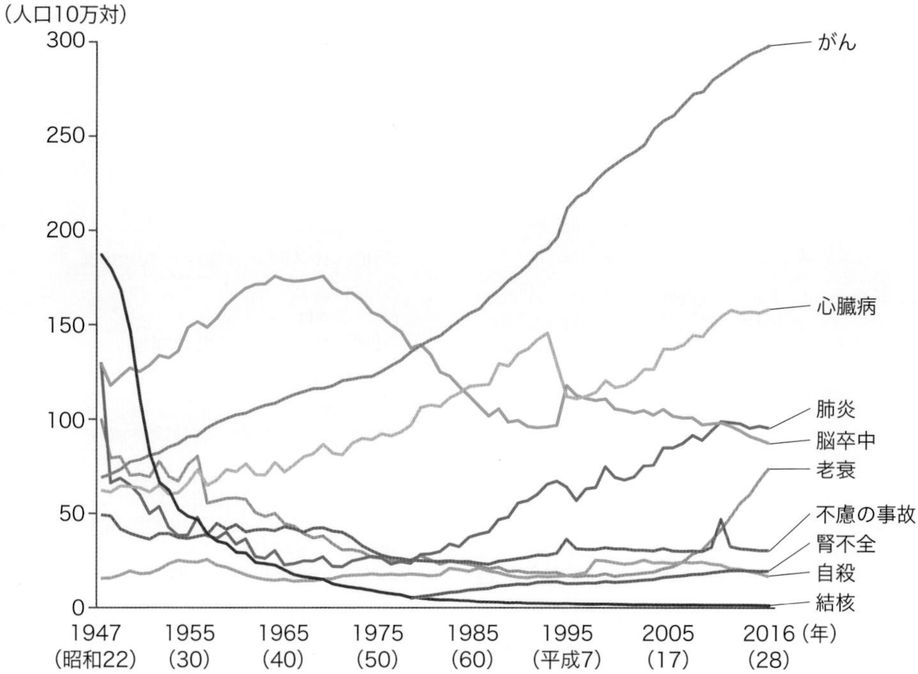

図13　主な死因別にみた死亡率の年次推移

＊1　1994，1995年の心臓病の低下は，新しい死亡診断書（死体検案書）（1995年1月施行）における「死亡の死因欄には，疾患の終末期の状態としての心不全，呼吸不全等は書かないでください」という注意書きの，事前周知の影響によるものと考えられる．
＊2　1995年の脳卒中の上昇の主な要因は，ICD-10（1995年1月適用）による原死因選択ルールの明確化によるものと考えられる．
（文献4より引用）

的としている．そのため，成人期以降の40〜74歳には特定健康診査の受診が義務づけられている．

特定健康診査では，身体計測，血液や尿などの検査を実施するとともに，質問項目について回答する．そのうち，腹囲と血中脂質，血圧，空腹時血糖などの健診結果などをメタボリックシンドロームの診断基準に照らし合わせ，該当者やその予備群を特定する．メタボリックシンドロームとは，肥満を含めた軽症な複数の疾患が一人に集積した状況で，動脈硬化症などの危険性が高まっている状態を指す．メタボリックシンドロームの該当者や予備群とされた場合は，特定保健指導の対象者となる．特定保健指導では，生活習慣をふり返るとともに，実行できそうな改善目標を決めて，実行に移すようにする．この指導には定期的・継続的に行う積極的支援や，きっかけをつくる動機づけ支援がある．

また，2012（平成24）年には，健康日本21を発展させた「健康日本21（第二次）」が立ち上がり，さらなる成人期の健康の保持・増進や生活習慣病予防のための対策が強化された．

3）疾患別の死亡者数

主要疾患別の死亡者数は，がん（悪性新生物）が1981（昭和56）年に第1位になって以降，現在まで上昇を続けている．また，心臓病が第2位，肺炎が高齢化の影響により2011（平成23）年から第3位である（図13）．

D. 肥満とメタボリックシンドローム

1）肥満

肥満とは，「身体を構成する成分のうち，脂肪組織が過剰に蓄積した状態」と定義されている．成人期では摂取する食事量が大きく変わらないにもかかわらず，壮年期以降に基礎代謝量低下や身体活動量低下がみられ，エネルギー摂取量がエネルギー消費量を上回り，エネルギー出納バランスが正になりやすい．そのため，体内で余ったエネルギーが脂肪として蓄積され体脂肪

表5 肥満度分類

BMI (kg/m²)	判定	WHO基準
＜18.5	低体重	Underweight
18.5≦～＜25	普通体重	Normal range
25≦～＜30	肥満（1度）	Pre-obese
30≦～＜35	肥満（2度）	Obese class Ⅰ
35≦～＜40	肥満（3度）	Obese class Ⅱ
40≦	肥満（4度）	Obese class Ⅲ

注1 ただし，肥満（BMI≧25）は，医学的に減量を要する状態とは限らない．なお，標準体重（理想体重）は最も疾病の少ないBMI 22を基準として，標準体重（kg）＝身長（m）^{2}×22で計算された値とする．
注2 BMI≧35を高度肥満と定義する．
（文献9より引用）

表6 メタボリックシンドロームの診断基準

① 診断の必須項目：内臓脂肪蓄積
ウエスト周囲長* 男性≧85 cm，女性≧90 cm このウエスト周囲長は，内臓脂肪面積 男女ともに≧100 cm²に相当
② ウエスト周囲長の結果に加えて，以下の3つの項目を診断
高トリグリセリド血症≧150 mg/dL かつ／または 低HDLコレステロール血症＜40 mg/dL
収縮期（最大）血圧≧130 mmHg かつ／または 拡張期（最小）血圧≧85 mmHg
空腹時高血糖≧110 mg/dL
③ 3つの項目のうち，2つ以上に該当すれば， メタボリックシンドロームと診断される

＊ CTスキャンなどで内臓脂肪量測定を行うことが望ましい．
＊ ウエスト径は立位・軽呼気時・臍レベルで測定する．脂肪蓄積が著明で臍が下方に偏位している場合は肋骨下縁と前上腸骨棘の中点の高さで測定する．
・メタボリックシンドロームと診断された場合，糖負荷試験が勧められるが診断には必須ではない．
・高TG血症・低HDL-C血症・高血圧・糖尿病に対する薬剤治療を受けている場合は，それぞれの項目に含める．
・糖尿病，高コレステロール血症の存在はメタボリックシンドロームの診断から除外されない．
（文献10より引用）

量が増加する．

日本では，BMIを肥満の判定基準に用いており，日本肥満学会はBMI 25.0 kg/m^{2}以上を肥満としている（**表5**）．肥満は，**内臓脂肪型肥満**と**皮下脂肪型肥満**に分けることができ，このうち内蔵脂肪型肥満のほうが糖尿病，高血圧症，脂質異常症といった生活習慣病に関連が深いことが知られている．

2）メタボリックシンドローム

動脈硬化を発症しやすい危険因子には，肥満，高血糖，高血圧，脂質異常などがある．これらは単独でも動脈硬化を引き起こしやすいが，それぞれの症状の程度が低くても，これらの危険因子が重なると動脈硬化がいっそう起こりやすくなる．また，肥満のうち内臓脂肪型肥満は，動脈硬化だけではなく糖尿病，高血圧症，脂質異常症などの危険因子でもある．そこで，日本では内臓脂肪型肥満に加えて，高血糖，高血圧，脂質異常が基準値を超えると動脈硬化を発症しやすい内臓肥満症候群（**メタボリックシンドローム**）に陥るという考えが取り入れられ，2008（平成20）年にメタボリックシンドロームの診断基準が設けられた（**表6**）．診断では，内臓脂肪蓄積としてウエスト周囲長（おへその高さの腹囲）の測定が必須となり，一定値を超えた場合，さらに高血糖，高血圧，脂質異常の3つのうち2つ以上が当てはまるとメタボリックシンドロームと診断される．

メタボリックシンドロームの最大の原因は，食べ過ぎを含む過栄養や運動不足による内臓脂肪の蓄積である．メタボリックシンドロームと診断された場合，ウエスト周囲長の5％減を目標として，蓄積している内臓脂肪が低下するように，食生活を中心に生活習慣の改善が重要である．

E. インスリン抵抗性と糖尿病

1）糖尿病

糖尿病とは，インスリンの作用不足による慢性的な高血糖状態を主徴とする代謝性症候群である．糖尿病は，発症機序と病態から**1型糖尿病**と**2型糖尿病**に分類されているが，いずれも血糖値を低下させるインスリンの作用不足である．

①1型糖尿病

1型糖尿病は膵臓（すいぞう）ランゲルハンス島β細胞が自己免疫により傷害され，インスリンが欠乏して発症する疾患である．1型糖尿病の治療はインスリン注射が主であり，必要ならば食事療法も行う．

②2型糖尿病

2型糖尿病はインスリン分泌量が低下しているか，インスリン分泌は正常であっても十分に作用していない状態，つまり**インスリン抵抗性**が高い状態にある疾患である．

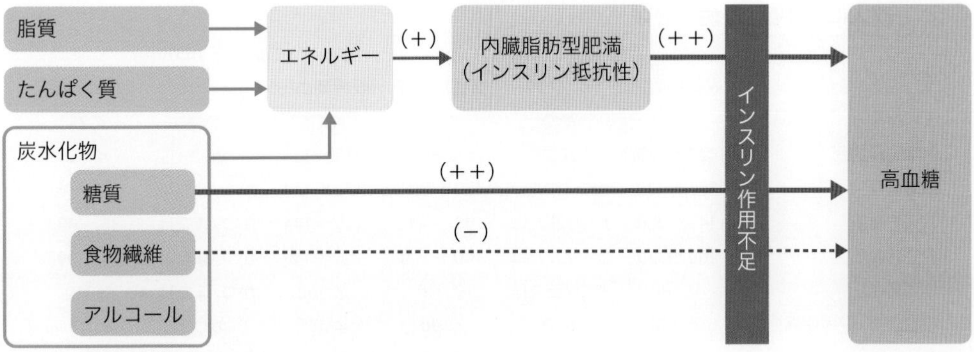

図14 栄養素摂取と高血糖との関連（特に重要なもの）
肥満を介する経路と介さない経路があることに注意したい．
この図はあくまでも栄養素摂取と高血糖との関連の概要を理解するための概念図として用いるにとどめるべきである．
（文献7より引用）

日本人の糖尿病患者は95％以上が2型糖尿病とされる．2型糖尿病は遺伝因子，過食，運動不足，ストレスなどの生活習慣による肥満が主たる原因とされ，さらに加齢が加わると発症しやすくなり，成人期以降に発症が高まる．2型糖尿病の治療は食事療法と運動療法が主となる．

2）インスリン抵抗性

インスリンは生体内の標的とする臓器・器官に作用して血液中グルコースの取り込みを促進させるはたらきがあり，その結果，血糖値が低下する．インスリン抵抗性とは，その臓器・器官においてインスリンに対する反応が鈍くなる状態であり，インスリン感受性が低下した状態ともいえる．したがって，インスリンが十分に分泌されているにもかかわらず，血糖値が低下しない場合は，インスリン抵抗性が高まっている，あるいは**インスリン感受性**が低下している状態である．

インスリン抵抗性が高まる要因は，遺伝や食生活を中心とした環境因子が大きくかかわっている．特に肥満状態にあると，脂肪細胞から分泌される生理活性物質であるアディポサイトカインの分泌異常が生じ，インスリン抵抗性を高めるTNF-α（tumor necrosis factor-α）やレジスチンの分泌が亢進する．

3）栄養ケア

2型糖尿病の治療の中心は食事療法と運動療法である．食事療法では，エネルギー摂取量を適正に維持して肥満を解消することが重要となる．日本糖尿病学会の提言では，エネルギー産生栄養素の摂取バランスとして，炭水化物を50〜60％エネルギー，たんぱく質を20％エネルギー以下，脂質をできるかぎり25％エネルギー以下にすることが勧められている．また，食物繊維の摂取については，穀物由来の食物繊維を中心とした摂取が望まれる（**図14**）．

さらに，運動することにより骨格筋へのグルコースの取り込みが高まるとともにインスリン感受性が高まり，インスリン抵抗性が改善することも知られている．そのため，運動療法として有酸素運動を継続的に行うことが勧められている．

F. 高血圧

血圧とは，心臓から全身に送り出された血液が血管内壁に対してかける圧力のことをいう．**高血圧**は，収縮期血圧か拡張期血圧のどちらかあるいは両方が基準値を超えた状態である．血圧値は，測定する環境により異なることが知られているため，病院などの診察室で測定する診察室血圧と，自宅などで測定する家庭血圧に分けて示されている．正常血圧値は診察室血圧で120/80 mmHg未満（家庭血圧で115/75 mmHg未満に相当）である．また，診察室血圧が140/90 mmHg以上，家庭血圧が135/85 mmHg以上の場合を，高血圧と定義している．なお，正常血圧値と高血圧値の間には，脳心血管病を予防するための注意喚起として，正常高値血圧と高値血圧が設けられている（**表7**）．

高血圧を示す者のうち90％は特定の原因が不明と診断された本態性高血圧であり，残りの10％は他の疾患

表7　成人における血圧値の分類

分類	診察室血圧（mmHg）			家庭血圧（mmHg）		
	収縮期血圧		拡張期血圧	収縮期血圧		拡張期血圧
正常血圧	＜120	かつ	＜80	＜115	かつ	＜75
正常高値血圧	120～129	かつ	＜80	115～124	かつ	＜75
高値血圧	130～139	かつ/または	80～89	125～134	かつ/または	75～84
Ⅰ度高血圧	140～159	かつ/または	90～99	135～144	かつ/または	85～89
Ⅱ度高血圧	160～179	かつ/または	100～109	145～159	かつ/または	90～99
Ⅲ度高血圧	≧180	かつ/または	≧110	≧160	かつ/または	≧110
（孤立性）収縮期高血圧	≧140	かつ	＜90	≧135	かつ	＜85

（文献11より転載）

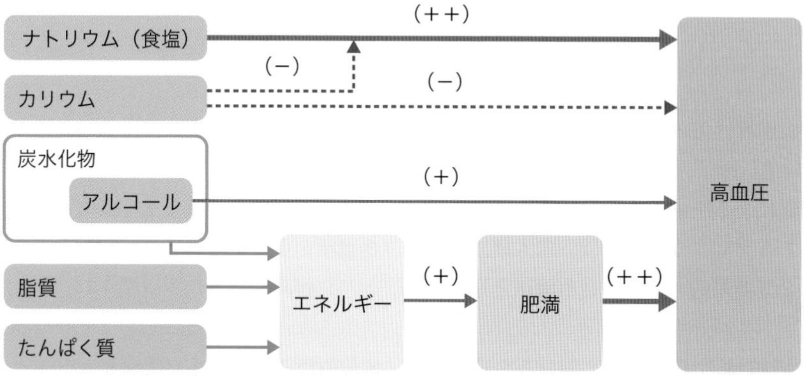

図15　栄養素摂取と高血圧との関連（特に重要なもの）
肥満を介する経路と介さない経路があることに注意したい．
この図はあくまでも概要を理解するための概念図として用いるにとどめるべきである．
（文献7より引用）

などが原因の二次性高血圧である．

高血圧は脳血管疾患，心疾患などの発症や重症化に影響することから，高血圧を発症し，そのまま血圧が高い状態が維持された場合，食事を含めた生活習慣の改善が重要となる．特にナトリウム（食塩）摂取は高血圧に大きな影響を及ぼしている（**図15**）．日本人は日常的に食事から一日当たり約10 g前後の食塩を摂取しており，摂取過剰と考えられる．日本人の食事摂取基準（2020年版）では，食塩摂取量については男性7.5 g/日未満，女性6.5 g/日未満という目標量が設定されている．さらに，高血圧の発症予防や治療のため，「高血圧治療ガイドライン2019」（日本高血圧学会）では，男女とも食塩摂取量を6 g/日未満にするよう示されている（**表8**）．

表8　生活習慣の修正項目

1. 食塩制限	6 g/日未満
2. 野菜・果物の積極的摂取*	飽和脂肪酸，コレステロールの摂取を控える 多価不飽和脂肪酸，低脂肪乳製品の積極的摂取
3. 適正体重の維持	BMI 25.0未満
4. 運動療法	軽強度の有酸素運動（動的および静的筋肉負荷運動）を毎日30分，または180分/週以上行う
5. 節酒	エタノールとして男性20～30 mL/日以下，女性10～20 mL/日以下に制限する
6. 禁煙	

生活習慣の複合的な修正はより効果的である．
* カリウム制限が必要な腎障害患者では，野菜・果物の積極的摂取は推奨しない．
肥満や糖尿病患者などエネルギー制限が必要な患者における果物の摂取は80 kcal/日程度にとどめる．
（文献11より転載）

表9　脂質異常症診断基準（空腹時採血）＊1

LDL コレステロール	140 mg/dL 以上	高 LDL コレステロール血症
	120～139 mg/dL	境界域高 LDL コレステロール血症＊2
HDL コレステロール	40 mg/dL 未満	低 HDL コレステロール血症
トリグリセリド	150 mg/dL 以上	高トリグリセリド血症
non-HDL コレステロール	170 mg/dL 以上	高 non-HDL コレステロール血症
	150～169 mg/dL	境界域高 non-HDL コレステロール血症＊2

＊1　10時間以上の絶食を「空腹時」とする．ただし，水やお茶などカロリーのない水分の摂取は可とする．
＊2　スクリーニングで境界域高 LDL-C 血症，境界域高 non-HDL-C 血症を示した場合は，高リスク病態がないか検討し，治療の必要性を考慮する．
・LDL-C は Friedewald 式（TC-HDL-C-TG/5）または直接法で求める．
・TG が 400 mg/dL 以上や食後採血の場合は non-HDL-C（TC-HDL-C）か LDL-C 直接法を使用する．ただし，スクリーニング時に高 TG 血症を伴わない場合は，LDL-C との差が＋30 mg/dL より小さくなる可能性を念頭においてリスクを評価する．
（日本動脈硬化学会（編）：動脈硬化性疾患予防ガイドライン 2017年版．日本動脈硬化学会，2017より引用）

G. 脂質異常症

脂質異常症とは，血中LDLコレステロール濃度あるいはトリグリセリド（トリグリセライド）濃度が通常より高値になっている状態，またはHDLコレステロール濃度が通常より低値になっている状態をいう．さらに，総コレステロール値（血液中をリポたんぱく質で運ばれるすべてのコレステロール）からHDLコレステロール値を差し引いた値をnon HDLコレステロールとして表し，脂質異常症の診断基準の一つとして用いている（**表9**）．

脂質異常症は，動脈硬化症，特に脳血管疾患や虚血性心疾患の危険因子であり，生活習慣病の発症予防や重症化予防に対しては食事療法が重要である．高LDLコレステロール血症に対しては，飽和脂肪酸やコレステロールの摂取を控え，n-3系多価不飽和脂肪酸を積極的に摂取する．また，高トリグリセリド血症に対しては，炭水化物摂取の割合を抑え，代替のエネルギー源として脂質を摂取して補うことが望ましい．なお，日本動脈硬化学会が示した「動脈硬化性疾患予防ガイドライン2017年版」[12]では，「脂質異常症における食事療法」の概要が以下のとおりに示されている．

- エネルギー摂取量の適正化と標準体重の維持．
- エネルギー産生栄養素のエネルギー比率の適正化と飽和脂肪酸によるエネルギー比率の適正化．
- n-3系多価不飽和脂肪酸の摂取の増加とコレステロール摂取の抑制．
- 食塩やアルコール摂取の抑制．

また，運動療法としては有酸素運動を継続的に取り入れて血中HDLコレステロール濃度の増加を図ることである．

H. 動脈硬化

動脈硬化は動脈壁にコレステロールの沈着が進み，血管が硬化して内壁が狭くなり血流が悪くなることである．糖尿病，高血圧，脂質異常症，肥満などの生活習慣病は，動脈硬化を進行させることが明らかになっている．

動脈硬化症になると，脳では脳血管疾患を，心臓では狭心症や心筋梗塞などを引き起こす．自覚症状がない場合でも，生活習慣病発症予防として，食生活を中心に規則正しい生活習慣を守って体重管理を行い，動脈硬化を発症させないことが重要である．

I. 脳血管疾患の予防

脳血管疾患には，脳の一部の血管が詰まり，血流が滞る**脳梗塞**や，血管が切れて出血する**脳内出血**や**くも膜下出血**※5がある．いずれも血管に障害が生じた部位から先には血液が流れなくなるため，脳のはたらきが失われる疾患である．

これまで，脳血管疾患の大多数を占めていた脳内出血は，主な原因であった高血圧の対策が進み，発症が減った．一方，脳梗塞の主な原因は脳血管の動脈硬化である．動脈硬化が進んで血管の内部が狭くなり，そこに血栓ができると血流が塞がれて発症する．

※5　**くも膜下出血**：脳を覆っているくも膜と脳の隙間で出血が起こる．

表10　日本人における虚血性心疾患の危険因子

<table>
<tr><td>年齢</td><td>男性45歳以上，女性55歳以上</td></tr>
<tr><td>家族歴</td><td>冠動脈疾患があれば危険度が増加する</td></tr>
<tr><td>喫煙</td><td>喫煙の習慣がある</td></tr>
<tr><td>脂質異常症</td><td>高LDLコレステロール血症（140 mg/dL以上），
高トリグリセリド血症（150 mg/dL以上），
低HDLコレステロール血症（40 mg/dL未満）</td></tr>
<tr><td>高血圧</td><td>収縮期血圧140 mmHg以上あるいは拡張期血圧90 mmHg以上</td></tr>
<tr><td>耐糖能異常</td><td>糖尿病型あるいは境界型
<table>
<tr><th></th><th>糖尿病型</th><th>境界型</th></tr>
<tr><td>早朝空腹時血糖値</td><td>126 mg/dL以上</td><td>110 mg/dL以上</td></tr>
<tr><td>75 g糖負荷試験2時間値</td><td>200 mg/dL以上</td><td>140 mg/dL以上</td></tr>
<tr><td>随時血糖値</td><td>200 mg/dL以上</td><td>—</td></tr>
<tr><td>HbA1c（NGSP値）</td><td>6.5％以上</td><td>—</td></tr>
</table></td></tr>
<tr><td>肥満</td><td>BMI 25.0以上
あるいはウエスト周囲径が男性85 cm以上，女性90 cm以上</td></tr>
<tr><td>メタボリックシンドローム</td><td>診断基準に準ずる</td></tr>
<tr><td>慢性腎臓病</td><td>慢性腎臓病（CKD）を有する</td></tr>
<tr><td>ストレス</td><td>精神的ストレス，あるいは肉体的ストレスを有する</td></tr>
</table>

（文献13を参考に作成）

脳血管疾患の危険因子は，高血圧，脂質異常症，糖尿病，肥満などの生活習慣病である．食事療法は，エネルギー産生栄養素をバランスよく摂取し，塩分摂取を控える必要がある．

J. 虚血性心疾患の予防

虚血性心疾患は，心臓が拍動するために心臓自身に酸素や栄養素を供給している**冠動脈血管**が狭窄することで血流が悪くなって生じる．血液の流れが一時的に悪くなる狭心症と，血液の流れが完全に閉塞される心筋梗塞がある．

虚血性心疾患の危険因子は，年齢，喫煙のほか，脂質異常症，肥満，メタボリックシンドローム，50歳未満で発症した心血管病の家族歴，糖尿病などの疾患があげられ（**表10**），動脈硬化は特に大きな危険因子となる．食事療法は以下のとおりである．

- 適正なエネルギー量を摂取するとともに栄養素のバランスを考慮する．
- たんぱく質は動物性由来の摂取比率を40～50％にする．
- 糖質は総エネルギー摂取量の少なくとも50％以上を摂取し，さらに食物繊維の摂取を心がける．
- 脂質エネルギー比率は20％以上30％未満とし，飽和脂肪酸（S），一価不飽和脂肪酸（M），多価不飽和脂肪酸（P）の比は，S：M：P＝3：4：3程度とする．
- 食塩摂取は6 g/日以下とする．
- アルコール摂取は適量であれば虚血性心疾患発症率を低下させる〔エタノール換算で男性20～30 mL（日本酒1合，ビール中瓶1本，焼酎半合弱，ウイスキー・ブランデーダブル1杯，ワイン2杯弱に相当）/日以下，女性10～20 mL/日以下〕．

K. 更年期障害

更年期に現れるさまざまな症状のなかで，他の病気を伴わないものについて「**更年期症状**」といい，その症状が重く日常生活に支障をきたす状態を「**更年期障害**」という（日本産科婦人科学会）．

更年期障害には，患者からの訴えが自覚症状のみで，他覚的変化が全くない，あるいは他覚症状があったとしても，患者自身からの訴えとの間の因果関係が明確でないことがよくある．このような更年期に生じる特徴的な状況を**不定愁訴**とよぶ．不定愁訴には，身体疾患の前駆的な状況をはじめ，自律神経失調症や精神神

表11　簡易更年期指数

症状	症状の程度（点数）				点数
	強	中	弱	無	
1. 顔がほてる	10	6	3	0	
2. 汗をかきやすい	10	6	3	0	
3. 腰や手が冷えやすい	14	9	5	0	
4. 息切れ，動悸がする	12	8	4	0	
5. 寝つきが悪い，または眠りが浅い	14	9	5	0	
6. 怒りやすく，すぐにイライラする	12	8	4	0	
7. くよくよしたり，憂うつになることがある	7	5	3	0	
8. 頭痛，めまい，吐き気がよくある	7	5	3	0	
9. 疲れやすい	7	4	2	0	
10. 肩こり，腰痛，手足の痛みがある	7	5	3	0	
	合計点				

症状の点数の合計点.
25点以下　：異常なし.
26～50点：食事や運動に注意する.
51～65点：更年期外来などの受診を勧める.
66～80点：長期の計画的な治療が必要.
81点以上　：精密検査に基づいた長期の計画的な治療が必要.
（文献14より引用）

経症にいたる幅広い疾患が含まれる.

更年期症状は発症する症状の種類や程度の個人差が大きく，ほとんど症状を感じない場合から，日常生活に大きな支障をきたす場合までさまざまである．主な更年期症状の原因は，エストロゲン分泌の低下にはじまるホルモンバランスの乱れである.

更年期の症状ならびに障害を評価するには，簡易更年期指数が用いられる（表11）．更年期症状には以下のようなものがある.

- 自律神経失調症：顔面紅潮（ホットフラッシュ），のぼせ，多汗，動悸，冷え性
- 精神神経症：不眠，不安，憂うつ，意欲低下
- 心血管病：血中LDLコレステロール上昇，動脈硬化症
- 骨代謝系疾患：骨粗鬆症

L. 骨粗鬆症の予防

骨粗鬆症は，「低骨量と骨組織の微細構造の異常を特徴とし，骨の脆弱性が増大し，骨折の危険性が増大する疾患」（WHO），あるいは「骨強度の低下を特徴とし，骨折のリスクが増大しやすくなる骨格疾患」（アメリカ国立衛生研究所）と定義されている．骨粗鬆症は骨折の可能性が高まっている状態といえる.

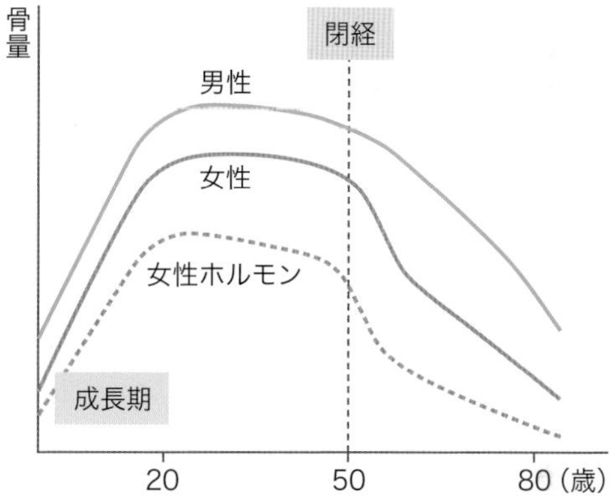

図16　年齢と閉経に伴う骨量の変化（概念図）
（文献15より一部抜粋して引用）

骨におけるカルシウムの蓄積速度は思春期前半に最大となり，骨量は20歳前後に最大となる．その後，骨量は加齢とともに徐々に低下していき，女性の場合は更年期を迎えるころから急激な低下がみられる（図16）．これは，更年期にみられるエストロゲン分泌の低下が関係している．エストロゲンは骨吸収を抑制しカルシウムを骨にとどまらせるはたらきがある．しかし，エストロゲンの分泌が減少する更年期には骨吸収が抑制

されにくくなり，骨からのカルシウムの損失が高まる．その結果，骨吸収が骨形成を上回る状態となり，骨密度が低下して骨粗鬆症発症の可能性が高まっていく．

骨粗鬆症を予防あるいは発症を遅らせるためには，更年期を迎えるころではなく，骨量のピークを迎える思春期から意識して対応することが必要である．また，日ごろからカルシウムの摂取だけではなく，小腸からのカルシウム吸収を促進させるビタミンD，あるいは骨の生成に必要なたんぱく質やビタミンCなどの摂取も欠かせない．さらには，骨細胞は物理的な刺激により骨量を高めるため，運動を取り入れることも重要である．

文　献

1）「平成28年国民生活基礎調査の概況」（厚生労働省）（https://www.mhlw.go.jp/toukei/saikin/hw/k-tyosa/k-tyosa16/dl/16.pdf）
2）「平成29年国民健康・栄養調査結果の概要」（厚生労働省）（https://www.mhlw.go.jp/content/10904750/000351576.pdf）
3）「平成27年国民健康・栄養調査結果の概要」（厚生労働省）（https://www.mhlw.go.jp/file/04-Houdouhappyou-10904750-Kenkoukyoku-Gantaisakukenkouzoushinka/kekkagaiyou.pdf）
4）「平成30年我が国の人口動態」（厚生労働省）（https://www.mhlw.go.jp/toukei/list/dl/81-1a2.pdf）
5）「更年期障害」（日本産科婦人科学会）（http://www.jsog.or.jp/modules/diseases/index.php?content_id=14），2018
6）佐藤容子：第15章 婦人科疾患．「臨床医学 疾病の成り立ち 改訂第2版（栄養科学イラストレイテッド）」（田中　明，他/編），p259，羊土社，2015
7）「日本人の食事摂取基準（2020年版）「日本人の食事摂取基準」策定検討会報告書」（厚生労働省）（https://www.mhlw.go.jp/content/10904750/000586553.pdf）
8）「食事バランスガイド」について」（農林水産省）（http://www.maff.go.jp/j/balance_guide/index.html）
9）「肥満症診療ガイドライン2016」（日本肥満学会/編），ライフサイエンス出版，2016
10）メタボリックシンドローム診断基準検討委員会：メタボリックシンドロームの定義と診断基準．日本内科学会雑誌，94：794-809，2005
11）「高血圧治療ガイドライン2019」（日本高血圧学会高血圧治療ガイドライン作成委員会/編），ライフサイエンス出版，2019
12）「動脈硬化性疾患予防ガイドライン2017年版」（日本動脈硬化学会/編），日本動脈硬化学会，2017
13）「虚血性心疾患の一次予防ガイドライン（2012年改訂版）」（日本循環器学会）（http://www.j-circ.or.jp/guideline/pdf/JCS2012_shimamoto_h.pdf），2015更新版
14）小山嵩夫，麻生武志：更年期婦人における漢方治療：簡略化した更年期指数による評価．産婦人科漢方研究のあゆみ，9：30-34，1992
15）「骨粗鬆症 検診・保健指導マニュアル 第2版」（骨粗鬆症財団/企画　折茂　肇/監　細井孝之，曽根照喜/編），ライフサイエンス出版，2014

Advanced 食生活の“これまで”と“これから”

厚生労働省が毎年公表している国民健康・栄養調査結果〔平成14（2002）年以前は国民栄養調査〕によると，日本人の一日当たりの総エネルギー摂取量は年々減少し，最近40年間で約300 kcal/日の低下となっている．しかし，総エネルギー摂取量に占める脂肪エネルギー比率（%）は20%前半から20%後半へと上昇している．一方，この間の日本人のライフスタイルは多様化し，深夜に起きている人や夜中に働いている人が増加している．それと呼応するかのように，朝食を欠食する人の割合も増加している．このように社会環境の変化と食生活の変化は，密接につながっていると考えられる．

一般に成人期は行動範囲が広く，さまざまなことを経験できる時期でもあるが，常に自己責任がつきまとう．これは，食生活を含めた健康管理も同様である．成人期の前半の青年期は，食生活を中心とした生活環境の少々の乱れに対しても，体は十分に対応できる余裕があり，健康を保ってくれるであろう．しかし，壮年期，実年期と進むにつれて，そのような乱れに対する体の許容範囲が狭くなり，代謝を含めた対応が十分できない状態になることが予想される．つまり，青年期に不適切な食生活を送ると，壮年期や実年期に生活習慣病の発症・重症化につながるといえる．壮年期や実年期は社会的な責任が高まり，それにつれて多忙になっていくことを考えると，自分の健康を顧みる時間さえもてない可能性もある．栄養学を学んでいる皆さんの多くは，いまが青年期に該当すると思われる．そこで，そのような皆さんが自分の健康に関して興味をもつとともに責任をもつため，10年，20年，あるいは30年後の健康の保持・増進，ならびに生活習慣病の発症予防のために，いまこそ行動を起こす必要があるのだろう．

そのためにも，まず，生活習慣病について知ることは重要であり，本章において簡単に確認してきた．しかし，皆さんが今後に学ぶであろう，あるいは応用栄養学分野と並行して学んでいるであろう「臨床栄養学」では，生活習慣病を含めた多くの疾患について，成り立ち，症状，診断，治療などについて詳細に学ぶとともに，それらの治療の一環である栄養管理について深く掘り下げて学ぶ．臨床栄養学分野は管理栄養士にとって実践的な場であるとともに，これまで述べたような自分や家族の健康を守るために必要な内容でもある．将来，管理栄養士としてどのような分野で活躍するにしても必要になることを理解したうえで学んでいきましょう．

第7章 チェック問題

問題

□□Q1 20歳代の女性にみられる体格の特徴について説明しなさい．

□□Q2 女性の更年期において，更年期以前と比較して分泌量に変化が生じるホルモンの名称，ならびにどのように変化するのか説明しなさい．

□□Q3 日本人の食事摂取基準（2020年版）で成人期における目標量が設定されているナトリウム（食塩相当量）と飽和脂肪酸は，それぞれどのような生活習慣病予防の対策のためであるかを説明しなさい．

□□Q4 女性の更年期症状における，不定愁訴とはどのようなものか説明しなさい．

解答&解説

A1 20歳代は，成人期の他の年代に比べてやせ（BMI＜18.5 kg/m^2）の者が多く，肥満（BMI≧25.0 kg/m^2）の者が少ない．やせの者は40歳代や50歳代に比べて2倍以上の割合で存在し，肥満者はいずれの年代よりも半分以下の割合しか存在しない．

A2
・エストロゲン：徐々に分泌量が低下する．
・プロゲステロン：徐々に分泌量が低下する．
・卵胞刺激ホルモン（FSH）：増加する．
・黄体形成ホルモン（LH）：増加する．

卵胞から分泌されるエストロゲンと黄体から分泌されるプロゲステロンの分泌量はそれぞれ徐々に低下していく．これらホルモンのそれぞれの上位ホルモンに該当する卵胞刺激ホルモン（FSH）と黄体形成ホルモン（LH）の分泌量は高まる．

A3
・ナトリウム（食塩）：高血圧
・飽和脂肪酸：高LDLコレステロール血症，動脈硬化症などの循環器疾患，肥満

A4 自覚症状があっても他覚症状がない，あるいは他覚的所見があっても愁訴（患者自身が訴える症状）との間の因果関係が明確でないような状況のこと．あくまでも主観的な訴えであるが，ある身体疾患の前駆的な状況をはじめ，自律神経失調症や精神神経症にいたる幅広い疾患が不定愁訴とみなされる．

第8章 高齢期

Point

1. 高齢期の生理的特徴について理解する.
2. フレイルの発生サイクルを理解する.
3. 高齢期に多い低栄養，脱水，転倒，認知症，咀嚼（そしゃく）・嚥下（えんげ）機能を知り，それらの栄養アセスメントと栄養ケアを理解する.

概略図 フレイルの発生サイクル

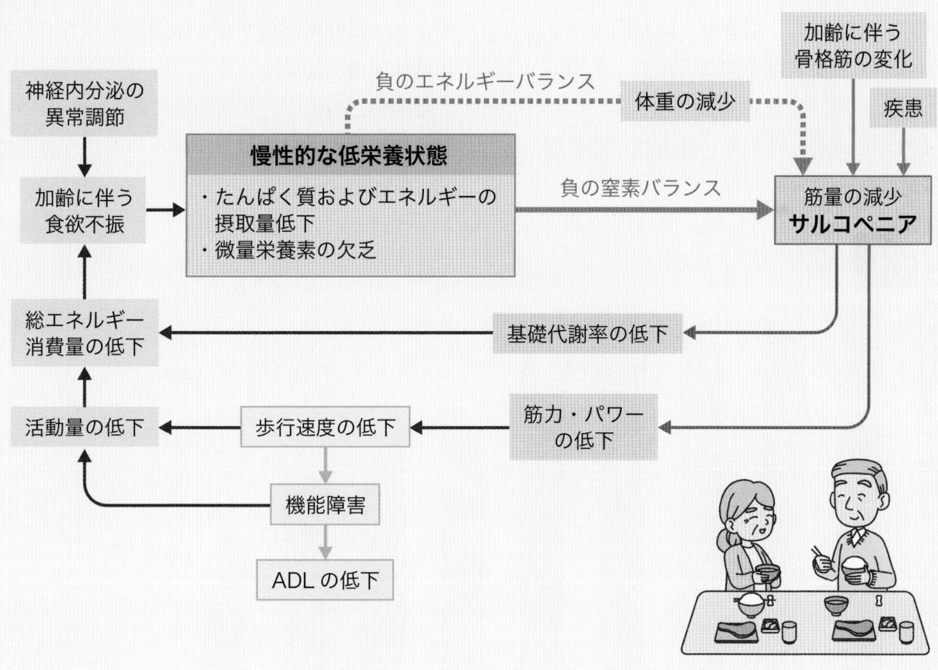

（文献1を参考に作成）

1 高齢期の生理的特徴

A. 感覚機能

加齢とともに，人の運動能力は低下する．同様に，味覚，視覚，聴覚，嗅覚，触覚の感覚機能も低下し，外界の環境情報の獲得が困難となり，活動性が低下する．

1）味覚

加齢に伴い，舌の味蕾数や乳頭数の減少と萎縮，角化などの退行性変化がみられ，味覚が低下する．また，服薬，口腔乾燥や口腔粘膜不良，義歯の不良や唾液分泌の低下も影響を及ぼす．基本五味のうち，特に塩味において味の閾値（味を感じることのできる最低の濃度）の上昇が顕著であるが，苦味，酸味に対する識別能は比較的保たれる．

2）視覚

加齢により水晶体の弾力性が低下し，水晶体を支える毛様体筋が衰え，調節機能が低下し，老眼となる．また，高齢者では，水晶体の透明度が低下し，白く混濁する白内障が好発する．白内障では，視力低下をきたす．さらに，加齢により脳萎縮，脳動脈硬化が生じると，視野狭窄，視覚失認が起こる場合がある．

3）聴覚

加齢により，40歳代から徐々に高音域が聞き取りにくくなり，60歳代以降になると低音域での聴力低下も起こる．老人性難聴は，両側性で生じることが多く，聴覚情報を感知している内耳の蝸牛管の機能低下によって起こる．聴力の低下により，人との会話やテレビ・ラジオなどの聴取も困難になり，コミュニケーション能力が低下する．

4）嗅覚

嗅覚の認知力は，50歳代までは一定レベルを保持するが，加齢により70歳以降に急激に低下する．嗅覚の認知力は，男性よりも女性のほうが優れている．

B. 咀嚼・嚥下機能

1）咀嚼機能の低下

咀嚼は，歯によって食物を粉砕し，舌を使い，唾液と混和することで食塊形成する．しかし，高齢者は，歯の欠損，咀嚼筋の萎縮，舌運動の低下，唾液分泌の低下などのほか，不適合な義歯の装着，脳血管疾患による麻痺などさまざまな原因により，咀嚼機能が低下することが多い．

平成28（2016）年歯科疾患実態調査[2]の1人平均現在歯数の結果によると，75歳以上の高齢者では平均現在歯数が20本以下となり（図1），歯の欠損が進行すると，部分床義歯や全部床義歯を装着する者の割合が増加する（図2）．

咀嚼能力の低下した高齢者では，たんぱく質，脂質，鉄，カルシウムの摂取量が少ないという調査結果があ

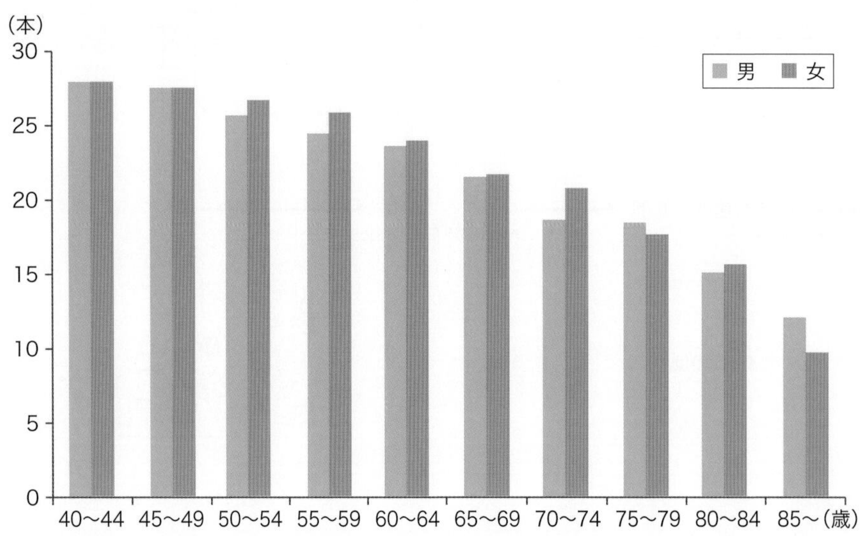

図1　1人平均現在歯数
（文献2より引用）

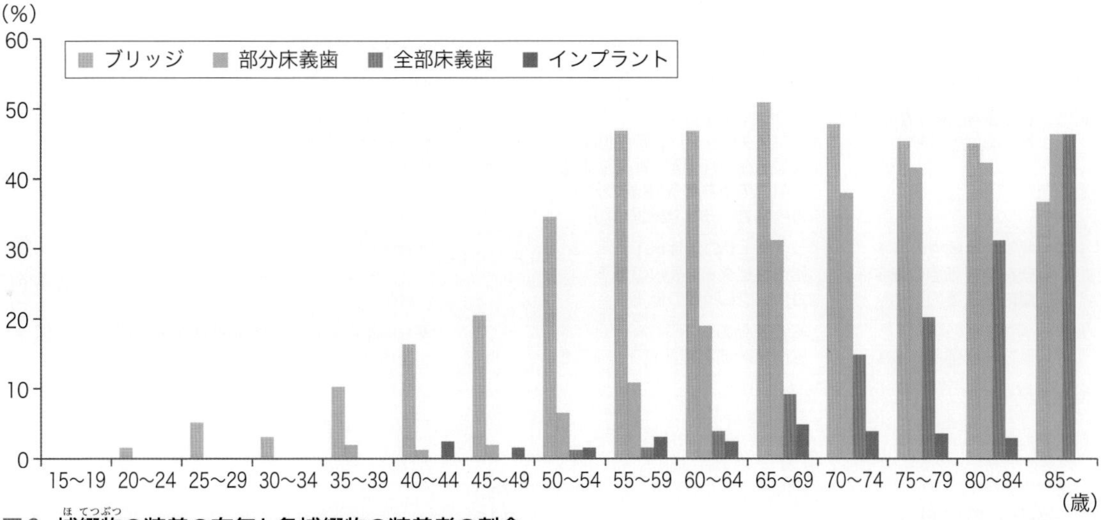

図2 補綴物の装着の有無と各補綴物の装着者の割合

全部床義歯とは総入れ歯のことであり，歯が一本も残っていない人が使用する義歯を指す．部分床義歯とは部分入れ歯のことである．ブリッジは，健康な歯を土台として橋のように架ける人工の歯を指す．インプラントは，顎の骨に挿入する金属の固定装置を指し，う蝕にならず，取り外し式の部分入れ歯を避けられることから，現在ではより好まれる方法である．
（文献2より引用）

る[3]．また，ヨーロッパ圏11か国で実施された2,755名を対象とした後ろ向きコホート研究における1年後死亡率は，咀嚼問題のない群で12.8％，咀嚼問題のある群で20.3％であり，咀嚼に関する問題は死亡リスクと関連することを明らかにしている（図3）[4]．

2）嚥下機能の低下

嚥下障害は，脳卒中や神経疾患などに伴う神経や筋組織の機能的異常によって起こる場合と，腫瘍や手術後など構造的異常によって起こる場合に分けられる（表1）[5]．嚥下障害と疾患との関連を検討したシステマティック・レビュー[6]では，嚥下障害併発の割合は，脳卒中患者で8～80％，パーキンソン病で11～81％，外傷性脳損傷で27～30％，肺炎で92％であると報告されている．高齢者では，これらの疾患に加え，嚥下筋力の低下も加わり嚥下機能が低下しやすい．

嚥下機能の低下は，免疫力の低下，咳反射（飲食物などの異物を気管外に排除する防御反射）の減弱，口腔内の不衛生による口腔内細菌の増殖が重なることにより，誤嚥性肺炎※1のリスクを高める．

※1 **誤嚥性肺炎**：飲食物や唾液が気管や肺に入ることにより引き起こされる肺炎．

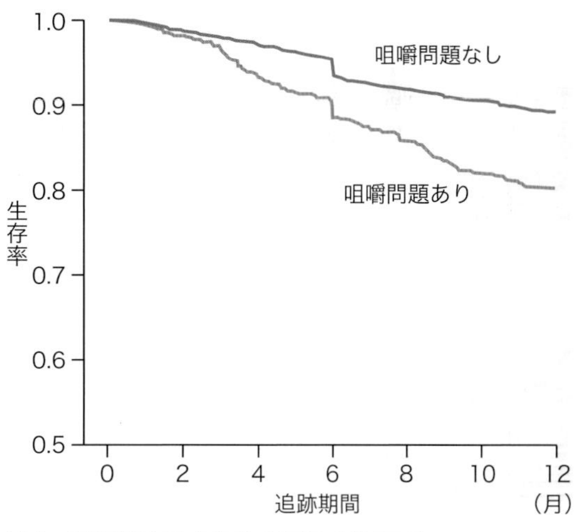

図3 咀嚼問題の有無と1年後の生存率
（文献4より引用）

表1 嚥下障害の原因

機能的原因	中枢神経	延髄嚥下中枢障害 両側上位運動ニューロン障害 球麻痺 仮性球麻痺
	末梢神経	咽頭麻痺
	筋疾患	筋力低下
構造的原因	先天的構造異常	奇形など
	後天的構造異常	腫瘍，炎症，外部からの圧迫，術後

（文献5より引用）

第8章 高齢期

表2 消化管の加齢変化

	形態変化	機能変化	病的変化
食道	粘膜筋層の萎縮	嚥下反射の低下	逆流性食道炎の増加
胃	粘膜萎縮（慢性胃炎による） 胃主細胞の減少	ペプシン産生低下 プロスタグランジン産生低下 胃酸分泌低下（慢性胃炎罹患時，薬物の影響） 胃噴門の食物貯留機能の低下 胃内容物の排出機能の低下	慢性胃炎の増加 胃食道逆流の増加 *Helicobacter pylori* 菌感染の増加
小腸	腸管の柔軟性の低下 壁在神経細胞の減少 腸内細菌叢の変化	ラクターゼの活性低下 脂溶性ビタミン吸収の低下 カルシウム吸収の低下	乳糖不耐症
大腸	腸管筋層の萎縮 壁在神経細胞の減少	腸管運動の低下 肛門括約筋の機能低下	便秘（加齢変化のみならず基礎疾患・薬物などが関与） 憩室の増加

（文献7より引用）

C. 消化・吸収機能

消化管は，加齢により変化し（表2）[7]，さまざまな消化酵素の活性も低下する（図4）[8]．このため，消化吸収に時間を要する可能性がある．

消化管においては，唾液分泌量の低下による口腔内乾燥が生じやすい．また，上部・下部食道括約筋の機能低下，食道蠕動（ぜんどう）運動の低下がみられることがあり，さらに骨粗鬆症（こつそしょうしょう）による円背（えんぱい）などに伴い，逆流性食道炎を発症しやすい．加齢に伴い増加するヘリコバクター・ピロリ（*Helicobacter pylori*）菌感染では，萎縮性胃炎，胃酸分泌の低下が起こり，鉄やビタミンの吸収能が低下する．小腸全体としての吸収能力は予備力があることから成人と変わらない．**カルシウムの吸収率は，活性型ビタミンDの血中濃度の低下などにより低下**する．**大腸蠕動運動機能の低下では，慢性的な便秘**が認められる．

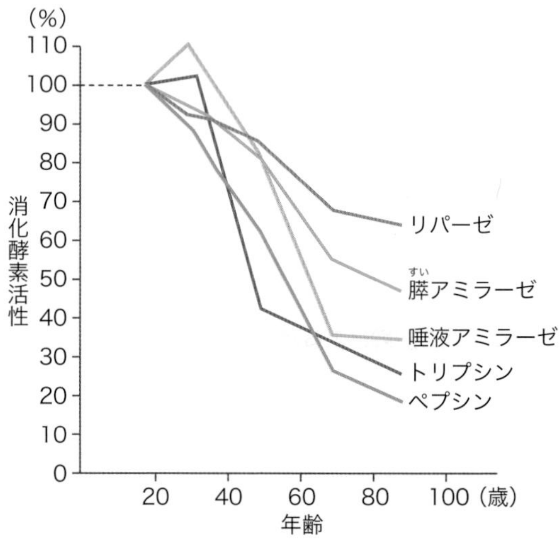

図4 消化酵素活性の加齢変化
（文献8を参考に作成）

D. 食欲不振，食事摂取量の低下

高齢者は，自らの老化，配偶者や知人との死別，家庭・社会における役割や地位の低下からくる不安，孤独感，疎外感などにより精神的なストレスが増大し，精神的な要因により食欲不振となることがある[9]．一方，身体的な要因としては，加齢に伴う基礎代謝量や身体活動量の低下により，生理的に食欲が減退することが少なくない．薬剤によるもの，味覚障害によるもの，さらに，高齢者における感覚機能（特に食欲に密接にかかわる味覚，嗅覚，視覚など）の機能低下は，食欲不振にいっそう拍車をかける．高齢者が食欲不振からたんぱく質・エネルギー栄養障害（たんぱく質・エネルギー低栄養状態，protein-energy malnutrition：PEM）に陥ると，免疫力は低下し感染症に罹患しやすく，日常生活動作（ADL；本章1-H-1)ADLの低下参照）やquality of life（QOL）を低下させ，さらには生命予後をも悪化させる[10)11]．

在宅の高齢者を対象とした摂取食品の実態調査では，高齢者は一般に動物性食品や油脂類よりも植物性食品を用いた和食タイプの煮物料理を好む傾向が示された．いも，豆，野菜類などの煮物調理を好み，これらは嗜好（しこう）を満たす反面，油脂類，肉類，乳類などの摂取頻度が低下し，たんぱく質，カルシウム，鉄あるいは脂溶性ビタミンの不足を引き起こす可能性が高い．さらに，

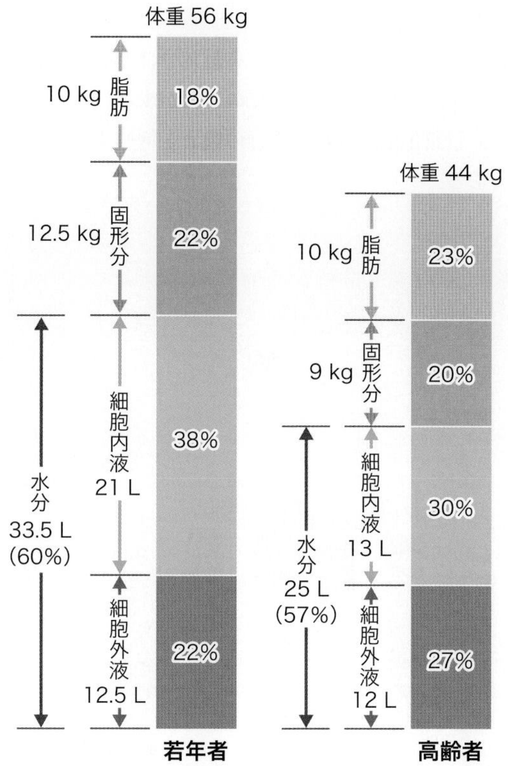

図5　体組成の加齢による変化

高齢者は咀嚼・嚥下困難から，固いもの，繊維の多いものを避ける傾向があり，肉，海藻，果物，野菜などが不足して便秘の原因になりやすい．その結果，食欲不振を引き起こし，さらに食事摂取量が低下するといった悪循環に陥る．

E. たんぱく質・エネルギー代謝の変化

高齢者は，ほぼすべての組織の実質細胞数が低下し，除脂肪体重（lean body mass：**LBM**）**の減少がみられる**．加齢により体水分量の減少がみられるが，これは主に細胞内液の減少によるものである（**図5**）．また，体脂肪率は増加する．**図5**の固形分とは骨，筋，内臓などを示し，そのうち骨格筋，特に速筋（タイプII）で筋繊維の萎縮がみられる．骨格筋の減少に伴い，骨格筋におけるたんぱく質代謝は低下するが，内臓におけるたんぱく質代謝はほとんど変化しない．

加齢により基礎代謝は低下するが，身体活動が活発な高齢者では加齢に伴う変化は小さい．高齢者では，**インスリンの分泌量の減少，インスリンの感受性の低下，糖を代謝する骨格筋量の減少により，耐糖能が低下し**，血糖値が下がりにくい[12]．

表3　年齢階級別にみた身体活動レベルの群分け（男女共有）

身体活動レベル	I（低い）	II（ふつう）	III（高い）
1～2（歳）	－	1.35	－
3～5（歳）	－	1.45	－
6～7（歳）	1.35	1.55	1.75
8～9（歳）	1.40	1.60	1.80
10～11（歳）	1.45	1.65	1.85
12～14（歳）	1.50	1.70	1.90
15～17（歳）	1.55	1.75	1.95
18～29（歳）	1.50	1.75	2.00
30～49（歳）	1.50	1.75	2.00
50～64（歳）	1.50	1.75	2.00
65～74（歳）	1.45	1.70	1.95
75以上（歳）	1.40	1.65	－

（文献15より引用）

F. カルシウム代謝の変化

腸管からカルシウムの吸収を高めるビタミンD摂取量の不足，活性型ビタミンDの血中濃度の低下などにより，**高齢者では，カルシウムの吸収率が若年者よりも低い**．さらに，カルシウム摂取量の不足，閉経に伴う骨吸収を抑制するエストロゲン分泌量の減少，日光を浴びる時間の減少などが関与し，**骨粗鬆症を発症しやすくなる**．また，高齢者のカルシウム摂取不足は，骨粗鬆症だけでなく，脳卒中や大腸がんの罹患率の増加にも関与することが示唆されている[13][14]．

ビタミンDは紫外線を浴びることにより皮膚で産生されるため，日常のなかで手軽に取り入れられる日光浴を適度に行うことが重要である．

G. 身体活動レベルの低下

身体活動レベル（physical activity level：PAL）は，エネルギー消費量÷基礎代謝量で求められ，エネルギー活動量の指標である．加齢に伴い身体活動レベルは低下するため，日本人の食事摂取基準（2020年版）[15]においても，65歳以上では，18～64歳と比較し各レベルにおいて低い値が示され，75歳以上の身体活動レベルは，レベルI（低い），レベルII（ふつう）のみを示している（**表3**）．

平成29（2017）年度の国民健康・栄養調査[16]によると，歩数の平均値は60歳未満の成人と比較し，60歳代，70歳代と段階的に減少している（図6）．一方，身体活動レベルは低下するものの，運動習慣のある者（1回30分以上の運動を週2日以上実施し，1年以上継続している者）の60歳以上の割合は，20～50歳代よりも多く，健康的な高齢者では運動への意識が高い（図7）．この調査結果より，高齢者では運動する意識は高いが，日常生活のなかでの歩行が少ないことがわかる．日常生活のなかで歩行の機会を増やすことが重要である．

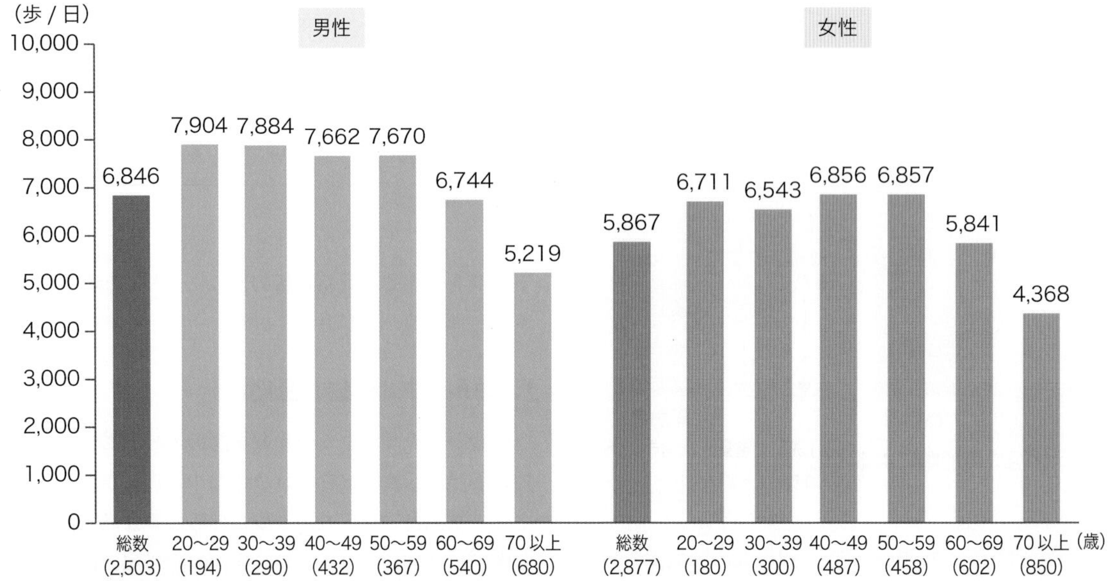

図6　歩数の平均値（20歳以上，性・年齢階級別）
（文献16より引用）

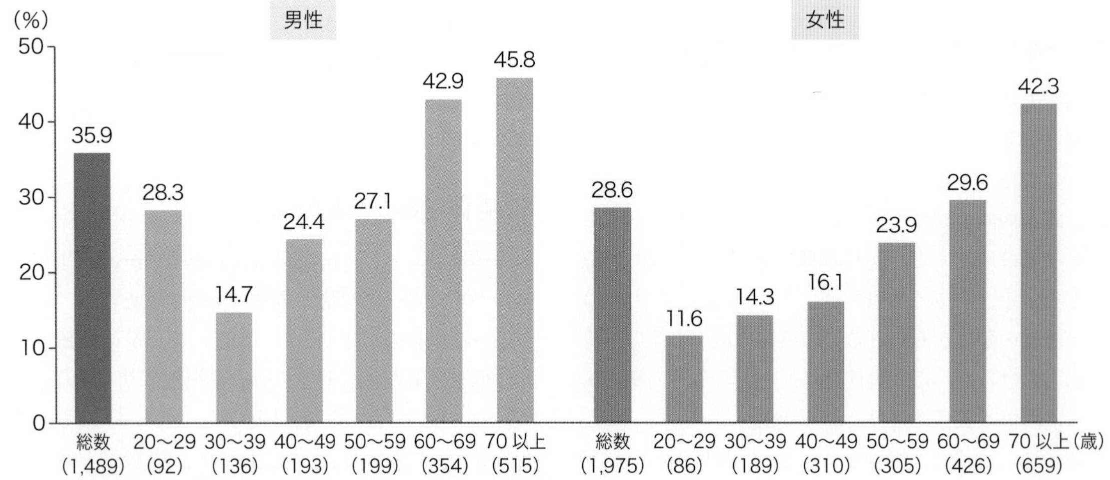

図7　運動習慣のある者の割合（20歳以上，性・年齢階級別）
（文献16より引用）

H. ADL，IADLの低下

1）ADLの低下

ADL（activities of daily living：**日常生活動作）とは，食事摂取，更衣，移動，排泄，整容，入浴などの生活を営むうえで不可欠な基本的動作を表す**．それぞれの項目を，自立（介助なしで動作が可能），半介助（一部の動作を介助してもらう必要がある），全介助（すべての動作に介助が必要）のいずれにあてはまるかを評価することで生活自立度を表現する．ADLの低下に関連している因子は，**表4**のとおりである．

ADLの評価法は，Barthel Index（**表5**）[17]，FIM（functional independence measure）（**表6**）[18]が代表的なものである．Barthel Indexは，10項目の機能を100点満点で評価し，点数が高いほど自立しているこ

表4　ADL低下に関連する因子

・加齢	・糖尿病	・薬剤の副作用
・入院	・高血圧	・低栄養の進行
・急性疾患	・脳血管障害	・疼痛
・認知症	・関節症	・うつ
・神経変性疾患	・運動制限	・同居者の存在

表5　Barthel Index

	日常の動作	点数	動作のレベル	評価点
1	食事	10	自立，自助具などの装着可，標準的時間内に食べ終える	
		5	部分介助（たとえば，おかずを切って細かくしてもらう）	
		0	全介助	
2	車椅子からベッドへの移動	15	自立，ブレーキ，フットレストの操作も含む（非行自立も含む）	
		10	軽度の部分介助または監視を要する	
		5	座ることは可能であるがほぼ全介助	
		0	全介助または不可能	
3	整容	5	自立（洗面，整髪，歯磨き，ひげそり）	
		0	部分介助または不可能	
4	トイレ動作	10	自立，衣服の操作，後始末を含む，ポータブル便器などを使用している場合はその洗浄も含む	
		5	部分介助，体を支える，衣服，後始末に介助を要する	
		0	全介助または不可能	
5	入浴	5	自立	
		0	部分介助または不可能	
6	歩行	15	45 m以上の歩行，補装具（車椅子，歩行器は除く）の使用の有無は問わない	
		10	45 m以上の介助歩行，歩行器の使用を含む	
		5	歩行不能の場合，車椅子にて45 m以上の操作可能	
		0	上記以外	
7	階段昇降	10	自立，手すりなどの使用の有無は問わない	
		5	介助または監視を要する	
		0	不能	
8	着替え	10	自立，靴，ファスナー，装具の着脱を含む	
		5	部分介助，標準的な時間内，半分以上は自分で行える	
		0	上記以外	
9	排便コントロール	10	失禁なし，浣腸，座薬の取り扱いも可能	
		5	ときに失禁あり，浣腸，座薬の取り扱いに介助を要する者も含む	
		0	上記以外	
10	排尿コントロール	10	失禁なし，収尿器の取り扱いも可能	
		5	ときに失禁あり，収尿器の取り扱いに介助を要する者も含む	
		0	上記以外	
			合計（100点中）	点

（文献17より引用）

第8章　高齢期

表6　機能的自立度評価法（FIM）

運動項目	セルフケア	食事
		整容
		清拭
		更衣（上半身）
		更衣（下半身）
		トイレ
	排泄	排尿コントロール
		排便コントロール
	移乗	ベッド，椅子，車椅子
		トイレ
		浴槽，シャワー
	移動	歩行，車椅子
		階段
認知項目	コミュニケーション	理解（聴覚的・視覚的）
		表出（言語的・非言語的）
	社会認識	社会的交流
		問題解決
		記憶

採点基準

点数	手助けの程度	手助けの内容
7	完全自立	自立
6	修正自立	時間がかかる，補助具を使用
5	監視または準備	準備や監視が必要
4	最少介助	75％以上を行う
3	中等度介助	50％以上75％未満を行う
2	最大介助	25％以上50％未満を行う
1	全介助	25％未満しか行えない

装具や自助具の装着は「準備」に含まれる．
（文献18より引用）

とを意味している．FIMは，運動項目13項目と認知項目5項目の18項目からなり，より細かな変化がとらえられるように7点（完全自立）から1点（全介助）までの7点法で評価するので126点満点である．1点が介護時間1.6分と設定されており，110点で介護時間が0分となる．

2）IADLの低下

ADLが日常生活を営むうえで最も基本的な動作に関する能力を評価するのに対して，**IADL**（instrumental activities of daily living：**手段的日常生活動作）は，家事，買い物，電話，服薬管理，金銭管理，交通機関を使っての外出など，欠かすことのできない生活能力を評価する**指標である．IADLは，“instrumental”という表現のとおり，主に道具を用いた動作の能力を評価するものであり，ADLで評価される能力よりも高次の運動，感覚，認知機能を必要とする．

IADLの低下は，脳卒中後のようにADLの低下とほぼ同時に起こる場合と，認知症などのようにADLが低下するより以前に起こる場合が考えられる．脳機能に影響を与える因子はすべてIADLの阻害因子となり得る．

IADLの評価は，Lawtonの尺度（**表7**）[19] が頻用され，電話をする能力，買い物，食事の準備，家事，洗濯，移動の形式，服薬管理，金銭管理の8項目からなる．女性は8点満点，男性は食事の準備，家事，洗濯が除外されるため5点満点で評価する．

2　高齢期の栄養アセスメントと栄養ケア

高齢者の低栄養予防，フレイル予防を視野に入れ，日本人の食事摂取基準（2020年版）が策定された．高齢者領域の変更点としては，**年齢区分が，「65～74歳」と「75歳以上」に区分されるようになった**こと，目標とするBMIの値が，**65～69歳の目標の下限が20.0 kg/m²から21.5 kg/m²に引き上げられた**こと，たんぱく質の摂取目標量の下限が，**エネルギー比率で13％から15％に引き上げられた**ことである．すべてフレイルの予防を考慮されている．

A. フレイル

老化に伴う種々の機能低下（予備能力の低下）を基盤とし，さまざまな健康障害に対する脆弱性（ぜいじゃくせい）が増加している状態をフレイルという．健康障害のなかには，ADL低下，要介護状態，疾病発症，入院などが含まれる．フレイルは老化の影響のみならず，併存症（comor-

表7 手段的日常生活動作（IADL）尺度

項目	採点	
	男性	女性
A 電話を使用する能力		
1. 自分から電話をかける（電話帳を調べたり，ダイアル番号を回すなど）	1	1
2. 2, 3のよく知っている番号をかける	1	1
3. 電話に出るが自分からかけることはない	1	1
4. 全く電話を使用しない	0	0
B 買い物		
1. すべての買い物は自分で行う	1	1
2. 小額の買い物は自分で行える	0	0
3. 買い物に行くときはいつも付き添いが必要	0	0
4. 全く買い物はできない	0	0
C 食事の準備		
1. 適切な食事を自分で計画し準備し給仕する		1
2. 材料が供与されれば適切な食事を準備する		0
3. 準備された食事を温めて給仕する，あるいは食事を準備するが適切な食事内容を維持しない		0
4. 食事の準備と給仕をしてもらう必要がある		0
D 家事		
1. 家事を一人でこなす，あるいは時に手助けを要する（例：重労働など）		1
2. 皿洗いやベッドの支度などの日常的仕事はできる		1
3. 簡単な日常的仕事はできるが，妥当な清潔さの基準を保てない		1
4. すべての家事に手助けを必要とする		1
5. すべての家事にかかわらない		0
E 洗濯		
1. 自分の洗濯は完全に行う		1
2. ソックス，靴下のゆすぎなど簡単な洗濯をする		1
3. すべて他人にしてもらわなければならない		0
F 移送の形式		
1. 自分で公的機関を利用して旅行したり自家用車を運転する	1	1
2. タクシーを利用して旅行するが，その他の公的輸送機関は利用しない	1	1
3. 付き添いがいたり皆と一緒なら公的輸送機関で旅行する	1	1
4. 付き添いか皆と一緒で，タクシーか自家用車に限り旅行する	0	0
5. まったく旅行しない	0	0
G 自分の服薬管理		
1. 正しいときに正しい量の薬を飲むことに責任がもてる	1	1
2. あらかじめ薬が分けて準備されていれば飲むことができる	0	0
3. 自分の薬を管理できない	0	0
H 財産取り扱い能力		
1. 経済的問題を自分で管理して（予算，小切手書き，掛金支払い，銀行へ行く）一連の収入を得て，維持する	1	1
2. 日々の小銭は管理するが，預金や大金などでは手助けを必要とする	1	1
3. 金銭の取り扱いができない	0	0

採点法は各項目ごとに該当する右端の数値を合計する（男性0～5，女性0～8点）
（文献19より引用）

表8　Friedらのフレイルの定義

① 体重減少
② 主観的疲労感
③ 日常生活活動量の減少
④ 身体能力（歩行速度）の減弱
⑤ 筋力（握力）の低下

上記の5項目中3項目以上該当すればフレイル.
（文献1より引用）

表9　サルコペニアの診断

① 筋肉量低下
② 筋力低下（握力など）
③ 身体機能の低下（歩行速度など）

診断は上記の項目①に加え，項目②または項目③をあわせもつ場合.
（文献21より引用）

bidity）の影響を受けている．この病態は，単一の疾患などによるものや単一臓器の機能低下によるものに比べて臨床的な症状は呈していないものの，多くの臓器の機能低下に起因することが多い[20]．

フレイルの定義は，①体重減少，②主観的疲労感，③日常生活活動量の減少，④身体能力（歩行速度）の減弱，⑤筋力（握力）の低下，のうち3項目が該当することであり，**1～2項目が当てはまる場合はフレイル前段階（プレフレイル）と定義**している（**表8**）[1]．

B. サルコペニア

サルコペニアとは，「**加齢に伴う筋力の減少，または老化に伴う筋肉量の減少**」を指す．2010年にヨーロッパ老年医学会，および栄養学に関連する4つのヨーロッパまたは国際学会が共同でEuropean Working Group on Sarcopenia in Older People（EWGSOP）を立ち上げ，**表9**の定義を提唱した[21]．すなわち，筋肉量の減少を必須として，それ以外に筋力または身体機能の低下のいずれかが存在すれば，サルコペニアと診断するという定義である．アジア人の診断基準は，Asian Working Group for Sarcopenia（AWGS）から提唱されている（**図8**）[22]．

フレイルの診断項目には，身体機能の減弱や筋力の低下が組み込まれており，サルコペニアとフレイルは密接な関連があることがわかる．サルコペニアの存在は，高齢者の「ふらつき」，「転倒・骨折」，さらにはフレイルに関連し，身体機能障害や要介護状態との関連性が強い[1]．

フレイルは，サルコペニアと低栄養を中核的病態とし，低栄養が存在するとサルコペニアにつながり，活力低下，筋力低下，身体機能の低下を誘導し，消費エネルギー量の低下から低栄養状態を促進させ，フレイル・サイクル（**図9**）[15]が構築される．**フレイル・サイクルの進行は，生活機能の低下，介護度の重症化につながる**．

C. ロコモティブシンドローム

ロコモティブシンドロームは，日本整形外科学会が2007年に「運動器の障害による移動機能の低下した状態を表す新しい言葉」として提唱した．要介護の状態および要介護のリスクの高い状態と定義され，フレイルを進行させる原因となる．ロコモティブシンドロームの原因には，「**運動器自体の疾患**※2」と「**加齢による運動機能不全**※3」がある．ロコモティブシンドロームになると，バランス能力，体力，移動能力の低下をきたし，転倒のリスクが高まる．

日本整形外科学会は，20代～70代までの世代ごとのロコモティブシンドロームの危険度を判定する方法として，「ロコモ度テスト」を提唱している．

「ロコモ度テスト」は，①下肢筋力，②歩幅，③身体状態・生活状況を評価するため，3つのテストを行い，これらのテスト結果を年齢平均値と比較することによって，年齢相応の移動能力を維持しているかを判定するものである．

D. 転倒・骨折の予防

1）転倒・骨折の原因

高齢者の転倒および転倒に伴う骨折は，高齢者のADLに影響を与える最大の因子の一つであり，転倒および骨折を含む外傷の頻度は60歳以降に急増する．転

※2　**運動器自体の疾患**：加齢に伴う変形性関節症，骨粗鬆症に伴う円背，易骨折性，変形性脊椎症，関節リウマチや関節可動域制限などにより，バランス能力および移動能力の低下が起こる．

※3　**加齢による運動機能不全**：筋力低下，持久力低下，反応時間延長，運動速度の低下，バランス能力低下などがある．運動不足から筋力やバランス能力が低下し，転倒のリスクが高まる．

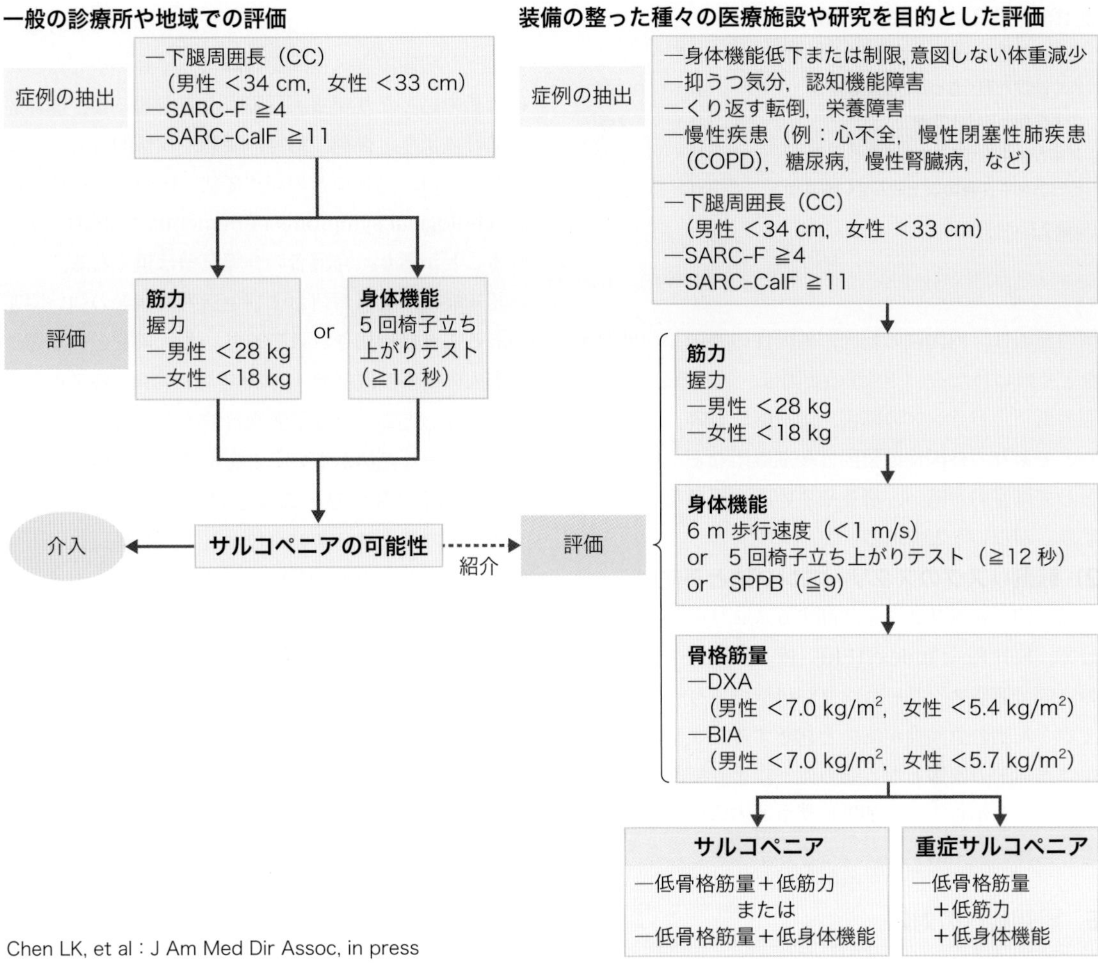

Chen LK, et al : J Am Med Dir Assoc, in press

図8 AWGS 2019によるサルコペニア診断基準

骨格筋量については，BMIで補正するFNIH (Foundation for the National Institutes of Health) 基準も使用可能となっている（ただしDXAのみ）．カットオフ値：男性0.789 kg/BMI未満，女性0.512 kg/BMI未満．
SARC-Calf：下腿周囲長とSARC-Fを組み合わせた指標で，下腿周囲長がカットオフ値の場合にスコアを10追加して評価する．
SPPB (short physical performance battery)：簡易身体機能バッテリーで，測定項目はバランステスト，歩行テスト，椅子立ち上がりテストの3つからなる．各テストを合計し，0〜12点で評価する．0〜6点：低パフォーマンス，7〜9点：標準パフォーマンス，10〜12点：高パフォーマンス．
DXA：dual-energy X-ray absorptiometry，BIA：bioelectrical impedance analysis
（文献22より引用）

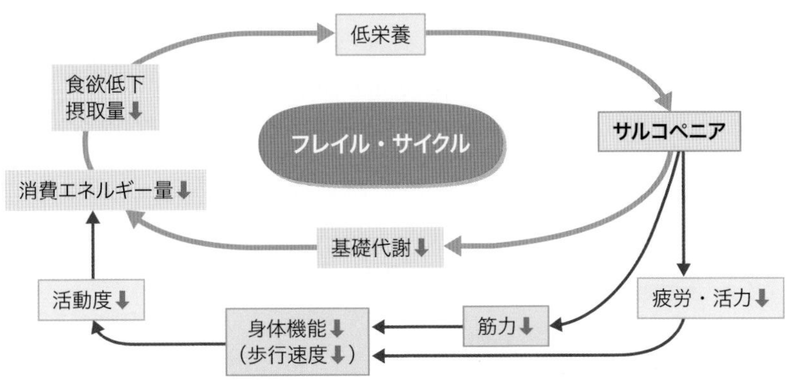

図9 フレイル・サイクル
（文献15より引用）

表10 Fall Risk Index (FRI)

過去1年間に転倒したことがありますか	はい	5点
歩く速度が遅くなったと思いますか	はい	2点
つえを使っていますか	はい	2点
背中が丸くなってきましたか	はい	2点
毎日お薬を5種類以上飲んでいますか	はい	2点

(文献23より引用)

倒の原因は，内因性の要因，外因性の要因，環境要因など多岐にわたる．内因性の要因は，下肢の筋力低下，握力低下，バランスの障害，認知機能障害，視力障害などであり，外因性の要因は多剤服用など，環境要因としては室内が暗い，滑りやすい床，風呂などに「手すり」がないなどである．

2）転倒リスクのスクリーニング法と予防

簡易的に転倒リスクを評価するスクリーニング法として，Fall Risk Index（FRI）(表10)[23] を示す．5つの質問で簡易スクリーニングが可能であり，6点を超えると転倒の危険性が高いと判断する．フレイル・サルコペニアの要因となる筋力低下により転倒リスクが高まることから，フレイル・サルコペニアの予防・改善と同様の食生活を心がけることが重要となる．

E. 認知症への対応

1）認知症の定義と原因，病態

認知症は，「**慢性あるいは進行性の脳疾患による，記憶，嗜好，見当識，理解，計算，学習，言語，判断などの高次機能障害からなる症候群**」と定義される．主な認知症は，アルツハイマー型認知症※4，脳血管性認知症※5およびレビー小体型認知症※6である．

認知症では，記銘力や想起の力の低下に加え，失語，失行，失認，構成障害などの高次機能障害が起こる．さらに，食べることにも有害な影響を及ぼす．前回の食事をいつ食べたか覚えていない，次の食事の時間がわからないなどの記憶障害に起因するもの，はし，スプーンなどの食具や食物がどこにあるのかわからないといった認知障害・空間認知障害，早食いやどんどん口に詰め込んだりする実行障害などが起こる．認知症の進行により，徘徊（はいかい），幻覚，妄想，攻撃的行為，不潔行為，大声，異食などの周辺症状（behavioral and psychological symptoms of dementia：BPSD）が現れることがあり，介護者の介護負担は重くなる．

認知症は，生活習慣および生活習慣病との強い関連があることは指摘されはじめている．栄養との関連は日本人の食事摂取基準（2020年版）では，各栄養素において今のところ発症予防を目的とした目標量を示すほどの十分な証拠がないことを結論づけている．

2）認知症のスクリーニング法

認知症のスクリーニング法として，改訂長谷川式簡易知能評価スケール（HDS-R）(表11)[24]，ミニメンタルステートメントテスト（MMSE）(表12)[25] がある．日付をたずねたり，単語の記憶力，図形を書いたりなどで評価する．このほか，時計の文字盤を描き，特定の時間（11時10分など）を2本の針で示すように指示を出し，採点する時計描画テスト（clock draw test：CDT）の方法もある[26]．

F. 咀嚼・嚥下障害への対応

1）咀嚼・嚥下障害の病態と検査法

高齢者では咀嚼能力の低下，唾液・胃液などの消化液の減少，咽頭や食道の筋肉の萎縮，脳血管障害などさまざまな原因により，口から自力で栄養摂取ができない摂食嚥下障害を引き起こす．**摂食嚥下障害になると誤嚥，低栄養と浮腫，脱水，窒息などのリスクが高まる．**

摂食嚥下障害の程度を評価するため，画像診断として，嚥下造影検査（videofluoroscopic examination of swallowing：VF※7）と嚥下内視鏡検査（videoendoscopic evaluation of swallowing：VE※8）がある．簡易的なスクリーニング法として，改訂水飲みテスト

※4 **アルツハイマー型認知症**（Alzheimer's disease）：脳内で記憶に関係する部位にアミロイドβたんぱく質が沈着し，はじめに海馬が萎縮し，最後には脳全体が萎縮する認知症である．
※5 **脳血管性認知症**（vascular dementia）：脳の血管障害で生じる脳梗塞や脳出血によって起こる認知症である．
※6 **レビー小体型認知症**（dementia with Lewy bodies）：記憶障害を中心とした認知症と，動作が遅くなり転びやすくなるパーキンソン症状，くり返す幻視を症状とする．他の認知症と比べて進行が速いのが特徴である．
※7 **嚥下造影検査**：X線を照射して，バリウムの入った検査食を実際に食べ，食べる機能に異常がないか調べる検査である．
※8 **嚥下内視鏡検査**：鼻咽喉用ファイバースコープを用いて摂食場面を評価する検査である．

表11 改訂長谷川式簡易知能評価スケール（HDS-R）

質問内容	正解	不正解
1. お年はいくつですか？		
2歳までの誤差は正解	1点	0点
2. 今日は何年何月何日何曜日ですか？		
年が正解	1点	0点
月が正解	1点	0点
日が正解	1点	0点
曜日が正解	1点	0点
3. 私たちが今いるところはどこですか？		
自発的に答える	2点	
5秒おいて，家ですか？ 病院ですか？ 施設ですか？ のなかから正しい選択ができる	1点	
答えられない		0点
4. これから言う3つの言葉を言ってみてください．あとでまた聞きます		
a「桜」（または「梅」）	1点	0点
b「猫」（または「犬」）	1点	0点
c「電車」（または「自動車」）	1点	0点
5. 100から7を順番に引いてください （100－7は？ それから7引くと？ と質問する．最初の答えが不正解の場合打ち切る）		
最初の答えが93	1点	0点
次の答えが86	1点	0点
6. 私がこれからいう数字を逆に言ってください （6-0-2，3-5-2-9を逆に言ってもらう．最初の3桁逆唱に失敗したら打ち切る）		
2-0-6が正しく答えられる	1点	0点
9-2-5-3が正しく答えられる	1点	0点
7. 先ほど覚えてもらった言葉を言ってみてください．あとでまた聞きますのでよく覚えておいてください		
自発的に答える	各2点	
回答がない場合，次のヒントを与える		
a 「植物」というヒントで正解を答える	1点	0点
b 「動物」というヒントで正解を答える	1点	0点
c 「乗り物」というヒントで正解を答える	1点	0点
8. これから5つの品物を見せます．それを隠しますので何があったか言ってください （時計，鍵，ペン，たばこ，硬貨など必ず相互に無関係なもの）		
品物の名前を正しくいえる	各1点	各0点
9. 知っている野菜の名前をできるだけ多く言ってください （答えた野菜の名前を記入する．途中で詰まり約10秒経っても出ない場合はそこで打ち切る）		
5個以上言える	5点	
1～4個言える	各1点	
1つも言えない		0点

満点は30点であり，20点以下の場合は認知症の疑いがある．
注意：意識障害がみられるときは，基本的に認知症の判断はできない．失語や難聴をもつ場合も注意が必要．
（文献24より引用）

表12　ミニメンタルステートメントテスト（MMSE）

設問	質問内容	回答	得点	
1（5点）	今年は何年ですか	年	0	1
	今の季節は何ですか		0	1
	今日は何曜日ですか	曜日	0	1
	今日は何月何日ですか	月	0	1
		日	0	1
2（5点）	この病院の名前は何ですか	病院	0	1
	ここは何県ですか	県	0	1
	ここは何市ですか	市	0	1
	ここは何階ですか	階	0	1
	ここは何地方ですか	地方	0	1
3（3点）	物品名3個（桜，猫，電車）		0	1
	〔1秒間に1個ずつ言う．その後，被験者にくり返させる．正答1個につき1点を与える．3個すべて言うまでくり返す（6回まで）〕		2	3
4（5点）	100から順に7を引く（5回まで）		0	1
			2	3
			4	5
5（3点）	設問3で提示した物品名を再度復唱させる		0	1
			2	3
6（2点）	（時計を見せながら）これは何ですか		0	1
	（鉛筆を見せながら）これは何ですか		0	1
7（1点）	次の文章をくり返す		0	1
	「みんなで，力を合わせて綱を引きます」			
8（3点）	（3段階の命令）			
	「右手にこの紙を持ってください」		0	1
	「それを半分に折りたたんでください」		0	1
	「それを私に渡してください」		0	1
9（1点）	（次の文章を読んで，その指示に従ってください）		0	1
	「右手をあげなさい」			
10（1点）	（何か文章を書いてください）		0	1
11（1点）	（次の図形を書いてください）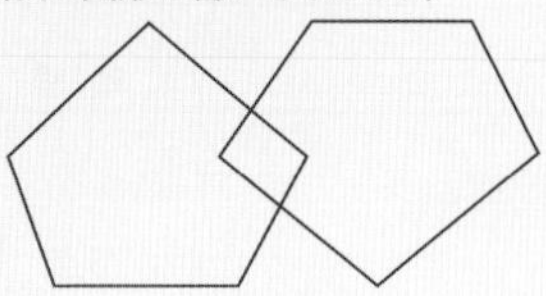		0	1
		得点合計		

27～30点：異常なし，22～26点：軽度認知症の疑いもある，21点以下：どちらかというと認知症の疑いが強い．
（文献25より引用）

（modified water swallowing test：MWST）（**表13**）および反復唾液嚥下テスト（RSST）（**表14**）がある．そのほか，舌圧，口唇閉鎖力，嚥下音などによる評価も行われている．

Eating Assessment Tool-10（以下，EAT-10）（**図10**）[27]は，飲み込みに関する10項目の質問により，嚥下障害の可能性の有無を評価するスクリーニング質問紙票であり，日本人を対象とした信頼性と妥当性が検証された検査法である．

2）嚥下障害があるときの食事

嚥下機能にあわせて，食形態を調整することが重要である．食形態は，**むせずに摂取できるもの，口腔内**

表13 改訂水飲みテスト（MWST）

1.	冷水3 mLを口腔底に注ぎ嚥下するよう指示する
2.	もし可能なら，追加して2回嚥下運動をさせる（「つばだけごっくんしてください」）
3.	最も悪い嚥下活動を評価する
4.	評価基準4点以下なら最大2試行（合計3試行）をくり返し，最も悪い場合を評点とする

【判定基準】4点以上で問題なし．
1点：嚥下なし，むせまたは呼吸変化を伴う．
2点：嚥下あり，呼吸変化を伴う．
3点：嚥下あり，呼吸変化はないが，むせあるいは湿性嗄声（しっせいさせい）を伴う．
4点：嚥下あり，呼吸変化なし，むせ，湿性嗄声なし．
5点：4点に加え，追加嚥下運動（空嚥下）が30秒くらい以内に2回以上可能．
※　判定不能：口から出す，無反応．

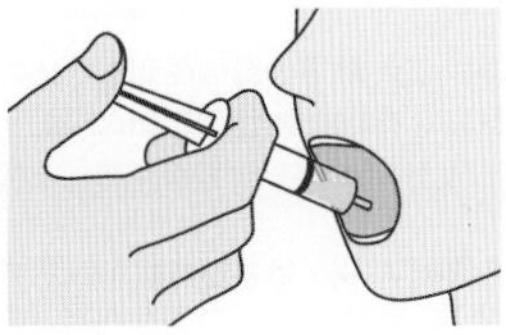

表14 反復唾液嚥下テスト（RSST）

1.	頸部をやや前屈させた座位姿勢（リクライニングでも可）をとってもらう
2.	喉頭隆起および舌骨部に指腹を当て，唾液を連続して嚥下するように指示する
3.	喉頭隆起および舌骨は，嚥下運動に伴い指腹を乗り越え上前方に移動しもとの位置に戻る
4.	この運動を30秒間観察して，触診で確認できた嚥下回数を観察値とする

【判定】30秒間に3回できれば正常，2回以下で異常．

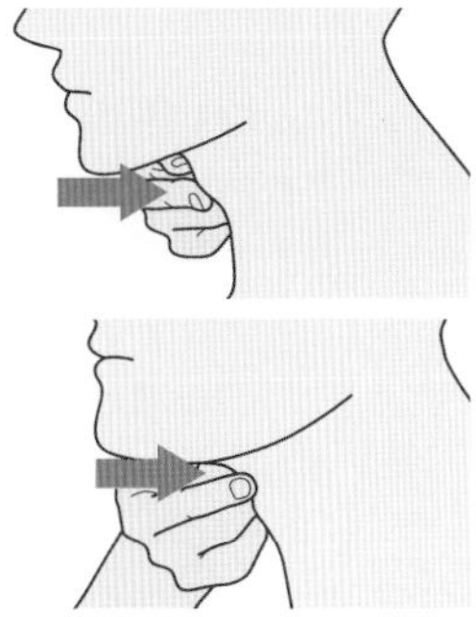

Column

上腕から得られる身体計測指標は生命予後を予測できるのか？

957名の要介護高齢者を対象とし，2年間の前向きコホート研究で，上腕を用いた2つの身体計測指標と生命予後との関連を検討した研究を紹介する．

上腕三頭筋皮下脂肪厚（TSF），上腕筋面積（AMA）のそれぞれを3つのレベルに分割し，組み合わせにより9カテゴリーとして生存分析を行った（図）．この結果からTSFおよびAMAは，要介護高齢者の短期間の予後を予測する有意な予測因子であり，2つの指標のコンビネーションは，個々の指標よりも高い死亡のリスクを予測できる可能性があることが明らかとなった[34]．

身長と体重から算出するBMIは生命予後を予測できる重要な指標ではあるが，在宅においては，体重の定期的な測定がされていない，また日常生活活動能力が低いため体重測定が不可能という高齢者が多く存在する．上腕の身体計測指標の測定により，その変化を観察していくことが有用である．

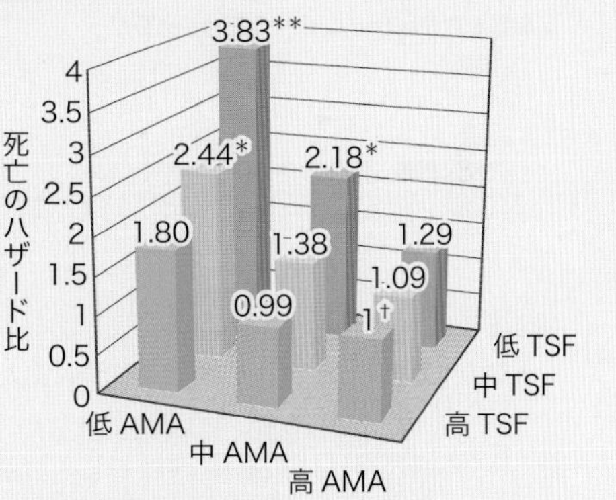

図 総死亡の相対リスク
AMA（低：＜23.5 cm²，中：23.5〜33.4 cm²，高：33.4 cm²＜），TSF（低：＜10 mm，中：10〜16 mm，高：17 mm＜）に分割し，基準グループ（高AMAかつ高TSF）と比較．低AMAかつ低TSFのグループは，高AMAかつ高TSFのグループに比べ，死亡のリスクが約4倍になる．
†：基準グループ，＊：$p<0.05$　＊＊：$p<0.01$
（文献34より引用）

EAT-10:
嚥下アセスメントツール

Nestlé Nutrition Institute

氏名 ［　　　］　性別 ［　］　年齢 ［　］　日付 ［　］

目的

EAT-10は、嚥下の機能を測るためのものです。
気になる症状や治療についてはかかりつけ医にご相談ください。

指示

各質問で、あてはまる点数を四角の中に記入してください。
以下の問題について、あなたはどの程度経験されていますか？

1 飲み込みの問題が原因で、体重が減少した
0 = 問題なし
1
2
3
4 = ひどく問題
［　］

2 飲み込みの問題が、外食に行くための障害になっている
0 = 問題なし
1
2
3
4 = ひどく問題
［　］

3 液体を飲み込む時に、余分な努力が必要だ
0 = 問題なし
1
2
3
4 = ひどく問題
［　］

4 固形物を飲み込む時に、余分な努力が必要だ
0 = 問題なし
1
2
3
4 = ひどく問題
［　］

5 錠剤を飲み込む時に、余分な努力が必要だ
0 = 問題なし
1
2
3
4 = ひどく問題
［　］

6 飲み込むことが苦痛だ
0 = 問題なし
1
2
3
4 = ひどく問題
［　］

7 食べる喜びが飲み込みによって影響を受けている
0 = 問題なし
1
2
3
4 = ひどく問題
［　］

8 飲み込む時に食べ物がのどに引っかかる
0 = 問題なし
1
2
3
4 = ひどく問題
［　］

9 食べる時に咳が出る
0 = 問題なし
1
2
3
4 = ひどく問題
［　］

10 飲み込むことはストレスが多い
0 = 問題なし
1
2
3
4 = ひどく問題
［　］

採点

上記の点数を足して、合計点数を四角の中に記入してください。
合計点数（最大40点）［　］［　］

次にすべきこと

EAT-10の合計点数が3点以上の場合、嚥下の効率や安全性に問題があるかもしれません。
EAT-10の結果を専門医に相談することをお勧めします。

文献 EAT-10の妥当性と信頼性は検証されています。
Belafsky PC, Mouadeb DA, Rees CJ, Pryor JC, Postma GN, Allen J, Leonard RJ. Validity and Reliability of the Eating Assessment Tool (EAT-10). Annals of Otology Rhinology & Laryngology 2008;117(12):919-924.

　www.nestlenutrition-institute.org

図10 **EAT-10**
（ネスレ日本株式会社より転載）

表15　誤嚥しやすい形態と食品

形態	食品または料理
水分状のもの	水，お茶，ジュースなど
水分の少ないもの	パン，カステラ，ゆで卵など
小さくて固いもの	ピーナッツ，ごまなど
繊維の多いもの	ごぼう，たけのこ，もやし，れんこんなど
口腔内に付着しやすいもの	もち，団子，のり，わかめなど
酸味が強すぎるもの	レモン，酢の物，梅干し，オレンジジュースなど

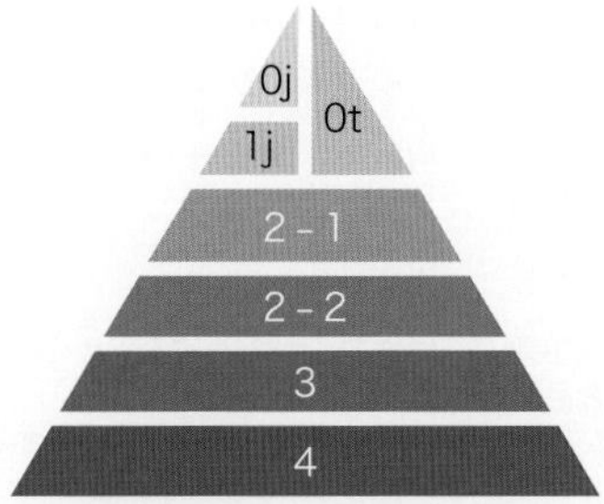

図11　日本摂食嚥下リハビリテーション学会嚥下調整食分類
（文献28より引用）

表17　日本摂食嚥下リハビリテーション学会嚥下調整食分類2013（とろみ）早見表

	段階1 薄いとろみ	段階2 中間のとろみ	段階3 濃いとろみ
英語表記	Mildly thick	Moderately thick	Extremely thick
性状の説明（飲んだとき）	「drink」するという表現が適切なとろみの程度 口に入れると口腔内に広がる液体の種類・味や温度によっては，とろみがついていることがあまり気にならない場合もある 飲み込む際に大きな力を要しない ストローで容易に吸うことができる	明らかにとろみがあることを感じ，かつ，「drink」するという表現が適切なとろみの程度 口腔内での動態はゆっくりですぐには広がらない 舌の上でまとめやすい ストローで吸うのは抵抗がある	明らかにとろみがついていて，まとまりがよい 送り込むのに力が必要 スプーンで「eat」するという表現が適切なとろみの程度 ストローで吸うことは困難
性状の説明（見たとき）	スプーンを傾けるとすっと流れ落ちる フォークの歯の間からすばやく流れ落ちる カップを傾け，流れ出た後には，うっすらと跡が残る程度の付着	スプーンを傾けるととろとろと流れる フォークの歯の間からゆっくりと流れ落ちる カップを傾け，流れ出た後には，全体にコーティングしたように付着	スプーンを傾けても，形状がある程度保たれ，流れにくい フォークの歯の間から流れ出ない カップを傾けても流れ出ない（ゆっくりと塊となって落ちる）
粘度（mPa・s）	50～150	150～300	300～500
LST値（mm）	36～43	32～36	30～32

学会分類2013は，概説・総論，学会分類2013（食事），学会分類2013（とろみ）からなり，それぞれの分類には早見表を作成した．
本表は学会分類2013（とろみ）の早見表である．本表を使用するにあたっては必ず「嚥下調整食学会分類2013」の本文を熟読されたい．
粘度：コーンプレート型回転粘度計を用い，測定温度20℃，ずり速度50 sec^{-1}における1分後の粘度測定結果．
LST値：ラインスプレッドテスト用プラスチック測定板を用いて内径30 mmの金属製リングに試料を20 mL注入し，30秒後にリングを持ち上げ，30秒後に試料の広がり距離を6点測定し，その平均値をLST値とする．
注1．LST値と粘度は完全には相関しない．そのため，特に境界値付近においては注意が必要である．
注2．ニュートン流体ではLST値が高く出る傾向があるため注意が必要である．
（文献28より一部抜粋して引用）

でばらばらにならずまとまっているもの，適度な粘性があるものとする．**水，お茶のように粘度の低い液体は，喉を通過する速度が速く誤嚥しやすい**ため注意が必要である（**表15**）．これらの食品の摂取を避け，食べやすいように調理方法を工夫する．

主な方法として，①液体はとろみをつけたり，ゼリー状にしたりする，②根菜類はやわらかく煮て，一口大に切る，③ぱさぱさする料理は，適度な水分を含ませたり，あんかけにする，などがあげられる．また，増粘剤※9を使うことにより，汁気のある料理はとろみがつき，飲み込みのスピードがゆっくりとなり，スムーズに飲み込むことができる．

3）嚥下調整食

日本摂食嚥下リハビリテーション学会が「嚥下調整食分類2013」として，嚥下調整食の分類（**表16**，**図11**）およびとろみの分類（**表17**）を示した．食事の分類ではコード0～4までの5段階で分類され，とろ

※9　**増粘剤**：でんぷんやデキストリンを主原料とし，飲料や汁物に添加することにより，とろみをつけることができる．多種類の増粘剤が商品として市販されている．

表16　日本摂食嚥下リハビリテーション学会嚥下調整食分類2013（食事）早見表

コード		名称	形態	目的・特色
0	j	嚥下訓練食品0j	均質で，付着性・凝集性・硬さに配慮したゼリー． 離水が少なく，スライス状にすくうことが可能なもの	重度の症例に対する評価・訓練用 少量をすくってそのまま丸のみ可能 残留した場合にも吸引が容易 たんぱく質含有量が少ない
	t	嚥下訓練食品0t	均質で，付着性・凝集性・硬さに配慮したとろみ水 （原則的には，中間のとろみあるいは濃いとろみ*のどちらかが適している）	重度の症例に対する評価・訓練用 少量ずつ飲むことを想定 ゼリー丸のみで誤嚥したりゼリーが口中で溶けてしまう場合 たんぱく質含有量が少ない
1	j	嚥下調整食1j	均質で，付着性，凝集性，硬さ，離水に配慮したゼリー・プリン・ムース状のもの	口腔外ですでに適切な食塊状となっている（少量をすくってそのまま丸のみ可能） 送り込む際に多少意識して口蓋に舌を押しつける必要がある 0jに比し表面のざらつきあり
2	1	嚥下調整食2-1	ピューレ・ペースト・ミキサー食など，均質でなめらかで，べたつかず，まとまりやすいもの スプーンですくって食べることが可能なもの	口腔内の簡単な操作で食塊状となるもの（咽頭では残留，誤嚥をしにくいように配慮したもの）
	2	嚥下調整食2-2	ピューレ・ペースト・ミキサー食などで，べたつかず，まとまりやすいもので不均質なものも含む スプーンですくって食べることが可能なもの	
3		嚥下調整食3	形はあるが，押しつぶしが容易，食塊形成や移送が容易，咽頭でばらけず嚥下しやすいように配慮されたもの 多量の離水がない	舌と口蓋間で押しつぶしが可能なもの 押しつぶしや送り込みの口腔操作を要し（あるいはそれらの機能を賦活し），かつ誤嚥のリスク軽減に配慮がなされているもの
4		嚥下調整食4	硬さ・ばらけやすさ・貼りつきやすさなどのないもの はしやスプーンで切れるやわらかさ	誤嚥と窒息のリスクを配慮して素材と調理方法を選んだもの 歯がなくても対応可能だが，上下の歯槽堤間で押しつぶすあるいはすりつぶすことが必要で舌と口蓋間で押しつぶすことは困難

学会分類2013は，概説・総論，学会分類2013（食事），学会分類2013（とろみ）からなり，それぞれの分類には早見表を作成した．
本表は学会分類2013（食事）の早見表である．本表を使用するにあたっては必ず「嚥下調整食学会分類2013」の本文を熟読されたい．
＊　上記0tの「中間のとろみ・濃いとろみ」については，学会分類2013（とろみ）を参照されたい．
本表に該当する食事において，汁物を含む水分には原則とろみをつける．
　ただし，個別に水分の嚥下評価を行ってとろみづけが不要と判断された場合には，その原則は解除できる．
他の分類との対応については，学会分類2013との整合性や相互の対応が完全に一致するわけではない．
（文献28より一部抜粋して引用）

みの分類では3段階に分けて整理され，この範囲に該当しない薄すぎるとろみ，濃すぎるとろみは推奨していない．

G. ADLの支援

フレイル，サルコペニア，ロコモティブシンドロームおよび認知機能障害などにより基本的ADL，IADLは低下する．低栄養と日常生活活動度は関連があり，日常生活活動度の維持のためには，適切な栄養ケアが必要となる．在宅における管理栄養士のかかわりとして，医療保険では「在宅患者訪問栄養指導」，介護保険では「管理栄養士による居宅療養管理指導」サービスがあり，在宅での栄養ケア計画を立案し，本人および家族に情報提供や助言を行う．

H. 脱水と水分補給

高齢者は，若年者に比べ体内水分量が少なく，水分調節の恒常性が低下する．尿量に注意し，食物以外に一日1,000～1,500 mL程度の水分補給を心がける必要がある．

脱水の原因は，体内水分量の調節能の低下，経口摂取量の低下および水分排泄量の増加の3要素である．高齢者では，食事摂取量の低下，嚥下困難などから脱水症状に陥りやすく，さらに排尿障害を有する者が多く自主的に水分摂取を控えることがあるので注意が必要である．嚥下障害がある高齢者では，増粘剤などでとろみをつけた水やお茶を摂取し，水分を補給する．

主食の例	必要な咀嚼能力	他の分類との対応
	（若干の送り込み能力）	嚥下食ピラミッドL0 えん下困難者用食品許可基準Ⅰ
	（若干の送り込み能力）	嚥下食ピラミッドL3の一部 （とろみ水）
おもゆゼリー，ミキサー粥のゼリー　など	（若干の食塊保持と送り込み能力）	嚥下食ピラミッドL1・L2 えん下困難者用食品許可基準Ⅱ UDF区分4（ゼリー状） （UDF：ユニバーサルデザインフード）
粒がなく，付着性の低いペースト状のおもゆや粥	（下顎と舌の運動による食塊形成能力および食塊保持能力）	嚥下食ピラミッドL3 えん下困難者用食品許可基準Ⅱ・Ⅲ UDF区分4
やや不均質（粒がある）でもやわらかく，離水もなく付着性も低い粥類	（下顎と舌の運動による食塊形成能力および食塊保持能力）	
離水に配慮した粥　など	舌と口蓋間の押しつぶし能力以上	嚥下食ピラミッドL4 高齢者ソフト食 UDF区分3
軟飯・全粥　など	上下の歯槽堤間の押しつぶし能力以上	嚥下食ピラミッドL4 高齢者ソフト食 UDF区分2およびUDF区分1の一部

I. 低栄養の予防・対応

1）高齢者の低栄養

高齢者は，さまざまな要因から容易にPEM（たんぱく質・エネルギー栄養障害）に陥る．高齢者の低栄養の特徴と低栄養の要因を正しく見極め，適切なアプローチをすることが重要となる．低栄養の要因（図12）[29]は，身体的，精神的，社会的要因の多岐にわたる．図13は，258研究113,967名を対象としたメタ・アナリシス[30]で，さまざまな臨床の場での高齢者の栄養評価結果を示したものである．入院中，施設入所中はもちろんのこと，在宅サービスを受けている者，外来通院中の者，地域の一般高齢者においても，低栄養および低栄養リスク者が多く存在していることを明らかにしており，日本でも同様の状況であることが報告されている[31]．

2）高齢者の栄養状態の評価法

高齢者の栄養状態，特に低栄養状態は，免疫力が低下し感染症に罹患しやすく，ADLやQOLを低下させることから，定期的なスクリーニングを行い，介入の必要な高齢者を早期に拾い上げる必要がある．高齢者の栄養状態を簡便にスクリーニングするツールの1つとして，Mini Nutritional Assessment-Short Form（MNA® -SF）（第1章図4参照）がある．MNA® -SFは，Mini Nutritional Assessment（MNA®）の短縮版である．

また，身体計測の指標である体重，BMIの変動は栄養状態の把握にきわめて重要である．高齢者の緩やかな体重減少は，無意識に進むことから見落とされやすい．その他の身体計測指標としては，上腕周囲長，上腕三頭筋皮下脂肪厚，上腕筋囲，上腕筋面積があり，上腕三頭筋皮下脂肪厚は体脂肪量を，上腕筋囲と上腕筋面積は筋肉量を反映している．

生化学データでは，定期的な採血は栄養状態の変動を察知するため，また栄養介入の効果を評価するうえで重要である．血清アルブミン値を指標とすることが多いが，半減期が17～23日と比較的長いため，注意が必要である．また，炎症反応を示すCRPが高値の状態では，血清アルブミン値は低下し，他の因子の影響

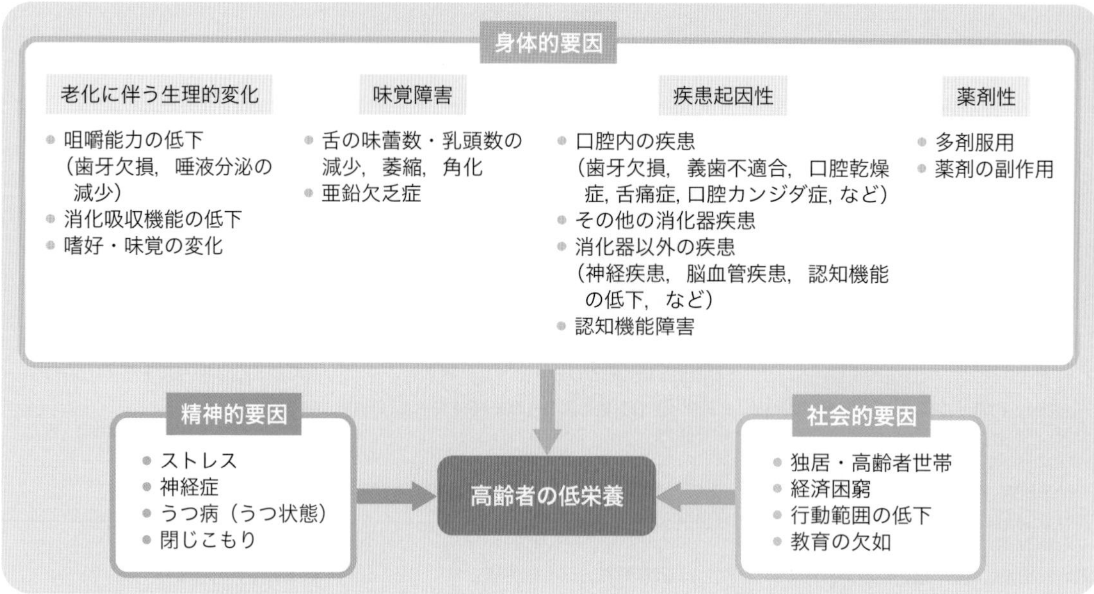

図12　高齢者の栄養状態に関与する要因
（文献29より引用）

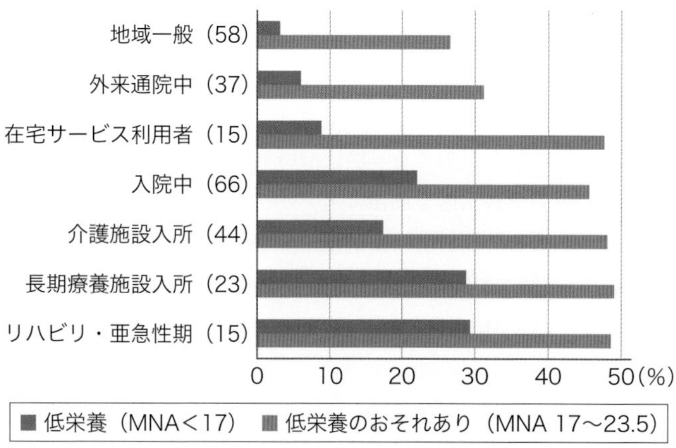

図13　臨床の場別での高齢者の低栄養の有病率
（ ）：研究数
（文献30を参考に作成）

を受けやすいことを理解しておく．

臨床診査では，対象となる高齢者の急性疾患および慢性疾患の既往歴の把握，消化器症状，嚥下機能，投薬内容，認知機能などを聴取する．

3）高齢者の低栄養の予防

高齢者における適切なたんぱく質の摂取は，骨格筋の維持の関係からフレイル予防，サルコペニア予防につながる．筋肉たんぱく質はさまざまな状況下で分解するため，筋肉量を維持するためには筋細胞内でのたんぱく質合成が必須であり，摂取するたんぱく質の量が重要である．高齢者では成人に比較し，食後に誘導される骨格筋におけるたんぱく質合成の反応性が低下しており，同化抵抗性※10が存在する．

諸外国では，健康な高齢者に勧めるべきたんぱく質摂取量を，European Union Geriatric Medicine

※10　**同化抵抗性**（anabolic resistance）：筋肉内にアミノ酸の同化を開始する閾値が存在し，高齢者ではこの閾値が上にシフトしているという考え方．

表18 日本人の食事摂取基準におけるたんぱく質摂取量の比較

2015年版		2020年版	
年齢区分	たんぱく質摂取量（%エネルギー）	年齢区分	たんぱく質摂取量（%エネルギー）
50〜69歳	13〜20	65〜74歳	15〜20
70歳以上	13〜20	75歳以上	15〜20

（文献32より引用）

Society（EUGMS）（など4団体合同）では1.0〜1.2 g/kg体重/日，European Society for Clinical Nutrition and Metabolism（ESPEN）Expert groupでは1.0〜1.2 g/kg体重/日，Society for Sarcopenia, Cachexia, and Wasting Disease（アメリカ）では1.0〜1.5 g/kg体重/日としている．

日本人の食事摂取基準（2020年版）では，システマティック・レビューにより検討した結果，たんぱく質の摂取量を少なくとも，1.0 g/kg体重/日以上が望ましいとし，また，たんぱく質の摂取目標量は，2015年版に比べ下限を引き上げる改訂を行った（**表18**）[32]．

一方，骨格筋で有効なたんぱく質合成を維持するために，朝昼夕の毎食に必要十分量のアミノ酸バランスを考慮したたんぱく質の確保が必要である．一日のたんぱく質の摂取量を，朝昼夕の3食にばらつきが小さくなるよう配分したほうが筋力を維持していた報告から，たんぱく質の十分な摂取と一日3食バランスよく摂取することの重要性を示している[33]．

高齢者では，活動量の低下や体調不良により食事摂取量が低下しやすい．独居や身体が不自由な場合，病状悪化などで買い物や調理が困難となり，同一食品の摂取や買い置きしやすいパンや菓子類，おにぎりなどの主食に偏ることが多く，炭水化物の過剰摂取となる．

食事の回数が一日1食や2食となるなど食事の偏りがある場合は，一日3食を規則正しく決まった時間にとるようにし，骨格筋量維持のために，良質なたんぱく質を十分に摂取するようにする．高齢者では，全体の食事量の減少により水分摂取量が低下し脱水症状になりやすいため，飲水量の聴取が必要である．

本章は第1版の「第8章 高齢期」（山縣誉志江，栢下　淳）に加筆・修正を加えたものである．

Advanced 栄養管理の重要性を明らかにした研究を紹介します

研究その1

203名の高齢者を対象とした研究では，食事摂取基準を100％充足するように冷凍食品および栄養補助食品を一部利用した毎日3食の食事と2回の間食を配達した102名の介入群と，食事摂取基準の33％を充足するよう1週間に5食分を配達する101名のコントロール群とを比較した．この結果，介入群では登録時から3か月後，6か月後ともに有意に体重が増加した．さらに，登録時のMNA®-SFスコアで「低栄養」と判定された対象者は，介入群では47％が6か月後に栄養状態良好となり（コントロール群では21％），介入により栄養状態が改善したことを報告している[35]．

研究その2

病院を退院して1週間後，2週間後および4週間後に，病院の栄養士による訪問または電話による食事計画などの指導を行った研究である．MNA®-SFスコアが24点未満であった低栄養または低栄養のリスクがある75歳以上の退院患者208名を対象とし，栄養士による訪問指導を行う群，栄養士による電話指導を行う群およびコントロール群の3群に分けて検討した．病院栄養士による訪問指導を行った群では，コントロール群，電話指導群に比べ，退院30日後，90日後での再入院のリスクを有意に抑制したことが明らかとなった（表）．この結果は，退院後も病院栄養士が患者の自宅を訪問し，食事計画の支援などの栄養管理を行うことは，再入院のリスクを抑制し，医療費の削減につながることを証明している[36]．

表 病院栄養士による教育と退院後の再入院との関係

	訪問教育群（N＝73）			電話教育群（N＝68）			コントロール群（N＝67）	
	n/N（%）	ハザード比（95％信頼区間）	p値	n/N（%）	ハザード比（95％信頼区間）	p値	n/N（%）	ハザード比（95％信頼区間）
30日後	8/73（11）	0.4（0.2～0.9）	0.03	11/68（16）	0.6（0.3～1.3）	0.18	17/67（25）	1（reference）
60日後	13/73（18）	0.4（0.2～0.8）	＜0.01	20/68（29）	0.7（0.4～1.3）	0.23	26/67（39）	1（reference）

N：対象者数，n：再入院者数
（文献36を参考に作成）

文 献

1）Fried LP, et al：Cardiovascular Health Study Collaborative Research Group. Frailty in older adults: evidence for a phenotype. J Gerontol A Biol Sci Med Sci, 56：M146-56, 2001

2）「平成28年歯科疾患実態調査結果の概要」（厚生労働省）（https://www.mhlw.go.jp/toukei/list/dl/62-28-02.pdf）

3）湯川晴美：「かむ」ことと栄養の関連．東京都老人総合研究所，4：1996

4）Onder G, et al：Chewing problems and mortality in older adults in home care: results from the Aged in Home Care study. J Am Geriatr Soc, 55：1961-1624, 2007

5）藤島一郎：嚥下機能の機序と治療，リハビリテーション．日老医誌，37：661-665, 2000

6）Takizawa C, et al：A Systematic Review of the Prevalence of Oropharyngeal Dysphagia in Stroke, Parkinson's Disease, Alzheimer's Disease, Head Injury, and Pneumonia. Dysphagia, 31：434-441, 2016

7）「新臨床栄養学 第2版」（馬場忠雄，山城雄一郎/編　雨海照祥，他/編集協力），p.148，医学書院，2012

8）「Geriatric Nutrition－A Comprehensive Review」（Morely JE, Rubenstein LZ/eds），Raven Press，1990

9）榎　裕美，加藤昌彦：食欲不振．Geriatric Medicine，45：247-250，2007

10）Margetts BM, et al：Prevalence of risk of undernutrition is associated with poor health status in older people in the UK. Eur J Clin Nutr, 57：69-74, 2003

11) Crogan NL, et al：The Influence of Protein-Calorie Malnutrition on Quality of Life in Nursing Homes. J Gerontol A Bio Sci Med Sci, 58：159-164, 2003
12) Scheen AJ：Diabetes mellitus in the elderly: insulin resistance and/or impaired insulin secretion? Diabetes Metab, 31：5S27-5S34, 2005
13) Umesawa M, et al：Dietary calcium intake and risks of stroke, its subtypes, and coronary heart disease in Japanese: the JPHC Study Cohort I. Stroke, 39：2449-2456, 2008
14) Mizoue T, et al：Calcium, dairy foods, vitamin D, and colorectal cancer risk: the Fukuoka Colorectal Cancer Study. Cancer Epidemiol Biomarkers Prev, 17：2800-2807, 2008
15)「日本人の食事摂取基準（2020年版）「日本人の食事摂取基準」策定検討会報告書」（厚生労働省）（https://www.mhlw.go.jp/content/10904750/000586553.pdf）
16)「平成29年国民健康・栄養調査結果の概要」（厚生労働省）（https://www.mhlw.go.jp/content/10904750/000351576.pdf）
17) Mahoney FI & Barthel D：functional evaluation: the barthel index. Md State Med J, 14：61-65, 1965
18) Granger CV & Hamilton BB：UDS report: the uniform data system for medical rehabilitation report of first admissions for 1990. Am J Phys Med Rehabil, 71：108-113, 1992
19) Lawton MP & Brody EM：Assessment of older people: Self Maintaining and instrumental activities of daily living. Geroulologist, 9：179-186, 1969
20) Kuzuya M：Process of Physical Disability among Older Adults: Contribution of Frailty in the Super-aged Society. Nagoya J Med Sci, 74：31-37, 2012
21) Cruz-Jentoft AJ, et al：European Working Group on Sarcopenia in Older People. Sarcopenia: European consensus on definition and diagnosis: Report of the European Working Group on Sarcopenia in Older People. Age Aging, 39：412-423, 2010
22)「サルコペニア診断基準の改訂（AWGS2019発表）」（日本サルコペニア・フレイル学会）（http://jssf.umin.jp/pdf/revision_20191111.pdf）
23) Toba K, et al：New dorsiflexion measure device: a simple method to assess fall risks in the elderly. Geriatr Gerontol Int, 12：563-564, 2012
24) 加藤伸司，他：改訂長谷川式簡易知能評価スケール（HDS-R）の作成．老年精神医学雑誌，2：1339-1347, 1991
25) Folstein MF, et al：“Mini-mental state”. A practical method for grading the cognitive state of patients for the clinician. J Psychiat Res, 12：189-193, 1975
26) Brodaty H, et al：The Clock Drawing Test for dementia of the Alzheimer’s type: A comparison of three scoring methods in a memory disorders clinic. Int J Geriatr Psychiatry, 12：619-627, 1997
27) 若林秀隆，栢下　淳：摂食嚥下障害スクリーニング質問紙票EAT-10の日本語版作成と信頼性・妥当性の検証．静脈経腸栄養，29：871-876, 2014
28) 日本摂食・嚥下リハビリテーション学会医療検討委員会：日本摂食・嚥下リハビリテーション学会嚥下調整食分類2013．日摂食嚥下リハ会誌，17：255-267，2013
29) 榎　裕美，他：高齢者の低栄養の要因と栄養障害のパターン．薬局，58：3-6, 2007
30) Cereda E, et al：Nutritional status in older persons according to healthcare setting: A systematic review and meta-analysis of prevalence data using MNA®. Clin Nutr, 35：1282-1290, 2016
31) 榎　裕美，他：在宅療養要介護高齢者における摂食嚥下障害と栄養障害に関する調査研究The KANAGAWA-AICHI Disabled Elderly Cohort（KAIDEC）studyより．日本臨床栄養学会雑誌，36：124-130，2014
32) 葛谷雅文：高齢者の栄養管理パーフェクトガイド．臨床栄養，135：437-442, 2019
33) Farsijani S, et al：Even mealtime distribution of protein intake is associated with greater muscle strength, but not with 3-y physical function decline, in free-living older adults: the Quebec longitudinal study on Nutrition as a Determinant of Successful Aging（NuAge study）．Am J Clin Nutr, 106：113-124, 2017
34) Enoki H, et al：Anthropometric measurements of mid-upper arm as a mortality predictor for community-dwelling Japanese elderly: the Nagoya Longitudinal Study of Frail Elderly（NLS-FE）. Clin Nutr, 26：597-604, 2007
35) Collins CE, et al：Effect of nutritional supplements on wound healing in home-nursed elderly: a randomized trial．Nutrition（burbank, los angeles county, calif），21：147-155, 2005
36) Berkowitz SA, et al：Meal delivery programs reduce the use of costly health care in dually eligible Medicare and Medicaid beneficiaries. Health Affairs, 37：535-542, 2018

第8章 チェック問題

問題

□ □ **Q1** 体組成の加齢による変化の特徴を述べなさい.

□ □ **Q2** フレイルの定義を説明しなさい.

□ □ **Q3** サルコペニアの定義を説明しなさい.

□ □ **Q4** 嚥下障害がある人の食事はどのような食事が好ましいのか述べなさい.

□ □ **Q5** 日本人の食事摂取基準2020年版で，たんぱく質の摂取目標量は，どのように改訂されたのか述べなさい.

解答&解説

A1 加齢により体水分量の減少，体脂肪率の増加がみられる．骨格筋の減少に伴い，骨格筋におけるたんぱく質代謝は低下するが，内臓におけるたんぱく質代謝はほとんど変化しない．

A2 フレイルの定義は，①体重減少，②主観的疲労感，③日常生活活動量の減少，④身体能力（歩行速度）の減弱，⑤筋力（握力）の低下，のうち3項目が該当することであり，1～2項目が当てはまる場合はフレイル前段階（プレフレイル）と定義している．

A3 筋肉量の減少を必須として，それ以外に筋力または身体機能の低下のいずれかが存在すれば，サルコペニアと診断すると定義している．

A4 嚥下機能にあわせて，食事を調整することが重要である．食形態は，むせずに摂取できるもの，口腔内でばらばらにならずまとまっているもの，適度な粘性があるものとする．

A5 たんぱく質の摂取目標量の下限が，エネルギー比率で13％から15％に引き上げられた．

第9章 運動・スポーツと栄養

Point

1. 身体の面から運動について理解するために，筋肉の種類やエネルギー代謝について解剖学的，生理学的な復習を行う.
2. 運動に必要なエネルギー，栄養素について理解し，その必要量について学習する.
3. 生活習慣病の予防，健康づくりのための身体活動基準，アクティブガイドについて基本的な概念，科学的根拠について学習する.

概略図　運動・エネルギー代謝と栄養ケアの関係

健康づくりのための身体活動

- 身体活動状況と，生活習慣病の発症
- 身体活動状況と，生活機能低下

運動時の生理的特徴とエネルギー代謝

- 骨格筋とエネルギー代謝
- 運動時の呼吸・循環応答
- 運動トレーニング

運動と栄養ケア

- 運動の健康影響
- 運動基準
- 栄養素，水分，電解質摂取
  —熱中症，スポーツ貧血
- 運動と食事
  —サプリメントを含む

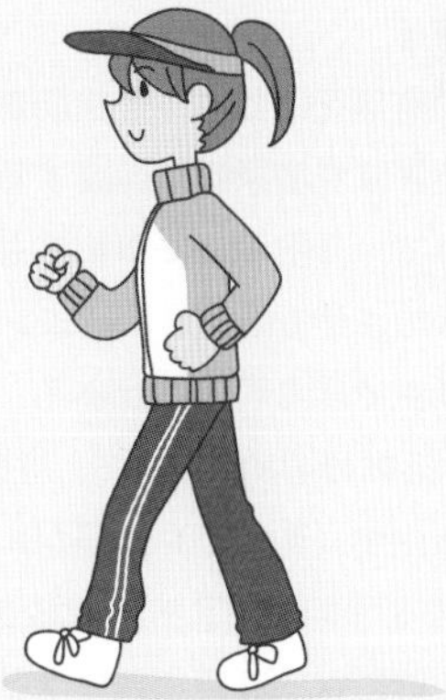

1 健康のための運動

A. 運動の健康への影響

1) メリット

運動は健康の維持・増進につながる．生活習慣病の予防のためにも運動は重要である．また，疾病の治療を目的とした運動療法も重要である．

生活習慣病とのかかわりでは2006年に厚生労働省が「健康づくりのための運動基準2006」および「健康づくりのための運動指針2006（エクササイズガイド2006）」を発表し，生活習慣病の予防のための身体活動の重要性を啓発した．2013年には健康日本21（第二次）に資するように，「健康づくりのための身体活動基準2013」および国民向けのパンフレット，健康づくりのための身体活動指針「アクティブガイド」を発表している．

このなかでは，生活習慣病に対する身体活動の有益性として，以下のように記載されている．

> 身体活動は，骨格筋のインスリン抵抗性を改善し，血糖値を低下させる．また，血管内皮機能，血流調節，動脈伸展性などを改善し，降圧効果が得られる．さらに，骨格筋のリポプロテインリパーゼ（LPL）活性が増大し，トリグリセリド（血中カイロミクロン，VLDLおよびそれらのレムナントに多く含まれる）の分解を促進することによって，HDLコレステロールが増加する．
>
> 一方，肥満の有無を問わず，骨格筋量が減少することは，耐糖能異常や糖尿病に進展するリスクを高める．したがって，非肥満者についても，骨格筋を強化し筋量を増加させる筋力トレーニングによって，このリスクを低減できる可能性がある．
>
> その他，身体活動の増加によって，虚血性心疾患，脳梗塞，悪性新生物（乳がんや大腸がんなど）のリスクを低減できる可能性が示されており，これらの疾病の予防のためには，適切な身体活動を継続することが望ましい．
>
> （「健康づくりのための身体活動基準2013」より引用）

また，骨の健康の維持，骨粗鬆症（こつそしょうしょう）の予防のためにも適度な運動が勧められる．骨粗鬆症もその要因の一つとなるロコモティブシンドロームの予防の観点からも適度な運動が必要である．

2) デメリット

運動が健康によいことは疑いはないが，健康に悪影響を与える場合も考えられる．特に注意が必要なのが，疾病を有する人の運動である．運動処方（本章2-D-2）運動処方参照）のところでも触れるが，メディカルチェック，運動負荷試験などを行い，運動を実施してもよいかどうかを確認する必要がある．健康な人の場合にも，運動によるさまざまな健康障害を考慮しておく必要がある．骨折や脱臼，筋や靱帯（じんたい），腱（けん）の損傷といった骨や筋肉などの障害はもちろん，呼吸器，循環器などにも過剰な負荷がかかった場合，さらに負荷が蓄積された場合には，さまざまな障害が発生する可能性がある．特に小児や高齢者では注意が必要である．

また，近年は夏期を中心に熱中症が増加しているが，運動時の熱中症の発症も多く，熱中症で死亡する場合もある．熱中症指数を参考に運動を実施するようにするとよい．

運動時のさまざまな障害に対する予防はもちろん，応急処置についても十分に準備しておくことが望まれる．

B. 運動基準

どれくらいの運動を行えばよいかは，個人によって異なる（本章2-D-2）運動処方を参照）．**表1**のような身体活動基準に基づき，健康づくりのための身体活動指針「アクティブガイド」では，「プラス・テン（＋10）：今より10分多く体を動かそう」というキャッチフレーズを展開している．

2 運動時の生理的特徴とエネルギー代謝

A. 骨格筋とエネルギー代謝

1) 骨格筋の種類とその特徴

われわれの身体を構成する筋肉は大きく分けると**表2**のように3種類ある．このうち**骨格筋**は顕微鏡で観察すると横紋がみられ，**横紋筋**ともいわれる．自分の意

表1　健康づくりのための身体活動基準2013

血糖・血圧・脂質に関する状況		身体活動（生活活動・運動）*1		運動		体力（うち全身持久力）
健診結果が基準範囲内	65歳以上	強度を問わず，身体活動を毎日40分（＝10メッツ・時/週）	今より少しでも増やす（例えば10分多く歩く）*4	—	運動習慣をもつようにする（30分以上・週2日以上）*4	—
	18～64歳	**3メッツ以上の強度の身体活動***2**を毎日60分**（＝23メッツ・時/週）		**3メッツ以上の強度の運動***3**を毎週60分**（＝4メッツ・時/週）		性・年代別に示した強度での運動を約3分間継続可能
	18歳未満	—		—		—
血糖・血圧・脂質のいずれかが保健指導レベルの者		医療機関にかかっておらず，「身体活動のリスクに関するスクリーニングシート」でリスクがないことを確認できれば，対象者が運動開始前・実施中に自ら体調確認ができるよう支援したうえで，保健指導の一環としての運動指導を積極的に行う				
リスク重複者またはすぐ受診を要する者		生活習慣病患者が積極的に運動をする際には，安全面での配慮がより重要になるので，まずかかりつけの医師に相談する				

＊1　「身体活動」は，「生活活動」と「運動」に分けられる．このうち，生活活動とは，日常生活における労働，家事，通勤・通学などの身体活動を指す．また，運動とは，スポーツなどの，特に体力の維持・向上を目的として計画的・意図的に実施し，継続性のある身体活動を指す．
＊2　「3メッツ以上の強度の身体活動」とは，歩行またはそれと同等以上の身体活動．
＊3　「3メッツ以上の強度の運動」とは，息が弾み汗をかく程度の運動．
＊4　年齢別の基準とは別に，世代共通の方向性として示したもの．

志で動かすことができる**随意筋**である．**心筋**は心臓をつくっている筋であり，横紋がみられるが，骨格筋と異なり自律神経支配で，自分の意志では動かすことのできない**不随意筋**である．**平滑筋**は消化管や血管などを構成している筋肉であり，自律神経支配の不随意筋である．

運動には骨格筋が重要である．骨格筋は**速筋**と**遅筋**に分けることができる（表3）．速筋は主に四肢に存在し，**白筋**ともよばれ，グリコーゲン含量が多く，ジャンプなどの瞬発力にかかわる．トレーニングにより肥大するが，トレーニングを中止した場合や，加齢によって萎縮する割合が大きい．遅筋は主に体幹に存在し，**赤筋**ともよばれ，ミオグロビン，ミトコンドリアが多く，酸素の供給により長時間収縮や弛緩をくり返すことができ，マラソンなどの長距離走のような持久系の運動にかかわる．速筋と遅筋の割合は競技によって異なり，一流競技者では短距離では速筋が，長距離では遅筋の割合が多くなる．これは長期間の鍛錬による適応と考えられる．

筋肉をそのはたらきで分けると，伸筋と屈筋に分けられ，これらはお互いに反対の作用を有する拮抗筋である．

表2　筋肉の種類とその特徴

種類	横紋の有無	動かし方	支配神経
骨格筋	横紋あり	随意筋	脳脊髄神経支配
心筋	横紋あり	不随意筋	自律神経支配
平滑筋	横紋なし	不随意筋	自律神経支配

表3　骨格筋の種類とその特徴

種類	別名	適応	特徴	運動の種類
速筋	白筋（タイプⅡ）	瞬発力	グリコーゲン多い 加齢による萎縮大	無酸素運動
遅筋	赤筋（タイプⅠ）	持久力	ミオグロビン，ミトコンドリア，脂質に富む	有酸素運動

2）ATPとその供給

骨格筋が収縮するためにはエネルギーが必要である．食品中の三大栄養素（エネルギー産生栄養素：糖質，脂質，たんぱく質）がエネルギー供給源となるが，体内（細胞内）ではこれらの栄養素から**ATP**（adenosine triphosphate：**アデノシン三リン酸**）がつくられ，このATPが直接のエネルギー源となる．

ATPの供給には次の4つの方法がある．

- 筋肉に含まれているATPが用いられる．
- **クレアチンリン酸系**：筋肉中のクレアチンリン酸からリン酸が取れて，ADP（adenosine diphosphate：アデノシン二リン酸）と結合してATPがつくられる．

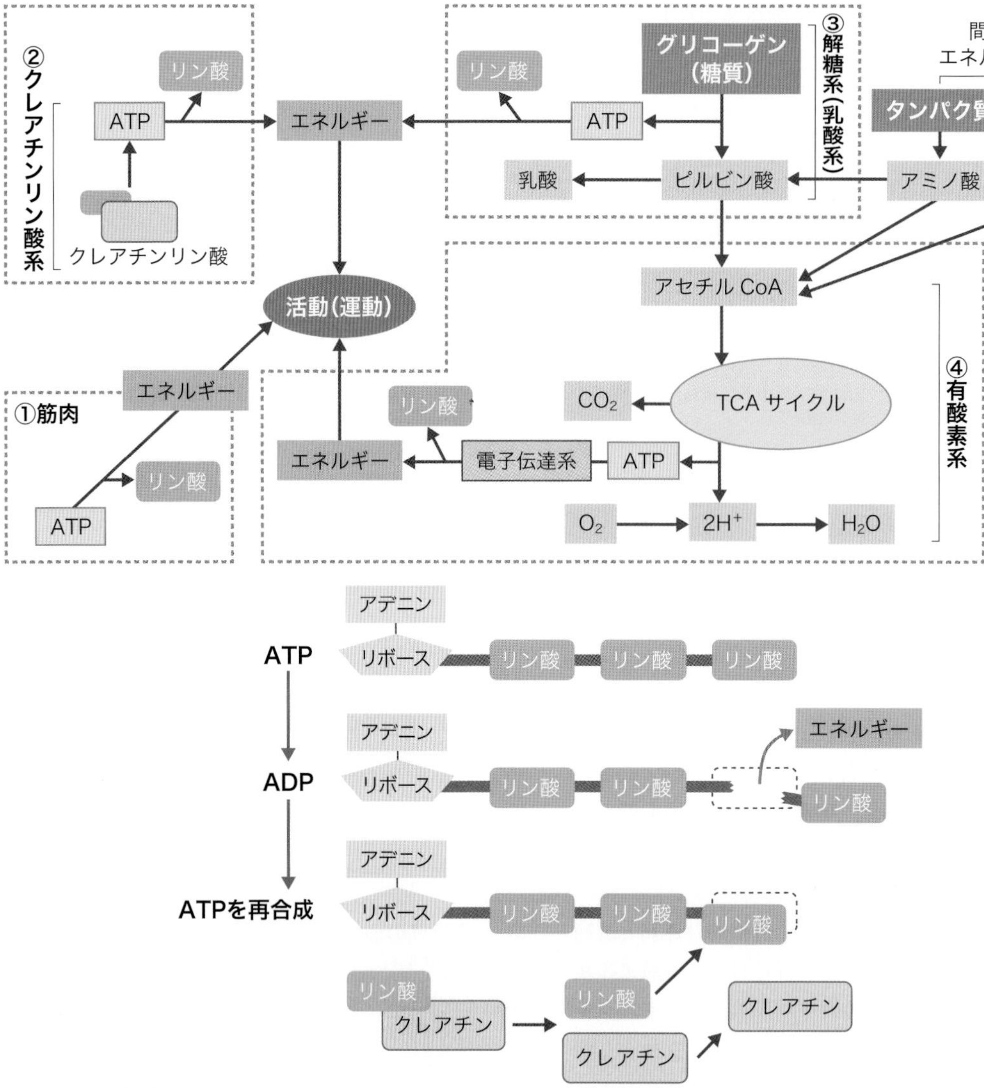

図1　三大栄養素の代謝

- **解糖系（乳酸系）**：グルコースが酸素のない状態（無酸素性）で乳酸にまで分解され，その過程でATPがつくられる．
- **有酸素系**：酸素が供給される条件下では，グルコースおよび脂肪酸，アミノ酸はクエン酸回路，電子伝達系を利用して，エネルギーすなわちATP供給に利用される．

前述したとおり，ATPは三大栄養素，すなわち糖質，脂質，たんぱく質からつくられる．**図1**はその代謝を示したものである．生化学で詳しく学ぶ項目であるが，運動を考える場合にも非常に重要な図であり，その概要について理解しておくことが望ましい．

運動中は主に糖質と脂質がエネルギー源（ATPの供給源）として利用される．この割合は運動強度，運動時間によって異なり，運動強度が高い場合には糖質が使用される割合が多く，運動強度が低い場合には脂質が使用される割合が高い．また，運動継続時間が短い場合には糖質が使用される割合が多く，運動継続時間が長くなるに従って，脂質が使用される割合が多くなる（**図2**，**図3**）．体内に蓄積されている脂肪量は多いので，酸素の供給が十分であれば，長時間ATPを産生することができ，運動を続けることができる．マラソ

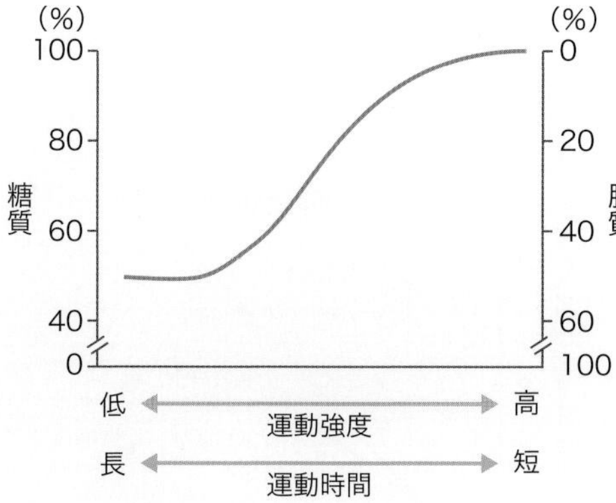

図2 運動強度とエネルギー供給源
(文献1より引用)

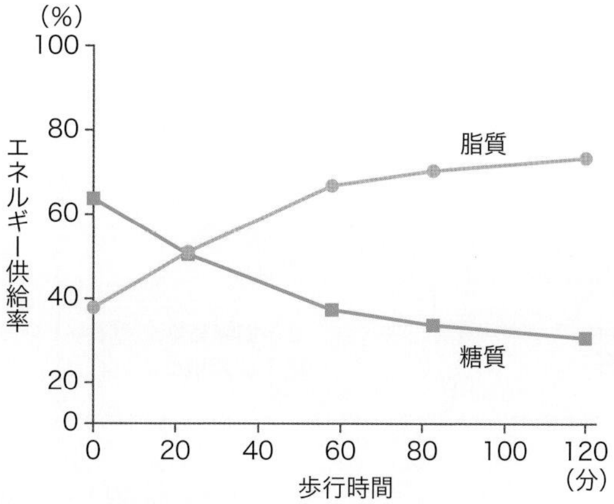

図3 歩行時間に伴うエネルギー供給源の変化
(文献1より引用)

ンなどの持久系のスポーツでは，脂質をエネルギーとして利用できる能力が重要視されている．

3) 呼吸商について

体内で三大栄養素がどのくらいの割合で利用されているかを知る指標として**呼吸商**（respiratory quotient：**RQ**）がある．酸素消費量に対する二酸化炭素排出量の割合から推定することができる．体内で糖質のみが燃焼したとすると，酸素消費量と二酸化炭素の排泄（はいせつ）量は等しくなり，RQは1.0となる．体内で脂質のみが燃焼した場合には，RQは0.707となる．たんぱく質が燃焼した場合にはRQは0.80となる．

図2，図3に示すように，運動開始直後，あるいは高強度の運動時には糖質が使用される割合が高く，RQは1.0に近い値となるが，運動が長時間になるに従い，脂質の燃焼割合が高くなり，RQは低下していくこととなる．

B. 運動時の呼吸・循環応答

1) 呼吸数と肺換気量（図4）

空気中の酸素濃度は約21％であり，運動中には呼吸数および呼吸の深さ（1回換気量）が大きくなる．これらは運動によって需要が高まる酸素をできるだけ多く体内に取り込むための反応である．安静時の1回換気量は約500 mLであり，呼吸数は約12回/分である．すなわち，**1分間に出入りする吸気の量（分時肺換気量）**は約6 Lとなる．運動時には1回換気量が増加するとともに（呼吸が深くなる），呼吸数も増加する（ハアハアと息が切れる）．運動強度が高い場合には，1回換気量は約2,000 mL，呼吸数は25回/分くらいまで増加する．このときの分時肺換気量は約50 Lとなる．さらに最大運動強度では，呼吸数は60～70回/分，1回換気量は約1,500 mLとなり，分時肺換気量は100 Lを超える場合もある．

トレーニングによって肺換気量は多くなるが，これは呼吸に関係する筋肉（腹筋や上半身の筋肉）の発達の影響が大きい．横隔膜を大きく動かすことも重要である．

2) 心拍数と心拍出量（図5）

運動中には心拍数が増加する．これは運動によって需要が高まる酸素をより多く骨格筋に供給するためである．肺から肺胞を経て血液中に取り込まれた酸素は主に赤血球中のヘモグロビンと結合して，各組織に運ばれる．運動では骨格筋の酸素需要が高まっているので，そこへ酸素をできるだけ早く運ぶことが必要である．そのために，心臓というポンプを使って，酸素を必要な部分に送り出す．

安静時の心拍数は約70拍/分，1回当たりの心拍出量は80 mL程度であり，1分間では約5.6 Lの血液が心臓から送り出されていることになる．運動をすると心拍数が増加（ドキドキ）する．心拍数は最大では200拍/分程度まで増加するが，心臓の大きさは決まっているので，より力強く収縮が行われるようになっても，1回心拍出量は120 mL程度までしか増加しない．その結果24 L/分の血液が心臓から送り出されることになる．

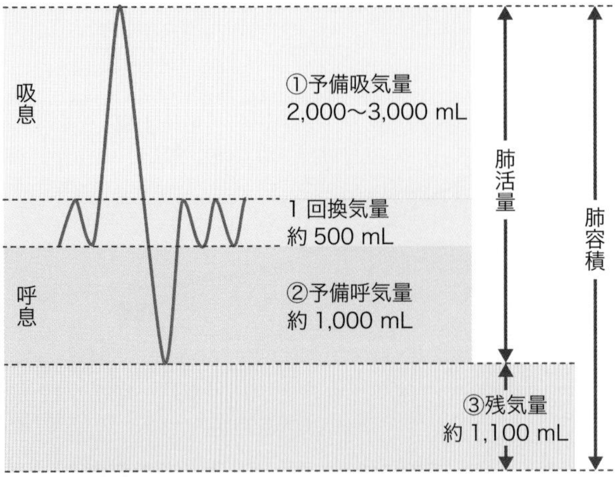

図4 肺換気量

① 予備吸気量：通常の吸気ののち，さらに吸い込むことができる空気量.
② 予備呼気量：通常の呼気ののち，さらに吐き出すことができる空気の量.
③ 残気量：最大に吐き出したのち，まだ肺（気道）に残っている空気の量.
（文献2を参考に作成）

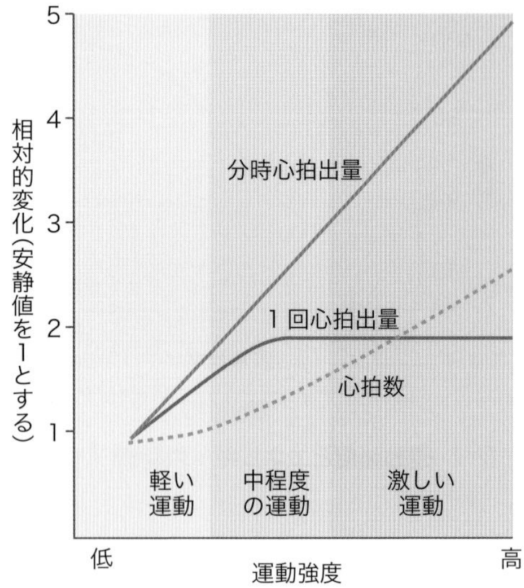

図5 心拍出量

（文献2を参考に作成）

なお，最大心拍数は，「220－年齢」という式で予想することができる．例えば40歳の人では，220－40＝180拍/分と予想される．健康のための運動では，この最大心拍数の70％程度の心拍の運動をめざすとよいといわれており，この場合には126拍/分程度となる．

分時肺換気量は運動によって17倍近くまで増加することができるが，分時心拍出量の増加は約4倍である．この違いは，血液が閉鎖した系の中を流れているため，抵抗が大きいことが原因である．最新のスポーツ医学では，血液の流動性についても検討されている．流動性がよい（抵抗が少ない）ほうが，酸素運搬能力が優れていると考えられ，特に持久系の競技では有利になる可能性がある．

3）最大酸素摂取量

最大酸素摂取量は，単位時間当たりに体内に取り入れることのできる最大の酸素量であり，この量が多い人は，有酸素的な運動能力，心肺機能，持久力が高いとみなすことができる．また，生活習慣病との関係も検討されており，最大酸素摂取量が低い人は生活習慣病のリスクが高いことが報告されている．

最大酸素摂取量の測定はランニングマシン（トレッドミル）や自転車エルゴメーターで疲労困憊（こんぱい）（オールアウト）になるまで負荷をかけて運動させ，マスクを用いて呼気ガスを集め，酸素と二酸化炭素の濃度を測定する方法で行われる．しかしこの方法は危険を伴うために，心拍（脈拍）数を測定しながら疲労困憊になる前に運動を中止し推定値を計算する方法や，12分間走（12分間にどれだけの距離を走ることができるか），20 m距離を反復して走行するシャトルラン法などが用いられることが多い．自転車エルゴメーターやトレッドミルにはこの推定プログラムがあらかじめ組み込まれているものが多い．

Column

最大酸素摂取量の単位

最大酸素摂取量（maximal oxygen uptake）は一般的に $\dot{V}O_{2\,max}$ と記載され，全身持久力の指標である．また，その単位はmL/kg体重/分で表されることが多い．Vの「・」は「単位時間当たり」を示す記号であり，この単位で表すときには必ず記載しないと誤りとなる．また，maxは通常下付きで記載する．

表4　体力の構成要素とその評価に用いる測定項目例

行動体力	筋力	握力，椅子10回起着時間，背筋力
	筋持久力	反復筋収縮能力
	瞬発力	跳躍力
	全身持久力	長距離走能力，3分間歩行距離，12分間走，シャトルラン
	柔軟性	体前屈，上体そらし
	敏捷性	反復横跳び
	巧緻性	ジグザグドリブル
	平衡性	閉眼片足立ち時間
防衛体力	免疫力 感染に対する抵抗力	
	環境変化に対する抵抗力 気温，気圧などに対する抵抗力	
	生理的変化に対する抵抗力 運動，空腹，不眠，時差，疲労などに対する抵抗力	
	精神的ストレスに対する抵抗力 不満や心理的葛藤などを発散する能力	

最大酸素摂取量は持久系のスポーツの心肺能力を表すものであり，スキー（距離），陸上長距離，自転車，競泳などの選手は高い値を示す．

C. 体力

体力は，広い意味では生きていく能力全般を指し，**行動体力**と**防衛体力**の2つに分けられる．狭い意味では行動にかかわる身体的能力（行動体力）のみを体力ととらえることもある．**表4**に体力の構成要素とその評価に用いる測定項目例を示した．

一般には体力があるほうが健康であると考えがちであるが，行動体力と防衛体力のレベルは必ずしも一致するわけではない．

表5　トレーニングの原則

目的性の原則	トレーニングの目的を理解すること
個別性の原則	対象者に合わせ，運動の内容を決めること
過負荷の原則	日常的なレベル以上に機能を発揮させる負荷を与えること．その結果，超回復の効果が得られ，最大能力が向上する
漸進性の原則	トレーニングの到達目標・内容を徐々に高めていくこと
反復・継続性の原則	運動をくり返し，継続していくこと．運動能力を向上させるためには，週に3回以上のトレーニングを継続することが必要といわれている

D. 運動トレーニング

1）トレーニングの原則

トレーニングは一般的には行動体力の向上をめざすものであり，高齢者や疾病者では行動体力の維持や低下防止をめざすこともある．また，メンタルトレーニングとして精神的な鍛練を行う場合もあり，さまざまなスポーツに取り入れられている．行動体力の向上をめざすトレーニングの原則を**表5**に示した．

2）運動処方

個人に合わせて運動プログラムを作成することを運動処方という．運動処方の目的は健康および体力の維持，増進であり，アスリートが体力や競技力の向上のために行うトレーニングと異なる．運動の効果を最大限に発揮し，運動障害などのリスクは最小限に抑えることが重要である．

運動処方は**表6**のような一連のプロセスからなる．

Column

運動強度と頻度

運動を行うことは，健康の維持・増進につながることが多いが，**本章1-A-2）デメリット**で前述したように，反面，デメリットもあることに注意する．例えば，熱中症や突然死などの急性の障害や，スポーツ貧血やオーバートレーニング症候群などの慢性の障害が起こる可能性もある．突然死の多くは虚血性心疾患であり，事前のメディカルチェックが重要となる．そのほか，アクシデントとしての骨折，筋肉や靭帯の損傷などの可能性もあり，十分な注意が必要である．

表6　運動処方のプロセス

① 個人情報の入手（≒栄養アセスメント）
・目的，性，年齢，職業 ・体格（少なくとも身長，体重とそこから計算されるBMIは必要．できれば体脂肪率の値も入手する），体力，運動能力，経験 ・疾病の有無，生活習慣（喫煙など改善すべき生活習慣があれば取り入れる）
② メディカルチェック（必要があれば実施する）
・運動負荷試験 ・体力テスト
③ 運動プログラムの作成
・目的，興味，関心 ・種目，強度，時間，回数，頻度など ・安全性 ・期待される効果 ・個人に対応した実践・継続が可能なもの．安全性や効果に対する知識などの教育も必要
④ 運動の実施
⑤ 評価と訂正

3 運動と栄養ケア

A. 糖質・たんぱく質摂取

1）グリコーゲンローディング（カーボローディング）

糖質は運動時の直接のエネルギー源として重要である．われわれの身体では，血糖および筋，肝臓中に**グリコーゲン**として糖質が存在している．しかし，その量は成人でも約500 gと少ない．長時間の運動を継続するには，少しでも多くのグリコーゲンを体内に貯蔵することが望ましい．そのための食事法が**グリコーゲンローディング**あるいは**カーボローディング**とよばれる方法である．グリコーゲンやカーボ，すなわち糖質をロード，積み込むという意味である．主にマラソンやトライアスロンなど持久力を必要とする，ある程度の間隔をあけて実施される種目で行われる．

エネルギー源としては脂質も用いられるが，糖質のほうがすばやく利用されるという利点がある．しかし，糖質は貯蔵量が限られているために，少しでもその量を増やそうとする食事方法である．

グリコーゲンローディングは現在では大きく分けると古典的な方法と簡易法の2種類がある（**表7**，**表8**）．古典的な方法は，体内のグリコーゲンを運動と低糖質食によって枯渇させ，その後，高糖質食を摂取することで，体内のグリコーゲン量を増やすというものである（**表7**）．

具体的には，試合の1週間前～4日前くらいまでは，運動を行いつつ，ごはんやパン，めん類などの糖質の摂取を減らし，たんぱく質と脂質の多い食事とし，体内のグリコーゲンを枯渇させる．次いで試合までの間，運動量は減らしながら，ごはんやパン，めん類などの糖質の摂取を増やし，たんぱく質や脂質の摂取は減らす．ビタミンやミネラルが十分に摂取できない場合にはサプリメントを用いることもある．すると，リバウンド効果により体内のグリコーゲン量が増加する．

古典的なグリコーゲンローディングは，身体に与えるダメージも大きく，体調管理が困難である．トライアスロンやマラソンなど一部の競技では実施している選手もいるが，現在は簡易的な方法が行われている．

表7　古典的なグリコーゲンローディングの例

大会（試合）日を基準とした時期	運動量	食事	備考
約1週間前～4日前	増やす（または通常）	高たんぱく質・低糖質・高脂質	体内グリコーゲンを枯渇させる
3日前	減らす	高糖質・低たんぱく質・低脂質	リバウンド効果によりグリコーゲン蓄積
2日前～前日	減らす・休む		

表8　現在のグリコーゲンローディングの例（簡易法）

大会（試合）日を基準とした時期	運動量	食事	備考
約1週間前～4日前	減らす	通常（混合食）	体内グリコーゲンを維持
3日前		高糖質	体内グリコーゲンを蓄積
2日前～前日	減らす・休む		

それは，糖質制限は行わず，試合の約1週間前から練習量を減らしつつ，3日前くらいから糖質の多い食事にするというものである（**表8**）．この方法は身体に対するダメージも少なく，推奨されている．

古典的なグリコーゲンローディングによって，体内のグリコーゲン量は2倍程度に増加するとされているが，簡易法でも同程度の増加があるといわれている．なお，糖質の摂取量を増やす際には，ビタミンB_1などのビタミンB群の十分な摂取を心がけることが必要である．

2）アミノ酸の補給

筋肉中には**バリン**，**ロイシン**，**イソロイシン**，すなわち**BCAA**（branched chain amino acids：**分枝アミノ酸**，**分岐鎖アミノ酸**）とよばれるアミノ酸が多く存在しており（必須アミノ酸のうち約35％），これらはエネルギー源としても使用される．

運動前や運動終了後にBCAAを摂取することが，筋肉の回復のために有効であるとされている．運動前の摂取は，運動中の筋たんぱく質の分解を抑制する効果があり，さらに疲労の軽減効果も期待されている．一方，運動直後の摂取は，筋たんぱく質の合成を増やし，筋肉量の増加，それによる筋力の増加が促進される．

B. 水分・電解質補給

1）スポーツドリンク

現在，さまざまな種類のスポーツドリンクが用いられているが，2つの視点から大きく分けることができる．まずはその使用の目的が，水と電解質の補給をめざすのか，それ以外に糖質やアミノ酸の補給も必要なのかという点で，さらにその浸透圧が等浸透圧（アイソトニック）なものか，低浸透圧（ハイポトニック）なものかという点である．低浸透圧の製品はより速く消化管から吸収されるという特徴がある．

多量に発汗があった場合に，水のみを多量に摂取すると，体液が薄まってしまい，いわゆる熱けいれんを起こす場合がある．こむら返りに代表される筋肉のけいれんがみられる（いわゆる足がつるという状態）．これを予防するためには，水だけではなく，電解質（ナトリウム，カリウムなど）を同時に摂取するようにするとよい．スポーツドリンクの基本はこの点にある．したがって，どの製品にどのような栄養素がどれくらい入っているかを知って使用することが大切である．

スポーツドリンクにはさらに，体温の上昇を抑えるという効果も期待できる．5～15℃に冷やしたスポーツドリンクを摂取することで，体温（中心温度）の上昇を抑えることができる．

高度の脱水の場合，熱中症が疑われる場合などでは，経口補水液も用いられる．経口補水液はスポーツドリンクよりもナトリウムを多く含んでいる．

C. スポーツ貧血

1）スポーツ貧血の種類と原因

スポーツ貧血（sports anemia）とは，スポーツが原因で起きる貧血である．スポーツ選手は一般人よりも多くの貧血がみられる．特に女子選手では月経による鉄損失があることから，貧血の発症は多い．また，ヘモグロビンが減少する段階まではいっていないが，血中のフェリチン（鉄貯蔵たんぱく質）が減少している潜在性の鉄欠乏状態にある選手も多い．

表9に貧血の種類とその原因を示した．スポーツ選手に多い貧血は**鉄欠乏性貧血**が多く，一部には**溶血性貧血**がみられる．汗からの鉄の損失により鉄需要量が高まるにもかかわらず，鉄摂取量が少ない場合には鉄欠乏性貧血のリスクが高まる．

スポーツが原因の溶血性貧血は，運動をすることによって足の裏の血管内で自らの赤血球を数多く踏み潰してしまうことで発生する．これを防ぐためには走行場所の選択や，適切な靴のソールを選ぶことが必要である．

表9　貧血の種類とその原因

種類	原因
鉄欠乏性貧血	鉄の欠乏
悪性貧血	ビタミンB_{12}，葉酸などの欠乏
溶血性貧血	赤血球が足の裏の衝撃などで，壊れやすくなる
希釈性貧血	循環血漿量の増加による
出血性貧血	消化管などの出血

D. 食事内容と摂取のタイミング

1）エネルギー必要量

運動時の食事の基本は，①運動に必要なエネルギーを摂取できること，②あわせて成長期や体重増加をめ

表10　種目別の運動時の消費エネルギーの量

消費エネルギー量（kcal/日）	スポーツ種目
2,500～3,000	体操，卓球，バドミントン，水泳飛び込み，フェンシング，アーチェリー，スキージャンプ，ヨット，馬術，射撃
3,000～3,500	陸上（短・中距離・跳躍），野球，テニス，バレーボール，ボクシング（軽・中量級）
3,500～4,000	サッカー，ホッケー，バスケットボール，陸上（長距離），剣道
4,000～4,500	陸上（マラソン，投てき），水泳，ラグビー，アメリカンフットボール，自転車ロード，レスリング（軽量級），ボクシング（重量級）
4,500～5,000	ボート，スキー，レスリング（中・重量級），相撲

注　女子選手の消費エネルギーはおおよそ2,500～3,500 kcalの範囲にある．
（文献3より引用）

ざす場合には，その分のエネルギーも摂取すること，③ミネラルやビタミンは必要量を摂取すること，④水分補給も忘れずに行うこと，である．

2）試合の前後，時期による違い

試合の前では糖質の多い食事を心がけること，試合後には糖質とたんぱく質を十分に摂取することが重要である．また，練習期においても，体重増加をめざすのか，減量を行うのか，調整を行うのか，休息を行うのかなど時期によって摂取するエネルギー，栄養素の量は異なる．また，個人対応を行うことも重要である．食事摂取だけを検討するのではなく，各種生体指標との関連もみていくことが大切である．

E. 筋グリコーゲンの再補充

筋肉に含まれるグリコーゲンの量は成人でも約500 gと少なく，運動によって消耗してしまう．したがって，運動終了後に再補充を行うことが重要である．この際，たんぱく質も同時に摂取すると筋損傷の回復，筋肉量の増加にもつながり，より効果的である．

F. 運動時の食事摂取基準の活用

日本人の食事摂取基準は健康な個人または集団を対象とし，健康の保持・増進のために，何をどれくらい食べればよいかの基準を示したものである．いわゆるトップアスリートはこの対象者には入らないが，健康のために運動を行っている一般の人たちは対象となる．運動の種類や強度，頻度などから適切な身体活動レベルを選び，**推定エネルギー必要量**を求めることが大切である．

求めた推定エネルギー必要量が適切かどうかは，**体重の変化**をみることで判断することができる．すなわち，体重が減少していくようであれば，エネルギー摂取量がエネルギー消費量よりも少ないということであり，摂取量を増やす必要がある．また，体重が増加していくようであれば，エネルギー摂取量がエネルギー消費量を上回っているということになる．その場合はエネルギー摂取量を減らすか，運動量を増やす必要がある．ただし，成長期の場合にはこのかぎりではない．

エネルギー以外の栄養素については，日本人の食事摂取基準に記載された値をめざすようにする．ただし，ビタミンB_1，B_2，ナイアシンは摂取エネルギー当たりで数値が策定されているため，運動によりエネルギー摂取量が多くなっている場合には，それに合わせて増やす必要がある．

運動時にはどれくらいのエネルギーが必要だろうか．もちろん同じ種目でも競技レベルや個人によってその必要量は異なるが，日本体育協会は男子選手の目安として**表10**のような数字を示している．エネルギー消費量を推定することが難しい場合には，まずこの表に沿ってエネルギーを供給し，体重変動をみるという方法もある．

G. ウェイトコントロールと運動・栄養

前述したように，**ウェイトコントロール**，すなわち体重の増減はエネルギー摂取量と消費量の収支で決まる．ただしスポーツの現場では単に体重の増減だけではなく，その中身が重要となる．すなわち**身体組成の変動**である．われわれの身体は，**脂肪**とそれ以外の組織，**除脂肪組織**からなる．一般的には体脂肪を減少させ，除脂肪体重（lean body mass：**LBM**またはfat

表11　JISSにおけるサプリメントの分類

分類	物質名	例（商品名）
ダイエタリーサプリメント（dietary supplements）スポーツフード（sports foods）	たんぱく質	プロテイン など
	糖質	エネルギーゼリー，スポーツバー，スポーツジェル など
	ビタミン	マルチビタミン，ビタミンC など
	ミネラル	マルチミネラル，カルシウム，鉄 など
	糖質，ミネラル	スポーツドリンク など
	その他	
エルゴジェニックエイド（ergogenic aids）	アミノ酸	BCAA，カルニチン など
	クレアチン	クレアチンパウダー など
	カフェイン	
	ユビキノン	コエンザイムQ10 など
	重炭酸ナトリウム	
	ハーブ	ウコン，エゾウコギ など
	その他	

（文献4より引用）

free mass：**FFM**），正確には**骨格筋量**と**骨量**を増加させることが望ましい．骨量は急激には変動しないので，骨格筋量を増やすことが重要となる．

体重階級系のスポーツ，例えばボクシングや柔道のほか，芸術的な要素が大きく影響するスポーツ，体操，新体操，フィギュアスケートなどでは減量が必要なことが多いが，この場合も除脂肪体重はできるだけ減らさないようにすることが重要である．

したがって，単に体重を測定するだけではなく，身体組成，多くの場合には**体脂肪率**を測定することが行われている．体脂肪率測定のゴールドスタンダードとされているのは水中体重法であるが，これは装置が大掛かりになることや測定が難しいこともあり，あまり用いられていない．水中体重法に代わる方法としては空気置換法や二重エネルギーX線吸収測定法（DEXA法）があるが，これらの使用も限られる．最も一般的に広く用いられているのは，**インピーダンス法による体脂肪計**である．これは足，あるいは手から弱い電流を生体内に流して，その抵抗を測定し，体脂肪率を推定する方法である．脂肪組織は電気を流さないため，脂肪が多いほど抵抗値は高くなる．

ただし，体内の水分分布状態が異なると測定値も異なるため，同一人でも朝と夜で測定値が異なることがあるので注意が必要である．できるだけ同じ条件で測定することが重要である．

H. 栄養補助食品の利用

1）サプリメント，プロテイン

スポーツ向けのサプリメントは，不足する栄養素を補う，いわゆる栄養補助食品としての**ダイエタリーサプリメント**（dietary supplements）〔スポーツフード（sports foods）〕と競技能力（パフォーマンス）の向上をサポートする**エルゴジェニックエイド**（ergogenic aids）に分けられる．国立スポーツ科学センター（JISS）はサプリメントを**表11**のように分類している．

ダイエタリーサプリメントとしては糖質やたんぱく質，ビタミン，ミネラルなどの栄養素が利用される．これらは食事として摂取することが基本であるが，必要量が多くなる場合や，どうしても摂取しにくい場合には，サプリメントとして利用される．

一方，エルゴジェニックエイドは，不足を補うのではなく，必要量以上に摂取することで競技能力の向上が期待される栄養素や栄養成分であり，クレアチンやBCAAなどがある．

ダイエタリーサプリメントのプロテインは，ホエイたんぱく質や大豆たんぱく質などを原料に，アミノ酸，ビタミン，ミネラルなどを加えて製品化されたものであり，各社からさまざまな種類の製品が販売されている．その使用の有効性については議論のあるところであるが，運動との併用，食事とのかかわりを検討することで，摂取の効果を出すことも可能であろう．

糖質，たんぱく質（プロテイン），ミネラル，ビタミンなど多くの物質がサプリメントとして用いられているが，これらは基本的には食事で摂取することが望ましい．本当に必要かどうかを確認して使用することが重要である．また，製品によってはドーピングになる物質が含まれている場合もあり，注意が必要である．

2）ドーピング

スポーツなどの競技能力を高めるために薬物などを不正に使用することをドーピングという．ドーピングはアンフェアであるのみならず，使用者の健康を害し，死に至ることもある．世界アンチ・ドーピング機関（WADA）がいくつかの禁止薬物を設定している．例えば代表的な禁止薬物の一つが**たんぱく同化男性化ステロイド薬**であり，これは筋肉増強の効果があるが，副作用として心臓発作や心筋梗塞，肝障害などを引き起こすことが知られている．筋肉量を増強することは，パワーの増加，ATPやグリコーゲン量の増加などの効果があり，陸上選手や自転車競技，野球など多くの種目でこれまで使用が報告されてきている．過去にはオリンピックの金メダル選手での使用が発覚したこともある．

そのほか，市販の薬剤のなかにも**エフェドリン**などの禁止薬剤が含まれているものがある．選手自身にドーピングの意識がなくても，市販薬などを使用する際には注意が必要である．チームドクターなどに相談することが望ましい．

3）サプリメントの目的

近年，プロテインやさまざまなサプリメントが広く販売され，用いられている．サプリメント使用の目的は，次のようにまとめることができる．

- 骨格筋量，体重の増量
- 練習や試合で消耗したエネルギーや栄養素の補給：糖質，プロテイン，アミノ酸
- 練習や試合中のエネルギー，水分，栄養素の補給：糖質，アミノ酸，電解質，水
- 競技能力（パフォーマンス）の向上
- 疾病，傷害の予防
- 疾病，傷害の治療
- 疲労の予防，疲労物質の除去
- 活性酸素の除去
- 減量

Advanced スポーツ選手の栄養学

スポーツ貧血

スポーツ選手の貧血対策は，パフォーマンス発揮の点から重要である．以前は陸上長距離選手などの場合には，着地の衝撃により足裏で赤血球を破壊することによる溶血性貧血が多いといわれていた．最近はシューズの改良により，このタイプの貧血は減少していると考えられている．スポーツ選手の場合で最も多い貧血は，鉄欠乏性貧血である．月経を有する女子選手はもちろんだが，男子選手でも鉄欠乏性貧血は多い．この原因の一つは汗への鉄損失である．発汗量の多い選手や多い時期には注意が必要である．血色素（ヘモグロビン）だけではなく，フェリチンやトランスフェリンなど鉄関連指標の測定が有効である．さらにMCV（平均赤血球容積）を測定し赤血球の大きさを知ることも，貧血の鑑別のために有効である．

身体組成の重要性

日本人の食事摂取基準では目標とするBMIの範囲が示されている．例えば18～49歳では18.5～24.9 kg/m^{2}という値が示されている．BMIは体重と身長から算出されるものであり，身体組成は考慮されていない．スポーツ選手にとって重要なのは，筋肉であって，脂肪ではない．したがって単に体重が重いだけではなく，筋肉量が多いことが大切である．

最近は，さまざまな機器で身体組成の測定が行われるようになってきた．最も正確に測定できるの二重エネルギーX線吸収測定法（DEXA法）であるが，特殊な機器なので汎用性は低い．広くはインピーダンス法が用いられている．この機器は生体に電流を流してその抵抗から身体組成を推定するもので，体内の水分状態で測定結果が変わるため，条件をそろえて測定することが必要である．

なお，体重から脂肪量を除いた重さが除脂肪体重である．除脂肪体重のなかには骨の他に水分量が含まれる．したがって浮腫などで体水分量が増加している場合にも除脂肪体重が多く見積もられるので，注意が必要である．

文 献

1）「選手とコーチのためのスポーツ生理学」（エドワード・フォックス/著　朝比奈一男/監訳　渡部和彦/訳），大修館書店，1982

2）「スポーツ・運動栄養学 第2版」（加藤秀夫，他/編），講談社，2012

3）「公認スポーツ指導者養成テキスト」，日本体育協会，2005

4）「サプリメント@JISS」（国立スポーツ科学センター）（https://www.jpnsport.go.jp/jiss/Portals/0/special/supplement/doc/supplement_jiss_2011.pdf）

第9章 チェック問題

問 題

□ □ **Q1** 筋肉の種類とその特徴について説明しなさい.

□ □ **Q2** 運動時の呼吸・循環応答について説明しなさい.

□ □ **Q3** 体力について説明しなさい.

解答&解説

A1 筋肉は骨格筋，心筋，平滑筋に分けられる．骨格筋は横紋があり，自分の意志で収縮することができる随意筋である．心筋も横紋があるが，不随意筋である．平滑筋には横紋はなく，不随意筋である．

骨格筋は速筋と遅筋にも分けられる．速筋は四肢に多く，白筋ともよばれ，瞬発力に富むが，疲労しやすい．遅筋は体幹に多く，赤筋ともよばれ，ミオグロビンが多いため持久力に富む．

筋肉をそのはたらきで分けると，伸筋と屈筋に分けられ，これらはお互いに反対の作用を有する拮抗筋である．

A2 運動時にはATPをつくり出すために，酸素の需要が高まる．空気中の酸素分圧は約21％であり，できるだけ多くの酸素を取り込むために呼吸数および呼吸の深さ（1回換気量）が大きくなる．次いで肺から血液に取り込まれた酸素を全身，特に骨格筋に行き渡らせるために，心拍数，1回心拍出量が高まる．これらの応答により，より多くの酸素を全身に供給することができる．

A3 体力は，広い意味では生きていく能力全般を指し，行動体力と防衛体力の2つに分けられる．狭い意味では行動にかかわる身体的能力（行動体力）のみを体力ととらえることもある．行動体力には筋力，筋持久力，瞬発力，全身持久力，柔軟性，敏捷性，巧緻性，平衡性などがある．防衛体力には免疫力すなわち感染に対する抵抗力，気温，気圧などの環境変化に対する抵抗力，運動，空腹，不眠，時差，疲労などの生理的変化に対する抵抗力，不満や心理的葛藤などの精神的ストレスに対する抵抗力がある．

第10章 環境と栄養

Point

1. ストレスとは何かを理解し，ストレスに対する生体応答，摂食障害，生活習慣病との関連について学習する．
2. 特殊環境条件〔高温・低温，高圧・低圧，無重力(微小重力)〕における生理変化，および健康障害の予防，治療のための栄養管理について学習する．
3. 災害時の栄養課題，平常時からの対策について学習する．

概略図 環境と栄養

ストレス

- ホメオスタシス
- ストレスとストレッサー
- ストレス反応

特殊環境

- 高温，低温
- 高圧，低圧
- 無重力

災害

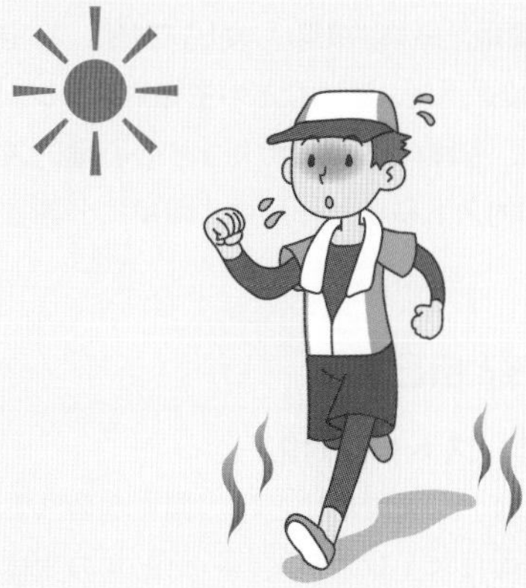

1 ストレスと栄養ケア

A. 恒常性の維持とストレッサー

1）ホメオスタシス（恒常性の維持）

われわれ人類を含む生物は，外部環境が変化しても，できるだけ内部環境を一定に維持しようとする機能をもっている．アメリカの生理学者ウォルター・キャノン（Cannon WB）は1932年にこの機能を**ホメオスタシス**（homeostasis）とよぶことを提唱した．日本語では「**恒常性の維持**」ともよばれる．

例えば外気温が低下した場合，われわれは体温が低下しないように熱産生を行うとともに，できるだけ体熱が外部に出ていかないように反応する．細胞内外のナトリウムイオン，カリウムイオンの濃度を維持するはたらきもホメオスタシスによるものである．

2）ストレスとストレッサー

このホメオスタシスの攪乱(かくらん)に対する生体反応はストレスとよばれる．1936年，カナダの生理学者ハンス・セリエ（Selye H）はストレス学説を提唱した．すなわちセリエは，**ストレス**を「外部環境からの刺激によって起こるゆがみに対する非特異的反応」と考え，**ストレッサー**を「ストレスを引き起こす外部環境からの刺激」と定義した．

ストレッサーは，温度，気圧，放射線，騒音，振動，明暗などの**物理的ストレッサー**，さまざまな化学物質，薬物，酸素，二酸化炭素，pHなどの**化学的ストレッサー**，ウイルス，細菌，感染，花粉，カビ，飢餓，特定の栄養素の欠乏，睡眠不足，運動などの**生物的ストレッサー**，緊張，怒り，各種の不安，喪失などの**心理的ストレッサー（精神的ストレッサー）**の4種類に分類される（表1）．

表1 ストレッサーの分類

物理的ストレッサー	温度，気圧，放射線，騒音，振動，明暗など
化学的ストレッサー	化学物質，薬物，酸素，二酸化炭素，pHなど
生物的ストレッサー	ウイルス，細菌，感染，花粉，カビ，飢餓，特定の栄養素の欠乏，睡眠不足，運動など
心理的ストレッサー（精神的ストレッサー）	緊張，怒り，各種の不安，喪失など

B. 生体の適応性と自己防衛

1）ストレス反応（ストレス対応）

ストレス反応（ストレス対応）とは，何らかのストレッサーにより生体にストレスが加わったときの生体反応であり，ホメオスタシスの一部といえる．ストレス反応には，視床下部から分泌されるホルモン（副腎皮質刺激ホルモン放出ホルモン）や副腎皮質から分泌されるホルモン（グルココルチコイド），自律神経などがかかわっている（図1）．

ストレスが加わったとき，生体は恒常性を維持するために適応しようとする．このストレスに対する適応は，**全身適応症候群**（**汎(はん)適応症候群**，general adaptation syndrome：GAS）と**局所的適応症候群**に分けられる．局所的適応症候群は，ある部位に刺激が加わったときに，その部位だけに生じる反応をいう．

ストレスには生体に有効な**快ストレス**と，有害な**不快ストレス**がある．われわれにとって適度な快ストレスは必要であるが，過剰のストレスは心身に有害な作用を及ぼす．

2）全身適応症候群（汎適応症候群）

セリエは，全身適応症候群を図2のように3つの時期に分けた．

全身適応症候群では共通した3つの症状がみられる．すなわち，副腎皮質の肥大，胸腺や脾臓・リンパ節の萎縮，胃・十二指腸の出血・潰瘍である．

①警告反応期

警告反応期は**ショック相**と**反ショック相**に分けられる．

ショック相とは，文字どおりストレッサーのショックを受けている時期であり，自律神経のバランスが崩れて，筋肉の弛緩，血圧の低下，体温の低下，血液濃度の上昇，副腎皮質の縮小などの現象がみられ，ストレスへの適応ができていない状態といえる．このショック相は，数分〜1日程度持続する．

その後の反ショック相はストレス適応反応が本格的に起こる時期で，視床下部，下垂体，副腎皮質から分泌されるホルモンのはたらきにより，苦痛・不安・緊張の緩和，神経伝達活動の活性化，血圧の上昇，体温の上昇，筋肉の緊張の促進，血糖値の上昇，副腎皮質

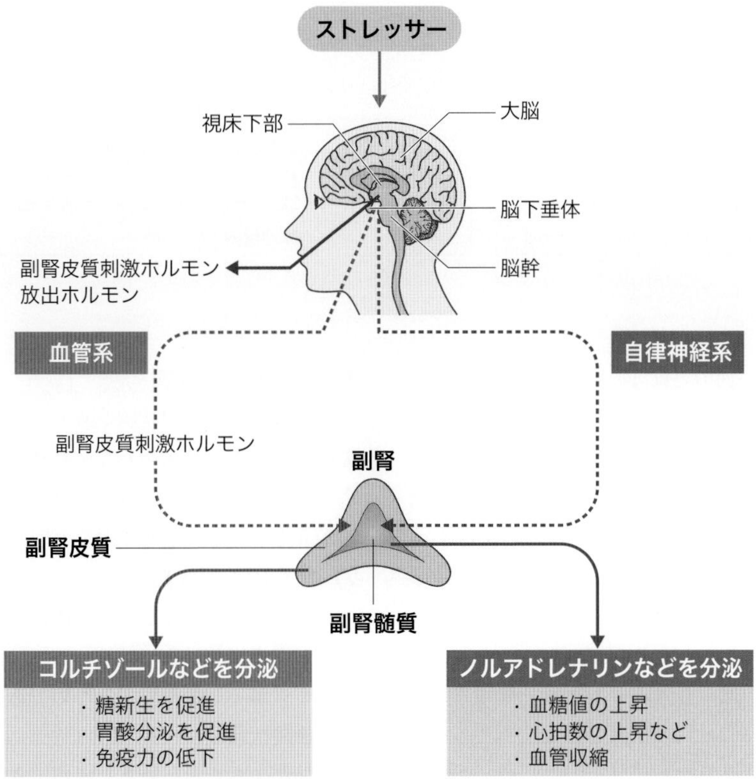

図1 **ストレスに対する生体反応**

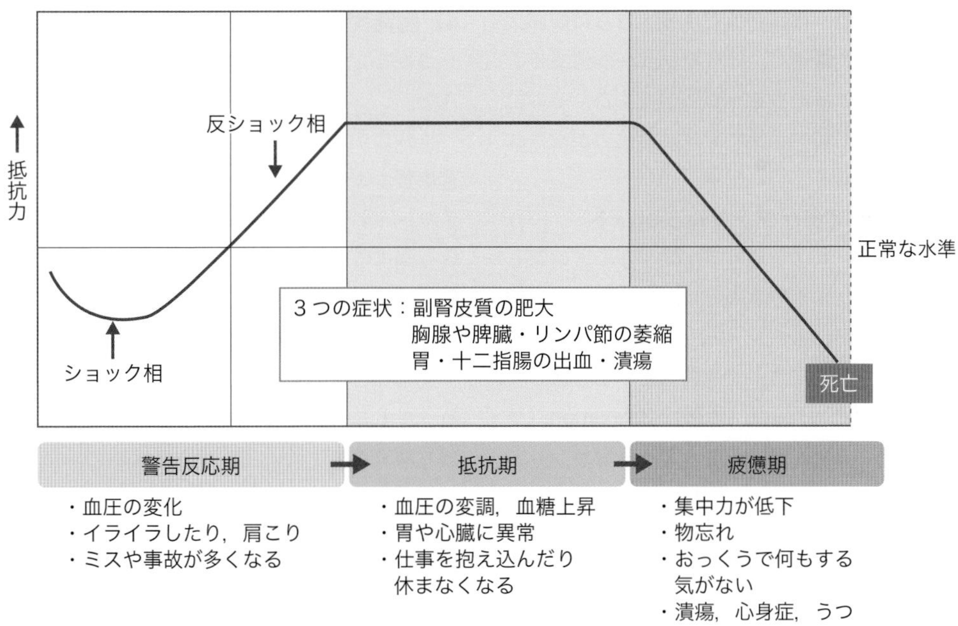

図2 **全身適応症候群の3つの時期**

表2 ストレスとホルモン

分泌部位	分泌増加ホルモン	代謝の変動
副腎髄質	カテコールアミン（アドレナリン，ノルアドレナリン）	血管収縮，血圧上昇，心拍数増加，血糖値上昇，消化管活動抑制
脳下垂体前葉	副腎皮質刺激ホルモン（ACTH）	副腎皮質ホルモンの分泌促進
副腎皮質	グルココルチコイド（コルチゾール，コルチコステロン，コルチゾン）	抗炎症作用，血糖値上昇，体たんぱく質の異化促進，脂肪組織からの遊離脂肪酸放出促進
脳下垂体後葉	バソプレシン	体液保持

の肥大，胸腺リンパ節の萎縮といった現象がみられる．

②抵抗期

抵抗期は，生体の自己防御機能としてのストレッサーへの適応反応が完成し，持続的なストレッサーとストレス耐性が拮抗している安定した時期である．しかし，この状態を維持するためにはエネルギーが必要であり，エネルギーバランスが負に傾くと，次の疲憊期に移行する．しかし，疲憊期に入る前にストレッサーが弱まるか消えれば，生体はもとへ戻り健康を取り戻す．

③疲憊(ひはい)期

長期間にわたって継続するストレッサーに生体が対抗できなくなり，段階的にストレッサーに対する抵抗力（ストレス耐性）が衰えてくる．疲憊期の初期には，心拍や血圧，血糖値，体温が低下する．さらに疲弊状態が長期にわたって継続し，ストレッサーが弱まることがなければ，生体はいっそう衰弱してくる．その結果，ショック相と同様の状態になり，抵抗力がなければ死に至ることもある．

3）ストレスに対するケア・マネジメント

現代社会ではストレスを避けて生活することは難しい．不必要なストレスをできるだけ避けるように心がけることも重要だが，ストレスと向き合い上手に対処することも重要である．ストレスに対処する方法として，**3R**がある．3Rとは，**Rest（休憩）**，**Relaxation（リラクゼーション）**，**Recreation（レクリエーション）**である．また，自律訓練法，認知療法，心理療法，趣味，瞑想(めいそう)，スポーツ・運動，スパなども勧められている．適切な食事，規則的な睡眠も大切である．

C. ストレスによる代謝の変動

ストレスによる代謝の変動は次のとおりである．

1）エネルギー代謝

ストレス時には甲状腺ホルモンの分泌が高まり，基礎代謝が亢進し，エネルギー消費量が増える．アドレナリン，ノルアドレナリン，グルココルチコイドの分泌が亢進し，血糖値を上げて対応する（**表2**）．

2）たんぱく質代謝

ストレスが大きくなると，体たんぱく質の損失が起こり，窒素出納(すいとう)は負に傾く．これは体たんぱく質をエネルギー源として使用するためである．

3）糖質代謝

血糖がエネルギー源として使用されるため，その供給源として，肝臓のグリコーゲン分解の亢進，肝臓での糖新生の亢進，アミノ酸からの糖新生の亢進などが進む．インスリン分泌は抑制される．

4）脂質代謝

ホルモン感受性リパーゼの分泌が増え，脂質分解が進む．

コレステロールはステロイドホルモン，すなわち副腎皮質ホルモンの材料である．ストレス時にはコレステロールの需要が高まるので，吸収率や体内での生合成も高まる．

5）ビタミン

エネルギー代謝にかかわるビタミン，すなわち，ビタミンB_1，B_2，ナイアシン，ビタミンB_6の需要が高まる．カテコールアミンの産生のためにビタミンCの需要も高まる．

D. ストレスと栄養

1）エネルギー源としてのたんぱく質

ストレスに対する生体の反応は，エネルギー消費量が増えることから，副腎皮質ホルモンを中心に三大栄養素（エネルギー産生栄養素），すなわち糖質，脂質，およびたんぱく質の代謝を亢進させる．

たんぱく質がエネルギー源として利用されることは，体たんぱく質の損失につながり，生体にとってはできるだけ避けたいことである．したがって，生体がストレス状態にあるときは，エネルギーの供給とともに十分量のたんぱく質を補給することが重要である．

2）ビタミン

①ビタミンC

ビタミンCは副腎皮質ホルモンの分泌に必須であるため，副腎皮質中に多量に存在している．ストレスにさらされると，ビタミンCの需要が高まって不足状態となり，生体の抵抗力が低下する．喫煙もビタミンCの消費を高めることが知られている．

②ビタミンB群（B_1，B_2，ナイアシン，B_6）

これらのビタミンB群は，三大栄養素の代謝，エネルギー産生に重要なはたらきを有する．生体がストレス状態にあるときは，代謝が著しく亢進し，これらのビタミンB群の需要も高まる．

2 特殊環境と栄養ケア

A. 特殊環境下の代謝変化

特殊環境とは，温度，湿度，気圧，重力，騒音，振動，明暗などが，通常われわれが生活している条件から逸脱した環境をいう．しかし，明確な基準があるわけではなく，例えば温度については低温環境，高温環境といった表現が用いられ，何℃以下を低温環境，何℃以上を高温環境という明確な線引きはない．

特殊環境は，生体に対する物理的なストレッサーとなる．したがって，ホメオスタシスがはたらき，ストレス反応が生じる．また，特殊環境に長期にさらされると，身体がその環境に順応（適応）することもある．人類自体が現在の生活環境に順応（適応）しているといえる．

B. 熱中症と水分・電解質補給

1）熱中症

熱中症とは，従来は**表3**のように熱失神，熱疲労，熱けいれん，熱射病に分類されており，熱射病が生命にかかわる最も重篤なものである．

最近は日本神経救急学会による熱中症の重症度分類が用いられる場合もある（**表4**）．

表3　従来の熱中症の分類

① 熱失神	皮膚血管の拡張によって血圧が低下，脳血流が減少して起こるもので，めまい，失神などがみられる．顔面蒼白となり，脈は速くて弱くなる
② 熱疲労	脱水による症状で，脱力感，倦怠感，めまい，頭痛，吐き気などがみられる
③ 熱けいれん	大量に汗をかき，水だけを補給して血液の電解質濃度が低下したときに，足，腕，腹部の筋肉に痛みを伴ったけいれんが起こる
④ 熱射病	体温の上昇のため中枢機能に異常をきたした状態で，意識障害（応答が鈍い，言動がおかしい，意識がない）が起こり死亡率が高い

Column

最低気温・最高気温にかかわる気象用語

天気予報を見ているとさまざまな気象用語が出てくる．ここでは最低気温・最高気温にかかわる気象用語を整理しておく（**表A**）．

表A　最低気温・最高気温にかかわる気象用語

冬日（ふゆび）	日最低気温が0℃未満の日
真夏夜（まなつや）	最低気温が20℃以上のこと
熱帯夜（ねったいや）	夜間の最低気温が25℃以上のこと
真冬日（まふゆび）	日最高気温が0℃未満の日
夏日（なつび）	日最高気温が25℃以上の日
真夏日（まなつび）	日最高気温が30℃以上の日
猛暑日（もうしょび）	日最高気温が35℃以上の日

表4　日本神経救急学会による熱中症の重症度分類

Ⅰ度	軽症	日陰で休む．水分・塩分補給
Ⅱ度	中等症	病院にかかり補液を受ける必要がある
Ⅲ度	重症	救急車で救命医療を行う医療施設に搬送し入院治療の必要がある

2）熱中症指数（WBGT）

暑熱環境での運動や作業に対して，人体の熱収支を考慮して，その危険度を示す指標が**熱中症指数**〔**暑さ指数**，**WBGT**：wet bulb globe temperature（湿球黒球温度），**表5**〕である．乾球温度，湿球温度，黒球温度の値を使って計算する．

WBGT（湿球黒球温度）の算出方法
- 屋外：WBGT（℃）＝0.7×湿球温度＋0.2×黒球温度＋0.1×乾球温度
- 屋内：WBGT（℃）＝0.7×湿球温度＋0.3×黒球温度

3）運動に関する指針（表6）

WBGTの値によって運動指針が示されている．値が高くなるほど，熱中症の危険が高まるので注意が必要である．また値が低くても，熱中症の危険がないわけではなく，水分・塩分の補給も必要である．

4）熱中症の予防

熱中症を予防するため，気をつけるポイントを次にあげる．
- 暑熱順化を行う．
- WBGTが高い場合には運動を行わない．
- できるだけ薄着（吸湿性や通気性のよい衣類）とする．
- 直射日光を避ける，帽子を着用する．扇風機や蓄冷剤，ミストなどを利用する．
- 発汗量に応じた水分，電解質補給を行う．その際，冷水（スポーツドリンク）を摂取し，体内から冷やす．
- 十分な睡眠，休息をとり，体調管理を心がける．

表5　日常生活における熱中症予防指針

温度基準（WBGT）	注意すべき生活活動の目安	注意事項
危険（31℃以上）	すべての生活活動で起こる危険性	高齢者においては安静状態でも発生する危険性が大きい．外出はなるべく避け，涼しい室内に移動する
厳重警戒（28～31℃※）		外出時は炎天下を避け，室内では室温の上昇に注意する
警戒（25～28℃※）	中等度以上の生活活動で起こる危険性	運動や激しい作業をする際は定期的に十分に休息を取り入れる
注意（25℃未満）	強い生活活動で起こる危険性	一般に危険性は少ないが激しい運動や重労働時には発生する危険性がある

※　（28～31℃）および（25～28℃）については，それぞれ28℃以上31℃未満，25℃以上28℃未満を示している．
（文献1より引用）

表6　熱中症予防のための運動指針

気温（参考）	WBGT温度	熱中症予防運動指針	
35℃以上	31℃以上	運動は原則中止	・WBGT 31℃以上では，特別の場合以外は運動を中止する ・特に子どもの場合は中止すべき
31～35℃	28～31℃	厳重警戒（激しい運動は中止）	・WBGT 28℃以上では，熱中症の危険性が高いので，激しい運動や持久走など体温が上昇しやすい運動は避ける ・運動する場合には，頻繁に休息をとり水分・塩分の補給を行う ・体力の低い人，暑さになれていない人は運動中止
28～31℃	25～28℃	警戒（積極的に休息）	・WBGT 25℃以上では，熱中症の危険が増すので，積極的に休息をとり適宜，水分・塩分を補給する ・激しい運動では，30分おきくらいに休息をとる
24～28℃	21～25℃	注意（積極的に水分補給）	・WBGT 21℃以上では，熱中症による死亡事故が発生する可能性がある ・熱中症の兆候に注意するとともに，運動の合間に積極的に水分・塩分を補給する
24℃未満	21℃未満	ほぼ安全（適宜水分補給）	・WBGT 21℃未満では，通常は熱中症の危険は小さいが，適宜水分・塩分の補給は必要である ・市民マラソンなどではこの条件でも熱中症が発生するので注意

（文献2より引用）

表7に，日本体育協会が示している，水分摂取の目安を示す．なお，表には示されていないが，競技後にも水分，電解質の摂取は必要である．

5）熱中症の応急処置（表8）

熱中症は予防が最も大切であるが，発症した場合には初期の対応が重要である．特に熱射病は死に至ることもあるので，適切な応急処置が必要である．

C. 高温・低温環境と栄養

1）環境と体温

①体温

われわれ人間の体温は，ホメオスタシスによってほぼ37℃に保たれている．ここでの体温とは**中心温度（核心温度）**をいう（図3）．なお，**体表面温度（外殻温度）**は外部環境および内部環境によって変動する．

表7 運動の種類，運動強度と水分摂取量の目安

運動強度			水分摂取量の目安	
運動の種類	運動強度（最大強度の%）	持続時間	競技前	競技中
トラック競技 バスケットボール サッカーなど	75～100%	1時間以内	250～500 mL	500～1,000 mL
マラソン 野球など	50～90%	1～3時間	250～500 mL	500～1,000 mL/1時間
ウルトラマラソン トライアスロンなど	30～70%	3時間以上	250～500 mL	500～1,000 mL/1時間必ず塩分も補給

（文献2より引用）

表8 熱中症の応急処置

①熱失神 ②熱疲労	・涼しい場所に運び，衣服をゆるめて寝かせ，水分を補給する ・足を高くし，手足を末梢から中心部に向けてマッサージするのも有効 ・吐き気や嘔吐で水分補給ができない場合には病院で点滴
③熱けいれん	・生理食塩水（0.9%）を補給
④熱射病	・死の危険のある緊急事態．身体を冷やしながら集中治療のできる病院へ一刻も早く運ぶ必要がある ・いかに早く体温を下げて意識を回復させるかが予後を左右するので，現場での処置が重要．水をかけたり，濡れたタオルを当ててあおぐ．首，わきの下，足の付け根など太い血管のある部分に氷やアイスパックを当てる ・意識障害がわずかでもみられるときは重症！

Column

日本の最高気温・最低気温の記録

これまで日本で記録された最高気温，最低気温は，表B，Cのとおりである．最高気温は近年，記録が更新されるようになってきており，地球温暖化の影響かもしれない．

表B 最高気温の上位記録

順位	気温	観測地点	起日
1位	41.1℃	埼玉県熊谷市	2018年7月23日
2位	41.0℃	岐阜県美濃市	2018年8月8日
		岐阜県下呂市金山	2018年8月6日
		高知県四万十市江川崎	2013年8月12日
5位	40.9℃	岐阜県多治見市	2007年8月16日

表C 最低気温の下位記録

順位	気温	観測地点	起日
1位	－41.0℃	北海道石狩国上川郡旭川町（現・旭川市）	1902年1月25日
2位	－38.2℃	北海道河西郡下帯広村（現・帯広市）	1902年1月26日
3位	－38.1℃	北海道旭川市江丹別	1978年2月17日
4位	－38.0℃	富士山頂	1981年2月27日
5位	－37.9℃	北海道枝幸郡枝幸町歌登	1978年2月17日

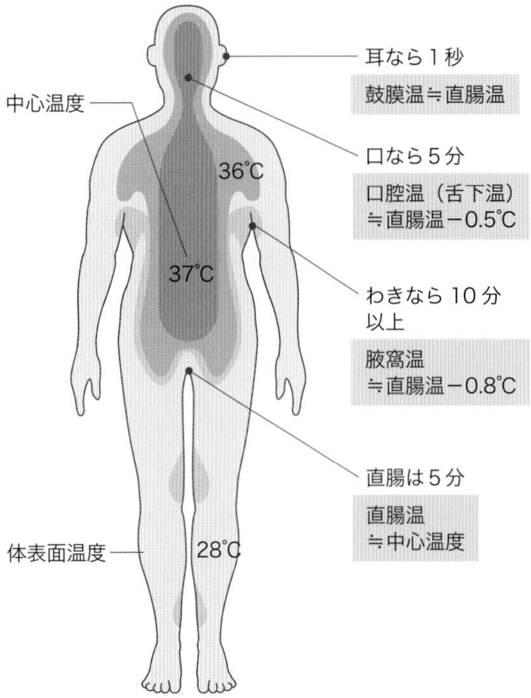

図3　部位別の体温と測定に必要な時間

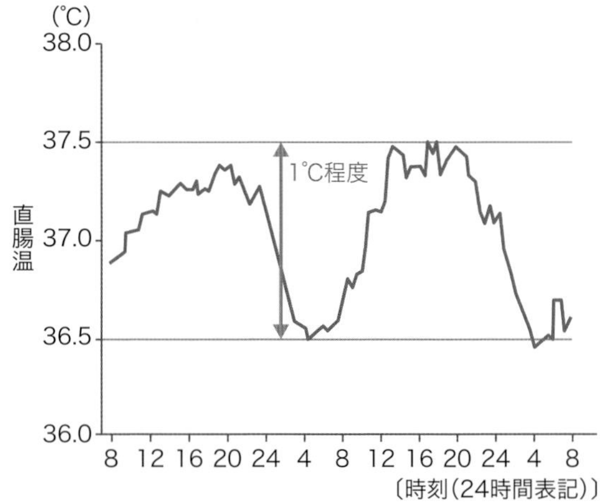

図4　体温の日内変動
（文献3を参考に作成）

体温は，通常の生活をしている場合には睡眠中の午前4時ごろに最低値となり，起床とともに上昇，昼から夕方にかけて高値となる．食事や身体活動によって多少は変動する．日間変動は約1℃といわれている（図4）．

有経女性の場合には，体温は月経周期の影響を受ける（図5）．これは黄体ホルモン（プロゲステロン）が体温を上げるはたらきを有しているためである．したがって排卵を境に低温期と高温期に分かれる．その温度差は0.3〜0.5℃程度である．体温を測定するためには，できるだけ中心温度（核心温度）に近い値を得られる場所での測定が望ましい．直腸温よりも口腔温（舌下温）は約0.5℃，腋窩（えきか）温は約0.8℃低値となる．近年，鼓膜温が測定できるようになってきたが，その値は直腸温にほぼ等しい．

②環境温度と体温調節

環境温度と産熱量の関係を図6に示した．

環境温度が上臨界温と下臨界温の間であれば，生体は皮膚の血管の収縮または拡張だけで体温を調節する，すなわち熱の出納を0（ゼロ）に維持することができる．この温度範囲を**中性領域**という．

環境温度が上臨界温を超えると，皮膚の血管が拡張して，皮膚の血流が増加，体熱の放散が促進される．同時に発汗によっても気化熱により体熱が放散される．これらは放射，伝導，対流，蒸発などの物理的なものなので，この反応による体温調節ができる環境温度の範囲を**物理的調節域**という．

環境温度が下臨界温を下回ると，皮膚の血管，血流の調節だけでは体温を維持できなくなり，アドレナリン，ノルアドレナリンなどのホルモン分泌によって代謝を亢進させる．ここでは化学反応による体熱産生が行われるので，この反応による体温調節ができる環境温度の範囲を**化学的調節域**という．

環境温度が物理的調節域を超えると（高温適応限界）体温が上昇し，その状態が続くと**熱中死**となる．また，環境温度が化学的調節域を下回ると（低温適応限界）体温は低下し，その状態が続くと凍死する．

2）体温調節中枢

体温調節中枢は**視床下部**にあり，前部には温中枢，後部には冷中枢がある．これらの中枢は，皮膚に存在する温度感覚受容器からの情報と，視床下部にある血液の温度センサーの刺激により反応する．温中枢が刺激されると皮膚の血管拡張，発汗などの体熱の放散反応が起こり，冷中枢が刺激されるとふるえ，血管収縮，代謝亢進などの体熱産生反応が起こる．

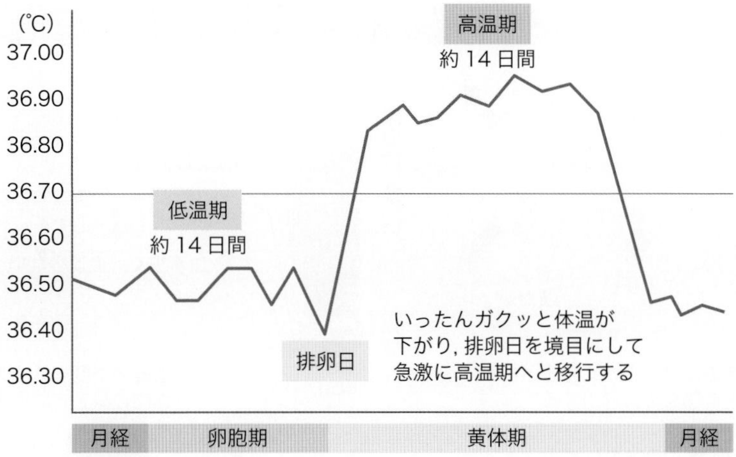

図5 基礎体温

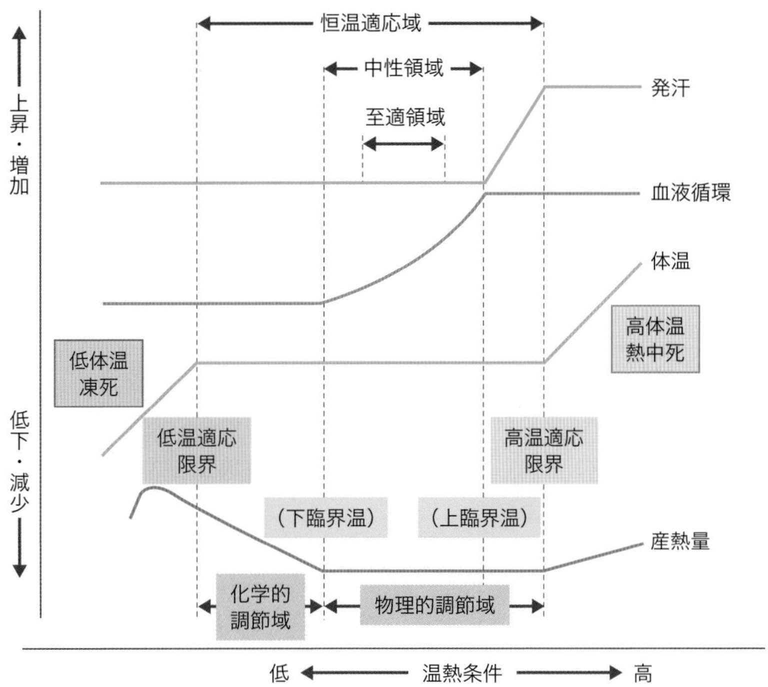

図6 温熱条件と体温調節反応

（文献4より引用）

第10章 環境と栄養

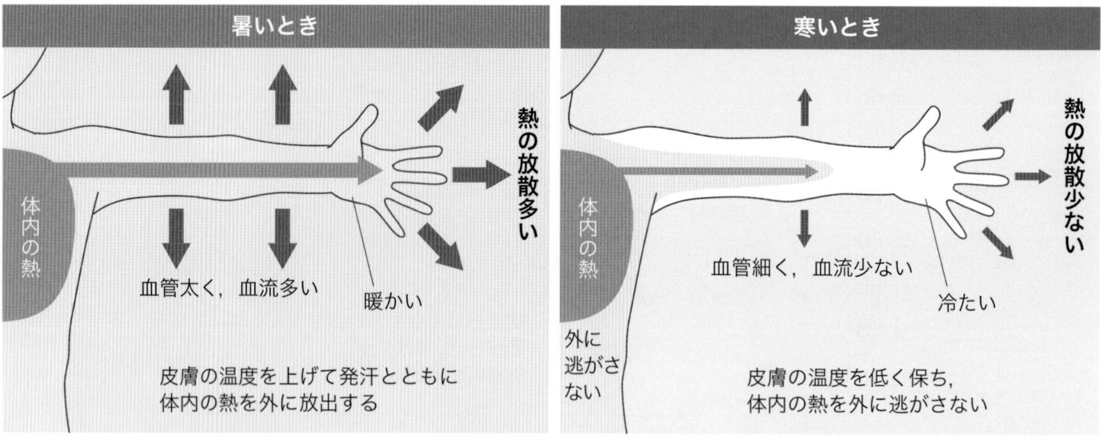

図7　**体熱の放散の促進・抑制のしくみ**

体の核心部の温度（脳や内臓などの温度）を一定に保つために…

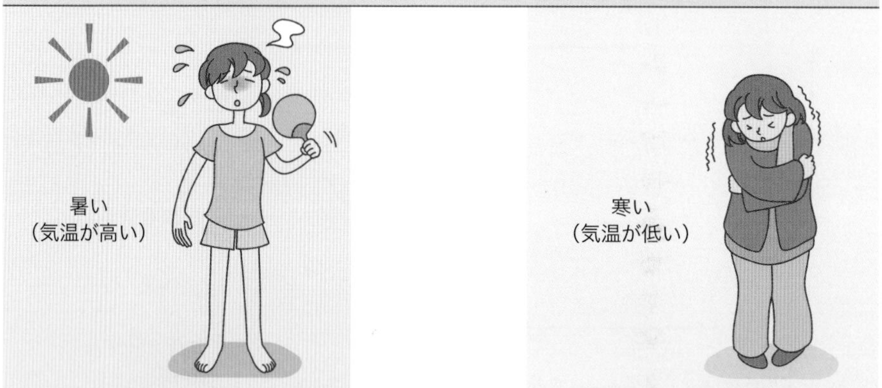

暑い（気温が高い）		寒い（気温が低い）
下げようとする	体温	上げようとする
体表面の温度を上げる 輻射，対流，蒸発を行う 熱放出を促進	体内の熱に 体する対処	体表面の温度を下げる 筋肉，臓器での生産を増加する 熱放出を抑制
拡張	皮膚の血管	収縮
増加	血流	減少
暑熱順化	**季節への適応**	**寒冷順化**

図8　**体温調節の方法**

3）体温調節（図7，図8）

①高温に対する生体反応

- 皮膚血管の拡張，皮膚の血流量の増加，体熱の放散
- 発汗，尿量の減少

体温を維持するために，熱産生の低下と発汗による熱の放散が促進される．

副腎皮質からのアルドステロン分泌が増加し，腎臓でのナトリウムイオンの再吸収が亢進，脳下垂体後葉からバソプレシンの分泌が増加し，尿量が減少する．

②低温に対する生体反応

- 皮膚血管の収縮，体熱放散の抑制
- ふるえ

低温環境下では体温維持のために熱産生が増加し，エネルギー代謝が亢進する．

交感神経のはたらきが亢進する．副腎髄質からのアドレナリン分泌が増加し，皮膚血管が収縮して血流が抑制され熱の放散を抑制し，体温を維持する．

4）低温時の障害

生体が低温適応限界を下回る低温にさらされると，体温の低下とともに，**凍傷**，**凍瘡**（とうそう）（いわゆるしもやけ）の障害が現れ，**凍死**に至る．

体温が36～34℃になると，猛烈に寒く，ふるえが止まらない状態になる．脈拍，呼吸数が増加し，血圧は上昇する．意識ははっきりしているが，食欲は減退することがある．

体温が34～27℃に低下すると，大脳の活動が低下，脈拍や呼吸が弱まり，血圧も低下する．皮膚は暗紫色になり，身体が硬直，筋肉のけいれんが起こる．さらに進むと呼吸困難になり，歩行能力の低下，意識や感覚も麻痺する．この時期には，幻想，幻覚を見ることもあり，時に興奮状態になって暴れたり，衣服を脱いだりする（矛盾脱衣とよばれる）．体温がさらに下がると，血圧はさらに低下，筋肉が弛緩しはじめ，意識がなくなり，仮死状態になる．この状態を**凍冱**（とうご）といい，蘇生は困難となる．

体温が20℃以下になると生命の維持は難しいとされており，凍死に至る．

5）高温・低温時の栄養

①高温時の栄養

水分と電解質の補給を行う（本章2-B-4）熱中症の予防を参照のこと）．

②低温時の栄養

エネルギーの確保（三大栄養素の摂取）が重要である．代謝が亢進するので，エネルギー代謝に関係する栄養素（ビタミンB_1，B_2，ナイアシン，ビタミンB_6）の摂取量を増やす．少量で高エネルギーを摂取するために，効率的な脂質の摂取を考慮する．

D. 高圧・低圧環境と栄養

1）気圧と酸素分圧

われわれが通常生活する場所はほぼ1気圧の環境にある．**標準大気圧（1気圧）**は海面上で**1,013.25 hPa**とされ，面積1 cm^2当たり約1 kg（水銀柱で約76 cm，水の場合約10 mに相当）の圧力がかかっている．気圧は上方の空気の重みを示す圧力であるから，高所へいくほど低下する．約10 mの高度の上昇に対して1 hPaの減少があり，その結果，富士山頂（標高3,776 m）で約0.7気圧，高度5,500 mで約0.5気圧，エベレストの頂上（標高8,848 m）では約0.3気圧になる（**表9**）．

水中では大気圧に加えて，水深が10 m深くなるに従って1気圧に相当する水圧がかかる．20 mの潜水時には約3気圧の圧力がかかることになる．

低圧環境では，酸素分圧が低下することによって**酸素欠乏（低酸素症）**を起こすことがある．いわゆる高山病も酸素欠乏が原因である．

高圧環境では，酸素分圧の上昇による酸素中毒，高圧環境から常圧に戻る際の減圧症などが問題となる．

2）低圧環境の障害

①高山病

高山病（altitude sickness）とは，低酸素状態に置かれたときに発生する症候群のことである．高山では酸素分圧が低下するため，おおむね2,400 m以上の高山に登り酸欠状態に陥った場合に，さまざまな症状が現れる．

主な症状は，頭痛，吐気，眠気（めまい）である．

表9　高度と酸素分圧の表

高度（m）	気圧		酸素分圧		酸素濃度（%）
	(hPa)	(mmHg)	(hPa)	(mmHg)	
0	1,013	760	212	159.1	20.93
1,000	899	674	188	141.1	18.56
2,000	795	596	166	124.7	16.41
3,000	701	525	147	109.9	14.46
4,000	617	462	129	96.7	12.72
5,000	540	405	113	84.8	11.15
6,000	472	352	99	73.9	9.72
7,000	411	307	86	64.3	8.46
8,000	357	267	75	55.9	7.35
9,000	308	230	64	48.1	6.33
10,000	265	198	55	41.4	5.45

他に，手足のむくみ，睡眠障害，運動失調などが現れることもある．低酸素状態において数時間で発症し，一般には1日〜数日後には自然消失する．しかし，重症の場合は高地脳浮腫や高地肺水腫を起こし，死に至ることもある．

罹患した場合には，酸素の補給や低地への移動が必要となる．高山に登るときには，急激に移動するのではなく，徐々に体を慣らしながら時間をかけて移動することも必要である．

3）高圧環境の障害

①減圧症（げんあつしょう）

減圧症は，身体の組織や体液に溶けていた気体が，環境圧の低下により体内で気化して気泡を発生し，ガス血栓として，血管を閉塞して発生する障害のことである．潜水症（潜水病），潜函症（せんかんしょう）（潜函病）あるいはケイソン病ともよばれる．

スクーバダイビングや海中での橋梁（きょうりょう）の基礎をつくるケイソン工事などにより高圧環境下で体内に溶け込んでいた窒素が，急浮上などにより急速に周囲の圧力が低下することで気泡化するケースが典型的である．

急性症状としては関節痛が典型的である．重症例では呼吸器系の障害（息切れ・胸の痛み）やチアノーゼがみられる場合もある．

減圧症は環境圧の急激な変化で発生するため，潜水から浮上する際には，少しずつ圧力に体を慣らすことが大切である．また，スクーバダイビングを行ってから24時間以上経過しなければ，飛行機に搭乗してはならない．また，ダイビングの直後に高山に登ってはならないなどの指導がある．なお，潜水直後の飲酒は減圧症を招きやすく危険である．

4）高圧・低圧環境と栄養

高圧環境に対しては，特に明確な指針などはない．

低圧（高山）では，十分なエネルギー摂取が必要である．酸素不足から食欲が減退することもあり，その場合にはゼリー系の流動食や高エネルギーの飲料などが有用である．また高地では口渇感が減退し，水分摂取量が少なく脱水傾向になりやすい．したがって十分な水分補給が重要である．高地では低地よりもアルコールに酔いやすくなるので，アルコール摂取には注意する必要がある．

E. 無重力環境（宇宙空間）と栄養

われわれが生活している環境は重力がほぼ1Gである．近年，人類は地球外への進出を果たしつつあるが，地球から離れると重力の影響が少なくなる．スペースシャトルや国際宇宙ステーションがある地球周回軌道上では，重力と遠心力が釣り合うことで**ほぼ無重力の状態**（**微小重力環境**）にある．

無重力環境（微小重力環境）では，生体にはさまざまな変化がみられる．

1）体液バランスの変化

まず，体液バランスが変化する．地上では下半身に分布していた水分の一部は，無重力状態では上半身に移動する．そのため，顔がむくみ（ムーンフェイスとよぶ），首と顔の血管が浮き出るようになり，鼻が詰まって嗅覚や味覚にも影響が出るとされる．上半身の体液が増えることにより，生体は循環血液量が増加したと判断し，バソプレシンの分泌は抑制される．その結果，尿量は増加し，血漿や体液の量も減少する．血漿量は15％程度減少するといわれている．

血漿量は減少するが，利尿作用により腎血流量は増加し，エリスロポエチンの分泌が抑制されることにより，赤血球数は減少する．

この状態で地球に戻ると，血圧低下により失神を起こす場合もあり，帰還直前には，生理食塩水の摂取などの対策がとられている．

2）骨と筋肉への影響

骨と筋肉に対しても重力の影響は大きい．どちらも重力の負荷がないために，骨は骨吸収が亢進し，カルシウムが骨から溶出してしまう．筋肉もその量が減少する．骨から溶出したカルシウムは尿中へ排泄（はいせつ）されることになるが，その際，尿路結石のリスクを高めることも憂慮されている．

骨量や筋量の維持のために，1日2時間程度のトレーニングが課されている．また，骨吸収抑制薬などの薬剤の服用も行われている．

身長が少し（1，2 cm程度）伸びるとされているが，これは脊椎の椎骨と椎骨の間にある椎間板に対して，重力による圧迫がなくなるためである．

表10　宇宙飛行中に必要な栄養素

栄養素	ISS滞在期間が360日未満の場合	栄養素	ISS滞在期間が360日未満の場合
たんぱく質	全消費エネルギー 10～15％	パントテン酸	5 mg
糖質	全消費エネルギー 50％	カルシウム	1,000～1,200 mg
脂質	全消費エネルギー 30～35％	リン	1,000～1,200 mg（Ca摂取の1.5倍未満）
水分	1.0～1.5 mL/kcal，＞2,000 mL/日	マグネシウム	350 mg
ビタミンA	1,000 μg レチノール当量	ナトリウム	1,500～3,500 mg
ビタミンD	10 μg	カリウム	3,500 mg
ビタミンE	20 mg α-トコフェノール当量	鉄	10 mg
ビタミンK	80 μg	銅	1.5～3.0 mg
ビタミンC	100 mg	マンガン	2.0～5.0 mg
ビタミンB_{12}	2 mg	フッ化物	4 mg
ビタミンB_6	2 mg	亜鉛	15 mg
ビタミンB_1	1.5 mg	セレン	70 μg
ビタミンB_2	2 mg	ヨウ素	150 μg
葉酸	400 μg	クロム	100～200 μg
ナイアシン	20 NE or mg	食物繊維	10～25 g/日
ビオチン	100 μg		

3）無重力時の栄養

基本的には地上と変わらないが，十分な摂取が必要である．

宇宙飛行士が宇宙に長期滞在する場合に必要とされる一日のエネルギーは，宇宙飛行士の年代，性別および体重から算出される．

国際宇宙ステーション（ISS）宇宙食供給の基準文書「ISS FOOD PLAN」の規定による

《男性》

18～30歳：1.7×〔15.3×体重(kg)＋679〕(kcal)

30～60歳：1.7×〔11.6×体重(kg)＋879〕(kcal)

《女性》

18～30歳：1.6×〔14.7×体重(kg)＋496〕(kcal)

30～60歳：1.6×〔8.7×体重(kg)＋829〕(kcal)

例えば，45歳で体重70 kgの男性であれば2,875 kcal，35歳で体重50 kgの女性であれば2,022 kcalとなる．この数字は地上で必要とされる一日のエネルギーとほぼ同じレベルである．なお，船外活動を行う場合は，500 kcalを余分に摂取することになっている．

栄養素については**表10**のような基準がある．

F．災害時の栄養

1）災害時の栄養

近年，自然災害時に避難所での生活を送ることが増えてきている．日本栄養士会では2014年に「日本栄養士会災害支援チーム（JDA-DAT）」を創設し，各種の支援活動を行っている．その活動マニュアルには，基本事項として，目的，活動内容，派遣・出動，チーム編成（リーダーとスタッフ），教育と訓練，ボランティア活動と責任，アクションとして，出動体制準備，出動，支援活動と報告，活動手段・方法，経費，平時の活動などが記載されている[5]．

東日本大震災後に厚生労働省から被災地に発出された事務連絡では，避難所における食事提供の計画・評価のために当面の目標とする栄養の参照値（被災後3か月までの当面の目標）として，1歳以上，1人一日当たり，エネルギー 2,000 kcal，たんぱく質 55 g，ビタミンB_1 1.1 mg，ビタミンB_2 1.2 mg，ビタミンC 100 mgという数値が示されている．

日本人の食事摂取基準（2020年版）では，ビタミンB_1，ビタミンB_2，ビタミンCのところで，はじめて避難所での食事についての記載が行われた．すなわち，ビタミンB_1では，「推定平均必要量は，神経炎や脳組織への障害という欠乏症を回避する最小摂取量からで

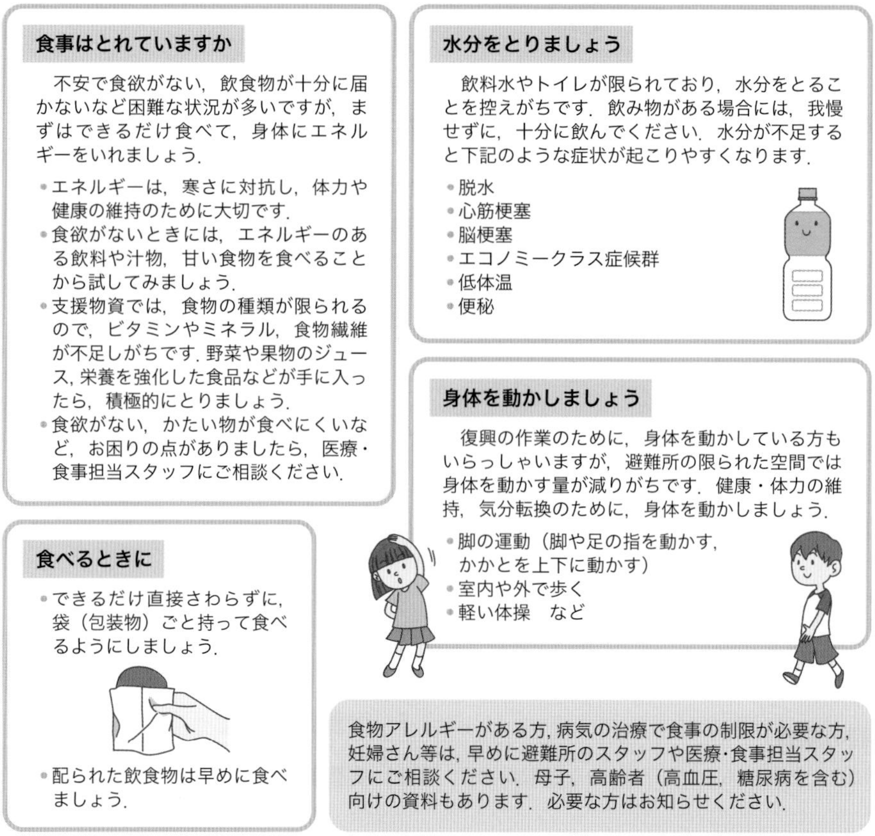

食事はとれていますか
不安で食欲がない，飲食物が十分に届かないなど困難な状況が多いですが，まずはできるだけ食べて，身体にエネルギーをいれましょう．
• エネルギーは，寒さに対抗し，体力や健康の維持のために大切です．
• 食欲がないときには，エネルギーのある飲料や汁物，甘い食物を食べることから試してみましょう．
• 支援物資では，食物の種類が限られるので，ビタミンやミネラル，食物繊維が不足しがちです．野菜や果物のジュース，栄養を強化した食品などが手に入ったら，積極的にとりましょう．
• 食欲がない，かたい物が食べにくいなど，お困りの点がありましたら，医療・食事担当スタッフにご相談ください．
水分をとりましょう
飲料水やトイレが限られており，水分をとることを控えがちです．飲み物がある場合には，我慢せずに，十分に飲んでください．水分が不足すると下記のような症状が起こりやすくなります．
• 脱水
• 心筋梗塞
• 脳梗塞
• エコノミークラス症候群
• 低体温
• 便秘
身体を動かしましょう
復興の作業のために，身体を動かしている方もいらっしゃいますが，避難所の限られた空間では身体を動かす量が減りがちです．健康・体力の維持，気分転換のために，身体を動かしましょう．
• 脚の運動（脚や足の指を動かす，かかとを上下に動かす）
• 室内や外で歩く
• 軽い体操　など
食べるときに
• できるだけ直接さわらずに，袋（包装物）ごと持って食べるようにしましょう．
• 配られた飲食物は早めに食べましょう．
食物アレルギーがある方，病気の治療で食事の制限が必要な方，妊婦さん等は，早めに避難所のスタッフや医療・食事担当スタッフにご相談ください．母子，高齢者（高血圧，糖尿病を含む）向けの資料もあります．必要な方はお知らせください．

国立研究開発法人　医薬基盤・健康・栄養研究所　国立健康・栄養研究所
公益社団法人　日本栄養士会

図9　避難生活を少しでも元気に過ごすために
（文献6より引用）

Column

液体ミルクについて

近年，乳児用の液体ミルクが発売されるようになった．これは育児用粉乳をあらかじめ液体にしたもので，手軽に利用できることから，災害時，避難所での利用が期待されている．最新の授乳・離乳の支援ガイド（2019年改定版）でも，液体ミルクについて記載されている（表D）．

表D　乳児用液体ミルクについて

平成30年8月8日に乳児用調製液状乳（以下「乳児用液体ミルク」という．）の製造・販売等を可能とするための改正省令等が公布されるとともに，特別用途食品における乳児用液体ミルクの許可基準等が設定され，事業者がこれらの基準に適合した乳児用液体ミルクを国内で製造・販売することが可能となった．
液体ミルクとは
・乳児用液体ミルクは，液状の人工乳を容器に密封したものであり，常温での保存が可能なもの． ・調乳の手間がなく，消毒した哺乳瓶に移し替えて，すぐに飲むことができる． ・地震等の災害によりライフラインが断絶した場合でも，水，燃料等を使わず授乳することができるため，国内の流通体制が整い，使用方法等に関する十分な理解がされることを前提として，災害時の備えとしての活用が可能である．
使用上の留意点
製品により，容器や設定されている賞味期限，使用方法が異なる．使用する場合は，製品に記載されている使用方法等の表示を必ず確認することが必要である．

（文献7より引用）

はなく，体内飽和を意味すると考えられる尿中排泄量が増大する最小摂取量から算定しているため，災害時等の避難所における食事提供の計画・評価のために，当面の目標とする栄養の参照量として活用する際には留意が必要である」と記載されている．同様にビタミンB_2も「推定平均必要量は，舌縁痛，口唇外縁痛が起こり，歯茎，口腔粘膜より出血という欠乏症を回避する最小摂取量からではなく，体内飽和を意味すると考えられる尿中排泄量が増大する最小摂取量から算定している」，ビタミンCも，「推定平均必要量は，ビタミンCの欠乏症である壊血病を予防するに足る最小必要量からではなく，心臓血管系の疾病予防効果および抗酸化作用の観点から算定している」ため，避難所で活用する際には留意が必要であると記載されている．避難所における生活の期間にもよるが，エネルギーや栄養素について，その優先順位，供給量を考慮する必要があるといえる．

国立健康・栄養研究所，日本栄養士会は，避難所での栄養・食生活のために図9のパンフレットを発表している．

2）平常時からの具体的対策

災害時の栄養を考える際に重要なことは，災害が起こってから対応するのではなく，平常時から対応をしておくことである．2019年に発表された授乳・離乳のガイドラインでは，事例紹介として，「地震や大雨など，災害が日常となるなかで，緊急時に備え，電気・ガス・水道などのライフラインが断たれた後に，避難所へ行ってからの生活を支える場合や，自宅で生活するために，日ごろから家庭において，最低3日分，できれば1週間分程度の生活用品の備蓄が必要．特に，食料品，トイレットペーパーなどの消耗品，離乳食やおむつなど子ども用品は日ごろから多めに買い置きする習慣をつける」と記載されている．

第10章 環境と栄養

文　献

1）「日常生活における熱中症予防指針Ver.3」（日本生気象学会）（http://seikishou.jp/pdf/news/shishin.pdf），2013
2）「熱中症予防運動指針」，日本体育協会，2013
3）Scales WE et al：Human circadian rhythms in temperature, trace metal and blood variable. J Appl Physiol, 65：1840-1846, 1988
4）田中正敏：空気調和設備と人間の適応能．建築雑誌，1283：38-41，1989
5）「日本栄養士会災害支援チーム活動マニュアル」（日本栄養士会）（https://www.dietitian.or.jp/assets/data/about/concept/disaster/jdadat_manual_ver.1.pdf），2014
6）「避難生活を少しでも元気に過ごすための資料集 栄養・食生活 基本編」（国立健康・栄養研究所）（http://www.nibiohn.go.jp/eiken/info/pdf/eiyo.pdf），2011（2019改訂）
7）「授乳・離乳の支援ガイド（2019年改定版）」（厚生労働省）（https://www.mhlw.go.jp/content/11908000/000496257.pdf）

Advanced 特殊環境への対応

高齢者の熱中症対策

近年，熱中症とその対策が重要視されている．特に高齢者では夏期に熱中症で死亡する例も多く，その対策は重要である．熱中症対策としては水分と電解質の補給が大切である．

一方で日本人は食塩摂取量が多く，減塩指導も広く行われている．日本人の食事摂取基準（2020年版）では，食塩の目標量は成人男性で7.5 g/日未満，成人女性で6.5 g/日，高血圧や慢性腎臓病の重症化予防のための値は6.0 g/日と設定されている．多くの高齢者施設では食塩が一日6 g程度になるような食事を提供しているところが多い．

しかし，高齢者はそれまでの食生活から食塩6 gの食事では味が薄く，食欲が進まないケースも多い．このような場合，例えば喫食量が半分になってしまうと，エネルギーやたんぱく質が不足し，フレイルやサルコペニアにつながる可能性もある．また，食塩摂取量も設定よりも少なくなってしまうことから，熱中症のリスクを高めている可能性がある．高齢者の食事を考える場合には，提供量ではなく，摂取量を把握することが重要である．

避難所での水分補給

近年，自然災害によって避難所で生活するケースが増えてきている．避難所での食事については本文中にも触れたが，ここでは水分補給について触れてみたい．

避難所ではトイレが限られることもあり，水分摂取を控える人も多い．水分摂取が少なくなると，熱中症はもちろん，血液の濃縮が起こり，心臓血管系の疾患リスクも高まる．いわゆるエコノミークラス症候群も水分摂取が少ない場合に起こりやすく，脚にできる血栓が血液に乗って肺の血管を詰まらせ，呼吸困難や突然死を招く．さらには，便秘はもちろん，膀胱炎のリスクも高まることが懸念されている．

したがって，トイレを我慢することなく，適度な水分補給を行うことが重要である．また，トイレに関してできるだけよい環境をつくることも大切である．

第10章 チェック問題

問題

□□Q1 ストレスとは何か説明しなさい.

□□Q2 ストレス反応について説明しなさい.

□□Q3 外部温度の変化に対する生体反応について説明しなさい.

□□Q4 熱中症の種類とその応急処置について説明しなさい.

□□Q5 無重力に対する生体反応について説明しなさい.

解答＆解説

A1 ホメオスタシスの攪乱に対する生体反応をストレスとよぶ．ハンス・セリエ（Selye H）が提唱した．セリエは，ストレスを「外部環境からの刺激によって起こるゆがみに対する非特異的反応」と考え，ストレッサーを「ストレスを引き起こす外部環境からの刺激」と定義した．ストレッサーは，温度，気圧，放射線，騒音，振動，明暗などの物理的ストレッサー，さまざまな化学物質，薬物，酸素，二酸化炭素，pHなどの化学的ストレッサー，ウイルス，細菌，感染，花粉，カビ，飢餓，特定の栄養素の欠乏，睡眠不足，運動などの生物的ストレッサー，緊張，怒り，各種の不安，喪失などの心理的ストレッサー（精神的ストレッサー）に分類される.

A2 ストレス反応（ストレス対応）とは，何らかのストレッサーにより生体にストレスが加わったときの生体反応であり，ホメオスタシスの一部といえる．ストレス反応には，視床下部から分泌されるホルモン（副腎皮質刺激ホルモン放出ホルモン）や副腎皮質から分泌されるホルモン（グルココルチコイド），自律神経などがかかわっている.

ストレスが加わったとき，生体は恒常性を維持するために適応しようとする．このストレスに対する適応は，全身適応症候群（汎適応症候群）と局所的適応症候群に分けられる．局所的適応症候群は，ある部位に刺激が加わったときに，その部位だけに生じる反応をいう.

ストレスには生体に有効な快ストレスと，有害な不快ストレスがある．われわれにとって適度な快ストレスは必要であるが，過剰のストレスは心身に有害な作用を及ぼす.

A3 環境温度が上臨界温を超えると，皮膚の血管が拡張して，皮膚の血流が増加，体熱の放散が促進される．同時に発汗によっても気化熱により体熱が放散される．これらは放射，伝導，対流，蒸発などの物理的なものなので，この反応による体温調節ができる環境温度の範囲を物理的調節域という.

環境温度が下臨界温を下回ると，皮膚の血管，血流の調節だけでは体温を維持できなくなり，アドレナリン，ノルアドレナリンなどのホルモン分泌によって代謝を亢進させる．ここでは化学反応による体熱産生が行われるので，この反応による体温調節ができる環境温度の範囲を化学的調節域という.

環境温度が物理的調節域を超えると（高温適応限界）体温が上昇し，その状態が続くと熱中死となる．また，環境温度が化学的調節域を下回ると（低温適応限界）体温は低下し，その状態が続くと凍死する.

A4 熱中症とは，従来は熱失神，熱疲労，熱けいれん，熱射病に分類されており，熱射病が生命にかかわる最も重篤なものである（**表3**）．

熱失神，熱疲労の場合は，涼しい場所に運び，衣服をゆるめて寝かせ，水分を補給する．足を高くし，手足を末梢から中心部に向けてマッサージするのも有効である．吐き気や嘔吐で水分補給ができない場合には病院で点滴が必要となることもある．

熱けいれんの場合には，生理食塩水（0.9％）を補給する．ナトリウムが適量含まれているスポーツドリンクを用いるのも有効である．

熱射病は死の危険のある緊急事態である．身体を冷やしながら集中治療のできる病院へ一刻も早く運ぶ必要がある．いかに早く体温を下げて意識を回復させるかが予後を左右するので，現場での処置が重要である．水をかけたり，濡れたタオルを当ててあおぐ．首，わきの下，足の付け根など太い血管のある部分に氷やアイスパックを当てる．意識障害がわずかでもみられるときは重症である．

A5 最初に，体液バランスが変化する．地上では下半身に分布していた水分の一部は，無重力状態では上半身に移動する．そのため，顔がむくみ（ムーンフェイスとよぶ），首と顔の血管が浮き出るようになり，鼻が詰まって嗅覚や味覚にも影響が出るとされる．上半身の体液が増えることにより，生体は循環血液量が増加したと判断し，バソプレシンの分泌は抑制される．その結果，尿量は増加し，血漿や体液の量も減少する．血漿量は15％程度減少するといわれている．

血漿量は減少するが，利尿作用により腎血流量は増加し，エリスロポエチンの分泌が抑制されることにより，赤血球数は減少する．

骨と筋肉に対しても重力の影響は大きい．どちらも重力の負荷がないために，骨は骨吸収が亢進し，カルシウムが骨から溶出してしまう．筋肉もその量が減少する．骨から溶出したカルシウムは尿中へ排泄されることになるが，その際，尿路結石のリスクを高めることも憂慮されている．

身長が少し（1，2 cm程度）伸びるとされているが，これは脊椎の椎骨と椎骨の間にある椎間板に対して，重力による圧迫がなくなるためである．

付表

日本人の食事摂取基準（2020年版）

表1　基準を策定した栄養素と指標①（1歳以上）

栄養素			推定平均必要量（EAR）	推奨量（RDA）	目安量（AI）	耐容上限量（UL）	目標量（DG）
たんぱく質②			○ⓑ	○ⓑ	−	−	○③
脂質		脂質	−	−	−	−	○③
		飽和脂肪酸④	−	−	−	−	○③
		n-6系脂肪酸	−	−	○	−	−
		n-3系脂肪酸	−	−	○	−	−
		コレステロール⑤	−	−	−	−	−
炭水化物		炭水化物	−	−	−	−	○③
		食物繊維	−	−	−	−	○
		糖質	−	−	−	−	−
主要栄養素バランス②			−	−	−	−	○③
ビタミン	脂溶性	ビタミンA	○ⓐ	○ⓐ	−	○	−
		ビタミンD②	−	−	○	○	−
		ビタミンE	−	−	○	○	−
		ビタミンK	−	−	○	−	−
	水溶性	ビタミンB_1	○ⓒ	○ⓒ	−	−	−
		ビタミンB_2	○ⓒ	○ⓒ	−	−	−
		ナイアシン	○ⓐ	○ⓐ	−	○	−
		ビタミンB_6	○ⓑ	○ⓑ	−	○	−
		ビタミンB_{12}	○ⓐ	○ⓐ	−	−	−
		葉酸	○ⓐ	○ⓐ	−	○⑦	−
		パントテン酸	−	−	○	−	−
		ビオチン	−	−	○	−	−
		ビタミンC	○ⓧ	○ⓧ	−	−	−
ミネラル	多量	ナトリウム⑥	○ⓐ	−	−	−	○
		カリウム	−	−	○	−	○
		カルシウム	○ⓑ	○ⓑ	−	○	−
		マグネシウム	○ⓑ	○ⓑ	−	○⑦	−
		リン	−	−	○	○	−
	微量	鉄	○ⓧ	○ⓧ	−	○	−
		亜鉛	○ⓑ	○ⓑ	−	○	−
		銅	○ⓑ	○ⓑ	−	○	−
		マンガン	−	−	○	○	−
		ヨウ素	○ⓐ	○ⓐ	−	○	−
		セレン	○ⓐ	○ⓐ	−	○	−
		クロム	−	−	○	○	−
		モリブデン	○ⓑ	○ⓑ	−	○	−

① 一部の年齢区分についてだけ設定した場合も含む.
② フレイル予防を図るうえでの留意事項を表の脚注として記載.
③ 総エネルギー摂取量に占めるべき割合（%エネルギー）.
④ 脂質異常症の重症化予防を目的としたコレステロールの量と，トランス脂肪酸の摂取に関する参考情報を表の脚注として記載.
⑤ 脂質異常症の重症化予防を目的とした量を飽和脂肪酸の表の脚注に記載.
⑥ 高血圧および慢性腎臓病（CKD）の重症化予防を目的とした量を表の脚注として記載.
⑦ 通常の食品以外の食品からの摂取について定めた.
ⓐ 集団内の半数の者に不足または欠乏の症状が現れうる摂取量をもって推定平均必要量とした栄養素.
ⓑ 集団内の半数の者で体内量が維持される摂取量をもって推定平均必要量とした栄養素.
ⓒ 集団内の半数の者で体内量が飽和している摂取量をもって推定平均必要量とした栄養素.
ⓧ 上記以外の方法で推定平均必要量が定められた栄養素.

表2　参照体位（参照身長，参照体重）①

性別	男性		女性②	
年齢など	参照身長（cm）	参照体重（kg）	参照身長（cm）	参照体重（kg）
0～5（月）	61.5	6.3	60.1	5.9
6～11（月）	71.6	8.8	70.2	8.1
6～8（月）	69.8	8.4	68.3	7.8
9～11（月）	73.2	9.1	71.9	8.4
1～2（歳）	85.8	11.5	84.6	11.0
3～5（歳）	103.6	16.5	103.2	16.1
6～7（歳）	119.5	22.2	118.3	21.9
8～9（歳）	130.4	28.0	130.4	27.4
10～11（歳）	142.0	35.6	144.0	36.3
12～14（歳）	160.5	49.0	155.1	47.5
15～17（歳）	170.1	59.7	157.7	51.9
18～29（歳）	171.0	64.5	158.0	50.3
30～49（歳）	171.0	68.1	158.0	53.0
50～64（歳）	169.0	68.0	155.8	53.8
65～74（歳）	165.2	65.0	152.0	52.1
75以上（歳）	160.8	59.6	148.0	48.8

① 0～17歳は，日本小児内分泌学会・日本成長学会合同標準値委員会による小児の体格評価に用いる身長，体重の標準値をもとに，年齢区分に応じて，当該月齢および年齢区分の中央時点における中央値を引用した．ただし，公表数値が年齢区分と合致しない場合は，同様の方法で算出した値を用いた．18歳以上は，平成28年国民健康・栄養調査における当該の性および年齢区分における身長・体重の中央値を用いた．
② 妊婦，授乳婦を除く．

表3　目標とするBMIの範囲（18歳以上）①②

年齢（歳）	目標とするBMI（kg/m²）
18～49	18.5～24.9
50～64	20.0～24.9
65～74③	21.5～24.9
75以上③	21.5～24.9

① 男女共通．あくまでも参考として使用すべきである．
② 観察疫学研究において報告された総死亡率が最も低かったBMIをもとに，疾患別の発症率とBMIの関連，死因とBMIとの関連，喫煙や疾患の合併によるBMIや死亡リスクへの影響，日本人のBMIの実態に配慮し，総合的に判断し目標とする範囲を設定．
③ 高齢者では，フレイルの予防および生活習慣病の発症予防の両者に配慮する必要があることも踏まえ，当面目標とするBMIの範囲を21.5～24.9 kg/m^2 とした．

表4　参考表：推定エネルギー必要量（kcal/日）

性別	男性			女性		
身体活動レベル①	Ⅰ	Ⅱ	Ⅲ	Ⅰ	Ⅱ	Ⅲ
0～5（月）	－	550	－	－	500	－
6～8（月）	－	650	－	－	600	－
9～11（月）	－	700	－	－	650	－
1～2（歳）	－	950	－	－	900	－
3～5（歳）	－	1,300	－	－	1,250	－
6～7（歳）	1,350	1,550	1,750	1,250	1,450	1,650
8～9（歳）	1,600	1,850	2,100	1,500	1,700	1,900
10～11（歳）	1,950	2,250	2,500	1,850	2,100	2,350
12～14（歳）	2,300	2,600	2,900	2,150	2,400	2,700
15～17（歳）	2,500	2,800	3,150	2,050	2,300	2,550
18～29（歳）	2,300	2,650	3,050	1,700	2,000	2,300
30～49（歳）	2,300	2,700	3,050	1,750	2,050	2,350
50～64（歳）	2,200	2,600	2,950	1,650	1,950	2,250
65～74（歳）	2,050	2,400	2,750	1,550	1,850	2,100
75以上（歳）②	1,800	2,100	－	1,400	1,650	－
妊婦（付加量）③ 初期				＋50	＋50	＋50
中期				＋250	＋250	＋250
後期				＋450	＋450	＋450
授乳婦（付加量）				＋350	＋350	＋350

① 身体活動レベルは，低い，ふつう，高いの3つのレベルとして，それぞれⅠ，Ⅱ，Ⅲで示した．
② レベルⅡは自立している者，レベルⅠは自宅にいてほとんど外出しない者に相当する．レベルⅠは高齢者施設で自立に近い状態で過ごしている者にも適用できる値である．
③ 妊婦個々の体格や妊娠中の体重増加量および胎児の発育状況の評価を行うことが必要である．
注1：活用にあたっては，食事摂取状況のアセスメント，体重およびBMIの把握を行い，エネルギーの過不足は，体重の変化またはBMIを用いて評価すること．
注2：身体活動レベルⅠの場合，少ないエネルギー消費量に見合った少ないエネルギー摂取量を維持することになるため，健康の保持・増進の観点からは，身体活動量を増加させる必要がある．

表5　参照体重における基礎代謝量

性別	男性			女性		
年齢（歳）	基礎代謝基準値（kcal/kg体重/日）	参照体重（kg）	基礎代謝量（kcal/日）	基礎代謝基準値（kcal/kg体重/日）	参照体重（kg）	基礎代謝量（kcal/日）
1～2	61.0	11.5	700	59.7	11.0	660
3～5	54.8	16.5	900	52.2	16.1	840
6～7	44.3	22.2	980	41.9	21.9	920
8～9	40.8	28.0	1,140	38.3	27.4	1,050
10～11	37.4	35.6	1,330	34.8	36.3	1,260
12～14	31.0	49.0	1,520	29.6	47.5	1,410
15～17	27.0	59.7	1,610	25.3	51.9	1,310
18～29	23.7	64.5	1,530	22.1	50.3	1,110
30～49	22.5	68.1	1,530	21.9	53.0	1,160
50～64	21.8	68.0	1,480	20.7	53.8	1,110
65～74	21.6	65.0	1,400	20.7	52.1	1,080
75以上	21.5	59.6	1,280	20.7	48.8	1,010

表6 身体活動レベル別にみた活動内容と活動時間の代表例

身体活動レベル①	低い（Ⅰ）	ふつう（Ⅱ）	高い（Ⅲ）
	1.50（1.40～1.60）	1.75（1.60～1.90）	2.00（1.90～2.20）
日常生活の内容②	生活の大部分が座位で，静的な活動が中心の場合	座位中心の仕事だが，職場内での移動や立位での作業・接客など，通勤・買い物での歩行，家事，軽いスポーツ，のいずれかを含む場合	移動や立位の多い仕事への従事者，あるいは，スポーツなど余暇における活発な運動習慣をもっている場合
中程度の強度（3.0～5.9 メッツ）の身体活動の一日当たりの合計時間（時間/日）③	1.65	2.06	2.53
仕事での一日当たりの合計歩行時間（時間/日）③	0.25	0.54	1.00

① 代表値．（　）内はおよその範囲．
② Black AE, et al：Eur J Clin Nutr, 50：70-92, 1996, Ishikawa-Takata K, et al：Eur J Clin Nutr, 62：885-891, 2008 を参考に，身体活動レベル（PAL）におよぼす仕事時間中の労作の影響が大きいことを考慮して作成．
③ Ishikawa-Takata K, et al：J Epidemiol, 21：114-121, 2011 による．

表7 たんぱく質の食事摂取基準（推定平均必要量，推奨量，目安量：g/日，目標量：% エネルギー）

性別	男性				女性			
年齢など	推定平均必要量	推奨量	目安量	目標量①	推定平均必要量	推奨量	目安量	目標量①
0～5（月）	－	－	10	－	－	－	10	－
6～8（月）	－	－	15	－	－	－	15	－
9～11（月）	－	－	25	－	－	－	25	－
1～2（歳）	15	20	－	13～20	15	20	－	13～20
3～5（歳）	20	25	－	13～20	20	25	－	13～20
6～7（歳）	25	30	－	13～20	25	30	－	13～20
8～9（歳）	30	40	－	13～20	30	40	－	13～20
10～11（歳）	40	45	－	13～20	40	50	－	13～20
12～14（歳）	50	60	－	13～20	45	55	－	13～20
15～17（歳）	50	65	－	13～20	45	55	－	13～20
18～29（歳）	50	65	－	13～20	40	50	－	13～20
30～49（歳）	50	65	－	13～20	40	50	－	13～20
50～64（歳）	50	65	－	14～20	40	50	－	14～20
65～74（歳）②	50	60	－	15～20	40	50	－	15～20
75以上（歳）②	50	60	－	15～20	40	50	－	15～20
妊婦（付加量）初期					＋0	＋0	－	－③
中期					＋5	＋5		－③
後期					＋20	＋25		－④
授乳婦（付加量）					＋15	＋20	－	－④

① 範囲に関しては，おおむねの値を示したものであり，弾力的に運用すること．
② 65歳以上の高齢者について，フレイル予防を目的とした量を定めることは難しいが，身長・体重が参照体位に比べて小さい者や，特に75歳以上であって加齢に伴い身体活動量が大きく低下した者など，必要エネルギー摂取量が低い者では，下限が推奨量を下回る場合がありうる．この場合でも，下限は推奨量以上とすることが望ましい．
③ 妊婦（初期・中期）の目標量は，13～20％エネルギーとした．
④ 妊婦（後期）および授乳婦の目標量は，15～20％エネルギーとした．

表8 炭水化物の食事摂取基準

	炭水化物（%エネルギー）		食物繊維（g/日）	
性別	男性	女性	男性	女性
年齢など	目標量[①②]	目標量[①②]	目標量	目標量
0～5（月）	－	－	－	－
6～11（月）	－	－	－	－
1～2（歳）	50～65	50～65	－	－
3～5（歳）	50～65	50～65	8以上	8以上
6～7（歳）	50～65	50～65	10以上	10以上
8～9（歳）	50～65	50～65	11以上	11以上
10～11（歳）	50～65	50～65	13以上	13以上
12～14（歳）	50～65	50～65	17以上	17以上
15～17（歳）	50～65	50～65	19以上	18以上
18～29（歳）	50～65	50～65	21以上	18以上
30～49（歳）	50～65	50～65	21以上	18以上
50～64（歳）	50～65	50～65	21以上	18以上
65～74（歳）	50～65	50～65	20以上	17以上
75以上（歳）	50～65	50～65	20以上	17以上
妊婦		50～65		18以上
授乳婦		50～65		18以上

① 範囲に関しては，おおむねの値を示したものである．
② アルコールを含む．ただし，アルコールの摂取を勧めるものではない．

表9 脂質の食事摂取基準

	脂質（%エネルギー）			
性別	男性		女性	
年齢など	目安量	目標量[①]	目安量	目標量[①]
0～5（月）	50	－	50	－
6～11（月）	40	－	40	－
1～2（歳）	－	20～30	－	20～30
3～5（歳）	－	20～30	－	20～30
6～7（歳）	－	20～30	－	20～30
8～9（歳）	－	20～30	－	20～30
10～11（歳）	－	20～30	－	20～30
12～14（歳）	－	20～30	－	20～30
15～17（歳）	－	20～30	－	20～30
18～29（歳）	－	20～30	－	20～30
30～49（歳）	－	20～30	－	20～30
50～64（歳）	－	20～30	－	20～30
65～74（歳）	－	20～30	－	20～30
75以上（歳）	－	20～30	－	20～30
妊婦			－	20～30
授乳婦			－	20～30

① 範囲に関しては，おおむねの値を示したものである．

(表9つづき)

	飽和脂肪酸（%エネルギー）[①②]	
性別	男性	女性
年齢など	目標量	目標量
0～5（月）	－	－
6～11（月）	－	－
1～2（歳）	－	－
3～5（歳）	10以下	10以下
6～7（歳）	10以下	10以下
8～9（歳）	10以下	10以下
10～11（歳）	10以下	10以下
12～14（歳）	10以下	10以下
15～17（歳）	8以下	8以下
18～29（歳）	7以下	7以下
30～49（歳）	7以下	7以下
50～64（歳）	7以下	7以下
65～74（歳）	7以下	7以下
75以上（歳）	7以下	7以下
妊婦		7以下
授乳婦		7以下

① 飽和脂肪酸と同じく，脂質異常症および循環器疾患に関与する栄養素としてコレステロールがある．コレステロールに目標量は設定しないが，これは許容される摂取量に上限が存在しないことを保証するものではない．また，脂質異常症の重症化予防の目的からは，200 mg/日未満にとどめることが望ましい．

② 飽和脂肪酸と同じく，冠動脈疾患に関与する栄養素としてトランス脂肪酸がある．日本人の大多数は，トランス脂肪酸に関する世界保健機関（WHO）の目標（1％エネルギー未満）を下回っており，トランス脂肪酸の摂取による健康への影響は，飽和脂肪酸の摂取によるものと比べて小さいと考えられる．ただし，脂質に偏った食事をしている者では，留意する必要がある．トランス脂肪酸は人体にとって不可欠な栄養素ではなく，健康の保持・増進を図るうえで積極的な摂取は勧められないことから，その摂取量は1％エネルギー未満にとどめることが望ましく，1％エネルギー未満でもできるだけ低くとどめることが望ましい．

	n-6系脂肪酸（g/日）		n-3系脂肪酸（g/日）	
性別	男性	女性	男性	女性
年齢など	目安量	目安量	目安量	目安量
0～5（月）	4	4	0.9	0.9
6～11（月）	4	4	0.8	0.8
1～2（歳）	4	4	0.7	0.8
3～5（歳）	6	6	1.1	1.0
6～7（歳）	8	7	1.5	1.3
8～9（歳）	8	7	1.5	1.3
10～11（歳）	10	8	1.6	1.6
12～14（歳）	11	9	1.9	1.6
15～17（歳）	13	9	2.1	1.6
18～29（歳）	11	8	2.0	1.6
30～49（歳）	10	8	2.0	1.6
50～64（歳）	10	8	2.2	1.9
65～74（歳）	9	8	2.2	2.0
75以上（歳）	8	7	2.1	1.8
妊婦		9		1.6
授乳婦		10		1.8

表10 脂溶性ビタミンの食事摂取基準

性別	ビタミンA（μgRAE/日）①							
	男性				女性			
年齢など	推定平均必要量②	推奨量②	目安量③	耐容上限量③	推定平均必要量②	推奨量②	目安量③	耐容上限量③
0～5（月）	－	－	300	600	－	－	300	600
6～11（月）	－	－	400	600	－	－	400	600
1～2（歳）	300	400	－	600	250	350	－	600
3～5（歳）	350	450	－	700	350	500	－	850
6～7（歳）	300	400	－	950	300	400	－	1,200
8～9（歳）	350	500	－	1,200	350	500	－	1,500
10～11（歳）	450	600	－	1,500	400	600	－	1,900
12～14（歳）	550	800	－	2,100	500	700	－	2,500
15～17（歳）	650	900	－	2,500	500	650	－	2,800
18～29（歳）	600	850	－	2,700	450	650	－	2,700
30～49（歳）	650	900	－	2,700	500	700	－	2,700
50～64（歳）	650	900	－	2,700	500	700	－	2,700
65～74（歳）	600	850	－	2,700	500	700	－	2,700
75以上（歳）	550	800	－	2,700	450	650	－	2,700
妊婦（付加量）初期					＋0	＋0	－	－
中期					＋0	＋0	－	－
後期					＋60	＋80	－	－
授乳婦（付加量）					＋300	＋450	－	－

① レチノール活性当量（μgRAE）
＝レチノール（μg）＋β-カロテン（μg）×1/12＋α-カロテン（μg）×1/24
＋β-クリプトキサンチン（μg）×1/24＋その他のプロビタミンAカロテノイド（μg）×1/24
② プロビタミンAカロテノイドを含む．
③ プロビタミンAカロテノイドを含まない．

性別	ビタミンD（μg/日）①				ビタミンE（mg/日）②				ビタミンK（μg/日）	
	男性		女性		男性		女性		男性	女性
年齢など	目安量	耐容上限量	目安量	耐容上限量	目安量	耐容上限量	目安量	耐容上限量	目安量	目安量
0～5（月）	5.0	25	5.0	25	3.0	－	3.0	－	4	4
6～11（月）	5.0	25	5.0	25	4.0	－	4.0	－	7	7
1～2（歳）	3.0	20	3.5	20	3.0	150	3.0	150	50	60
3～5（歳）	3.5	30	4.0	30	4.0	200	4.0	200	60	70
6～7（歳）	4.5	30	5.0	30	5.0	300	5.0	300	80	90
8～9（歳）	5.0	40	6.0	40	5.0	350	5.0	350	90	110
10～11（歳）	6.5	60	8.0	60	5.5	450	5.5	450	110	140
12～14（歳）	8.0	80	9.5	80	6.5	650	6.0	600	140	170
15～17（歳）	9.0	90	8.5	90	7.0	750	5.5	650	160	150
18～29（歳）	8.5	100	8.5	100	6.0	850	5.0	650	150	150
30～49（歳）	8.5	100	8.5	100	6.0	900	5.5	700	150	150
50～64（歳）	8.5	100	8.5	100	7.0	850	6.0	700	150	150
65～74（歳）	8.5	100	8.5	100	7.0	850	6.5	650	150	150
75以上（歳）	8.5	100	8.5	100	6.5	750	6.5	650	150	150
妊婦			8.5	－			6.5	－		150
授乳婦			8.5	－			7.0	－		150

① 日照により皮膚でビタミンDが産生されることを踏まえ，フレイル予防を図る者はもとより，全年齢区分を通じて，日常生活において可能な範囲内での適度な日光浴を心がけるとともに，ビタミンDの摂取については，日照時間を考慮に入れることが重要である．
② α-トコフェロールについて算定した．α-トコフェロール以外のビタミンEは含んでいない．

表11　水溶性ビタミンの食事摂取基準

	ビタミンB1（mg/日）①②						ビタミンB2（mg/日）③					
性別	男性			女性			男性			女性		
年齢など	推定平均必要量	推奨量	目安量	推定平均必要量	推奨量	目安量	推定平均必要量	推奨量	目安量	推定平均必要量	推奨量	目安量
0～5（月）	−	−	0.1	−	−	0.1	−	−	0.3	−	−	0.3
6～11（月）	−	−	0.2	−	−	0.2	−	−	0.4	−	−	0.4
1～2（歳）	0.4	0.5	−	0.4	0.5	−	0.5	0.6	−	0.5	0.5	−
3～5（歳）	0.6	0.7	−	0.6	0.7	−	0.7	0.8	−	0.6	0.8	−
6～7（歳）	0.7	0.8	−	0.7	0.8	−	0.8	0.9	−	0.7	0.9	−
8～9（歳）	0.8	1.0	−	0.8	0.9	−	0.9	1.1	−	0.9	1.0	−
10～11（歳）	1.0	1.2	−	0.9	1.1	−	1.1	1.4	−	1.0	1.3	−
12～14（歳）	1.2	1.4	−	1.1	1.3	−	1.3	1.6	−	1.2	1.4	−
15～17（歳）	1.3	1.5	−	1.0	1.2	−	1.4	1.7	−	1.2	1.4	−
18～29（歳）	1.2	1.4	−	0.9	1.1	−	1.3	1.6	−	1.0	1.2	−
30～49（歳）	1.2	1.4	−	0.9	1.1	−	1.3	1.6	−	1.0	1.2	−
50～64（歳）	1.1	1.3	−	0.9	1.1	−	1.2	1.5	−	1.0	1.2	−
65～74（歳）	1.1	1.3	−	0.9	1.1	−	1.2	1.5	−	1.0	1.2	−
75以上（歳）	1.0	1.2	−	0.8	0.9	−	1.1	1.3	−	0.9	1.0	−
妊婦（付加量）				＋0.2	＋0.2	−				＋0.2	＋0.3	−
授乳婦（付加量）				＋0.2	＋0.2	−				＋0.5	＋0.6	−

① チアミン塩化物塩酸塩（分子量＝337.3）の重量として示した.
② 身体活動レベルⅡの推定エネルギー必要量を用いて算定した.
特記事項：推定平均必要量は，ビタミンB1の欠乏症である脚気を予防するに足る最小必要量からではなく，尿中にビタミンB1の排泄量が増大しはじめる摂取量（体内飽和量）から算定.
③ 身体活動レベルⅡの推定エネルギー必要量を用いて算定した.
特記事項：推定平均必要量は，ビタミンB2の欠乏症である口唇炎，口角炎，舌炎などの皮膚炎を予防するに足る最小量からではなく，尿中にビタミンB2の排泄量が増大しはじめる摂取量（体内飽和量）から算定.

	ナイアシン（mgNE/日）①②							
性別	男性				女性			
年齢など	推定平均必要量	推奨量	目安量	耐容上限量③	推定平均必要量	推奨量	目安量	耐容上限量③
0～5（月）④	−	−	2	−	−	−	2	−
6～11（月）	−	−	3	−	−	−	3	−
1～2（歳）	5	6	−	60（15）	4	5	−	60（15）
3～5（歳）	6	8	−	80（20）	6	7	−	80（20）
6～7（歳）	7	9	−	100（30）	7	8	−	100（30）
8～9（歳）	9	11	−	150（35）	8	10	−	150（35）
10～11（歳）	11	13	−	200（45）	10	10	−	150（45）
12～14（歳）	12	15	−	250（60）	12	14	−	250（60）
15～17（歳）	14	17	−	300（70）	11	13	−	250（65）
18～29（歳）	13	15	−	300（80）	9	11	−	250（65）
30～49（歳）	13	15	−	350（85）	10	12	−	250（65）
50～64（歳）	12	14	−	350（85）	9	11	−	250（65）
65～74（歳）	12	14	−	300（80）	9	11	−	250（65）
75以上（歳）	11	13	−	300（75）	9	10	−	250（60）
妊婦（付加量）					＋0	＋0	−	−
授乳婦（付加量）					＋3	＋3	−	−

① ナイアシン当量（NE）＝ナイアシン＋1/60トリプトファンで示した.
② 身体活動レベルⅡの推定エネルギー必要量を用いて算定した.
③ ニコチンアミドの重量（mg/日），（　）内はニコチン酸の重量（mg/日）.
④ 単位はmg/日.

（表11つづき）

	ビタミンB$_6$（mg/日）①								ビタミンB$_{12}$（μg/日）③					
性別	男性				女性				男性			女性		
年齢など	推定平均必要量	推奨量	目安量	耐容上限量②	推定平均必要量	推奨量	目安量	耐容上限量②	推定平均必要量	推奨量	目安量	推定平均必要量	推奨量	目安量
0～5（月）	−	−	0.2	−	−	−	0.2	−	−	−	0.4	−	−	0.4
6～11（月）	−	−	0.3	−	−	−	0.3	−	−	−	0.5	−	−	0.5
1～2（歳）	0.4	0.5	−	10	0.4	0.5	−	10	0.8	0.9	−	0.8	0.9	−
3～5（歳）	0.5	0.6	−	15	0.5	0.6	−	15	0.9	1.1	−	0.9	1.1	−
6～7（歳）	0.7	0.8	−	20	0.6	0.7	−	20	1.1	1.3	−	1.1	1.3	−
8～9（歳）	0.8	0.9	−	25	0.8	0.9	−	25	1.3	1.6	−	1.3	1.6	−
10～11（歳）	1.0	1.1	−	30	1.0	1.1	−	30	1.6	1.9	−	1.6	1.9	−
12～14（歳）	1.2	1.4	−	40	1.0	1.3	−	40	2.0	2.4	−	2.0	2.4	−
15～17（歳）	1.2	1.5	−	50	1.0	1.3	−	45	2.0	2.4	−	2.0	2.4	−
18～29（歳）	1.1	1.4	−	55	1.0	1.1	−	45	2.0	2.4	−	2.0	2.4	−
30～49（歳）	1.1	1.4	−	60	1.0	1.1	−	45	2.0	2.4	−	2.0	2.4	−
50～64（歳）	1.1	1.4	−	55	1.0	1.1	−	45	2.0	2.4	−	2.0	2.4	−
65～74（歳）	1.1	1.4	−	50	1.0	1.1	−	40	2.0	2.4	−	2.0	2.4	−
75以上（歳）	1.1	1.4	−	50	1.0	1.1	−	40	2.0	2.4	−	2.0	2.4	−
妊婦（付加量）					＋0.2	＋0.2	−	−				＋0.3	＋0.4	−
授乳婦（付加量）					＋0.3	＋0.3	−	−				＋0.7	＋0.8	−

① たんぱく質の推奨量を用いて算定した（妊婦・授乳婦の付加量は除く）.
② ピリドキシン（分子量＝169.2）の重量として示した.
③ シアノコバラミン（分子量＝1,355.37）の重量として示した.

	葉酸（μg/日）①							
性別	男性				女性			
年齢など	推定平均必要量	推奨量	目安量	耐容上限量②	推定平均必要量	推奨量	目安量	耐容上限量②
0～5（月）	−	−	40	−	−	−	40	−
6～11（月）	−	−	60	−	−	−	60	−
1～2（歳）	80	90	−	200	90	90	−	200
3～5（歳）	90	110	−	300	90	110	−	300
6～7（歳）	110	140	−	400	110	140	−	400
8～9（歳）	130	160	−	500	130	160	−	500
10～11（歳）	160	190	−	700	160	190	−	700
12～14（歳）	200	240	−	900	200	240	−	900
15～17（歳）	220	240	−	900	200	240	−	900
18～29（歳）	200	240	−	900	200	240	−	900
30～49（歳）	200	240	−	1,000	200	240	−	1,000
50～64（歳）	200	240	−	1,000	200	240	−	1,000
65～74（歳）	200	240	−	900	200	240	−	900
75以上（歳）	200	240	−	900	200	240	−	900
妊婦（付加量）③④					＋200	＋240	−	−
授乳婦（付加量）					＋80	＋100	−	−

① プテロイルモノグルタミン酸（分子量＝441.40）の重量として示した.
② 通常の食品以外の食品に含まれる葉酸（狭義の葉酸）に適用する.
③ 妊娠を計画している女性，妊娠の可能性がある女性および妊娠初期の妊婦は，胎児の神経管閉鎖障害のリスク低減のために，通常の食品以外の食品に含まれる葉酸（狭義の葉酸）を400 μg/日摂取することが望まれる.
④ 付加量は，中期および後期にのみ設定した.

(表11つづき)

	パントテン酸 (mg/日)		ビオチン (μg/日)		ビタミンC (mg/日)①					
性別	男性	女性	男性	女性	男性			女性		
年齢など	目安量	目安量	目安量	目安量	推定平均必要量	推奨量	目安量	推定平均必要量	推奨量	目安量
0～5(月)	4	4	4	4	–	–	40	–	–	40
6～11(月)	5	5	5	5	–	–	40	–	–	40
1～2(歳)	3	4	20	20	35	40	–	35	40	–
3～5(歳)	4	4	20	20	40	50	–	40	50	–
6～7(歳)	5	5	30	30	50	60	–	50	60	–
8～9(歳)	6	5	30	30	60	70	–	60	70	–
10～11(歳)	6	6	40	40	70	85	–	70	85	–
12～14(歳)	7	6	50	50	85	100	–	85	100	–
15～17(歳)	7	6	50	50	85	100	–	85	100	–
18～29(歳)	5	5	50	50	85	100	–	85	100	–
30～49(歳)	5	5	50	50	85	100	–	85	100	–
50～64(歳)	6	5	50	50	85	100	–	85	100	–
65～74(歳)	6	5	50	50	80	100	–	80	100	–
75以上(歳)	6	5	50	50	80	100	–	80	100	–
妊婦		5		50				+10※	+10※	–
授乳婦		6		50				+40※	+45※	–

① L-アスコルビン酸(分子量＝176.12)の重量で示した.
特記事項：推定平均必要量は，ビタミンCの欠乏症である壊血病を予防するに足る最小量からではなく，心臓血管系の疾病予防効果および抗酸化作用の観点から算定.
※ ビタミンCの妊婦と授乳婦の数値は付加量を示す.

表12 多量ミネラルの食事摂取基準

	ナトリウム〔mg/日，( )は食塩相当量[g/日]〕①						カリウム (mg/日)			
性別	男性			女性			男性		女性	
年齢など	推定平均必要量	目安量	目標量	推定平均必要量	目安量	目標量	目安量	目標量	目安量	目標量
0～5(月)	–	100 (0.3)	–	–	100 (0.3)	–	400	–	400	–
6～11(月)	–	600 (1.5)	–	–	600 (1.5)	–	700	–	700	–
1～2(歳)	–	–	(3.0未満)	–	–	(3.0未満)	900	–	900	–
3～5(歳)	–	–	(3.5未満)	–	–	(3.5未満)	1,000	1,400以上	1,000	1,400以上
6～7(歳)	–	–	(4.5未満)	–	–	(4.5未満)	1,300	1,800以上	1,200	1,800以上
8～9(歳)	–	–	(5.0未満)	–	–	(5.0未満)	1,500	2,000以上	1,500	2,000以上
10～11(歳)	–	–	(6.0未満)	–	–	(6.0未満)	1,800	2,200以上	1,800	2,000以上
12～14(歳)	–	–	(7.0未満)	–	–	(6.5未満)	2,300	2,400以上	1,900	2,400以上
15～17(歳)	–	–	(7.5未満)	–	–	(6.5未満)	2,700	3,000以上	2,000	2,600以上
18～29(歳)	600 (1.5)	–	(7.5未満)	600 (1.5)	–	(6.5未満)	2,500	3,000以上	2,000	2,600以上
30～49(歳)	600 (1.5)	–	(7.5未満)	600 (1.5)	–	(6.5未満)	2,500	3,000以上	2,000	2,600以上
50～64(歳)	600 (1.5)	–	(7.5未満)	600 (1.5)	–	(6.5未満)	2,500	3,000以上	2,000	2,600以上
65～74(歳)	600 (1.5)	–	(7.5未満)	600 (1.5)	–	(6.5未満)	2,500	3,000以上	2,000	2,600以上
75以上(歳)	600 (1.5)	–	(7.5未満)	600 (1.5)	–	(6.5未満)	2,500	3,000以上	2,000	2,600以上
妊婦				600 (1.5)	–	(6.5未満)			2,000	2,600以上
授乳婦				600 (1.5)	–	(6.5未満)			2,200	2,600以上

① 高血圧および慢性腎臓病(CKD)の重症化予防のための食塩相当量の量は，男女とも6.0 g/日未満とした.

(表12つづき)

性別	カルシウム（mg/日） 男性				女性			
年齢など	推定平均必要量	推奨量	目安量	耐容上限量	推定平均必要量	推奨量	目安量	耐容上限量
0～5（月）	−	−	200	−	−	−	200	−
6～11（月）	−	−	250	−	−	−	250	−
1～2（歳）	350	450	−	−	350	400	−	−
3～5（歳）	500	600	−	−	450	550	−	−
6～7（歳）	500	600	−	−	450	550	−	−
8～9（歳）	550	650	−	−	600	750	−	−
10～11（歳）	600	700	−	−	600	750	−	−
12～14（歳）	850	1,000	−	−	700	800	−	−
15～17（歳）	650	800	−	−	550	650	−	−
18～29（歳）	650	800	−	2,500	550	650	−	2,500
30～49（歳）	600	750	−	2,500	550	650	−	2,500
50～64（歳）	600	750	−	2,500	550	650	−	2,500
65～74（歳）	600	750	−	2,500	550	650	−	2,500
75以上（歳）	600	700	−	2,500	500	600	−	2,500
妊婦（付加量）					＋0	＋0	−	−
授乳婦（付加量）					＋0	＋0	−	−

性別	マグネシウム（mg/日） 男性				女性			
年齢など	推定平均必要量	推奨量	目安量	耐容上限量①	推定平均必要量	推奨量	目安量	耐容上限量①
0～5（月）	−	−	20	−	−	−	20	−
6～11（月）	−	−	60	−	−	−	60	−
1～2（歳）	60	70	−	−	60	70	−	−
3～5（歳）	80	100	−	−	80	100	−	−
6～7（歳）	110	130	−	−	110	130	−	−
8～9（歳）	140	170	−	−	140	160	−	−
10～11（歳）	180	210	−	−	180	220	−	−
12～14（歳）	250	290	−	−	240	290	−	−
15～17（歳）	300	360	−	−	260	310	−	−
18～29（歳）	280	340	−	−	230	270	−	−
30～49（歳）	310	370	−	−	240	290	−	−
50～64（歳）	310	370	−	−	240	290	−	−
65～74（歳）	290	350	−	−	230	280	−	−
75以上（歳）	270	320	−	−	220	260	−	−
妊婦（付加量）					＋30	＋40	−	−
授乳婦（付加量）					＋0	＋0	−	−

① 通常の食品以外からの摂取量の耐容上限量は，成人の場合350 mg/日，小児では5 mg/kg体重/日とした．それ以外の通常の食品からの摂取の場合，耐容上限量は設定しない．

(表12つづき)

	リン（mg/日）			
性別	男性		女性	
年齢など	目安量	耐容上限量	目安量	耐容上限量
0～5（月）	120	－	120	－
6～11（月）	260	－	260	－
1～2（歳）	500	－	500	－
3～5（歳）	700	－	700	－
6～7（歳）	900	－	800	－
8～9（歳）	1,000	－	1,000	－
10～11（歳）	1,100	－	1,000	－
12～14（歳）	1,200	－	1,000	－
15～17（歳）	1,200	－	900	－
18～29（歳）	1,000	3,000	800	3,000
30～49（歳）	1,000	3,000	800	3,000
50～64（歳）	1,000	3,000	800	3,000
65～74（歳）	1,000	3,000	800	3,000
75以上（歳）	1,000	3,000	800	3,000
妊婦			800	－
授乳婦			800	－

表13　**微量ミネラルの食事摂取基準**

	鉄（mg/日）									
性別	男性				女性					
					月経なし		月経あり			
年齢など	推定平均必要量	推奨量	目安量	耐容上限量	推定平均必要量	推奨量	推定平均必要量	推奨量	目安量	耐容上限量
0～5（月）	－	－	0.5	－	－	－	－	－	0.5	－
6～11（月）	3.5	5.0	－	－	3.5	4.5	－	－	－	－
1～2（歳）	3.0	4.5	－	25	3.0	4.5	－	－	－	20
3～5（歳）	4.0	5.5	－	25	4.0	5.5	－	－	－	25
6～7（歳）	5.0	5.5	－	30	4.5	5.5	－	－	－	30
8～9（歳）	6.0	7.0	－	35	6.0	7.5	－	－	－	35
10～11（歳）	7.0	8.5	－	35	7.0	8.5	10.0	12.0	－	35
12～14（歳）	8.0	10.0	－	40	7.0	8.5	10.0	12.0	－	40
15～17（歳）	8.0	10.0	－	50	5.5	7.0	8.5	10.5	－	40
18～29（歳）	6.5	7.5	－	50	5.5	6.5	8.5	10.5	－	40
30～49（歳）	6.5	7.5	－	50	5.5	6.5	9.0	10.5	－	40
50～64（歳）	6.5	7.5	－	50	5.5	6.5	9.0	11.0	－	40
65～74（歳）	6.0	7.5	－	50	5.0	6.0	－	－	－	40
75以上（歳）	6.0	7.0	－	50	5.0	6.0	－	－	－	40
妊婦（付加量）										
初期					＋2.0	＋2.5	－	－	－	－
中期・後期					＋8.0	＋9.5	－	－	－	－
授乳婦（付加量）					＋2.0	＋2.5	－	－	－	－

（表13つづき）

	亜鉛（mg/日）							
性別	男性				女性			
年齢など	推定平均必要量	推奨量	目安量	耐容上限量	推定平均必要量	推奨量	目安量	耐容上限量
0～5（月）	－	－	2	－	－	－	2	－
6～11（月）	－	－	3	－	－	－	3	－
1～2（歳）	3	3	－	－	2	3	－	－
3～5（歳）	3	4	－	－	3	3	－	－
6～7（歳）	4	5	－	－	3	4	－	－
8～9（歳）	5	6	－	－	4	5	－	－
10～11（歳）	6	7	－	－	5	6	－	－
12～14（歳）	9	10	－	－	7	8	－	－
15～17（歳）	10	12	－	－	7	8	－	－
18～29（歳）	9	11	－	40	7	8	－	35
30～49（歳）	9	11	－	45	7	8	－	35
50～64（歳）	9	11	－	45	7	8	－	35
65～74（歳）	9	11	－	40	7	8	－	35
75以上（歳）	9	10	－	40	6	8	－	30
妊婦（付加量）					＋1	＋2	－	－
授乳婦（付加量）					＋3	＋4	－	－

	銅（mg/日）							
性別	男性				女性			
年齢など	推定平均必要量	推奨量	目安量	耐容上限量	推定平均必要量	推奨量	目安量	耐容上限量
0～5（月）	－	－	0.3	－	－	－	0.3	－
6～11（月）	－	－	0.3	－	－	－	0.3	－
1～2（歳）	0.3	0.3	－	－	0.2	0.3	－	－
3～5（歳）	0.3	0.4	－	－	0.3	0.3	－	－
6～7（歳）	0.4	0.4	－	－	0.4	0.4	－	－
8～9（歳）	0.4	0.5	－	－	0.4	0.5	－	－
10～11（歳）	0.5	0.6	－	－	0.5	0.6	－	－
12～14（歳）	0.7	0.8	－	－	0.6	0.8	－	－
15～17（歳）	0.8	0.9	－	－	0.6	0.7	－	－
18～29（歳）	0.7	0.9	－	7	0.6	0.7	－	7
30～49（歳）	0.7	0.9	－	7	0.6	0.7	－	7
50～64（歳）	0.7	0.9	－	7	0.6	0.7	－	7
65～74（歳）	0.7	0.9	－	7	0.6	0.7	－	7
75以上（歳）	0.7	0.8	－	7	0.6	0.7	－	7
妊婦（付加量）					＋0.1	＋0.1	－	－
授乳婦（付加量）					＋0.5	＋0.6	－	－

(表13つづき)

	マンガン（mg/日）			
性別	男性		女性	
年齢など	目安量	耐容上限量	目安量	耐容上限量
0～5（月）	0.01	—	0.01	—
6～11（月）	0.5	—	0.5	—
1～2（歳）	1.5	—	1.5	—
3～5（歳）	1.5	—	1.5	—
6～7（歳）	2.0	—	2.0	—
8～9（歳）	2.5	—	2.5	—
10～11（歳）	3.0	—	3.0	—
12～14（歳）	4.0	—	4.0	—
15～17（歳）	4.5	—	3.5	—
18～29（歳）	4.0	11	3.5	11
30～49（歳）	4.0	11	3.5	11
50～64（歳）	4.0	11	3.5	11
65～74（歳）	4.0	11	3.5	11
75以上（歳）	4.0	11	3.5	11
妊婦			3.5	—
授乳婦			3.5	—

	ヨウ素（μg/日）							
性別	男性				女性			
年齢など	推定平均必要量	推奨量	目安量	耐容上限量	推定平均必要量	推奨量	目安量	耐容上限量
0～5（月）	—	—	100	250	—	—	100	250
6～11（月）	—	—	130	250	—	—	130	250
1～2（歳）	35	50	—	300	35	50	—	300
3～5（歳）	45	60	—	400	45	60	—	400
6～7（歳）	55	75	—	550	55	75	—	550
8～9（歳）	65	90	—	700	65	90	—	700
10～11（歳）	80	110	—	900	80	110	—	900
12～14（歳）	95	140	—	2,000	95	140	—	2,000
15～17（歳）	100	140	—	3,000	100	140	—	3,000
18～29（歳）	95	130	—	3,000	95	130	—	3,000
30～49（歳）	95	130	—	3,000	95	130	—	3,000
50～64（歳）	95	130	—	3,000	95	130	—	3,000
65～74（歳）	95	130	—	3,000	95	130	—	3,000
75以上（歳）	95	130	—	3,000	95	130	—	3,000
妊婦（付加量）					＋75	＋110	—	—①
授乳婦（付加量）					＋100	＋140	—	—①

① 妊婦および授乳婦の耐容上限量は，2,000 μg/日とした．

(表13つづき)

	セレン (μg/日)							
性別	男性				女性			
年齢など	推定平均必要量	推奨量	目安量	耐容上限量	推定平均必要量	推奨量	目安量	耐容上限量
0～5（月）	－	－	15	－	－	－	15	－
6～11（月）	－	－	15	－	－	－	15	－
1～2（歳）	10	10	－	100	10	10	－	100
3～5（歳）	10	15	－	100	10	10	－	100
6～7（歳）	15	15	－	150	15	15	－	150
8～9（歳）	15	20	－	200	15	20	－	200
10～11（歳）	20	25	－	250	20	25	－	250
12～14（歳）	25	30	－	350	25	30	－	300
15～17（歳）	30	35	－	400	20	25	－	350
18～29（歳）	25	30	－	450	20	25	－	350
30～49（歳）	25	30	－	450	20	25	－	350
50～64（歳）	25	30	－	450	20	25	－	350
65～74（歳）	25	30	－	450	20	25	－	350
75以上（歳）	25	30	－	400	20	25	－	350
妊婦（付加量）					＋5	＋5	－	－
授乳婦（付加量）					＋15	＋20	－	－

	クロム (μg/日)				モリブデン (μg/日)							
性別	男性		女性		男性				女性			
年齢など	目安量	耐容上限量	目安量	耐容上限量	推定平均必要量	推奨量	目安量	耐容上限量	推定平均必要量	推奨量	目安量	耐容上限量
0～5（月）	0.8	－	0.8	－	－	－	2	－	－	－	2	－
6～11（月）	1.0	－	1.0	－	－	－	5	－	－	－	5	－
1～2（歳）	－	－	－	－	10	10	－	－	10	10	－	－
3～5（歳）	－	－	－	－	10	10	－	－	10	10	－	－
6～7（歳）	－	－	－	－	10	15	－	－	10	15	－	－
8～9（歳）	－	－	－	－	15	20	－	－	15	15	－	－
10～11（歳）	－	－	－	－	15	20	－	－	15	20	－	－
12～14（歳）	－	－	－	－	20	25	－	－	20	25	－	－
15～17（歳）	－	－	－	－	25	30	－	－	20	25	－	－
18～29（歳）	10	500	10	500	20	30	－	600	20	25	－	500
30～49（歳）	10	500	10	500	25	30	－	600	20	25	－	500
50～64（歳）	10	500	10	500	25	30	－	600	20	25	－	500
65～74（歳）	10	500	10	500	20	30	－	600	20	25	－	500
75以上（歳）	10	500	10	500	20	25	－	600	20	25	－	500
妊婦			10	－					＋0※	＋0※	－	－
授乳婦			10	－					＋3※	＋3※	－	－

※ モリブデンの妊婦と授乳婦の数値は付加量を示す.

索引

欧文

和文

さ

た

な

は

ま

や

ら

執筆者一覧

※所属は執筆時のもの

編者

栢下　淳　　県立広島大学人間文化学部健康科学科
かやした　じゅん

上西　一弘　　女子栄養大学栄養学部実践栄養学科
うえにし　かずひろ

執筆（五十音順）

上西　一弘　　女子栄養大学栄養学部実践栄養学科
うえにし　かずひろ

榎　裕美　　愛知淑徳大学健康医療科学部健康栄養学科
えのき　ひろみ

小倉　有子　　安田女子大学家政学部管理栄養学科
おぐら　ゆうこ

栢下　淳　　県立広島大学人間文化学部健康科学科
かやした　じゅん

桒原　晶子　　大阪府立大学地域保健学域総合リハビリテーション学類
くわばら　あきこ

小切間　美保　　同志社女子大学生活科学部食物栄養科学科
こぎりま　みほ

五関　正江　　日本女子大学家政学部食物学科
ごせき　まさえ

妻木　陽子　　広島女学院大学人間生活学部管理栄養学科
つまき　ようこ

松本　義信　　川崎医療福祉大学医療技術学部臨床栄養学科
まつもと　よしのぶ

山縣　誉志江　　県立広島大学人間文化学部健康科学科
やまがた　よしえ

■ 編者プロフィール

栢下　淳（かやした　じゅん）　**県立広島大学人間文化学部健康科学科　教授**

大阪府出身．徳島大学医学部栄養学科卒．徳島大学大学院栄養学研究科修士課程修了．管理栄養士．博士（栄養学）．専門は栄養学．特に嚥下機能の低下した高齢者に対する食事の形態調整に関する研究，低栄養に関する研究など．学会活動として，日本栄養改善学会評議員，日本病態栄養学会評議員，日本摂食嚥下リハビリテーション学会理事，栄養材形状機能研究会幹事，日本静脈経腸栄養学会評議員など．主な著書（編集）に，「嚥下食ピラミッドによるレシピ125」（医歯薬出版），「嚥下食ピラミッドによるペースト・ムース食レシピ230」（医歯薬出版），「リハビリテーションに役立つ栄養学の基礎」（医歯薬出版），「摂食嚥下障害と嚥下調整食嚥下食ピラミッド」（メディカ出版）などがある．

上西一弘（うえにし　かずひろ）　**女子栄養大学栄養生理学研究室　教授**

徳島県出身．徳島大学医学部栄養学科卒，徳島大学大学院栄養学研究科修士課程修了，管理栄養士，博士（栄養学）．専門は栄養生理学，とくにヒトを対象としたカルシウムの吸収・利用に関する研究，骨の健康と栄養，身体計測とライフスタイルをあわせた栄養評価，スポーツ選手の栄養アセスメントとそれに基づく栄養サポートなど．

骨粗鬆症学会評議員，日本栄養・食糧学会評議員，日本栄養改善学会理事

日本人の食事摂取基準2005年版，2010年版，2015年版，2020年版策定ワーキングメンバー（ミネラル）

骨粗鬆症の予防と治療ガイドライン作成委員会委員

栄養科学イラストレイテッド

応用栄養学　改訂第2版

2014年 11月15日　第1版 第1刷発行
2017年　8月30日　第1版 第4刷発行
2020年　3月10日　第2版 第1刷発行
2024年　2月　5日　第2版 第5刷発行

編　集　　栢下　淳，上西一弘
発行人　　一戸裕子
発行所　　株式会社　羊　土　社
〒101-0052
東京都千代田区神田小川町 2-5-1
TEL　03（5282）1211
FAX　03（5282）1212
E-mail　eigyo@yodosha.co.jp
URL　www.yodosha.co.jp/
表紙イラスト　エンド譲
印刷所　株式会社 加藤文明社印刷所

ISBN978-4-7581-1364-9

栄養科学イラストレイテッド シリーズ

シリーズの特徴 B5判

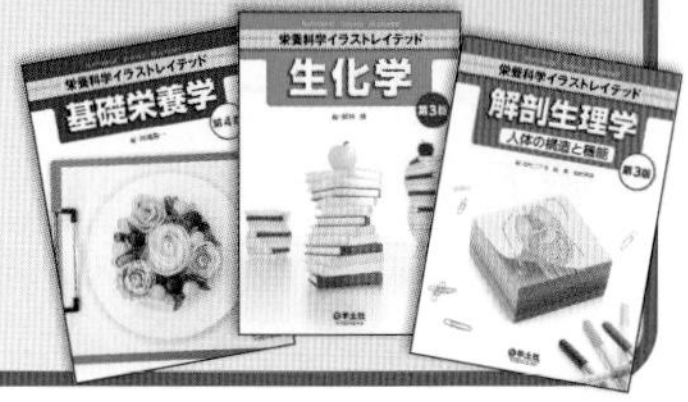

- 国試ガイドラインに準拠！ 基礎からよくわかるオールカラーの教科書
- 章の冒頭にポイントと概略図を明示. 最初に概要が理解できる！
- 章末コラムでは，学んだ内容を実践でどう活かすかがイメージできる！

基礎化学

土居純子／著

定価 2,640円（本体 2,400円+税10%） 176頁
ISBN978-4-7581-1353-3

有機化学

山田恭正／編

定価 3,080円（本体 2,800円+税10%） 240頁
ISBN978-4-7581-1357-1

生化学
第３版

薗田　勝／編

定価 3,080円（本体 2,800円+税10%） 256頁
ISBN978-4-7581-1354-0

生化学ノート
第３版

書き込み式ノート

薗田　勝／編

定価 2,860円（本体 2,600円+税10%） 232頁 2色刷
ISBN978-4-7581-1355-7

生化学実験

鈴木敏和，杉浦千佳子，高野　栞／著

定価 2,970円（本体2,700円+税10%） 192頁
ISBN978-4-7581-1368-7

解剖生理学
人体の構造と機能　第３版

志村二三夫，岡　純，山田和彦／編

定価 3,190円（本体 2,900円+税10%） 256頁
ISBN978-4-7581-1362-5

解剖生理学ノート
人体の構造と機能　第３版

書き込み式ノート

志村二三夫，岡　純，山田和彦／編

定価 2,860円（本体 2,600円+税10%） 231頁 2色刷
ISBN978-4-7581-1363-2

臨床医学
疾病の成り立ち　第３版

田中　明，藤岡由夫／編

定価 3,190円（本体 2,900円+税10%） 320頁
ISBN 978-4-7581-1367-0

基礎栄養学
第４版

田地陽一／編

定価 3,080円（本体 2,800円+税10%） 208頁
ISBN978-4-7581-1360-1

基礎栄養学ノート
第４版

書き込み式ノート

田地陽一／編

定価 2,860円（本体 2,600円+税10%） 200頁 2色刷
ISBN978-4-7581-1361-8

応用栄養学
改訂第２版

栢下　淳，上西一弘／編

定価 3,080円（本体 2,800円+税10%） 255頁
ISBN978-4-7581-1364-9

臨床栄養学
基礎編　第３版

本田佳子，曽根博仁／編

定価 2,970円（本体 2,700円+税10%） 192頁
ISBN978-4-7581-1369-4

臨床栄養学
疾患別編　第３版

本田佳子，曽根博仁／編

定価 3,080円（本体 2,800円+税10%） 328頁
ISBN978-4-7581-1370-0

臨床栄養学実習
実践に役立つ技術と工夫

中村丁次／監，栢下　淳，栢下淳子，北岡陸男／編

定価 3,190円（本体 2,900円+税10%） 231頁
ISBN978-4-7581-1371-7

食品学Ⅰ 改訂第２版
食べ物と健康―食品の成分と機能を学ぶ

水品善之，菊﨑泰枝，小西洋太郎／編

定価 2,860円（本体 2,600円+税10%） 216頁
ISBN 978-4-7581-1365-6

食品学Ⅱ 改訂第２版
食べ物と健康―食品の分類と特性、加工を学ぶ

栢野新市，水品善之，小西洋太郎／編

定価 2,970円（本体 2,700円+税10%） 232頁
ISBN 978-4-7581-1366-3

食品衛生学
第３版

田﨑達明／編

定価 3,190円（本体 2,900円+税10%） 288頁
ISBN 978-4-7581-1372-4

分子栄養学
遺伝子の基礎からわかる

加藤久典，藤原葉子／編

定価 2,970円（本体 2,700円+税10%） 231頁 2色刷
ISBN978-4-7581-0875-1

運動生理学

麻見直美，川中健太郎／編

定価 3,080円（本体 2,800円+税10%） 224頁
ISBN978-4-7581-1356-4

微生物学
改訂第２版

大橋典男／編

定価 3,190円（本体 2,900円+税10%） 256頁
ISBN 978-4-7581-1373-1